Berufs- und Beratungspraxis für Diätassistenten und Ernährungswissenschaftler

Sven-David Müller, MSc.
Kathrin Pfefferkorn

Völlig überarbeitete und erweiterte 2. Auflage
Mit einem Vorwort von Univ.-Prof. Dr. med. Kurt Widhalm

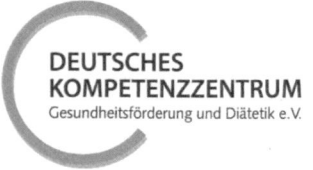

Empfohlen vom
Deutschen Kompetenzzentrum
Gesundheitsförderung und Diätetik e.V.
www.dkgd.de

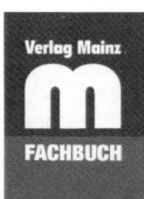

Anschrift der Herausgeber:

Sven-David Müller, MSc.
staatlich anerkannter Diätassistent und
Diabetesberater der Deutschen Diabetes
Gesellschaft (DDG)
Berliner Str. 11c
15517 Fürstenwalde/Spree

Kathrin Pfefferkorn
52146 Würselen

Anschrift des Projektleiters/Redakteurs:

Markus Vieten
Ardennenstraße 73a
52076 Aachen

Bibliografische Information
Der Deutschen Bibliothek

Die Deutsche Bibliothek verzeichnet diese Publikation in der Deutschen Nationalbibliografie; detaillierte bibliografische Daten sind im Internet über http://dnb.ddb.de abrufbar

1. Auflage 2004
© Hippokrates Verlag
Unter dem Titel: Berufspraxis
für DiätassistentInnen und
Diplom-OecotrophologInnen
ISBN-13: 978-3-8304-5241-6

2. Völlig überarbeitete und erweiterte Auflage 2015
© Verlag Mainz
ISBN-13: 978-3-8631-7026-4

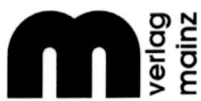

Gestaltung, Druck und Herstellung:
Druck & Verlagshaus Mainz GmbH
Süsterfeldstraße 83
D-52072 Aachen
www.verlag-mainz.de

Mitarbeiterverzeichnis

Autoren	Kapitel
Birgit Bahnsen, Diätassistentin und Ernährungsberaterin DGE, Alsdorf	B6, C1, C4, C6, C7, D4, H1, H2
Brigitte Benkert, Dipl. Pflegefachfrau, Still- und Laktationsberaterin IBCLC, Suhr (Schweiz)	F17, F18
Dipl. oec. troph. Kristina Cordes, Bremen	H7
Dipl. oec. troph. Ines Drewe, Krankenschwester	H5, H6
Andreas Driendl	G9
Dr. rer. nat. Jürgen Erhardt, Neu-Anspach	B8
Bettina Geier, Autorin für Ernährungswissenschaft und Gesundheit, Kelberg	E
Dr. med. Claudia Heckrath, Fachärztin für Psychotherapeutische Medizin, Psychoanalytikerin (DGPT/DGIP), Aachen	C1, C5, F4
Dr. rer. nat. Iris Hugendieck, Rheine	B9
Dipl. oec. troph. Heide Jenik, Rosenheim	B7, F8, F9, F19
Heinrich Krüttgen, Betriebswirt VWA, Eschweiler	A2, A3, A5, A11
Dipl. oec. troph. Eva Lückerath, Bonn	F14, G7
Friedhelm Mühlenbruch, Lehrer für Pflegeberufe, Aachen	B2
Sven-David Müller, MSc., Diätassistent und Diabetesberater DDG, Fürstenwalde/Spree	A4, A7, A9, B10, D1, D3, D6, F1-3, F5-7, F10-13, F15, F20, I5
Kathrin Pfefferkorn, Diätassistentin, Würselen	A2, A3, A5, B5, C5, F4, G2-5, G7-12, H5
Klaudia Pütz, Dipl. Diätassistentin und Ernährungsmedizinische Beraterin, Aachen	F16
Dipl. oec. troph. Daniela Rösler, Herzogenrath	I3
Birgit Tollkühn-Prott, Diätassistentin und Ernährungsberaterin DGE, Alsdorf	H8
Markus Vieten, Arzt und freier Autor, Aachen	A4, A7, A9, A10, A11, B10, D1, D5, D6, F1-3, F5-7, F10-13, F15, F20, H4, H9, I4, I5
Christiane Weißenberger, Diätassistentin und Diabetesberaterin DDG, Werneck	B1
Johannes Wüller, Facharzt für Allgemeinmedizin, Aachen	I2
Marita Vonhoegen, Diätassistentin, Hergenrath (Belgien)	D3

▷ Herausgeber

▷ Sven-David Müller, MSc., Master of Science in Applied Nutritional Medicine (Angewandte Ernährungsmedizin), staatlich anerkannter Diätassistent und Diabetesberater der Deutschen Diabetes Gesellschaft (DDG), 1. Vorsitzender des Deutschen Kompetenzzentrum Gesundheitsförderung und Diätetik e.V., www.svendavidmueller.de, www.dkgd.de, diaetmueller@web.de.

▷ Kathrin Pfefferkorn, Diätassistentin, Würselen

Für die Mitarbeit bei der kritischen Durchsicht bedanken wir uns sehr bei den folgenden Personen:

▷ Dr. rer. nat. Jürgen Erhardt, Willstätt-Legelshurst, erhardtj@gmx.de
▷ Dipl. oec. troph. Bettina Geier, Autorin für Ernährungswissenschaft und Gesundheit, Kelberg; geierbe@gmail.com
▷ Christiane Weißenberger, Diätassistentin und Diabetesberaterin DDG, Werneck, C.Pfeuffer@gmx.de
▷ Dipl. oec. troph. Thomas Reiche, Köln, t.reiche@gmx.net
▷ Tobias Breidert, Diätassistent, Wuppertal, tobias.breidert@online.de

Für das Probelesen bedanken wir uns bei:

▷ Dipl. oec. troph. Marion Hönig, Aachen und
▷ Diätassistentin Nataly Kind, Aachen

Bei der Erstellung der Sprachtabellen haben mitgewirkt:

▷ Französisch: Anne Zachariae, Hauset, Belgien
▷ Italienisch: Anja Wieja, Mönchengladbach
▷ Polnisch: Jurek und Grasina Adamczyk, Aachen
▷ Russisch: Nelli Firsova, Aachen
▷ Spanisch: Ute Eckermann, Köln
▷ Türkisch: Dilek Weigmann-Ermayasi, Aachen

Alle nicht gesondert ausgewiesenen Fotografien: Eckhard Weimer, Würselen.
Die Abbildungen 31, 39 und 41: Markus Vieten, Aachen.

Projektleitung und Redaktion
Markus Vieten, Arzt/Medizinjournalist
Ardennenstraße 73a
52076 Aachen
mv@markusvieten.de
http://www.markusvieten.de

▷ # Vorwort zur völlig überarbeiteten und erweiterten 2. Auflage

Als vor 10 Jahren das Konzept für die 1. Auflage des Fachbuches „Berufspraxis für DiätassistentInnen und Diplom OecotrophologInnen" entstand, reifte damit gleichermaßen der Entschluss, dass auch für die Gruppe der Ernährungsfachkräfte endlich ein Werk der Berufspraxis vorliegen muss – unter dem Stichwort Soft oder auch Social Skills. In diesem Buch sollte es nicht nur um die wissenschaftlichen Fakten der Ernährungslehre, der Diätetik oder der Ernährungsmedizin gehen, zumindest nicht im Vordergrund. Vielmehr war es das Ziel der Herausgeber und der Fachautoren, das Wissen im Bereich der Berufspraxis zusammenzutragen, aufzubereiten und schließlich in Form eines Berufspraxisbuches herauszugeben. Dieses Ziel wurde mit dem Buch erreicht. Bis heute ist dieses Buch das einzige seiner Art in diesem Bereich. Aber es ist inzwischen längst vergriffen und so war es uns ein Anliegen eine Neuauflage vorzulegen, um die Wissenslücke endlich wieder schließen zu können. Diese 2. Auflage liegt Ihnen nun vor.

In den vergangenen Jahren ist der Prozess (o.ä.) vom Diplom-Oecotrophologen hin zu Bachelor oder Master of Science Oecotrophologie abgeschlossen worden. Demgegenüber heißen Diätassistenten immer noch Diätassistenten und von Akademisierung kann keine Rede sein. Der Beruf der Oecotrophologen hat sich aber nicht wirklich weiterentwickelt. Und der der Diätassistenten leider auch noch nicht. Ernährungsmediziner absolvieren weiterhin nur eine 100 Stunden Weiterbildung – so auch Fachapotheker für Ernährungsberatung. Und die Ernährungsberatung ist nach wie vor nicht gesetzlich geschützt. Das ist übrigens auch gar nicht möglich. Die Zusammenarbeit der Berufsgruppen – nur der genannten - hat sich vom Konkurrenzverhalten nicht wirklich weiterentwickelt. Oftmals wird die Konkurrenz immer schlimmer und der Beobachter fragt sich, ob es in der Diät- und Ernährungsberatung wirklich nur um das Wohl der Klienten geht.
Das alles – und noch viel mehr - ist im Sinne des Menschen und natürlich seiner Ernährung sehr bedauerlich. Diese Situation zu ändern ist Ihre Aufgabe! Jeder Leser kann in seiner täglichen Praxis nicht nur einen Einsatz für die Gesundheit aller leisten, sondern auch die Zusammenarbeit der Berufsgruppen fördern. Das kann uns niemand abnehmen. Was wir nicht tun, kann nicht erreicht werden.
Dieses Buch bietet viele Hinweise, Tipps und Anregungen, die es Ihnen leichter machen, Menschen sinnvoll zu beraten und zu betreuen. Ernährungs(mit)bedingte Krankheiten verursachen jeden dritten Euro im Gesundheitswesen, mehr als die Hälfte der Bevölkerung ist zu schwer, jeder Vierte ist fettsüchtig und fast zwei Drittel der Todesfälle sind – vornehmlich indirekt – auf Fehl- und Überernährung zurückzuführen. Mehr Beratung, Aufklärung und Schulung tut also Not! Und diese kann nur durch qualifizierte Ernährungsfachkräfte erfolgen – und das sind in Deutschland ausschließlich Diätassistenten und Ernährungswissenschaftler.
Die Überarbeitung und Erweiterung des vorliegendes Werkes war eine Herausforderung für alle Mitwirkenden. Besonderer Dank gilt dem Deutschen Kompetenzzentrum Gesundheitsförderung und Diätetik e.V. (DKGD), dass die Herausgabe maßgeblich unterstützte. Die Vereinigung setzt sich seit vielen Jahren erfolgreich für die interdisziplinäre und ganzheitliche Gesundheitsförderung mit wissenschaftlicher Fundierung im gleichberechtigten Team ein. In der praktischen Gesundheitsförderung geht es in erster Linie darum, emotional zu appellieren und die Klienten emotional zu erreichen und nicht rational zu vermitteln. Die rationale Vermittlung von

Kenntnissen, welche die Gesundheit fördern, kann nicht effektiv sein, da sie überhaupt nicht ankommt. Vor diesem Hintergrund fördert das DKGD auch dieses Werk und seine Neuauflage. Im vorliegenden Fachbuch geht es nicht um reine Wissensvermittlung, sondern vielmehr um die praktische Umsetzung der Wissensvermittlung in der beruflichen Tätigkeit.

Wir bedanken uns bei dem Mainz Verlag in Aachen für die hervorragende Begleitung und Umsetzung dieses Buchvorhabens. Dank gilt an dieser Stelle auch dem Autorenteam und den Kolleginnen und Kollegen, die uns durch ihre kritische Begleitung und Durchsicht der Manuskripte entscheidende Impulse gegeben haben. Wir wünschen uns, dass Ihnen dieses Buch wertvolle Anregungen gibt.

Sven-David Müller, MSc.
Diätassistent und Diabetesberater DDG

Kathrin Pfefferkorn
Diätassistentin

▷ Verband der Diätassistenten (VDD): Mit einer Stimme sprechen

Stark in Diättherapie und Ernährungsberatung – das sind Diätassistenten und Diätassistentinnen, fachlich hoch qualifiziert und kompetent im Umgang mit den Patienten. An der Schnittstelle zwischen Arzt und Patient sind sie in der Therapie ernährungsbedingter Krankheiten, in der kontinuierlichen Begleitung von Patienten und in der Prävention tätig und dort auch nicht wegzudenken. Eigenverantwortlich setzen sie die Therapieanweisungen des Arztes um und bieten entsprechend der aktuellen wissenschaftlichen Forschung auf den einzelnen Patienten zugeschnittene Therapien an. An der Praxis orientiert sprechen sie die Sprache der Patienten. Nur so lassen sich langfristig Erfolge und nachhaltige Verhaltensänderungen beim Patienten erreichen. Herausstellen, was Diätassistentinnen können

Mit einer fundierten dreijährigen Fachschulausbildung sind Diätassistentinnen die Fachleute in Sachen Diätetik. Egal welches Krankheitsbild zu behandeln ist, sind sie die richtigen Ansprechpartner zum Gesundwerden und Gesundbleiben. Im Krankenhaus, in der Gemeinschaftsverpflegung und in Schwerpunktpraxen Ernährungsmedizin sowie in eigenen Praxen für Ernährungsberatung. Sie entwickeln eigenverantwortlich diättherapeutische und ernährungsmedizinische Maßnahmen nach ärztlicher Verordnung und sind ein wesentlicher Teil des therapeutischen Teams. Regelrechte Teamplayer also.

Im Mittelpunkt steht dabei immer der Patient. Denn Sicherheit geht vor. Von Ernährung reden viele, in Sachen Diätetik haben es aber nachweislich die Diätassistenten gelernt, fachlich kompetent zu beraten und behandeln.

Sie können sich dabei auf die medizinischen und pflegerischen Wurzeln des Berufs stützen. Denn der Beruf ist der einzige medizinische Heilberuf im Bereich der Ernährung. Die Berufsbezeichnung ist geschützt. Das Bundessozialgericht hat die Diättherapie als Heilmittel eingestuft.

▶ Vertretung in Politik und Öffentlichkeit

In der Politik und in der öffentlichen gesundheitspolitischen Diskussion werden die Diätassistentinnen und Diätassistenten seit jeher vom Berufsverband VDD (Verband der Diätassistenten – Deutscher Bundesverband) vertreten. In den aktuellen Debatten geht es um die Anerkennung der Diättherapie als Heilmittel und damit um die Kostenübernahme durch die Krankenkassen. Es geht um die längst überfällige Namensänderung der Berufsbezeichnung, denn trotz allem Selbstbewusstsein als Diätassistenten bildet der Wortbestandteil ‚…assistent' die fachliche Kompetenz nicht im Entferntesten ab. Und schließlich geht es um den Zugang der Diätassistenten zu akademischer Bildung, damit einheitliche Standards europaweit gelten und die Diätassistenten auch hierzulande forschen können.

Der VDD als monoprofessioneller Berufsverband leistet aber noch mehr für seine 4000 Mitglieder: Er sorgt durch zahlreiche Fort- und Weiterbildungen und die VDD-Zertifikatskurse dafür, dass die Diätassistenten sich spezialisieren und weiter professionalisieren können und stets auf dem neuesten Wissensstand sind. Lebenslanges Lernen ist kein Schlagwort, sondern gelebte Realität. Der VDD ist auch für die Einhaltung und Fortschreibung der Berufsrichtlinien zuständig.

▶ Mitglieder fortbilden, zertifizieren und informieren

Der VDD bringt die Informationen direkt zu den Mitgliedern, aktuell und zeitnah. Durch Fachbücher, Broschüren und Flyer, durch interne Foren und nicht zuletzt durch den regelmäßigen Newsletter und die verbandseigene Zeitschrift ‚Diät und Information'. Sie erscheint zweimonatlich, der Bezug ist im Verbandsbeitrag enthalten. Die Mitgliedschaft im VDD berechtigt auch zum vergünstigten Bezug anderer Fachzeitschriften sowie zur ermäßigten Teilnahme an Fachkongressen. Der jährlich stattfindende Bundeskongress des VDD ist seit mehr als einem halben Jahrhundert die Weiterbildungsplattform der Diätassistenten schlechthin.

▶ International eingebunden

Die Verbandsarbeit ist dabei nicht isoliert: Der VDD arbeitet auf europäischer Ebene im Dachverband EFAD (European Federation of the Associations of Dietitians) mit und war sogar dessen Gründungsmitglied. Im internationalen Kontext spielt der VDD mit weiteren 39 Mitgliedsverbänden bei der International Confederation of Dietetic Associations (ICDA) eine wichtige Rolle.

Denn die Diätassistenten brauchen eine wirksame Interessenvertretung auf allen Ebenen. Der Beruf ist nicht nur spannend und unglaublich vielseitig. Er wird vor dem Hintergrund einer sich wandelnden Gesellschaft (immer mehr ernährungsbedingte Krankheiten, eine Zunahme der Allergien, immer mehr ältere Menschen, mehr übergewichtige Menschen usw.) an Bedeutung gewinnen. Dem muss aber auch im öffentlichen Bewusstsein und in der Politik Rechnung getragen werden.

Der Verband der Diätassistenten (VDD) Deutscher Bundesverband ist der einzige Berufsverband in Deutschland, in dem ausschließlich Diätassistenten Mitglieder sind und nur von Diätassistenten vertreten werden. Mit einer Stimme zu sprechen ist von Vorteil in einer vielstimmigen Gesellschaft.

Geleitwort von Universitätsprofessor Dr. med. Kurt Widhalm

Die Ernährung des Patienten/in und des Menschen, der von den Folgen einer Fehlernährung bewahrt werden soll, findet heute – infolge des faszinierenden Fortschritts der technisierten Medizin – oft nur am Rande aller anderen Maßnahmen statt. Vor ca. 100 Jahren wurde der Ernährung als therapeutisches und präventives Instrument sichtbar wesentlich mehr Bedeutung beigemessen als heute; die Basis bildete damals v.a. die Erfahrung und die Tradition. In den letzten 2–3 Jahrzehnten hat die Ernährungsmedizin durch wissenschaftliche fundierte Maßnahmen eine völlig andere Dimension erhalten. Dennoch muss sie im klinischen Alltag ihre Stellung täglich aufs Neue behaupten.

Diätassistentinnen und Ernährungswissenschaftlerinnen nehmen dabei einen zentralen und außerordentlich wichtigen Platz ein. Sie haben die theoretische und praktische Ausbildung, um der Realisierung der Erkenntnisse der modernen Ernährungsmedizin zum Durchbruch zu verhelfen. Die vielen einzelnen Schritte, Verfahren, Techniken etc. werden von diesen Berufsgruppen aufgrund evidenzbasierten Wissens gepflegt und zum Wohle des Menschen, im Sinne einer Prävention und von Patienten, im Sinne einer ernährungsmedizinischen Therapie, in die tägliche Praxis miteingebracht. Das vorliegende Manual gibt den Angehörigen dieser wichtigen Berufsgruppe ein hervorragendes Werkzeug in die Hand, um für die großen Aufgaben ausreichend gewappnet zu sein. Es ist Herrn Sven-David Müller zu danken, dieses umfassende und praktische Werk geschaffen zu haben. Eine breite Verwendung ist dem vorliegenden Buch zu wünschen.

Univ.-Prof. Dr. Kurt Widhalm
Österreichisches Akademisches Institut für Ernährungsmedizin

▷ Vorwort zur 1. Auflage

Dieses Handbuch bietet Ihnen eine ausführliche, ernährungsmedizinisch und ernährungswissenschaftlich begründete, Anleitung der wichtigsten Tätigkeiten in der Diätetik sowie der Beratung und Schulung. Es ist ausdrücklich kein theoretisches Lehrbuch, sondern behandelt sehr praxisnah und umsetzungsorientiert die Aufgaben und Tätigkeiten der alltäglichen Praxis der Diätetik sowie Beratung und Schulung.

Wir haben mit einem erfahrenen Beratungsteam aus Aachener Diätassistenten, Diabetesberatern und Diplom-Oecotrophologen einen sehr praxisnahen Ansatz gewählt und in diesem Sinne die Tätigkeiten beschrieben, mit denen die Ernährungsfachkräfte tagtäglich vor Ort befasst sind. Viele Themen finden sich erstmals in diesem Hand-Buch, dass die klassischen Handbücher der Diätetik, wie z. B. „Praxis der Diätetik und Ernährungsberatung", wirkungsvoll ergänzen.

Im Vordergrund steht dabei die Beratung selbst. Anstatt den Patienten mit theoretischen Fakten zur Diätetik zu überschütten, sollten in der Beratung die wesentlichen Elemente so vermittelt werden, dass der Patient sie auch wirklich versteht und in seinen Alltag integrieren kann. Dazu sind bestimmte Vorgehensweisen und Annäherungen an den Patienten erforderlich.

Neben den allgemeinen Grundlagen der erfolgreichen Kommunikation wird deshalb auch die Beratung der Patienten ausgehend von den jeweiligen Krankheiten behandelt. Sie beraten einen adipösen, jungen Mann anders als eine an Osteoporose erkrankte, ältere Frau – und das nicht nur inhaltlich. Viele Dinge lassen sich auf die eine oder andere Weise sagen.

Der Göttinger Professor für Ernährungspsychologie Volker Pudel, Kurator der Gesellschaft für Ernährungsmedizin und Diätetik, machte folgende Untersuchung: Wenn Sie einen Patienten fragen: „Worauf legen Sie bei Ihrer Ernährung besonderen Wert?", erhalten Sie Antworten wie: „viele Vitamine essen", „stets abwechslungsreich essen", „nicht dick werden". Tauschen Sie dann ein einziges Wort aus: „Worauf legen Sie bei Ihrem Essen besonderen Wert?" Dann erhalten Sie zur Antwort „Geschmack", „Bekömmlichkeit", „Gemütlichkeit", „kein Fisch und dass ich satt werde".

Fazit: Die Ernährungswissenschaftler und Diätassistenten neigen dazu, über „Ernährung" zu reden. Die Menschen reden aber viel lieber über das Essen oder: „Menschen essen Äpfel, sie ernähren sich nicht damit".

Die Kunst in der Diätetik und Ernährungsberatung besteht nicht darin, möglichst viele Fakten zu vermitteln, sondern darin, einige entscheidende Fakten nachhaltig und wirkungsvoll zu vermitteln. Das vorliegende Buch soll Ihnen hierbei eine praxisnahe Hilfe sein, weil es die wichtigsten Fakten für den Patienten und auch die häufigsten Fragen an die Berater aufgreift und mit konkreten Antwortvorschlägen und Formulierungshilfen versieht.

Neben dem allgemeinen berufsbegleitenden Abschnitt **A Organisation der Arbeit** mit Themen wie z. B. Organisation, Rechte und Pflichten, Selbstständigkeit und Schweigepflicht, werden im Abschnitt **B Das Umfeld der Arbeit** der Umgang mit Ärzten, Verwaltung und Kollegen und auch die Dokumentation behandelt. Abschnitt **C Kommunikation** befasst sich ganz und gar auf besonders praxisnahe Weise mit der richtigen Gesprächstechnik und den verschiedenen Menschengruppen, die Ihnen bei Ihrer Arbeit begegnen, wie z. B. Jugendliche, Angehörige und auch der so genannte „schwierige" Patient. Abschnitt **D Das Umfeld der Beratung** widmet sich der Beratung selbst, dem Einzelgespräch und auch den Gruppenberatungen. Hier finden Sie konkrete Hinweise zum Umgang mit Beratungshilfsmitteln, Overheadprojektoren, Flipcharts usw.

In Abschnitt **E Die wichtigsten Beratungen** werden das Vorgehen und die Probleme bei den Beratungen im speziellen Krankheitsfall detailliert beschrieben. Dabei geht es nicht nur um die üblichen Themen wie Adipositas und Übergewicht, Diabetes mellitus und Hyperurikämie und Gicht sondern auch um die Beratung für Krebspatienten, Sportler und Angehörige verschiedener Religionsgemeinschaften.

Viele wichtige Hinweise aus den Beratungskapiteln in Abschnitt E sind auch in abgewandelter Form für die anderen hilfreich.

Auch wenn das Buch in erster Linie ein Praxisbegleiter sein soll, sollten Sie es deshalb ruhig in geeigneten Momenten als Lesebuch zur Hand nehmen, um darin zu schmökern.

Das Buch geht dann über zum Abschnitt **F Küchenmanagement**, der die Organisation und Arbeitsabläufe in der Großküche zum Thema hat. Abschnitt g beschreibt medizinisch-praktische Tätigkeiten, die zwar nicht zur täglichen Routine des Diätassistenten und Diplom-Oecotrophologen gehören, aber zumindest in der Theorie beherrscht werden sollten, da sie immer wieder damit konfrontiert werden wird, wie z. B. die Blutzuckerbestimmung, die Subkutaninjektion und das Blutdruckmessen. Das Buch schließt mit dem Anhang, der weitere praktische Hilfen für die tägliche Arbeit anbietet, wie z. B. ein siebensprachiges Lexikon mit Kernbegriffen aus der Diätetik und Ernährungsberatung, einer Adressen- und Linksammlung und einer Liste von beratungsrelevanten Medikamenten.

Als besondere Ergänzung zu dem Handbuch erhalten Sie mit dem beigefügten Passwort Zugang zu einem Downloadbereich im Internet. Hier können Sie verschiedenste Materialien auf Ihren PC herunterladen, um damit zu arbeiten und zu experimentieren. Darunter finden sich verschiedenen Vorlagen und Formulare, klinische Bilder zu Demonstrationszwecken oder z. B. auch eine Symbolschrift, die Sie in Ihr Textprogramm integrieren können. Jede Taste ist bei Aktivierung der Schrift mit einer Lebensmittelgrafik belegt.

Zum Schluss noch zwei Bemerkungen: Wir gehen davon aus, dass die Ernährungsfachkräfte zu den medizinischen Berufen gehören, weshalb wir in dem Buch durchgehend den Begriff „Patient" verwendet haben.

Auf eine Geschlechteraufteilung in „Diätassistenten und Diätassistentinnen", „Diplom-Oecotrophologen und Diplom-Oecotrophologinnen" oder „Ärztinnen und Ärzte" oder auch „DiätassistentInnen" haben wir im Interesse einer besseren Lesbarkeit verzichtet. Da der Beruf der Diätassistenz oder auch der Ökotrophologie zu 95 % von Frauen ausgeübt wird, haben wir durchgehend von der „Diätassistentin" oder „Diplom-Oecotrophologin" gesprochen.

Wir hoffen, dass Ihnen dieses Handbuch ein hilfreicher Begleiter durch den Arbeitstag ist. Gerade weil es von der gesammelten Erfahrung lebt, wünschen wir uns, dass auch die Leser uns ihre speziellen Erfahrungen mitteilen, um das Buch in Zukunft noch zu ergänzen und zu erweitern.

Aachen im August 2003

Sven-David Müller
Diätassistent/Diabetesberater DDG/Medizinjournalist

Dipl. oec. troph. Daniela Rösler

Kathrin Pfefferkorn, Diätassistentin

▷ Erläuterung der Icons

 „Fragen, Phrasen, Formulierungen" und vergleichbare Abschnitte. Einzelne Formulierungshilfen, die Ihnen bei der Kommunikation weiterhelfen, sind farbig hervorgehoben, aber nicht Negativbeispiele oder Äußerungen und Fragen der Patienten.

 „Ernährung bei ..." und andere Stellen, wo es konkret um die Ernährung des Patienten geht.

 „Umgang mit ...-Patienten", „Durchführung" und andere Stellen, bei denen es um den Umgang miteinander geht.

 bei „Tipps und Tricks", bei Merkkästen und besonderen Hinweisen.

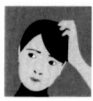 „Probleme und Sonderfälle" und andere Stellen, die knifflig sind oder spezielle Fragen behandeln.

 An diesen Stellen werden Sie in den Downloadbereich weiter verwiesen, wo Sie geeignete Arbeitsmaterialien, wie z. B. verschiedene Vorlagen und Formulare, klinische Bilder zu Demonstrationszwecken oder auch die Symbolschrift „FOOD!" finden. Sie können mit diesen Materialien arbeiten und experimentieren und dadurch Ihre Einzel- oder Gruppenberatungen verbessern.

Inhaltsverzeichnis

Einleitung - Diätassistenten und Ernährungswissenschaftler gestern, heute und morgen

Die Geschichte des Berufes des Diätassistenten reicht bis in die Anfänge des 20. Jahrhunderts zurück und begann mit der speziell ausgebildeten oder vielmehr weitergebildeten Krankenschwester (Diätschwester). Seit 1937 ist der Beruf des Diätassistenten staatlich anerkannt und geregelt. Seit Jahrzehnten regelt das Gesetz über den Beruf des Diätassistenten den Beruf und die Ausbildung. Momentan ist Gesetz über den Beruf der Diätassistentin und des Diätassistenten (Artikel 1 des Gesetzes über den Beruf der Diätassistentin und des Diätassistenten und zur Änderung verschiedener Gesetze über den Zugang zu anderen Heilberufen) (Diätassistentengesetz - DiätAssG) in der Fassung vom 8. März 1994 gültig. Diese Fassung des Gesetzes können Sie unter http://www.gesetze-im-internet.de/bundesrecht/di_tassg_1994/gesamt.pdf kostenlos abrufen.
Der Beruf Diätassistent gehört zu den wenigen Berufen, die in einem Gesetz geregelt und damit auch geschützt sind. Das Studium der Ernährungswissenschaft, in welcher Form auch immer, ist in dieser Weise nicht geregelt oder geschützt. Es handelt sich definitionsgemäß beim Diätassistenten um einen nicht akademischen Heil- oder Medizinalfachberuf. Es ist der einzige Heilberuf, der die Gebiete Diätetik und Ernährung vertritt und vertreten kann. In Deutschland sind rund 12.000 Diätassistenten berufstätig. Die Zahl der ausgebildeten Diätassistenten liegt weitaus höher. Die Ausbildung dauert 3 Jahre und findet an rund 40 Diätlehranstalten statt.
Seit Jahrzehnten beklagt die Berufsgruppe, die berufspolitisch seit 1957 durch den VDD e.V. vertreten wird, die Berufsbezeichnung, die nach Ansicht vieler Diätassistentinnen und Diätassistenten einen missverständlichen Eindruck beim Klienten aber auch bei anderen Heilberufen erwecken könnte. Im Gegensatz zu vielen anderen Ländern – auch in Europa – ist der Beruf des Diätassistenten ein nicht akademischer Beruf. Die einzige Möglichkeit, die Berufsbezeichnung zu ändern, wäre die Aufhebung des Gesetzes, was hoffentlich niemals eintreten wird.
Eine andere Möglichkeit ist die Änderung des Gesetzes, die zwar von Diätassistenten für erforderlich gehalten, aber im Gesundheitswesen nicht entsprechend für notwendig erachtet wird. Möglicherweise wäre die Bezeichnung „Diätologe" sinnvoll. In jedem Falle inadäquat wäre diese Bezeichnung wohl aber für die Tätigkeit im Bereich der Gemeinschaftsverpflegung. Zudem wäre für die Bezeichnung „Diätologe" wohl auch eine Akademisierung notwendig.
Derzeit gibt es für Diätassistenten nicht viele Möglichkeiten der zusätzlichen Akademisierung. Dazu gehört unter anderem das Studium der klinischen Ernährungsmedizin an der Donau Universität in Krems, das mit dem Master of Science (MSc.) abschließt. Weitere Informationen zu diesem Angebot finden Interessierte in Kapitel A10 sowie im Internet unter http://www.donau-uni.ac.at/de/studium/nutritivemedizin/index.php. Seit 2014 können Diätassistenten in Fulda und Neubrandenburg einen Bachelor-Studiengang Diätetik absolvieren.
Weitere Informationen unter:
www.vdd.de/ausbildung-weiterbildung/akademische-weiterbildungsoptionen/
In Deutschland gibt es eine Reihe von sinnvollen spezifischen Fort- und Weiterbildungsangeboten. Dazu gehört insbesondere der Diätküchenleiter (DKL) und der Diabetesberater DDG sowie der Ernährungsberater DGE. In Österreich gibt es im Gegensatz zu Deutschland einen verstärkten Austausch zwischen den Berufen Diätassistenten, die hier Diätologen heißen und den Ernährungswissenschaftlern. Dort können Ernährungswissenschaftler unter Anrechnung bestimmter Inhalte verkürzt das Studium der Diätologie absolvieren. Andererseits können Di-

ätologen eine Akademisierung im Bereich Ernährungswissenschaft erreichen, da ihre Studieninhalte dort ebenfalls angerechnet werden. Soweit ist es in Deutschland noch lange nicht. Und es bleibt zu hoffen, dass die Diätetik endlich als Heilmittel anerkannt wird und Diätassistenten als Erbringer dieses Heilmittels definiert werden.

Die Ernährungswissenschaften können auf eine nicht ganz so lange Geschichte zurückblicken. Noch zu Zeiten der letzten Auflage dieses Fachbuches hatten die Absolventen andere Titel. Beispielhaft seien Diplom Oecotrophologen (FH und Universität) sowie Diplom Trophologen und Diplom Ernährungswissenschaftler genannt. Heute sind die Studienabschlüsse im Rahmen des Bologna-Prozesses in Bachelor- und Masterstudiengänge ungewandelt. Das Studium der Ernährungs- und Hauswirtschaftswissenschaften gibt es seit rund 40 Jahren. Seit mehr als 35 Jahren vertritt der Verband der Oecotrophologen (VDOe) e.V. die Gruppe der Studierenden und Absolventen. Oecotrophologie kann momentan an 8 Universitäten und 8 Fachhochschulen studiert werden. Dazu kommen ähnliche Studiengänge wie Ernährungswissenschaft und Ernährungstechnik oder ähnliches an weiteren Universitäten und Fachhochschulen. Die Studiengänge sind unterschiedlich in ihrer Ausrichtung und das Studium insgesamt sehr vielschichtig. Das führt zu Vorteilen und Nachteilen. Einerseits bringt es ein breites Spektrum an Wissen und andererseits geht dieses Wissen meist nicht in die Tiefe. Das ist bedauerlich. Dementsprechend können Oecotrophologen überall und nirgends tätig werden. Es wäre wichtig für die Berufsgruppe eine klarere Positionierung zu finden. Ob diese im Gesundheitswesen liegt, ist fraglich, da es sich ausdrücklich nicht um einen Medizinalberuf handelt. In Österreich ist es Ernährungswissenschaftlern beispielsweise nicht gestattet, ernährungstherapeutisch oder diätetisch zu handeln oder zu beraten. Für Studierende im Bereich Ocotrophologie ist es wichtig, sich zu spezialisieren und nicht zu übersehen, dass der Studienabschluss Bachelor praktisch soviel oder so wenig wie das ehemalige Vordiplom bedeutet und für das Berufsleben in der Regel nicht ausreicht. Wer ernsthaft in diesem Bereich tätig werden möchte, ist auf den Master angewiesen. Zudem können spezifische Praktika den sonst außerordentlich schwierigen Einstieg in das Berufsleben erleichtern. Das Gros der Studienabgänger Ernährungswissenschaft/Oecotrophologie findet keinen studienspezifischen Arbeitsplatz. Diese missliche Situation lässt sich nur durch gezielte Auswahl der Studieneinrichtung, klarer Gliederung des Studiums in Richtung Spezialisierung auf einen bestimmten (Fach-)Bereich, quallifizierende Praktika und Abschluss als Master of Science ändern. Andernfalls landen weiterhin viele Abgänger im beruflichen Niemandsland, was sehr bedauerlich wäre.

A Organisation der Arbeit

A1 Position der Diätassistenten in der medizinischen Versorgung

Der Beruf und die Ausbildung des Berufs des Diätassistenten ist durch das Gesetz über den Beruf der Diätassistentin und des Diätassistenten (…) regelt. Das Gesetz kann kostenlos unter http://www.gesetze-im-internet.de/bundesrecht/di_tassg_1994/gesamt.pdf heruntergeladen werden. Die Diätassistentin im Krankenhaus ist Mittlerin zwischen Arzt und Patient, zwischen Küche und Stationen. Sie steht sehr oft zwischen den Fronten und versucht auf den unterschiedlichen Seiten Verständnis für den jeweils anderen Bereich zu erwirken. Dabei ist ganz wichtig, dass sie ihr eigenes Arbeitsgebiet, die Ernährung und Diätetik gegenüber den anderen Positionen des Krankenhauses vertritt und durchsetzt. Obwohl sie als „Assistentin" bezeichnet wird, arbeitet sie in der Regel selbstständig und eigenverantwortlich. Lediglich die Diät wird vom Arzt festgelegt oder verordnet, da sie Bestandteil der Therapie ist und der Arzt Therapiehoheit hat. Die Diätassistentin ist also die Assistentin des Arztes bei Fragen der Diät. Immer mehr Diätassistenten sind in der Industrie, freiberuflich oder selbstständig in eigener Praxis tätig. Es gibt auch Bestrebungen, die Berufsbezeichnung anzupassen. Problematisch ist jedoch, dass der Beruf des Diätassistenten einer von wenigen ist, die durch ein Bundesgesetz geregelt werden („Gesetz über den Beruf des Diätassistenten"). Dieses Gesetz müsste im Falle einer Namensänderung überarbeitet werden. Als neue Namen sind im Gespräch: Diätologe, medizinisch-diätetischer Assistent, Ernährungstherapeut und Nutriloge. All diese Vorschläge haben ihre Vor- und Nachteile. Zur Umsetzung einer Änderung des Berufstitels wäre es erforderlich, das Gesetz zu verändern. Der Beruf des Ernährungswissenschaftlers oder Diplom Oecotrophologen (bzw. Bachelor oder Master of Nutrition und dgl.) ist nicht durch eine Gesetz geregelt. Das hat Vor- und Nachteile. Der Beruf des Diätassistenten gehört zu den bundesrechtlich geregelten nichtärztlichen Heilberufen, die auch als Gesundheitsfachberufe oder besser Medizinalfachberufe bezeichnet werden.

Aufgaben der Diätassistentin im Krankenhaus

- Zusammenstellung und Berechnung der unterschiedlichen Kostformen
- Anleitung der Mitarbeiter in der Diätküche
- Umsetzung ärztlicher Anordnungen in die Praxis
- individuelle Ernährungs- und Diätberatung des Patienten
- Durchführung von Gruppenschulungen
- Information der Ärzte bei Ernährungsfragen
- Zusammenarbeit zwischen Küche und Krankenstationen

Ernährungswissenschaftler oder Diplom Oecotrophologen gehören nicht zur Gruppe der Heilberufe oder der Medizinalfachberufe. Auch aus dieser Tatsache ergeben sich Vor- und Nachteile. Neben einer Umbenennung der Berufsbezeichnung streben die Diätassistenten in Deutschland eine Möglichkeit der Akademisierung an. An der Donau Universität in Krems kann eine solche bereits erfolgen. Hier wird der berufsbegleitende Masterstudiengang „Klinische Ernährungsmedizin" angeboten. Im Rahmen des Studiums kann der akademische Grad „Master of Science" erlangt werden. Auch in Deutschland gibt es bereits erste Angebote.

Häufig ist die angestellte Diätassistentin in einem Krankenhaus organisatorisch der Küche unterstellt. Der medizinische Bereich wird dabei völlig vom Küchenbereich getrennt. Laut Gesetz über den Beruf der Diätassistentin handelt es sich um einen Medizinalfachberuf, der fachlich ausschließlich dem medizinischen Bereich, nie aber der Küche oder Verwaltung unterstellt sein kann. Es gibt aber auch die Variation, dass die Diätassistentin überwiegend im Küchenbereich arbeitet, dennoch aber der medizinischen Leitung unterstellt ist. In sehr großen Krankenhäusern oder Kliniken gibt es fast immer auch Diätassistenten, die ausschließlich in der Beratung arbeiten. Eine ähnliche Einteilung gilt für Kurkliniken und Rehabilitationseinrichtungen. In diesem Fall ist es besonders wichtig, dass die Diätassistentinnen aus dem Küchenbereich und die aus der beratenden Funktion gut miteinander zusammen arbeiten. Nur so sind sie gegenüber den Ärzten und Stationen glaubwürdig. Diese Zusammenarbeit funktioniert besonders gut, wenn die Diätassistenten im Wechsel mal in der Küche und mal auf den Stationen eingesetzt werden. In jedem Fall sind Teamsitzungen erforderlich. Je beser der Dialog zwischen den Berufsgruppen ist, desto besser sind auch die Arbeitsbedingungen.

Wenn eine Diätassistentin in einer medizinischen Praxis oder ausschließlich auf einer Station arbeitet, so hat sie im Regelfall mit dem Küchenbereich nichts zu tun und arbeitet intensiv mit dem medizinischen Bereich zusammen. Trotzdem ist der Dialog mit dem Küchenbereich von größter Wichtigkeit.

▶ Wie komme ich aus der Küche heraus?

Für Ärzte und Krankenpflegepersonal in einer Klinik ist es oft ungewohnt, mit Ihnen als Diätassistentin zusammenzuarbeiten. Sie kennen den Aufgabenbereich und die Ausbildung nicht und denken oft, dass eine Diätassistentin in der Küche besser aufgehoben ist als im Stationsbereich. Stellen Sie in solch einem Fall Ihren Beruf vor. Erklären Sie die Ausbildung und den Aufgabenbereich. Weisen Sie auf den hohen Stellenwert der Diät-/Ernährungsberatung hin. Allein durch die Änderung der Berufsbezeichnung lässt sich die missliche Situation vieler Diätassistenten nicht verbessern. Der Berufsstand der Ernährungswissenschaftler oder der Diplom Oecotrophologen hat es im therapeutischen Team oftmals leichter, obwohl die Inhalte des Studiums – selbst bei Spezialisierung auf Ernährungstherapie und Diätetik – denen der Diätassistenten unterlegen sind. Um in einem Krankenhaus optimal beraten zu können, muss die Zusammenarbeit i.d.R. mit Medizinern und Krankenpflegepersonal eingespielt sein. Wenn Sie in einem Haus arbeiten, in dem schon längere Zeit die Diätassistentin im medizinischen Bereich integriert ist, sind Arbeitsablauf und Zusammenarbeit schon recht gut eingespielt. Sie können dann sicherlich im Laufe der Zeit noch für eine Optimierung sorgen, die Position in der medizinischen Versorgung ist jedoch schon vorhanden. Wenn Sie Ihre eigentliche beratende Funktion wahrnehmen möchten, können Ihnen die folgenden Tipps und Anregungen dabei helfen, Ihre Position darzustellen oder auch zu sichern.

▷ Für den Fall, dass Sie in einem Haus arbeiten, in dem bisher die Diätassistentin keinen oder kaum Kontakt zu Medizinern und zu den Stationen hatte, sind Sie in der Regel der medizinischen Leitung des Hauses unterstellt und haben somit auch einen Ansprechpartner. Sie sollten auf jeden Fall Gespräche mit dem leitenden oder ernährungsbeauftragten Arzt suchen und gemeinsam überlegen, wie Sie ihre Position im Haus bestimmen können.

▷ Planen Sie genau, wie Sie sich im Haus bekannt machen möchten. Je nach Art des Hauses sind eine große **Vorstellungsaktion** aber auch einzelne Gespräche mit den unterschiedlichen Stationen möglich. Weitere Möglichkeiten sind z. B. die Aufnahme in das Telefonverzeichnis und ein Bericht in der Hauszeitung oder dem Inter- und Intranet.

▷ Erklären Sie immer die **Inhalte der Ausbildung** des Berufes der Diätassistenten. Vielen Medizinern und auch Krankenschwestern ist nicht klar, wie anspruchsvoll der medizinische

Teil der Ausbildung ist. Bei Krankenpflegeschulen oder auch anderen entsprechenden Einrichtungen können Sie Ihre Unterrichtsbeteiligung anbieten.

▷ Stellen Sie dar, dass Sie die **Diäten** planen und zusammenstellen können, dass aber auch ein wesentlicher Teil ihrer Aufgaben die **Diätberatung** ist. In jedem Fall sollten Sie einen Platz in der Diabetesberatung und im Diabetesschulungsteam haben. Auch im Ernährungsteam (Enterale und Parenterale Ernährung) sollte die Diätassistentin vertreten sein. Natürlich ist sie Mitglied im Diät- oder Ernährungsausschusses der Klinik oder des Krankenhauses (soweit vorhanden). In Abstimmung mit dem ernährungsbeauftragten Arzt (soweit vorhanden) erstellt sie den Diätkatalog (Kostformkatalog).

▷ Überlegen Sie, gemeinsam mit Medizinern und Krankenschwestern, in welchem Fall eine Teilnahme an der täglichen Visite sinnvoll ist.

▷ In jedem Haus gibt es **Teambesprechungen**. Versuchen Sie, bei Bedarf an diesen Gesprächen teilzunehmen. Wenn Sie in einer Kurklinik arbeiten, bieten sich auch regelmäßige Gespräch mit dem Psychologen, den Sporttherapeuten und der Sozialarbeiterin an. Über auffällige Patienten kann so ein viel besseres Bild entstehen.

▷ Weisen Sie die Ärzte auf Probleme bei den **Verordnungen** hin. Wenn z. B. ein Arzt immer wieder eine 800-Kalorien-Kost oder eine Diabetes-Diät mit 10 BE verordnet können Sie ihm einmal einen Tagesplan erstellen und freundlich und augenzwinkernd fragen, ob er davon satt werden würde.

▷ Die Ärzte entnehmen Ihr Ernährungswissen oft veralteter **Literatur**. Präsentieren Sie aktuelle Fachliteratur, Bücher und Zeitschriften, die Ihre Anregungen unterstützen. Auch das Internet bietet Hilfe bei der Recherche nach neuesten Trends in der Diätetik unterschiedlicher Krankheiten, sodass Sie auch Links empfehlen können, die Sie etwa in Form eines Ausdrucks dem Arzt präsentieren können oder ihm am besten gleich zumailen.

▷ Bereiten Sie sich immer gut auf **Gespräche mit Ärzten oder Stationspersonal** vor, damit Sie nicht direkt in den ersten fünf Minuten „abgekanzlt" werden und Ihre Wünsche gar nicht mehr vortragen können. Machen Sie für diese Gespräche immer im Vorfeld einen Termin aus, damit man auch Zeit für Sie hat.

▷ Gehen Sie von sich aus auf Ärzte und Stationspersonal zu.

▷ In den meisten Häusern gibt es einen **ernährungsbeauftragten Arzt**. Dieser ist auch Ansprechpartner für die Diätassistentin und kann Sie bei Gesprächen mit Ärzten und Stationspersonal unterstützen.

▷ In vielen Häusern sind auch Ernährungswissenschaftler und Diplom-Oecotrophologen (bzw. BSc. oder MSc. Nutrition und dgl.) angestellt. Die Berufsgruppen aus dem Ernährungsbereich sollten immer eng zusammenarbeiten, ganz gleich, ob nun eine akademische Ausbildung vorliegt oder nicht. Eine Ablehnung der anderen Berufsgruppe ist der Ernährungstherapie, Diätetik und der diätetischen Versorgung der Patienten nicht zuträglich und sollte grundsätzlich unterbleiben. Trotzdem sind Diätassistenten die einzige Berufsgruppe, die als Medizinalfachberuf für den Bereich Diätetik und Ernährung staatlich/rechtlich anerkannt und ausbildet ist. Sinnvoll wäre es, wenn Diätassistenten akademisiert werden und Ernährungswissenschaftler nach ihrem Studium sozusagen eine verkürzte Diätassistentenausbildung erhalten. Damit wäre nicht nur den Berufsgruppen, sondern auch dem Gesundheitswesen und den Menschen, die prophylaktisch oder therapeutisch beraten werden sollen, geholfen.

Bleiben Sie, auch wenn es manchmal schwierig ist, am Ball. Sie sind durch Ihre Ausbildung prädestiniert und rechtlich befugt Diät- und Ernährungsberatung durchzuführen. Diätassistenten sollten im Verband der Diätassistenten (VDD) Mitglied sein. Ernährungswissenschaftler und Diplom Oecotrophologen im VDOE. Nur dadurch ist eine starke berufspolitische Vertretung zu erreichen. Zudem ist die Mitgliedschaft in der DGE, in der DGEM und dem Deutschen Kompetenzzentrum Gesundheits-förderung und Diätetik (www.dkgd.de; siehe Kapitel I1) sinnvoll, da neben der berufs- und standes-politischen Vertretung auch die fachliche Fort- und Weiterbildung sowie Organisation wichtig ist. Im Laufe der Zeit werden Ärzte, Stationspersonal und Küchenpersonal Ihre Arbeit schätzen lernen.

A2   Bewerbung und Vorstellungsgespräch

▶ Bewerbung

Auf der Suche nach einer neuen Stelle können Sie die Stellenanzeigen für Diätassistentinnen in Internet (z. B. kostenlos beim Arbeitsamt!), Tageszeitungen oder Fachzeitschriften durchse-hen oder Ihre Ohren im Gespräch mit Bekannten und Ausbildungskollegen offen halten. In-zwischen gibt es im Internet eine Vielzahl von Stellenportalen. Die Stellenmarktsituation für Diätassistenten ist deutlich besser als die von Ernährungs-wissenschaftlern oder Diplom Oecotrophologen. Leider gibt es deutlich mehr Absolventen als Positionen. Das Gros der Ernährungswissenschaftler und

> **Beispieltext für eine Stellensuchanzeige**
> (DA Examen `99), 27 J., mehrjährige Erfahrung in Diätküche und Einzelberatung, auch im Bereich Lebensmittelallergien sucht beratende Tätigkeit im Kreis Aachen.
> Chiffre: ...

Diplom Oecotrophologen findet daher keine studienspezifische Anstellung. Oftmals müssen sie leider als Pharmareferenten o. ä. tätig werden.

Wenn Sie selbst ein Stellengesuch aufgeben oder sich „auf gut Glück" (Initiativ-Bewerbung) bei einer entsprechenden Einrichtung bewerben möchten, sollten Sie folgende Angaben in einer Stellensuchanzeige machen:

▷ Abschlusskürzel: DKL, DA, EB DGE, DDG, EMB, Dipl. oec. troph., MSc o. ä.
▷ Abgangsjahrgang („Ex."), Studienabschlussjahr
▷ Alter
▷ bisherige Tätigkeiten und Kenntnisse, eventuell Zusatzqualifikationen
▷ Benennung Ihrer Wunschtätigkeit
▷ Ort der gesuchten Anstellung
▷ Chiffre oder Absender.

Folgende Punkte sollten Sie bei einem Stellenangebot, für das Sie sich interessieren, klären:

▷ Tätigkeits- und Arbeitsplatzbeschreibung
▷ Zugehörigkeit zum medizinischen Bereich des Ausschreibenden (z. B. Innere Medizin – Sie erfahren hier, wer Ihr oberster Vorgesetzter wäre, also wer auch Ihr Ansprechpartner für ein Vorstellungsgespräch würde)
▷ Bettenzahl des Krankenhauses bzw. der betreffenden Abteilung
▷ fachliche Anforderungen an Ihre Qualifikation
▷ Anforderungen an Ihre Persönlichkeit (z. B. Teamfähigkeit, Übereinstimmung mit den Vorstellungen des Arbeitgebers)
▷ Einstellungstermin
▷ befristete oder unbefristete Anstellung
▷ Vergütungsregelung (TVöD (ehemals BAT), Anlehnung an TVöD, freier Tarif) – in der Regel werden Diätassistenten in den TVöD die Entgeldgruppen 5, 6 oder 7 gruppiert. Diabetesberater erhalten in den Regel eine höhere Bezahlung. Ernährungswissenschaftler sollten als Akade-miker (ähnlich Psychologen und dgl.) eingruppiert werden.

▷ zusätzliche Vergütungsleistungen (Weihnachtsgeld, Urlaubsgeld, vermögenswirksame Leistungen, Altersvorsorgeregelungen u.ä.)
▷ Anzahl der Urlaubstage
▷ Möglichkeiten zur Fort- und Weiterbildung
▷ Ansprechpartner für die Bewerbung.

Bewerbungen, Stellengesuche und Stellenanzeigen werden immer häufiger im Internet veröffentlicht. Besonders soziale Netzwerke – wie beispielsweise Facebook (hier geht's zur Facebook-Gruppe, die sich an Diätassistenten wendet:
http://de-de.facebook.com/pages/Di%C3 %A4tassistenten/151145914983634) und
Business-Netzwerke wie Xing können hier sehr hilfreich sein.

Für Diätassistenten gibt es bei Xing eine eigene Gruppe (Hier geht es direkt zur Xing-Gruppe, die sich nur an Diätassistenten, Diätologen und Dietisten wendet: https://www.xing.com/go/group/24900.2070e2/4460511).

Auch Bewerbungen können heute über das Internet verschickt werden (Online-Bewerbung). Doch auch hier müssen einige Formen eingehalten werden. In der Mail selbst sollten Sie nur ein ganz kurzes Anschreiben wählen und alles weitere, wie die eigentliche Bewerbung, Lebenslauf mit Porträtfoto, eingescannte Zeugnisse, Berufserlaubnis usw. in einer PDF-Datei (maximal 5 MB) verpacken und anhängen (Attachment). Dabei sollte darauf geachtet werden, dass die Dateien nicht zu groß sind und den Empfänger „zumüllen".

Trotz Online-Bewerbung sollte man beim Vorstellungsgespräch seine Bewerbungsunterlagen noch einmal dabei haben. Das Arbeitsamt gibt Informationen zur Online-Bewerbung. Dafür gibt es auch entsprechende Kursangebote, die arbeitslose oder arbeitssuchende Diätassistenten und Ernährungswissenschaftler kostenlos absolvieren können.

▶ Beantragung der Berufserlaubnis (Diätassistentin)

Zur Beantragung der Berufserlaubnis benötigen Sie:
▷ einen formlosen Antrag, in dem die Berufserlaubnis beantragt wird
▷ das Zeugnis über die bestandene staatliche Abschlussprüfung
  (bzw. amtlich beglaubigte Kopie)
▷ ein polizeiliches Führungszeugnis (nicht älter als drei Monate)
▷ eine ärztliche Bescheinigung darüber, dass keine körperlichen und geistigen Gebrechen und keine Sucht vorliegen (nicht älter als drei Monate).

Insgesamt belaufen sich Ihre Kosten für die Berufserlaubnis auf etwa 50 €. Die Ausstellung dauert ca. 3 Monate, was Sie bei der Bewerbung und Stellensuche aus versicherungstechnischen Gründen berücksichtigen müssen.

▶ Die schriftliche Bewerbung

Das Bewerbungsschreiben besteht aus mehreren Teilen:
▷ Deckblatt
▷ Anschreiben (1 DIN-A4-Seite, Schriftgrad 12 pt)
▷ tabellarischer Lebenslauf
▷ aktuelles Passfoto
▷ Zeugnisse (in Kopie)
▷ Bescheinigungen über Praktika oder Zusatzqualifikationen (in Kopie)
▷ Gesundheitszeugnis
▷ Berufserlaubnis (Urkunde in Kopie hinzufügen)

▷ Zeugnisse und Urkunden (BSc., MSc. oder Diplom-Urkunde bei Ernährungswissenschaftlern und Oecotrophologen).

Eine Beglaubigung der Zeugniskopie ist in der Regel bei der Bewerbung nicht mehr erforderlich. Eine beglaubigte Kopie oder die Vorlage des Originals werden i.d.R. erst erforderlich, wenn Sie die Stelle bekommen haben.

▶ Äußere Form

Die äußere Form einer Bewerbung ist Geschmackssache und somit auch modischen Schwankungen unterworfen. Es ist inzwischen Standard, Bewerbungen auf dem PC zu schreiben und sorgfältig und fehlerfrei auf weißem Papier ausdrucken zu lassen. Manche Bewerberinnen verwenden nur ein bestimmtes Papier mit Wasserzeichen, andere stecken jede Seite in eine Klarsichtfolie. Allerdings sollten Sie auch bedenken, dass es so aussehen könnte, als dürfe man die Seiten nicht mit den Fingern berühren. Auch spiegeln Klarsichtfolien bei entsprechendem Licht unangenehm, sodass die Bewerbung nur schwer zu lesen ist und schnell auf dem großen Stapel der Ablehnungen landet. Ungünstig ist es, mehrere Seiten in eine Folie zu stecken, sodass die Seiten erst herausgezogen werden müssen.

Grundsätzlich sollten Sie die Bewerbung so gestalten, dass sie Ihrer Persönlichkeit am nächsten kommt. Wählen Sie eine übersichtliche, gut lesbare Schrift (z.B. Arial) und Gliederung, die den Leser auch beim Überfliegen auf die wichtigsten Punkte lenkt. Bleiben Sie bei der Wahl der Schriften aber konservativ. Geeignet sind z.B. Schriften wie Roman oder Segoe UI bei einer Buchstabengröße von 12 pt. Flüchtigkeitsfehler in Rechtschreibung und Orthographie müssen ebenso ausgemerzt werden wie zu lange Sätze. In der Schule war es nicht gerne gesehen, zwei Sätze in Folge mit „Ich" zu beginnen. In einem Bewerbungsschreiben sollte man damit jedoch nicht zu sparsam sein. Da man sich selbst anpreist, ist es nun einmal erforderlich, bezogen auf die eigene Person, auch persönlich zu werden.

▶ Bewerbungsschreiben

Mit dem Anschreiben versuchen Sie, Interesse zu wecken und den Adressaten auf sich neugierig zu machen [Abb. 1]. Ihr Ziel ist es nicht, auf Grund der Bewerbungsmappe die gewünschte Stelle, sondern einen Termin für ein Vorstellungsgespräch zu bekommen. Bringen Sie dies auch in den Schlusssatz mit ein.

▷ Sie sollten nach einem Telefonat mit dem potentiellen Arbeitgeber in der Lage sein, das Schreiben mit der persönlichen Ansprache der einstellenden Person zu beginnen. Am besten ist es, wenn Sie sich z.B. auf ein kurzes Gespräch beziehen können.

▷ Halten Sie das Anschreiben in der Folge möglichst knapp und informativ. Versuchen Sie mit 5-6 Sätzen auszukommen und verschenken Sie kein Wort. Vermitteln Sie kurz, warum Sie diese Stelle wünschen, wie Ihr Ausbildungsstand und was Ihr Ziel ist und warum man gerade Sie einstellen sollte. Wichtige Fragen, die der Leser Ihrer Bewerbung hat, sind z. B.:

▶ Warum bewirbt sich die Bewerberin auf unsere Stelle?

▶ Passt diese Person zu unseren Anforderungen?

▶ Gibt es Qualifikationen, die über die Anforderungen hinausgehen?

Übernehmen Sie nie Passagen oder Formulierungen aus anderen Bewerbungen. Eine Bewerbung ist eine sehr persönliche und individuelle Angelegenheit. Ein abgeschriebener Satz wird meistens von jemandem, der Erfahrungen im Umgang mit Bewerbungen hat, als solcher erkannt und wirft dann ein entsprechendes Licht auf Sie.

▷ Denken Sie immer an Ihren Ansprechpartner, der, vielleicht müde und von der Durchsicht vieler Bewerbungen genervt, dem Schreiben entnehmen soll, dass Sie die beste Bewerberin sind. Versetzen Sie sich in seine Lage - Ihr Anschreiben könnte das 78. von 114 sein. Lassen Sie sich also etwas einfallen, ohne dabei die Form zu verletzen. Sie müssen ihn daran hindern, die Mappe mit einem Schulterzucken wegzulegen, ohne dabei unseriös zu werden oder aufzuschneiden.

▷ Bewerben Sie sich, ohne dass eine ausgeschriebene Stelle existiert (sogenannte Initiativbewerbung), sollten Sie vorher durch einen Anruf geklärt haben, ob überhaupt eine entsprechende Stelle dort vorhanden und in nächster Zeit zu besetzen ist und einen triftigen Grund nennen können, weshalb Sie dieses Haus gewählt haben. Vielleicht passt die Spezialisierung einer bestimmten Abteilung zu Ihrem Ausbildungsziel. Übertreiben Sie es aber dabei nicht. Anbiederungen werden in der Regel genauso wenig geschätzt wie unangebrachte Arroganz.

▷ Zuoberst im Briefkopf sollte Ihre komplette Anschrift stehen. Telefon- und Faxnummer, E-Mail- oder Internet-Adressen gehören auch hierhin als Erweiterung der Adresse. Darunter folgt die Anschrift des Stellenanbieters. Achten Sie darauf, den Namen des Ansprechpartners richtig zu schreiben.

▷ Unter dem Briefkopf vermerken Sie in einer Überschrift den Grund Ihres Anschreibens („Bewerbung auf Ihr Stellenangebot zur Diätassistentin vom 30.9. in „Diät und Information" 6/03"). Stellenanzeigen gibt es auch in der Zeitschrift des VDOe und natürlich auch in der Ernährungsumschau. Oft sind diese auch auf den jeweiligen Homepages (www.ernaehrungsumschau.de, www.vdd.de, www.vdoe.de usw.) Sprechen Sie dann nach Möglichkeit den zuständigen Ansprechpartner direkt an. Sollte in der Anzeige kein Name vermerkt gewesen sein, reicht oft ein kurzer Anruf bei der Klinik, um den Namen des Personalchefs oder Sachbearbeiters zu erfahren. Zur Not wählen Sie die allgemeine Formel „Sehr geehrte Damen und Herren,..".

▷ Ein Inhaltsverzeichnis macht sich ebenfalls auf dem Deckblatt gut, sodass sich der Arbeitgeber auf das für ihn Wesentliche konzentrieren kann. Hier führen Sie auch den Punkt „Anlagen" mit auf.

▷ Ihr Foto kommt ebenfalls auf das Deckblatt. Verwenden Sie kein Automatenfoto, sondern verabreden Sie einen Termin bei einem Fotografen. Zeigen Sie Ihre Schokoladenseite und schauen Sie freundlich und selbstbewusst in die Kamera. Bitte verwenden Sie auch kein klassisches Passbild., sondern ein Porträtfoto. Der Fotograf wird Ihnen dabei helfen. Wählen Sie die Kleidung nicht zu konservativ, aber auch nicht zu salopp. Das Bild sollte mit Fotoecken befestigt werden, damit es unbeschädigt zurückgeschickt werden kann. Zuvor beschriften Sie es auf der Rückseite, damit es Ihnen zugeordnet werden kann, falls es sich löst. Platzieren Sie das Bild zwischen Überschrift und Inhaltsverzeichnis mittig zentriert. Es ist heute aber auch üblich, Fotos in den Text zu integrieren und am Farblaserdrucker auszudrucken.

▷ Vermerken Sie ggf. den Zeitpunkt Ihres Ausbildungs-/Studiumsendes und den Grund Ihrer Bewerbung in dem entsprechenden Haus. Besondere Fähigkeiten und Interessen, die für den zukünftigen Arbeitgeber wichtig sind, sollten Sie in dem Anschreiben Ihrer Bewerbung ebenfalls kurz und bündig zur Sprache bringen. Bedenken Sie immer, dass dieser Brief darüber entscheidet, ob die Bewerbung näher betrachtet wird oder nicht. Wenn Sie positive Beurteilungen vorzuweisen haben, sollten auch diese Eingang in Ihr Bewerbungsschreiben halten.

⊙ **1** Beispiel für ein Bewerbungsanschreiben.

[Absender]

[Datum]

[Adressat]

Bewerbung um Anstellung als Diätassistentin/Ernährungswissenschaftlerin

Sehr geehrter Herr ...,

im Mai 2004 werde ich meine Ausbildung zur staatlich anerkannten Diätassistentin/mein Studium der Ernährungswissenschaftlerin mit dem Bachelor/Master abschließen. Ich möchte möglichst im unmittelbaren Anschluss an meine Ausbildung/mein Studium eine entsprechende Tätigkeit aufnehmen und bewerbe mich deshalb bereits jetzt in Ihrem Hause/Ihrem Unternehmen, weil mich die ausgeschriebene Tätigkeit anspricht.

Während meiner Ausbildung/meines Studiums hat sich mein ursprüngliches Interesse für den Beruf noch verstärkt. Neben dem rein theoretischen Aspekt gefallen mir auch die praktischen Tätigkeiten wie das Aufstellen von Speiseplänen, die Zubereitung von Spezialdiäten und die Patientenberatung. Ich glaube daher, dass ich diesen Beruf zur Zufriedenheit aller ausüben werde. Die Arbeit in einem Haus wie dem Ihren würde mir außerdem die Möglichkeit geben, meine fachlichen Kenntnisse und Fähigkeiten zu erweitern.
Ich hoffe, dass meine Bewerbung Ihr Interesse findet und freue mich Näheres mit Ihnen persönlich zu besprechen/freue mich auf ein persönliches Gespräch mit Ihnen."

Mit freundlichen Grüßen
[Unterschrift]

▶ ## Persönliche Daten und Lebenslauf

Zu den persönlichen Daten gehören Name, komplette Anschrift, Alter, Geburtsort, Familienstand und Beruf und ggf. die Konfession.
Im tabellarischen Lebenslauf sollten Sie folgende Punkte aufführen:
▷ vollständige Adresse
▷ aktuelles Passfoto in der rechten oberen Ecke
▷ persönliche Daten: Geburtsdatum, Geburtsort, evtl. Konfession (wenn man sich in einem konfessionell gebundenem Haus bewirbt – andernfalls kann es zu Nachteilen führen. Kirchliche Arbeitgeber lehnen insbesondere nicht konfessionell gebundene Bewerber ab), Familienstand, evtl. Anzahl der Kinder
▷ polizeiliches Führungszeugnis (Kopie)
▷ Ausbildungsgang: Schule, Lehre, Studium – mit zeitlichen Angaben; Sprachkenntnisse, weitere Abschlüsse und speziell erworbene Kenntnisse und Qualifikationen, eventuelle Praktika, bisherige Arbeitsstellen
▷ Zeugnisse:
  ▶ keine Originalzeugnisse, immer Kopien

- ▶ nur Schulzeugnisse, die noch eine Aktualität besitzen (den Ansprechpartner interessieren zumeist Schulzeugnisse von vor 20 Jahren nicht)
- ▶ Arbeitszeugnisse
- ▶ Praktikumszeugnisse (besonders wichtig – grundsätzlich sollte der Lebenslauf keine größeren Lücken zeigen. Diese sollten – wenn notwendig – mit berufsspezifischen Praktika gefüllt sein).

▶ Vorstellungsgespräch

Machen Sie sich vor dem Vorstellungsgespräch Folgendes klar:
Sie suchen einen interessanten Arbeitsplatz, der Ihren Interessen und Fähigkeiten entgegenkommt, Entwicklungsmöglichkeiten bietet und angemessen bezahlt wird. Ihr Gegenüber sucht eine Mitarbeiterin, die über bestimmte Fähigkeiten und Eigenschaften verfügt. Es ist also für beide Seiten wichtig, sich kennen zu lernen und zu erkunden, was man vom jeweils anderen erwarten kann. Um es beiden Seiten möglichst einfach zu machen, sollten Sie als Bewerberin bei der Wahrheit bleiben und eine realitätsnahe Selbstbeschreibung wählen. Möglich, dass Sie mit „Aufschneiderei" Eindruck schinden und sogar eine Stelle bekommen. Doch wird sich dann schon nach kurzer Zeit erweisen, dass damit keinem gedient ist. Es entstehen Frustrationen und Enttäuschungen auf beiden Seiten und am Ende steht die erneute Stellensuche.

▷ Vor dem Gespräch sollten Sie möglichst viel über das Haus/Unternehmen, in dem Sie arbeiten möchten, in Erfahrung bringen (z. B. durch das Internet, Bekannte, die dort arbeiten, eine Informationsbroschüre des Hauses/Unternehmens).

▷ Vereinbaren Sie telefonisch einen Termin.

▷ Kommen Sie ausgeruht, gesättigt und ziehen Sie sich gut und gepflegt an. Für einen Mann bedeutet das in der Regel Anzug, Hemd und Krawatte. Als Frau haben Sie meist mehr Möglichkeiten aber auch die Qual der Wahl. Ein Hosenanzug ist in der Regel angemessen. Gehen Sie niemals unangemessen zu einem Vorstellungsgespräch. Selbst wenn es sich nur um ein Praktikum o. ä. handeln sollte, ist ein dunkler (gedeckter) Anzug mit schlichter Krawatte für Herren und der klassische blaue, graue oder schwarze Hosenanzug für Frauen angemessen. Mittlerweile ist es auch möglich, eine saubere, gebügelte Jeans anzuziehen, aber im Zweifel sollten Sie es etwas konservativer halten. Achten Sie jedoch auch darauf, dass Sie sich in der Kleidung wohl fühlen. Übertreiben Sie es außerdem nicht mit dem Parfum. In jedem Falle sollte Ihre Bekleidung nicht offenherzig, schmutzig oder extrem sein (also auch kein Modelkleid, ein tiefer Ausschnitt oder ein Smoking).

▷ Seien Sie pünktlich, aber nicht viel zu früh, denn das ist auch unpünktlich.

▷ Selbstverständlich sollten Sie auch ausreichend Zeit mitbringen.

▷ In dem Vorstellungsgespräch wird in allererster Linie Ihre Persönlichkeit „geprüft". Entscheidend ist dabei, ob Sie der einstellenden Person sympathisch sind und zum Team passen. Weiterhin wichtig ist danach die Prüfung Ihrer Motivation und Arbeitseinstellung. Erst an dritter Stelle geht es in der Regel um die Kompetenz, denn die haben Sie bereits in Ihrer Bewerbungsmappe durch die vorgelegten Zeugnisse und Noten belegt. Aber auch mit weniger guten Noten wird für die meisten Chefs der persönliche Eindruck wesentlich wichtiger sein. Eine umfassende Prüfung Ihres Wissens ist ohnehin nicht möglich, und außerdem weiß ein Chef, dass der Arbeitsalltag etwas anderes erfordert, als detailliertes theoretisches Wissen.

▷ Mit folgenden Themen sollten Sie bei einem Vorstellungsgespräch rechnen:
- ▶ schulischer und beruflicher Werdegang
- ▶ Berufsmotivation
- ▶ Warum diese Stelle?

- ▶ Aktivitäten außerhalb des Berufsfeldes (Hobbys, gesellschaftliches Engagement, Zusatzausbildungen)
- ▶ Einstellung zu Arbeit, Leistung und Erfolg [siehe Tabelle 1]
- ▶ Mobilität und Flexibilität, private Bindungen
- ▶ Selbsteinschätzung, persönliche Stärken und Schwächen
- ▶ fachliche Kompetenz.

▷ Natürlich ist ein Vorstellungsgespräch nicht die richtige Gelegenheit, um mit sich selbst hart ins Gericht zu gehen, sondern eher eine Möglichkeit, um für sich von allen Seiten zu werben. Dazu kann es auch gehören, ein punktuell kritisches Bild von sich selbst zu zeichnen. Zeigen Sie im Gespräch auch einmal, dass es Punkte an Ihnen gibt, mit denen Sie nicht zufrieden sind - die gibt es sicherlich. Behalten Sie auch hier Ihre Glaubwürdigkeit, und machen Sie klar, dass Sie kein Problem darin sehen, weiter an dieser „Schwäche" zu arbeiten.

▷ Es ist auch wichtig, im Vorstellungsgespräch Lücken und Unklarheiten im Lebenslauf überzeugend begründen zu können.

▷ Gerne gestellte Fragen sind z. B.:

- ▶ *„Warum bewerben Sie sich bei uns? Was reizt Sie an dieser Stelle?"*
  Auf diese Frage sollten Sie flüssig einen kleinen Vortrag halten können. Beten Sie jedoch keinen auswendig gelernten Text herunter. Wenn Sie sich selbst wirklich klar gemacht haben, was Sie dort suchen, werden Sie es auch vermitteln können.

- ▶ *„Wo haben Sie sich noch beworben?"*
  Hier sollten Sie nicht lügen, denn alles auf eine Bewerbung zu setzen, ist ohnehin nicht realistisch, aber auch das Schrotschussprinzip verletzt die Eitelkeit Ihres Gegenübers. Ziehen Sie sich vielleicht mit einem „Es gibt nur einzelne, vage Kontakte" aus der Affäre.

- ▶ *„Warum wollten Sie eigentlich Diätassistentin/Ernährungswissenschaftlerin/Diplom Oecotrophologin werden?"*
  Dies ist für viele tatsächlich eine schwierige Frage. War es der Wunsch, mit Menschen zu arbeiten? Haben auch die Eltern medizinische Berufe ausgeübt? Oder war es ein tiefer gehendes Interesse an dem Gebiet der Ernährung? Alle Antworten sind möglich. Entscheidend ist alleine die Authentizität der Antwort. Es muss Ihre Antwort sein, denn alles andere bringt Sie nicht weiter. Ansonsten laufen Sie nämlich Gefahr, dass Sie die mit Ihrer Antwort verbundenen Erwartungen Ihres Gesprächspartners erfüllen müssen.

▷ Die Frage nach der Bezahlung wird gerne vom Arbeitgeber zurück an den Bewerber gestellt, um zu sehen, welche Vorstellungen sich der Bewerber selbst gemacht hat. Hier können Sie sich bei der Antwort am TVöD orientieren (siehe Kapitel A3 Arbeitsvertrag und Bezahlung).

▤ **1** Auskunftspflichten gegenüber dem Arbeitgeber

chronische Erkrankungen	Auskunftpflicht
Schwangerschaft	keine Auskunftpflicht (seit 2/2003)
Familienplanung	keine Auskunftpflicht
Schwerbehinderung	Keine Auskunftpflicht – aber sofort nach Einstellung, wenn man die „Vorteile" (beispielsweise Kündigungsschutz) in Anspruch nehmen möchte
Verhältnis zur eigenen Familie	keine Auskunftpflicht
soziales Umfeld (Familie, Partnerschaft)	keine Auskunftpflicht
berufliche und private Zukunftspläne.	keine Auskunftpflicht

▷ Zur Vorbereitung gehört es auch, sich selbst einige gute Fragen zu überlegen, damit man ein Gespräch mitführen kann, und nicht auf Verlegenheitsfragen wie „Wie viele Diätassistenten/Ernährungswissenschaftler arbeiten in der Klinik, Einrichtung oder Firma?" ausweichen muss. Statt dessen eignen sich Fragen wie:

- *Warum ist die Stelle überhaupt frei?*
- *Was macht die Vorgängerin jetzt?*
- *Mit welchen Personen oder Abteilungen werde ich zusammenarbeiten?*
- *Werde ich ausschließlich in der Küche (…) arbeiten oder auch beratend auf Station tätig sein?*
- *Wie sind die Arbeitszeiten?*
- *Wie sind die täglichen Arbeitsabläufe organisiert?*
- *Handelt es sich um eine befristete oder um eine unbefristete Stelle?*
- *Werden Fort- und Weiterbildungen angeboten?*
- *Wonach werde ich bezahlt werden und um welche Summe handelt es sich dabei?*
- *Werden Zusatzleistungen vergütet? (Überstunden, Weihnachtsgeld, Urlaubsgeld, Wochenend- und Feiertagsarbeit, vermögenswirksame Leistungen)*
- *Kann ich mir die Küche ansehen?*
- *Wie viele Urlaubstage stehen mir zu?*
- *Werden die Kosten für Fort- und Weiterbildungen übernommen?*
- *Wie viele und welche Diäten werden in Ihrem Haus angeboten?*

Im Idealfall haben Sie sich gründlich vorbereitet und auch schon mit einem „Insider" gesprochen, sodass Sie die Antworten auf diese Fragen längst kennen. Dennoch sollten Sie einige parat haben, damit Sie bei der Aufforderung nach eigenen Fragen nicht im Regen stehen.

Sie können bei einer Bewerbung vieles richtig und falsch machen und haben dennoch keinerlei Garantie, dass die Beseitigung aller Fehler zum Erfolg führt. Aber sicherlich werden Ihre Chancen erhöht. Eine Bewerbung ist eine Prüfungssituation, aber im Unterschied zu den meisten anderen Prüfungen können Sie sie immer wiederholen. Von Mal zu Mal werden Sie mehr über sich selbst erfahren und zunehmend besser wissen, was Sie wollen. Dadurch wird es Ihnen mehr und mehr gelingen, genau diese Vorstellungen zu vermitteln und letztlich eine Stelle zu bekommen, die Ihren persönlichen Vorstellungen möglichst nahe kommt. Es hilft, Vorstellungsgespräche im Familienkreis oder mit dem Partner zu üben, damit eigene Schwächen eher erkannt und beseitigt werden können.

A3 Arbeitsvertrag und Bezahlung

Man unterscheidet zwischen befristeten und unbefristeten Arbeitsverträgen. Die befristeten Arbeitsverträge sollten eine Laufzeit von mindestens 1 Jahr haben. Leider werden immer mehr befristete Arbeitsplätze angeboten.

▷ In den Arbeitsvertrag sollten folgende Punkte aufgenommen werden:
- Name und Anschrift von Arbeitnehmer und Arbeitgeber
- Einstellungsdatum
- Tätigkeit und Arbeitsplatzbeschreibung
- genaue Adresse der Arbeitsstätte (wenn abweichend von der Adresse des Arbeitgebers, z. B. als Angestellte im öffentlichen Dienst oder bei Anstellung in einem Unternehmen mit mehreren Niederlassungen)
- befristeter oder unbefristeter Arbeitsvertrag; bei Befristung muss das Datum des Vertragsendes aufgeführt sein. Bei Sachgründen, z. B. Schwangerschaftsvertretungen, muss auch der Sachgrund – hier der Name der zu vertretenden Person – genannt werden

- ▶ Dauer der Probezeit (kann bei befristeten Verträgen entfallen, wenn die Befristung nicht länger ist, als die Probezeit)
- ▶ Vergütungsregelung (z. B. TVöD-Gruppe); bei „Anlehnung" an den TVöD muss dies näher definiert sein oder es wird die genaue Summe in den Vertrag hineingeschrieben. Hierhin gehören dann auch (bereits bei Abschluss des Vertrages) festgelegte Gehaltserhöhungen
- ▶ Bezug zusätzlicher Leistungen (nicht erforderlich bei TVöD-Gehalt oder sonstigen tariflichen Regelungen – Verweis auf Tarif einfügen)
- ▶ eventuelle Nebenabsprachen und Sonderregelungen
- ▶ Kündigungsfristen (nicht erforderlich bei TVöD-Vertrag oder sonstigen tariflichen Regelungen)
- ▶ Urlaubstage (nicht erforderlich bei TVöD-Vertrag oder sonstigen tariflichen Regelungen).

▷ Darüber hinaus sollte noch als Zusatz in den Vertragstext mit aufgenommen werden, dass weitere Absprachen immer der Schriftform bedürfen. Beide Vertragsparteien müssen ein Exemplar des Vertrags erhalten, wobei keine Kopie erstellt werden sollte. Besser ist es, zwei Exemplare anzufertigen und beide zu unterschreiben.

▷ Vorsicht bei Formulierungen wie z. B.: „Überstunden sind im Gehalt schon mit einge-rechnet." Dies kann für Sie eine Unterbezahlung bei zahlreichen Überstunden zur Folge haben. Grundsätzlich sollte die Frage nach den Überstunden und dem entsprechenden Freizeitausgleich oder der Bezahlung genau geklärt sein. Verlassen Sie sich dabei nicht auf mündliche Vereinbarungen wie „Bei uns fallen selten Überstunden an!" Das Gegenteil ist eher der Fall.

▷ Wenn Ihnen ein Vertrag präsentiert wird, sollten Sie ihn in aller Ruhe durchlesen und ggf. auch mit nach Hause nehmen können, um ihn mit Personen Ihres Vertrauens besprechen zu können. Sorgen Sie dafür, dass Sie jeden Abschnitt genau verstanden haben. Im Zweifel fragen Sie beim Arbeitgeber nach. Wenn danach immer noch Unklarheiten bestehen, sollten Sie sich nicht scheuen, einen Anwalt zu konsultieren, um den Vertragstext prüfen zu lassen. Diese Dienste werden von Berufsverbänden wie z. B. dem VDD oder VDOe übernommen.

 Im Downloadbereich (www.dkgd.de) können Sie sich einen beispielhaften Musterarbeitsver-tragvordruck für Gesundheitsberufe in der Privatwirtschaft herunterladen und ausdrucken.

▷ **Freie Mitarbeit:** Sie können auch als freie Mitarbeiterin in einem Krankenhaus auf Honorarbasis tätig sein. Dies kommt z. B. in besonderen Bedarfszeiten in Betracht, zu denen Sie dann von der Krankenhausverwaltung „einbestellt" werden sowie bei Diätschulen oder in einer VHS. Die hier erzielten Honorare müssen Sie beim Finanzamt angeben. Wenn Sie eine freie Mitarbeit als Nebentätigkeit anstreben, benötigen Sie dazu zunächst die Genehmigung Ihres Arbeitgebers.

▷ Die Bezahlung erfolgt entweder nach dem TVöD, in Anlehnung an den TVöD (z. B. AVR, KAVO), auf Honorarbasis oder nach dem Tarif des Hotel- und Gaststättenverbandes. Die Höhe des Gehalts richtet sich nach der genauen Tätigkeit und der Verantwortung, die Sie übernehmen [Tab. 2].

▷ Als Diätassistentin werden Sie nach Ihrer Ausbildung gewöhnlich in den TVöD-Gruppe 5 oder 6 eingestuft, nach einem halben Jahr, also nach Ablauf der Probezeit, dann höher. Es wird jedoch nur selten mehr als TVöD 7 erreicht. Der aktuell gültige Tarifvertrag für den öffentlichen Dienst der Länder (TV-L) ist seit dem 1.11.2006 inkraft. Er sieht keine sepa-raten familienbezogenen Entgeltbestandteile wie Verheiratetenzuschlag, Kinderzuschläge im Ortszuschlag und den Erhöhungsbetrag im Weihnachtsgeld mehr vor [Tab. 3].

▤ **2** Orientierende Honorarübersicht für verschiedene Tätigkeitsfelder der Diätassistentin.

Beratungen (z. B. in Arztpraxen, bei Krankenkassen, Apotheken, Sanatorien)	40–60 €/Stunde
Vorträge (z. B. bei einer Volkshochschule, in einem Altenheim)	25–75 € für 90 min (je nach Aufwand)
Unterricht (z. B. für Pflegepersonal in Krankenhäusern oder Altenheimen)	30–50 €/90 min
Kochkurse 2–3 Stunden (z. B. bei einer Volkshochschule, in einem Altenheim); die Utensilien werden vom Teilnehmer mitgebracht	25–50 €/Stunde
Veröffentlichungen z. B. in Zeitungen (recht unterschiedlich)	50–75 €/Druckseite
Tätigkeit für Lebensmittelhersteller/Pharmaindustrie	150–450 € pro Einsatz (3–4 Stunden)
Tagessatz	350–750 € (ggf. mehr)

▤ **3** TVöD-Vergütungstabelle.

Bundeseinheitliche Entgelte – Stand 1. März 2014						
Entgelt-gruppe	Stufe 1 (in den ersten 12. Monaten)	Stufe 2 (2. und 3. Jahr)	Stufe 3 (4. bis 6. Jahr)	Stufe 4 (7. bis 10. Jahr)	Stufe 5 (11. bis 15. Jahr)	Stufe 6 (ab 16. Jahr)
15Ü	4628	5138	5623	5941	6019	–
15	3674	4075	4226	4763	5170	–
14	3325	3689	3903	4226	4721	–
13Ü	–	3403	3585	3903	4226	4721
13	3064	3403	3585	3940	4430	–
12	2746	3048	3476	3851	4336	–
11	2652	2939	3153	3476	3945	–
10	2553	2835	3048	3262	3669	–
9	2256	2501	2626	2970	3241	–
8	2110	2340	2444	2543	2652	2720
7	1975	2188	2329	2433	2517	2590
6	1938	2147	2251	2355	2423	2496
5	1855	2052	2157	2256	2334	2387
4	1761	1954	2084	2167	2230	2277
3	1735	1923	1975	2058	2126	2183
2Ü	1657	1834	1902	1985	2043	2089
2	1600	1772	1824	1876	1996	2121
1	je 4 Jahre	1422	1448	1480	1511	1589

▷ In der freien Wirtschaft sind in der Regel 38,5 bis 42 Wochenarbeitsstunden üblich [Tab. 4]. Darüber kann verhandelt werden. Mehr als 42 Wochenarbeitsstunden sind unüblich. Arbeitgeber wie beispielsweise VW haben andere Wochenarbeitszeiten.

4 Wochenarbeitszeiten in den verschiedenen Bundesländern.

Bundesland	Wochenarbeitszeit
Baden-Württemberg	39:30 Stunden
Bayern	40:06 Stunden
Brandenburg	40:00 Stunden
Bremen	39:12 Stunden
Hamburg	39:00 Stunden
Mecklenburg-Vorpommern	40:00 Stunden
Niedersachsen	39:48 Stunden
Nordrhein-Westfalen	39:50 Stunden
Rheinland-Pfalz	39:00 Stunden
Saarland	39:30 Stunden
Sachsen	40:00 Stunden
Sachsen-Anhalt	40:00 Stunden
Schleswig-Holstein	38:42 Stunden
Thüringen	40:00 Stunden

▷ Bei privaten Verträgen müssen Sie sich mit diesem Anliegen an Ihren Verwaltungschef oder den (Diät-)Küchenleiter wenden.
▷ Wenn Sie im Laufe der Zeit mehr und anspruchsvollere Aufgaben übernehmen, sollten sie beim (Diät-)Küchenleiter um eine Umgruppierung Ihres Tarifes bitten. Hierzu ist es ratsam, dass Sie vielleicht über einen Monat Ihre Tätigkeiten genau protokollieren und das Ergebnis dann dem (Diät-)Küchenleiter präsentieren. Diese Protokolle sollten von einem Kollegen oder etwa von einem konsultierenden Arzt gegengezeichnet werden.

A4   Der erste Arbeitstag

Wenn Sie noch nicht so viele erste Arbeitstage hatten oder gar ihr aller erster bevorsteht, gibt es einige Punkte zu beachten, damit Ihr Start auch gelingt. Treten Sie Ihre Stelle aber nicht ohne Arbeitsvertrag an. Das bedeutet nicht: „Ohne Vertrag rühre ich keinen Finger." Es hat versicherungsrechtliche Gründe und sollte zum Schutze aller Beteiligter unbedingt berücksichtigt werden.

Hinweise für den ersten Arbeitstag
▷ Halten Sie alle Papiere zum Arbeitsantritt bereit:
  ▶ Lohnsteuerkarte
  ▶ letztes Arbeitszeugnis
  ▶ Rentenversicherungsnummer
  ▶ Sozialversicherungsnummer (erhalten Sie von der BfA bei erstmaliger Anstellung mit Ihrem Sozialversicherungsausweis)
  ▶ Bankverbindung
  ▶ Berufserlaubnis und Gesundheitszeugnis (wenn nicht bereits erfolgt).
▷ Finden Sie heraus, wo Sie zu aller erst erscheinen müssen (z. B. in der Personalabteilung: welcher Flur? Welches Zimmer? Wer ist der Ansprechpartner?).

▷ Die Dienstkleidung wird oft vom neuen Arbeitgeber gestellt oder Sie kaufen sie sich selbst und legen dem Arbeitgeber die Rechnung vor. Dazu gehören: saubere weiße Hose, Kittel, Schürze, Kopfbedeckung (Kopftuch, Schiffchen), Schnürschuhe. Wenn Sie die Berufskleidung selbst stellen, behalten Sie auf jeden Fall die Rechnung für Ihre Steuererklärung (siehe auch Kapitel G11, Kontrolle der Essensausgabe/Bandendkontrolle).

▷ Lassen Sie sich am ersten Tag nicht z. B. von Ihrem Freund oder von Ihrer Mutter vorbeibringen. Sie besuchen kein Museum und es ist auch nicht ihr erster Schultag.

▷ Erscheinen Sie auf jeden Fall pünktlich und gut gekleidet. Im Zweifel halten Sie die Kleidung konservativ. Der Mensch macht sich bereits in der ersten Minute des Kontaktes ein Bild von einer Person, das nachträglich nur schwer zu korrigieren ist.

▷ Überlegen Sie sich auch die ersten Worte, die Sie an Kollegen oder Vorgesetzte richten möchten. Ihre Vorstellung kann z. B. so aussehen: „Guten Tag, ich möchte mich gerne bei ihnen vorstellen: Mein Name ist Petra Silie und ich bin hier im Hause die neue Diätassistentin/Ernährungswissenschaftlerin."

▷ Fragen Sie bei Kollegen nach dem üblichen Vorgehen beim Stellenantritt. Eventuell ist ein kleiner Arbeitseinstand erwünscht. Hierzu ist es sicher nicht nötig, dass Sie große Torten auffahren, aber eine kleine Zusammenkunft mit allen Beteiligten zu einem günstigen Zeitpunkt wie z. B. in der Mittagspause, gibt Ihnen die Gelegenheit, sich bei allen kurz vorzustellen und von Ihrer freundlichen Seite zu zeigen. Wenn Sie hierbei zum Kaffee vielleicht z. B. einen kleinen Trockenkuchen präsentieren können, wird Ihnen das wahrscheinlich nicht als Bestechungsversuch ausgelegt werden.

▷ Erwarten Sie nicht, dass alle Kollegen nett sind. Vielleicht können Sie sich in den ersten Wochen jedoch an einen Mitarbeiter halten, der Ihnen eher sympathisch ist.

▷ Suchen Sie recht bald z. B. den Chefarzt der Inneren Medizin auf, der Ihr fachlicher Vorgesetzter ist (nicht der Küchenchef!), und stellen Sie sich ihm ebenfalls als „Ihre Diätassistentin/Ihre Ernährungswissenschaftlerin" vor.

▷ Seien Sie in den ersten Tagen sehr zurückhaltend und vorsichtig mit „Verbesserungsvorschlägen". Selbst wenn Sie aufgefordert und gefragt werden, sollten Sie vielleicht zunächst in dem Sinne zu antworten, dass Sie sich nach so kurzer Zeit noch kein Urteil erlauben können. Die ersten Wochen sollten Sie als eine Zeit beobachtender Zurückhaltung ansehen.

▷ Den ersten Arbeitstag sollten Sie nicht mit der eigentlichen Arbeit verbringen, sondern dazu nutzen, sich alles anzuschauen und die Strukturen kennen zu lernen, in die Sie sich einfinden müssen (z. B. Küche, Station, Kantine, Wo ist ein Kopierer? Wie funktioniert er? Wo ist das Telefax? Wo ist der PC – wie ist mein Passwort?). Vielleicht bitten Sie eine Kollegin, Sie durch das Haus zu führen. Eine solche Gelegenheit lässt sich auch nutzen, um z. B. auf freundliche und diskrete Weise nach dem Wesen des Küchenchefs zu fragen.

▷ Informieren Sie sich über Bettenzahl, Abteilungsgröße und eventuell spezielle Besonderheiten in kirchlichen Häusern. Vielleicht gibt es auch eine Hauszeitung, einen Klinikprospekt oder eine Internetseite der Klinik, wo Sie sich informieren oder selbst vorstellen lassen können. Legen Sie sich auch ein kleines Notizbuch zu, in dem Sie die wichtigsten Punkte und Daten festhalten.

▷ Lassen Sie sich am ersten Tag nicht von zu Hause bei der Arbeit anrufen.

▷ Gehen Sie keinesfalls vor der Zeit nach Hause – das macht keinen guten Eindruck. Selbst wenn man Sie nach Hause schickt, können Sie sagen, dass Sie noch den Diät-Katalog studieren oder sich noch etwas das Haus ansehen möchten.

▷ Lassen Sie sich in den ersten Wochen von niemandem Duzen. Unter gleichrangigen Kollegen kann es nach einer gewissen Zeit durchaus üblich sein. Eine gute Alternative ist das sog. „Hamburger Sie", d. h. der Vorname wird mit der Sie-Anrede gekoppelt. Da Du ist immer ein Problem. Gerade in der freien Wirtschaft (beispielsweise Presse- und Werbe-agenturen, die oftmals Ernährungswissenschaftler beschäftigen) ist das Du oftmals üblich. Dem kann sich die neue Angestellte dann auch nicht entziehen.

A5 Schweigepflicht

Der Begriff der Schweigepflicht betrifft alle Personen, die in Gesundheitsberufen tätig sind. Die Schweigepflicht ist die Grundlage des Vertrauensverhältnisses zwischen dem gesamten medi-zinischen Personal und dem Patienten. Dies umfasst nicht nur medizinische Fragen, sondern alles, was Sie über den Patienten erfahren und auch das, was der Patient über Dritte berichtet (Drittgeheimnis). Bei Verletzung der Schweigepflicht können Geldstrafen und sogar Freiheits-strafen bis zu einem Jahr ausgesprochen werden.

Die Schweigepflicht besteht grundsätzlich über den Tod des Patienten hinaus und gilt kei-neswegs nur für Informationen, die etwa Angehörige von Ihnen erbitten. Auch gegenüber der Polizei steht der Geheimnisschutz des Patienten über dem Auskunftsinteresse. Lassen Sie sich also nicht von Uniformen und Dienstausweisen blenden.

Von der Schweigepflicht entbunden sind Sie grundsätzlich nur dann, wenn der Patient oder - bei verstorbenen Patienten - seine nächsten Angehörigen dem ausdrücklich zustimmen. Im Zweifel sollten Sie Rechtsrat einholen.

Es geht jedoch nicht nur darum, dass Sie keine Angaben über Patienten an Dritte weitergeben dürfen, sondern es geht auch darum, in der täglichen Routine die Daten und die Intimsphäre des Patienten zu schützen [Tab. 5].

▤ **5** Schweigepflicht.

Schweigepflicht einhalten gegenüber	Keine Schweigepflicht gegenüber
übergeordnete Mitarbeiter (Personalchef, Verwaltungschef, direkter Vorgesetzter)	allen Personen, wenn der Patient selbst Sie von der Schweigepflicht entbindet
nicht mitbehandelnde Mitarbeiter	mitbehandelnde Mitarbeiter
eigene Familienangehörige, Ehepartner	im Falle von Erkrankungen, die unter das Bundes-seuchengesetz fallen (Meldepflicht)
Freunde und Bekannte	bei geplanten Verbrechen
Eltern minderjähriger Kinder	wenn auf keine andere Weise Schaden von Dritten abgewendet werden kann
	wenn der Patient das medizinische Personal verklagt
	gegenüber Kranken-, Lebens- und Unfallversiche-rung sowie Kassenärztliche Vereinigung (KV)

Mit Sicherheit sind auch Sie damit bereits konfrontiert worden. Vieles, was Ihnen in Ihrer Arbeit täglich begegnet, wird Sie auch noch nach Dienstschluss beschäftigen. Dies ist nur natürlich. Wenn Sie sich z.B. mit Ihrem Partner oder Freunden über einen Fall austauschen, muss dies unter strengster Wahrung der Anonymität der betroffenen Person geschehen. Das gleiche gilt für die Gespräche mit Ihren Kollegen, wobei die Anonymisierung hier noch schwerer fallen dürfte.

▶ Hinweise zur Wahrung der Schweigepflicht

▷ Reden Sie nicht bei Patienten namentlich über andere Patienten:
„Im Nebenzimmer liegt ein Herr Norbert Schmitz, dem habe ich die gleichen Hinweise gegeben wie Ihnen."
„Ich habe mal eine Frau Sabine Mayer beraten ... Die kam mit der Ernährungsumstellung sehr gut zurecht."

▷ Sorgen Sie dafür, dass immer alle Türen zu Räumen, in denen Sie sich mit einem Patienten befinden, geschlossen sind.

▷ Fragen oder Aussagen, die über den Bettnachbarn in Abwesenheit gemacht werden, sollten von Ihnen nicht kommentiert werden:
„Was haben Sie mit meiner Bettnachbarin besprochen?"
„Mein Nachbar hockt den ganzen Tag auf dem Zimmer und geht nicht mal zum Essen in den Speisenraum"
„Mein Bettnachbar hat auch Diabetes mellitus, haben Sie den auch schon beraten?"
„Gestern habe ich Sie mit Frau Anna Müller sprechen sehen, wie geht's denn der Patientin?"

> Nie darf jemand aufgrund Ihrer Äußerungen Rückschlüsse auf die Identität des Patienten ziehen können!

Solche Situationen können Sie sehr leicht dazu bewegen, dem Patienten mehr mitzuteilen, als Sie dürfen und möchten. Es ist hierbei Ihre Pflicht, im Zweifel freundlich aber bestimmt das Gespräch abzubrechen oder in andere Bahnen zu lenken [Abb. 2].

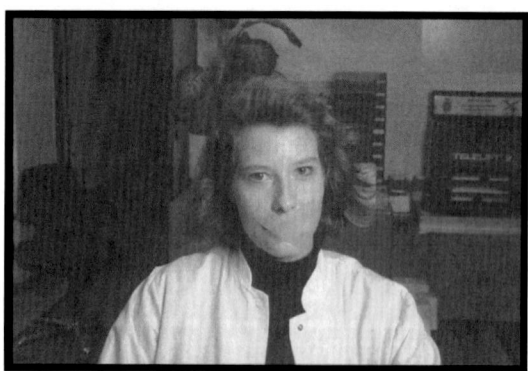

⊙ 2 Manchmal ist es schwer, die Schweigepflicht nicht zu verletzen.

Sprechen Sie bei Patienten nicht über Kollegen (besonders nicht über private Dinge!), also **nicht:** *„Der junge Mann, der Sie gestern beraten hat, ist übrigens mein Verlobter."*
„Was Ihnen meine Kollegin, Frau Anette Schreiber, gesagt hat, stimmt nicht. Auf die sollten Sie nicht hören."

▷ Auch allgemeine Themen aus Ihren Dienstbesprechungen sind nicht für Patientenohren bestimmt, also **nicht:**
„Wir haben gestern im Beratungsteam beschlossen, dass wir wegen unserer Unterbezahlung einen Brief an die Verwaltung schreiben werden."

▷ Fragen nach Ihrem Arbeitstag durch Ihre Familienangehörigen müssen Sie sehr allgemein beantworten, ohne dabei konkret auf einzelne Patienten einzugehen, also **nicht:**
„Heute habe ich unsere Nachbarin wegen ihres Diabetes beraten."

▷ Die Pausen mit den Kollegen verleiten leicht zum Gespräch über Patienten, doch sollten Sie hier der Versuchung widerstehen und sich andere Themen suchen, sofern Sie nicht beide für den gleichen Patienten zuständig sind.

▷ Einkommende Anforderungsscheine zur Diätberatung von anderen Stationen verleiten eventuell auch zu einem Kommentar, also nicht:
„Schon wieder der Herr Müller von der Psychiatrie. Der wird es nie verstehen, welche Speisen er weglassen soll."

Grundsätzlich sollte die Bezeichnung Diätberatung gewählt werden, wenn es sich um die Beratung von Kranken handelt. Eine Ernährungsberatung hingegen hat in der Regel eher Bedeutung bei Gesunden.

▷ Jedes Beratungsgespräch sollte wenn irgend möglich unter vier Augen erfolgen. Wenn es zumutbar ist, werden andere Patienten hinausgebeten oder aber Sie suchen sich mit dem Patienten einen anderen Raum, in dem Sie ungestört sind (siehe auch Kapitel D3, Ablauf der Beratung).

▷ In einer Gruppensituation werden natürlich viele Informationen über den einzelnen Patienten den anderen Mitgliedern zugänglich, aber das gilt ja für alle. Allerdings sollten Sie Angaben über den Patienten, die Sie außerhalb der Gruppe erhalten haben, nicht in diesem Rahmen angesprochen werden, also **nicht**: *„Frau Schulz, Sie waren ja schon vor zwei Jahren in meiner Beratungsgruppe ...“*

A6 Umgang mit Stress

Heute gehört es schon fast zum guten Ton, „gestresst“ zu sein. Wir alle stehen unter einem gewissen „Stress“. Ohne ein gewisses Maß an Stress könnten wir nicht existieren. Wobei sich positiver und negativer Stress im Idealfall die Waage halten.

Die alltäglichen Anforderungen lösen einen mehr oder weniger starken Druck auf den Körper aus. Hinzu kommen auslösende Faktoren wie etwa falsche Ernährungsweise, Bewegungsmangel, Alkohol und Nikotin. Die Überlastung des Körpers, egal woher sie stammt, macht sich früher oder später im oder am Körper bemerkbar. Dann kommt es vielleicht zu Schlafproblemen, unerklärlichen Stimmungsschwankungen, verspannten Rücken oder Nackenmuskeln, Verdauungsproblemen usw. Auch am Arbeitsplatz macht sich Stress z. B. unter Kollegen bemerkbar. Die Stimmung ist gereizt,

Situationen, die den Stress erhöhen

- ▶ mehrere Dinge müssen zeitgleich fertig sein
- ▶ neue Tätigkeiten
- ▶ zu viel zu tun
- ▶ Mehrarbeit durch Ausfälle von Kolleginnen
- ▶ zu vielfordernde Patienten
- ▶ übelgelaunte Kollegen
- ▶ Probleme mit den Kollegen
- ▶ eigene, private Probleme
- ▶ verminderte Belastbarkeit, z. B. durch Erkrankung
- ▶ gleichzeitige Bewältigung mehrerer Aufgaben (Telefon, Patient, Chef, Kollegen)

Handlungen werden eventuell mit einer gewissen Aggressivität ausgeführt, die mit einem erhöhten Verletzungsrisiko verbunden ist, wie etwa in der Küche Schneideunfälle, Verbrennungen oder ein in den großen Passierstab geratener Finger.

Stress ist aber nicht nur negativ. Ein schönes Ereignis wie z. B. eine Hochzeit, Geburt usw. löst ebenso Stress im Körper aus. Dieser positive Stress wird „Eustress“ genannt und gleicht im gewissen Sinn den negativen, eher belastenden, „Disstress“ aus. Stress ist in der freien Wirtschaft besonders häufig. Gerade in der Probezeit kommt es häufig zu stressigen Situationen. Es ist sinnvoll, sich durch Techniken wie Autogenes Training zu Entstressen.

▶ Hinweise zur Stressvorbeugung

▷ Beginnen Sie den Tag mit einem ausreichenden Zeitpolster. „Nur noch fünf Minuten ...“ führen oft zu einem **Tagesbeginn** unter Zeitdruck und können den ganzen Tag hektisch werden lassen. Ein in Ruhe genossenes Frühstück und die kurze Vorstellung dessen, was am Tage anliegt, ist ein wichtiger Schritt, um den Tag nicht nur stressfreier sondern auch erfolgreicher zu gestalten.

▷ Sie wissen genau wie lang der Weg zur Arbeit (Bus, Bahn) ist. Planen Sie diese Zeit also mit ein.

▷ Planen Sie bei **Auswärtsterminen** einen realistischen zeitlichen Puffer ein. Sie wissen nie was unterwegs alles passieren kann. In vielen städtischen

> Ein gut geplanter Arbeitstag kann viel Distress von uns fernhalten.

Regionen sind zu bestimmten Tageszeiten Staus selbstverständlich. Bei Regen, Schnee und Glatteis müssen Sie noch darüber hinaus gehen..

▷ Haben Sie immer Ihren Terminkalender im Blick.

▷ Verteilen Sie die verschiedenen Aufgaben nach ihrer Wichtigkeit.

▷ Räumen Sie für Beratungen, Schulungen, Vorträge usw. genügend Zeit ein. Dies kann Ihnen an hektischen Tagen auch eine kleine Verschnaufpause verschaffen.

▷ Planen Sie genügend Zeit für bekannte, zeitaufwendige Vorbereitungen ein (z. B. Erstellung von Beratungs-, Schulungs- Vortragsunterlagen).

▷ Delegieren Sie Arbeiten. Kein Manager macht alles allein!

▷ Mit einem geringen Zeitaufwand können oft kleinere Vorbereitungen für den nächsten Tag getroffen werden, die Ihnen einen entspannten Start in einen arbeitsreichen Tag verschaffen.

▷ Versuchen Sie immer, eine Aufgabe nach der anderen zu erledigen.

▷ Lassen Sie sich nie von einer aufgeheizten Atmosphäre anstecken.

▷ Planen Sie regelmäßig kleinere Pausen ein, so besteht eher die Chance, dass auch welche gemacht werden.

▷ Bemühen Sie sich, Beruf und Privatleben zu trennen. Dies bedeutet, im Beruf nicht an Privates zu denken und negative Gefühle und Empfindungen den Kollegen oder Patienten gegenüber außen vor zu lassen. Ferner ist es wichtig, dass Sie Berufliches nicht mit nach Hause nehmen.

▷ Bei Unterbesetzung sollten Sie überlegen, welche Arbeiten oder Termine verschoben werden können.

▷ Es gibt Tage, an denen es einfach nicht läuft. Beißen Sie dann nicht einfach auf die Zähne, da vieles dann erst recht nicht läuft. Überlegen Sie, ob Sie sich nicht irgendwie Luft verschaffen können (z. B. Arbeiten delegieren, Pause einlegen und mal kräftig durchatmen).

▷ Eine weitere wichtige Ursache für Stress kann Ihre persönliche Überforderung sein. Werden Sie mit Problemen konfrontiert, für die Sie keine Lösung finden (was in beratenden Berufen immer wieder vorkommt, selbst bei erfahrenen Kollegen), sollten Sie sich entsprechende Hilfe und Unterstützung suchen. Ein Austausch mit Kollegen oder ein Gespräch mit dem Vorgesetzten kann hier schon Abhilfe leisten.

▷ Lernen Sie „Nein" zu sagen. Die Ursache für Stress muss nicht bei Ihnen selbst liegen, sondern kann z. B. auch auf einen Fehler in der Terminplanung durch andere oder bei der Aufgabenverteilung beruhen. Fassen Sie Mut, und sprechen Sie dies offen an.

▷ Trotz aller Planung und Organisation lässt sich Stress nicht immer vermeiden. Wichtig ist, dass jeder lernt mit dem anfallenden Stress umzugehen und für sich Wege findet diesen abzubauen. Hier können **Entspannungstechniken** (z. B. autogenes Training, Yoga oder progressive Muskelrelaxation) sehr hilfreich sein. Gut eingeübt können diese, mit einem geringen Zeitaufwand auch zwischendurch, für die nötige Ruhe und Ausgeglichenheit sorgen. Welche Technik für Sie am besten geeignet ist, müssen Sie für sich ausprobieren. Entsprechende Kurse werden vielfach von Krankenkassen, Volkshochschulen, Naturheil- und Kneippvereinen und auch niedergelassenen Ärzten angeboten. Die Organisation eines solchen Kurses sollte Ihnen also keinen Stress bereiten. Ausgleichende, wohl dosierte, sportliche Aktivitäten können ebenso für eine gewisse Stressbewältigung sorgen.

A7 Rechte und Pflichten der angestellten Diätassistentin/Ernährungswissenschaftlerin

Sie haben als Angestellte nicht nur die Aufgaben zu erfüllen, die Ihnen im Rahmen Ihres Berufsbildes aufgetragen werden, sondern Sie müssen dabei auch bestimmte formale Kriterien erfüllen. Diese Regeln sind natürlich nicht nur in Kliniken oder Praxen einzuhalten, sondern auch in der freien Wirtschaft oder in wissenschaftlichen Instituten. Dazu gehören:

▷ **Treuepflicht:** Sie haben als Diätassistentin/Ernährungswissenschaftlerin die Interessen Ihres Arbeitgebers wahrzunehmen und alles zu unterlassen, was diesem schaden könnte. Dazu gehört ebenfalls die Einhaltung der **Schweigepflicht** (Verschwiegenheitspflicht: Es ist gemäß §203 StGB (!) verboten, Informationen und Daten über Patienten und das Unternehmen bzw. die Klinik an andere Personen weiterzugeben) und die **Mitteilungspflicht**, z. B. Ihre Verpflichtung, den Arbeitgeber im Krankheitsfall zu benachrichtigen.

▷ **Gehorsamspflicht:** Sie müssen den Anweisungen Ihres disziplinarisch bzw. organisatorisch Vorgesetzten Folge leisten, also Aufgaben, die dieser an Sie richtet ausführen. Die Diätassistentin/Ernährungswissenschaftlerin ist per definitionem Assistentin der Mediziner im Bereich der Diät-Therapie/Ernährungstherapie (…). Disziplinarisch Vorgesetzter kann nur ein Mediziner, aber nie etwa ein Koch sein, was sich auch in der Zugehörigkeit des Berufes zur Gruppe der Medizinalfachberufe zeigt. Der organisatorische Vorgesetzte, d. h. die Person, die etwa Ihren Urlaub bewilligt, kann sehr wohl der Küchenchef sein. Sie können nichts dagegen unternehmen, dass Sie dem Produktionsbetrieb „Küche" zugeteilt sind. Um Ihren disziplinarischen Vorgesetzen, einen Arzt, müssen Sie sich selbst bemühen und diesen z. B. am ersten Arbeitstag aufsuchen und sich vorstellen. Ihnen können nur solche Aufgaben gestellt werden, die dem Berufsbild entsprechen (siehe Kapitel I4, Gesetzestexte).

▷ Verbot der **„Schmiergeldannahme":** Sie dürfen im öffentlichen Dienst keine Geld- oder Sachgeschenke annehmen (außer Kugelschreiber u.ä.), wenn Sie dadurch zu pflichtwidrigen Handlungen verleitet werden. Bei der Schmiergeldannahme handelt es sich eher um Geldgeschenke von Firmen, die speziell ihre Waren (Medikamente, Nahrungsergänzungsmittel, diätetische Lebensmittel; auch z. B. Blutzuckermessgeräte) bei Ihnen etablieren wollen. Auch die Annahme einer Kongresseinladung sollten Sie mit der Verwaltung besprechen.

▷ **Sorgfaltspflicht:** Sie sind verpflichtet, die Ihnen übertragenen Arbeiten sorgfältig auszuführen und mit Einrichtungsgegenständen sorgfältig umzugehen. Das bedeutet für Sie, dass Sie alle Arbeiten so gut, wie es Ihr Können zulässt, und in einer angemessenen Zeit erledigen.

▷ Aushändigung der **Arbeitspapiere:** Sie müssen spätestens bei Arbeitsantritt den Arbeitgebern ihre Arbeitspapiere (Lohnsteuerkarte, Versicherungsnachweis, Berufserlaubnis, Gesundheitszeugnis) vorlegen.

Sie haben aber natürlich auch einige Rechte:

▷ **Vergütungspflicht** des Arbeitgebers: Der Arbeitgeber muss Sie für ihre Arbeit entlohnen. Die Vergütung richtet sich nach der Eingruppierung in die jeweiligen Tätigkeitsgruppen (siehe Kapitel A3, Arbeitsvertrag und Bezahlung). Das Gehalt sollte Ihnen jeweils zum 1. oder zum 15. eines Monats ausgezahlt werden. Eine Ausbildungsvergütung gibt es nicht, da es sich um eine vorrangig theoretische Ausbildung hält. Eine eventuelle Bafög-Leistung muss beantragt werden.

▷ **Mutterschutz:** Dieser besondere Schutz besteht für alle, auch für Auszubildende. Die Gestaltung des Arbeitsplatzes muss auf die Anforderungen der Mutter und das ungeborene Kind abgestimmt werden. Es sind auch bestimmte Schutzfristen einzuhalten. Ein Arbeitsverbot besteht 6 Wochen vor und 8 Wochen nach der Entbindung (bei **Mehrlingsgeburten** und medizinischen Frühgeburten verlängert sich die Schutzfrist). Schwangere und Mütter im Erziehungsurlaub (Dauer max. 3 Jahre) haben einen besonderen **Kündigungsschutz**. Ebenso hat eine Mutter das Recht auf **Mutterschaftsgeld**, welches die Lohnfortzahlung während des Beschäftigungsverbotes gewährt. Ein Erziehungsgeld in Höhe von ca. 300 € wird bis zur Vollendung des 24. Lebensmonates gezahlt.

▷ **Urlaubsanspruch:** Ihnen stehen altersabhängig mindestens 26 Arbeitstage als Erholungsurlaub zur Verfügung. Ihr Arbeitgeber ist gehalten, Ihre Terminwünsche dabei zu berücksichtigen. Außerdem sollten mindestens 12 aufeinanderfolgende Tage einen Teil des Jahresurlaubs ausmachen. Der Bildungsurlaub ist nicht gesetzlich festgelegt und sollte vertraglich geregelt werden. Gerade in der freien Wirtschaft sind oft nur 24–28 Tage jährlich gegeben. Der Urlaub kann oft frei ausgehandelt werden. In der Regel sind mindestens 24 Urlaubstage üblich. Bei nicht vollen Stellen verändert sich der Urlaubsanspruch entsprechend. In der freien Wirtschaft wird oftmals weder ein Urlaubs- noch ein Weihnachtsgeld (13. Monatsgehalt) gezahlt. Aber es gibt auch Unternehmen, die besonders gute finanzielle Bedingungen anbieten [Tab. 6].

▤ **6** Urlaubsanspruch (nach BAT § 47 und 48).

Alter	Urlaub
bis zum vollendeten 30. Lebensjahr	26 Arbeitstage
bis zum vollendeten 40. Lebensjahr	29 Arbeitstage
ab dem 40. Lebensjahr	30 Arbeitstage
Schwerbehinderte	+ 5 Tage (bzw. 6) zusätzlich bei 5 (bzw. 6)-Tage-Woche

▷ **Krankheit:** In der Regel enthält der Arbeitsvertrag Hinweise zur "Krankmeldung". Am letzten Tag einer Krankschreibung sollten Sie immer dem Arbeitgeber Bescheid sagen, ob Sie Ihre Arbeit wieder aufnehmen können oder nicht. Der Arbeitgeber kann dann besser planen und es wirft ein besseres Licht auf Sie. Dasselbe gilt, wenn die Krankmeldung nahtlos in einen Urlaub übergeht. In manchen Fällen kann der Arbeitgeber von Ihnen verlangen, dass Sie 1 Tag zwischen Krankmeldung und Urlaub arbeiten.

▷ **Zeugnisse:** Sie haben ein Recht darauf, ein Zeugnis über ihre geleistete Arbeit zu bekommen. Ihre Arbeitgeber sind dazu verpflichtet, Ihnen bei Kündigung (unabhängig von welcher Seite) ein Arbeitszeugnis auszustellen. Bestehen Sie auf der Ausstellung eines qualifizierten Arbeitszeugnisses, das die Arbeitsbereiche und Tätigkeiten, die Sie ausgeübt haben, enthält. Auch bei Praktika sollten Sie ein Zeugnis oder Bescheinigung erbitten. In einem Arbeitszeugnis sollten alle wesentlichen Arbeiten, sowie eine Gesamtbeurteilung aufgeführt sein. Ebenfalls sollte ein Arbeitszeugnis wohlwollend und verständlich gestaltet sein und keine Werturteile beinhalten. Die meisten Arbeitszeugnisse enthalten eine abschließende Beurteilung der Leistung. Die dabei verwendeten Redewendungen sind Formulierungen, die sich im Grunde an Schulnoten orientieren, aber stets deutlich positiver klingen. Um den Anforderungen des Gesetzgebers zum Schutz des Angestellten und auch der Notwendigkeit einer tatsächlichen Beurteilung gerecht zu werden, hat sich so etwas wie ein inoffizieller Zeugniscode entwickelt. Dieser ist in keiner Weise festgelegt, doch wird er häufig in der nachfolgend aufgeführten Form verwendet:

- sehr gut = stets (oder immer) zu unserer **vollsten** Zufriedenheit erledigt
- gut = stets (oder immer) zu unserer **vollen** Zufriedenheit oder zu unserer vollsten Zufriedenheit (ohne stets)
- befriedigend = zu unserer vollen Zufriedenheit
- ausreichend = zu unserer Zufriedenheit
- mangelhaft = hat sich bemüht, den Anforderungen gerecht zu werden.

Es haben sich inzwischen auch andere Standardformulierungen eingebürgert:

- sehr gut = hat unseren Erwartungen in jeder Hinsicht und in besonderer Weise entsprochen oder ihre Leistungen haben unsere besondere Anerkennung gefunden
- gut = mit den Arbeitsergebnissen waren wir stets vollauf zufrieden
- befriedigend = hat unseren Erwartungen voll entsprochen
- ausreichend = hat unseren Erwartungen entsprochen
- mangelhaft = hat im Großen und Ganzen unsere Erwartungen erfüllt.

A8 Rechte und Pflichten der selbstständigen Diätassistentin/Ernährungswissenschaftlerin

Voraussetzung für eine selbstständige Tätigkeit ist eine abgeschlossene Berufsausbildung/ Absolvierung des Studiums. Berufserfahrung ist sicherlich von Vorteil, aber nicht zwingend erforderlich. Gleiches gilt für Zusatzqualifikationen, die keine Voraussetzung sind, sich jedoch positiv auswirken. Viele Fort- und Weiterbildung sowie Aufbaustudiengänge sind auch erst nach einer bestimmten Zeit der Berufserfahrung möglich. Die Krankenkassen verlangen von Diätassistenten/Ernährungswissenschaftlerin entweder eine Weiterbildung zur „Ernährungsberaterin DGE" oder eine Zertifizierung durch Quetheb (Institut zur Qualitätssicherung in der Ernährungstherapie und Ernährungsberatung) oder andere Institutionen wie beispielsweise den VDD oder den VDOe.

Regelmäßige **Weiterbildung** ist für jede Diätassistentin/Ernährungswissenschaftlerin verpflichtend und sollte daher auch für Selbstständige die Regel sein, auch wenn sie Zeit und Geld kostet. Fachzeitschriften (insbesondere die Ernährungsumschau), neue Fachbücher, Veranstaltungen von Vereinen, Verbänden und anderen Organisationen helfen Ihnen dabei, auf dem neuesten Stand zu bleiben. Tageszeitungen, Zeitschriften, Rundfunk und TV befassen sich viel mit Gesundheitsthemen. Nehmen Sie sich die Zeit, um auch hier ab und zu einen Blick hineinzuwerfen. Sie können zwar nicht über alles informiert sein, was irgendwo gesagt oder geschrieben wird, aber einiges sollten Sie schon wissen. Ihre Meinung wird gefragt.

Als freiberufliche Ernährungsfachkraft können Sie in folgenden Bereichen arbeiten:

▷ eigene Räume, Praxis
▷ Arztpraxis
▷ frei zur Verfügung gestellte Räume, angemietete Räume
▷ Hausbesuche
▷ Firmen, Verbände, Vereine
▷ Industrie u. a.

Mögliche Arbeitsbereiche und Orte gibt es viele, daher ist es sehr wichtig, dass Sie sich zunächst überlegen, was Sie können und was Sie wollen. Jede weitere Planung hängt von solchen Überlegungen ab. Machen Sie sich daher Gedanken über Ihre Fähigkeiten und überlegen Sie, wie Sie Zusatzausbildungen mit einbauen können und wen Sie damit ansprechen können.

▶ Vor dem Start

Sie müssen sich die Frage beantworten, ob Sie **Beratungsräume** benötigen oder überwiegend in Arztpraxen beratend tätig sind. Besteht die Möglichkeit, für Schulungen/Kurse ebenfalls Räume in Arztpraxen zu nutzen oder können Sie im Einzelfall Räume bei Gemeinden, Sport- und Fitness-Centern, Sonnenstudios, Reformhäuser, Bioläden, Kosmetik- und Beauty-Studios, Bürgerzentren, Kindergärten usw. anmieten, die möglichst bei nicht Stattfinden der Kurse kein Geld kosten? Fragen Sie bei Ärzten, ob Sie Räumlichkeiten nicht auch kostenfrei nutzen kön- nen. Schließlich ist es ein Standortvorteil für einen Arzt, wenn er eine Diät- und Ernährungsbe- ratung anbieten kann. Das gilt auch für Apotheken. Viele Arztpraxen und Apotheken stellen Diätassistenten und Ernährungswissenschaftler – nicht nur mit der Fortbildung zum Diabetes- berater DDG – ein. Fragen Sie nach – vielleicht beginnen Sie mit einer stundenweise Beschäf- tigung und enden in einer halben oder ganzen Stelle. Wenn Sie für Ihre Arbeit keine Räume anmieten müssen, sollten Sie dennoch daran denken, dass Sie eine Büroadresse haben. Schaffen Sie sich in Ihren eigenen 4 Wänden eine Ecke, in der Sie ungestört arbeiten können. Sie werden einige Zeit an diesem Ort verbringen [Abb. 3]. Der Esstisch ist auf Dauer sicherlich

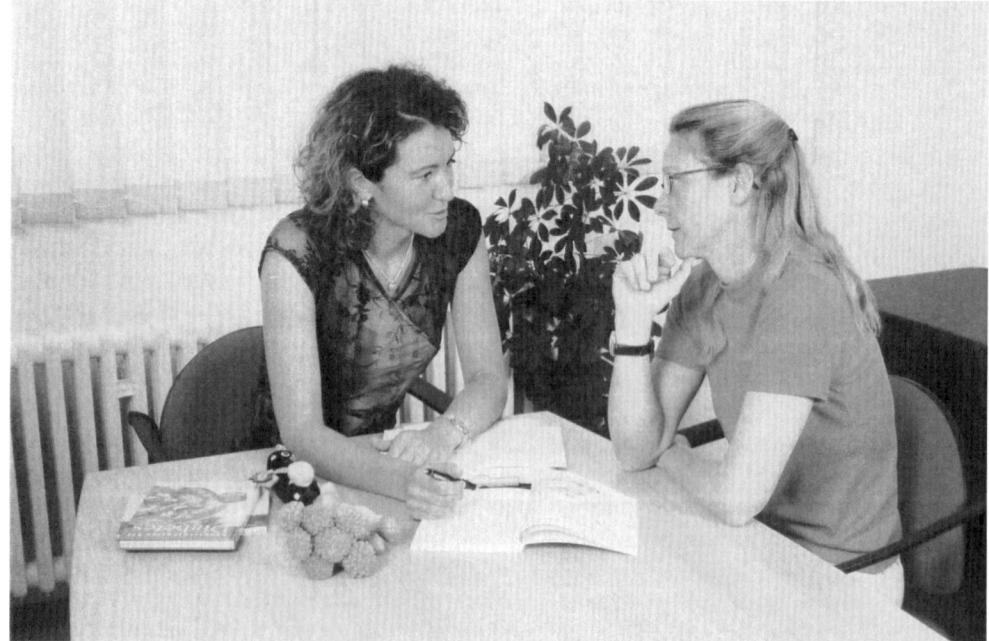

⊙ **3** Ein freundlicher Beratungsraum ist wichtig für eine erfolgreiche Beratungstätigkeit.

nicht dafür geeignet. Für Einzelberatungen empfiehlt sich die Einrichtung eines Homeoffice, das von den Privaträumen getrennt sein sollte und am besten auch über einen eigenen Zugang verfügt. Für Gruppenkurse sollte man natürlich Räume anmieten. Bei einer VHS werden oft Lehrküchen zur Verfügung gestellt.

▷ Weitere Dinge, die Sie benötigen:

- ▶ Raumausstattung (auch an Kaffee-Maschine, Wasserkocher denken, damit Sie beispielsweise zur Beratung eine Tasse Kaffee oder Tee anbieten können)
- ▶ Küchenausstattung für Lehrküchenveranstaltungen
- ▶ Telefon

- ▶ Anrufbeantworter
- ▶ Fax
- ▶ Computer/Computerprogramme
- ▶ Internetanschluss
- ▶ eigene Homepage
- ▶ Broschüren für den Patienten
- ▶ Fachliteratur.

▷ Machen Sie sich eine Liste mit den Dingen, die zwingend notwendig sind und eine weitere mit den Dingen, die ruhig noch etwas Zeit haben. Erreichbarkeit etwa ist ein ganz wichtiges Kriterium Ihrer Tätigkeit. Beantragen Sie deshalb auch Handy und Telefon, falls das noch nicht geschehen ist, und verbreiten Sie die Nummern.

▷ Denken Sie daran: Aller Anfang ist schwer und benötigt Zeit. Sie werden nicht gleich die großen Aufträge haben. Dafür aber von Anfang an Kosten. Halten Sie diese also so gering wie möglich. Sparen Sie aber nicht an Dingen, die für Ihre Arbeit von Anfang an unbedingt erforderlich sind. Improvisation sollte nicht zur Regel werden, da Sie damit unprofessionell wirken.

▷ **Finanzierung:** Je nach Ausmaß der selbstständigen Tätigkeit wird eine Finanzierung notwendig sein. In manchen Gebieten werden kommunale Fördermittel für Existenzgründer angeboten. Diese müssen vor Ort erfragt werden. Die meisten Banken/Sparkassen verfügen über spezielle Abteilungen, die auf die Beratung von Existenzgründern spezialisiert sind und über die zur Verfügung stehenden Sonderdarlehen und staatliche Fördermittel informieren (z.B. bei der IHK). Sie sollten sich bei Ihrer Bank nach dieser Abteilung erkundigen und auf Beratung in Bezug auf Fördermittel durch die **Kreditanstalt für Wiederaufbau (KFW)** oder **Deutsche Ausgleichsbank** bestehen, denn beide Institute sind für die Vergabe von staatlich geförderten Finanzierungsmaßnahmen zuständig. Hier wird Ihnen auch bei der Erstellung eines Finanzierungsplans geholfen, der für den Antrag eines Darlehen erforderlich ist. Darüber hinaus benötigen Sie eine Unternehmensplanung, in der Sie genau beschreiben wie Ihre Tätigkeit aussehen wird. Die Industrie- und Handelskammer (IHK), das Arbeitsamt und auch Institutionen der Städte, Gemeinden und Länder informieren über die Selbstständigkeit. Oft gibt es Fördermöglichkeiten, die Sie ausnutzen sollten.

▷ **Fördermittel vom Arbeitsamt:** Arbeitslose, die sich selbstständig machen wollen, können beim Arbeitsamt Überbrückungsgeld beantragen. Höhe und Dauer der Zahlung hängen von den vorhandenen Mitteln ab. Es empfiehlt sich daher, ein Gespräch mit dem zuständigen Arbeitsamt zu führen („Ich-AG").

▷ **Gewerbe oder freiberufliche Tätigkeit:** Ernährungs- und Diätberatung ist immer dann umsatzsteuerfrei, wenn sie im Auftrag von einem Arzt oder der Krankenkasse durchgeführt wird. Werden Sie für eine Firma tätig oder als Autor, so ist diese Tätigkeit umsatzsteuerpflichtig (19 % oder 7 %). Wichtig ist daher, vor Beginn Ihrer Tätigkeit ein Gespräch mit dem Finanzamt zu führen. Schildern Sie dort genau Ihre Tätigkeit, damit man sich ein Bild davon machen kann. Ihr zuständiger Finanzbeamter wird Ihnen dann mitteilen, ob Sie als Freiberufler tätig werden können, oder ob Sie ein Gewerbe anmelden müssen. Wer sich nicht selbst mit dem Finanzamt quälen möchte, sucht besser einen Steuerberater auf, der sich um diese Dinge kümmert. Dieser ist auch bei der Buchführung behilflich. Diätassistenten und unter bestimmten Voraussetzungen auch Ernährungswissenschaftler sind von der Umsatzsteuerpflicht befreit. Unter folgendem Link kann die Verlautbarung des Bundesministerium der Finanzen kostenlos heruntergeladen werden: http://www.law-school.de/fileadmin/user_upload/medien/Steuerrecht/BMF_-_2009-06-26.pdf

▷ **Gesundheitsamt:** Ein Gesundheitszeugnis ist immer dann erforderlich, wenn nach dem Bundesseuchengesetz

> ▸ § 17 + 18 BSG mit offenen Lebensmittel gearbeitet wird (z. B. Kochkurse, Kostproben)
> ▸ § 47 + 48 BSG mit Kindern gearbeitet wird (Kindergärten, Schulen, Stillgruppen).
> Sie benötigen es also in aller Regel.

▷ **Versicherungen:** Wer selbstständig arbeitet, sollte daran denken, dass er sich auch selbst versichern muss (Krankenkasse, Rente; aber keine Arbeitslosenversicherung). Wer nebenberuflich selbstständig arbeitet, sollte auf alle Fälle eine Berufshaftpflichtversicherung haben. Wer den Schritt in die hauptberufliche Selbstständigkeit wagt, muss da schon an etwas mehr denken:

▸ *Berufshaftpflicht*: Wenn bereits eine private Haftpflichtversicherung vorhanden ist kann diese vielleicht mit einer Berufshaftpflicht verbunden werden. Ein Preisvergleich lohnt sich aber immer. Vorsicht: Eine Berufshaftpflicht ist meistens an eine private Haftpflicht gebunden. Durch einen Versicherungswechsel kann so eine Doppelversicherung entstehen. Normalerweise dürften Sie in diesem Fall problemlos aus Ihrem alten Versicherungsvertrag herauskommen. Klären Sie dies aber vor Abschluss der neuen Versicherung. Verschiedene Verbände bieten eine Berufshaftpflicht im Rahmen der Mitgliedschaft an oder haben spezielle Verträge mit Versicherungen ausgehandelt. Bitte informieren Sie sich bei Ihrem Berufsverband nach den Bedingungen.

▸ *Krankenversicherung:* Bei den gesetzlichen Krankenkassen besteht die Möglichkeit der freiwilligen Versicherung. Bevor Sie sich bei Ihrer Versicherung freiwillig weiterversichern, sollten Sie sich bei anderen Krankenkassen nach Leistung erkundigen (z. B. via Internet). Durch die freie Kassenwahl besteht auch die Möglichkeit, Mitglied einer Betriebskrankenkasse zu werden. Ein Vergleich lohnt sich immer! Auch wenn der Beitragssatz bei gesetzlichen Krankenkassen heute gleich ist, empfiehlt es sich, diese trotzdem zu vergleichen. Es gibt Krankenkassen, die hohe Beitragsanteile erstatt oder spezielle Leistungen übernehmen. Die Securvita Krankenkasse – eine Betriebskrankenkasse (BKK) erhält seit vielen Jahren Auszeichnungen (beispielsweise: Beste Krankenkasse, beste Leistungen für Mitglieder, umfangsreichestes Präventionsangebot). Weitere Informationen zur Securvita finden Sie unter www.securvita.de.
Ebenso sieht es bei der Wahl einer privaten Krankenversicherung aus. Hier gibt es ganz unterschiedliche Tarife. Denken Sie beim Abschluss der Versicherung auch an mögliche Ausfallzeiten durch eigene Krankheit. Sie haben laufende Kosten, die auch im Krankheitsfall anfallen (Krankengeld).

▸ *Renten- bzw. Lebensversicherung:* Sie können entweder freiwillig weiter in die gesetzliche Rentenversicherung einzahlen oder sich eine private Renten- oder Lebensversicherung suchen. Lassen Sie sich von Ihrem Rentenversicherungsträger beraten, und erkundigen Sie sich bei verschiedenen Versicherungen über deren Angebot, damit Sie für sich einen Vergleich anstellen können.

▸ *Berufsunfähigkeit:* Wer durch Krankheit oder Unfall berufs- oder erwerbsunfähig wird, muss nicht nur mit der veränderten Lebenssituation fertig werden sondern auch seine finanziellen Belange regeln können. Für einen solchen Fall, der hoffentlich nie eintreten wird, sollten Sie gewappnet sein und eine entsprechende Versicherung abschließen. In der Regel kann man dies mit einer Lebensversicherung oder einer privaten Rentenversicherung koppeln. Die Möglichkeit der Versicherung über den Rentenversicherungsträger sollte ebenfalls geprüft werden.

▸ *Berufsgenossenschaft:* Jede Selbstständige ist dazu verpflichtet, sich bei der für ihr zuständigen Berufsgenossenschaft zu melden. Trotz dieser Meldepflicht bleibt der Beitritt für Einzelunternehmungen freiwillig (es gibt keine Pflichtmitgliedschaft in der Berufsgenossenschaft). Angestellte müssen hingegen dort versichert werden. Welche

Berufsgenossenschaft für Ernährungsfachkräfte zuständig ist, hängt von der eigentlichen Tätigkeit ab. Die Berufsgenossenschaft für Gesundheitsdienst und Wohlfahrtspflege, Hamburg, ist immer dann zuständig, wenn der überwiegende Teil der Tätigkeit Ernährungs- und Diätberatung aufgrund ärztlicher Verordnung ausmacht. Nimmt der größte Teil der Tätigkeit eher präventive Ernährungsberatung ein, so ist die Verwaltungsberufsgenossenschaft in Hamburg zuständig. Da die Zuständigkeit nicht eindeutig geklärt ist, empfiehlt es sich, mit beiden Kontakt aufzunehmen und zunächst die Zuständigkeit zu klären. Die Meldung erfolgt dann schriftlich. Lassen Sie sich über die Leistungen informieren und vergleichen Sie diese mit anderen Anbietern.

▶ *Berufshaftpflicht/Rechtsschutz:* Jeder, der selbstständig tätig ist, sollte eine Berufshaftpflichtversicherung abschließen, unabhängig davon, ob es sich um eine neben- oder hauptberufliche Selbstständigkeit handelt. Sollte Ihnen in Ihrer Tätigkeit einmal ein Fehler unterlaufen, oder jemand behaupten, dass dies der Fall sei, tritt diese Versicherung für Sie ein. Schadensersatzklagen können ins Unermessliche gehen. Gut ist es, wenn sie zusätzlich auch noch eine Rechtsschutzversicherung haben, die Sie im Falle eines Rechtsstreites vertritt. Die Rechtsschutzversicherung lässt sich in Bezug auf den Berufsrechtsschutz erweitern. Sprechen Sie dies mit Ihrer Versicherung ab und schildern Sie vor allem, um welche Tätigkeit es sich handelt, damit kein Bereich ausgeschlossen wird. Denken Sie daran, Ihre beratende Tätigkeit anzugeben. Um den Versicherungsschutz abzusichern, sollten Sie grundsätzlich jede Beratungen gut dokumentieren. Achten Sie also darauf, auch Ihre Klientenkartei nach jeder Beratung sorgfältig zu führen. Sinnvoll ist es, mit einem Rechtsanwalt zusammenzuarbeiten. Oftmals ist es auch möglich, einen Berater-Rahmenvertrag mit einem Rechtsanwalt zu schließen.

▷ **Werbung:** Ernährungsfachkräfte dürfen für ihre Tätigkeit werben. Lassen Sie sich also nicht davon abbringen. Wie wollen Sie bekannt werden, wenn keiner weiß, dass Sie da sind und was Sie tun? Nutzen Sie die vielen Möglichkeiten für sich, um bekannt zu werden und damit auch existieren zu können. Setzen Sie immer auf eine seriöse Werbung!

▶ *Visitenkarten* sollten Sie ausreichend zur Hand haben und diese auch verteilen. Diese sind beispielsweise bei Vistaprint (www.vistaprint.de) oder örtlichen Druckereien preiswert erhältlich. Bei Vistaprint können Sie eine Vielzahl von Werbematerialien zu relativ günstigen Preisen drucken lassen. Aber es gibt viele Druckereien und daher sollten Sie die Angebote immer vergleichen.

▶ *Anzeigen* in der Tagespresse, Wochenblatt oder örtlichen Medien machen auf Sie aufmerksam. Bedenken Sie aber: „Einmal ist keinmal". Planen Sie in Ihrem Budget für Werbung ausreichend Mittel ein und handeln Sie mit den Zeitungen einen Rabatt für Mehrfachanzeigen aus. Wahrscheinlich ist die Redaktion auch bereit, einen Bericht über Ihre Tätigkeit zu drucken, wenn Sie eine Anzeige schalten. Sprechen Sie mit den Anzeigenabteilungen. Besonders geeignet sind die kostenlosen Wochenzeitungen. Gerade bei Anzeigen können Sie in der Regel eine große Ermäßigung/Sonderpreis aushandeln.

▶ *Plakate*, Infozettel usw. können an vielen relevanten Orten ausgelegt werden (z. B. Arztpraxen, Fitnessstudios, Volkshochschulen).

▶ Legen Sie eine **Homepage** für Ihre Dienste an. Widerstehen Sie aber der Versuchung, dies in einem „Bausatz" selbst zu erledigen. Dafür bieten Anbieter wie web.de viele Möglichkeiten. Eine einfache, und dennoch professionell wirkende Seite können Sie für 1000-1500 € erwarten. Die Menschen suchen heute nicht mehr in erster Linie in den gelben Seiten nach einer Diät- und Ernährungsberatung. Vielmehr spielt das Internet bei der Suche eine große Rolle. Daher ist es in jedem Falle notwendig, dass Sie dort gut vertreten sind.

▶ Verschicken Sie gezielte **Informationen** z. B. an Ärzte, Kindergärten, Selbsthilfegruppen, Vereine, Firmen, Krankenkassen, Heilpraktiker usw. Sie können zur Unterstützung der Aktion telefonisch nachhaken und sich auch noch um ein persönliches Gespräch bemühen.

▶ **Sprechen** Sie persönlich mit den Ärzten, die für Sie Patienten übermitteln könnten/die Ihnen Patienten zuweisen. Und lassen Sie sich nicht abwimmeln. Der Arzt kann froh sein, dass es Sie in der Nähe gibt, denn bei bestimmten Arztgruppen brauchen viele/ fast jeder Patient eine qualifizierte Diät- und Ernährungsberatung. Auch mit Apothekern sollten Sie sprechen. Das persönliche Gespräch ist wichtig. Und trauen Sie sich auch mutige Marketingkonzepte zu. Warum sollen Sie nicht beim Stadtteilfest, beim Weihnachtsmarkt oder bei Sportfest auf Ihre Tätigkeit aufmerksam machen!? ...

▶ Was gehört zum Geschäft?

▷ Jegliche Art von Arbeit berechtigt zu einem **Honorar**, so auch Ihre. Machen Sie sich Gedanken darüber, wieviel Sie für welche Tätigkeit nehmen müssen, möchten, können. Aber es gibt auch Dienstleistungen, die so viel Werbewert haben, dass Sie sie kostenfrei anbieten können – aber sicher nicht müssen.

    ▶ *müssen:* Damit sich Ihre Kosten decken (Material, Räume, Versicherungen usw. Zeitaufwand mit Vor- und Nachbereitung; vergessen Sie nicht, dass auch Sie leben wollen).

    ▶ *möchten:* Jeder möchte natürlich soviel wie möglich verdienen, bleiben Sie aber in einem realistischen Rahmen.

    ▶ *können:* Orientieren Sie sich nach dem Markt bzw. nach der Region in der Sie tätig sind. Erstellen Sie für Ihre Tätigkeiten eine **Preisliste**. Diese können Sie in Ihren Räumen aushängen oder in bestimmten Bereichen (z. B. Einsatz in der Industrie, bei Firmen) als Verhandlungsbasis anwenden. Jeder Patient sollte Ihre Preise kennen – und das schon frühzeitig. Ihre Preise sollten Sie auch im Internet bekanntgeben. Vermeiden Sie es aber, für identische Tätigkeiten z. B. Ernährungsberatung, unterschiedliche Stundensätze oder Pauschalpreise zu nehmen. Das spricht sich herum und macht keinen guten Eindruck. Teilen Sie Ihrem Klienten den Preis vor der Beratung (Tätigkeit) mit, damit es hinterher nicht zu Diskussionen kommt. Ein Handeln um den Beratungspreis sollten Sie grundsätzlich ablehnen. Schließlich kann man auch im die Igel-Leistungs-Rechnung des Arztes nicht handeln und sicher auch nicht um die Keramik-Kronen beim Zahnarzt.

▷ Einen **Vertrag** sollten Sie zumindest immer dann abschließen, wenn nicht gleich bar bezahlt wird, oder wenn ein größerer Auftrag abgeschlossen wird. Im letzten Fall wird der Auftraggeber von sich aus sicherlich schon darauf bestehen. Aber auch bei Einzelberatungen, die nicht direkt bezahlt werden, weil z. B. noch weitere Beratungen geplant sind, sollten Sie sich mit einem solchen Vertrag absichern. Nur, wenn Sie einen Vertrag haben, können Sie auch die Geldbeträge anmahnen oder rechtsanwaltliche Schritte einleiten oder mit einem Inkassobüro (beispielsweise Creditreform) zusammenarbeiten. Inhalt eines solchen Vertrages sollte sein:

    ▶ Wer schließt mit wem den Vertrag ab?

    ▶ Beschreibung der Tätigkeit (z. B. Beratung, Schulung, Vortrag usw.)

    ▶ voraussichtliche Dauer

    ▶ Preis pro Beratung, Stunde, Tag oder Gesamtauftrag

    ▶ Zahlungsziel

    ▶ Mahnverfahren.

▷ **Verordnung:** Die Diätberatung ist grundsätzlich therapeutisch wirksam. Daher muss sie vom Arzt oder Heilpraktiker verordnet werden. Viele Diätassistenten und Ernährungswissenschaftler haben eine Ausbildung und Zulassung als Heilpraktiker, da sie damit nicht auf eine ärztliche Verordnung angewiesen sind. Die prophylaktische Ernährungsberatung erfordert hingegen keine ärztliche Verordnung.

▷ Befreiung von der ärztlichen **Schweigepflicht:** Diätberatung ist immer weisungsgebunden (die Ernährungsberatung nicht). Kommt Ihr Klient direkt zu Ihnen, sollten Sie entweder ihn um eine Bescheinigung des Arztes bitten oder selbst mit dem behandelnden Arzt Kontakt aufnehmen. In diesem Fall kann eine Entbindung von der Schweigepflicht erforderlich werden. Lassen Sie sich diese auf Bedarf von Ihrem Klienten unterschreiben.

▷ **Dokumentation:** Jede Beratung muss (!!!) mit den entsprechenden Daten des Klienten dokumentiert werden. Informieren Sie den behandelnden Arzt über die durchgeführten Maßnahmen sowie über den Verlauf der Beratung. Nach einer Beratung sollten Sie dem behandelnden Arzt einen Bericht schicken (per Post). Eine Kopie sollten Sie dem Patienten schicken. Das gegebenenfalls mit der Rechnung zusammen geschehen. Die Rechnung kann jeder Patient bei seiner Krankenkasse (gesetzliche und private Krankenkassen) zur Erstattung einreichen. Das Sozialgesetzbuch 5 (SGB V) gibt bestimmte Möglichkeiten, die an genaue Voraussetzungen geknüpft sind. Den Gesetzestext können Sie im Internet unter http://www.sozialgesetzbuch-sgb.de/sgbv/20.html einsehen.

A9 Pressemitteilungen erstellen

Der Weg von der Idee einer Pressemeldung bis zum Abdruck oder der Aussendung in Hörfunk oder Fernsehen ist oftmals steinig und mühsam. Auch im Online-Bereich ist es nicht einfach. Aber im Internet gibt es einfach mehr Möglichkeiten. Diese fangen bei der eigenen Homepage (sozusagen der eigenen Zeitung) an und hören bei Artikel- oder Presseportalen – in denen Sie Ihre Beiträge einfach und oftmals sogar kostenlos einstellen können – auf. Und natürlich auch im Bereich der Sozialen Plattformen – Social Media: beispielsweise Facebook, Twitter, Xing usw. – haben Sie viele Möglichkeiten auf sich und Ihre Arbeit hinzuweisen. Das Internet ist eine wichtige Plattform für Sie. Aber auch Fernsehen, Hörfunk, Zeitungen, Schriften, Wochenzeitschriften und natürlich auch Fachzeitschriften können Sie mit Pressemitteilungen und Artikeln beliefern. Dabei gibt es genügend Anlässe und Gründe, Informationen in Form von Pressemitteilungen, Veranstaltungshinweisen, Interviews oder Pressegesprächen über die Medien an die Bevölkerung zu vermitteln: ein Aktionstag zum Diabetes mellitus, die Eröffnung der Krankenhausküche, das Jubiläum der Diabetikerschulung, die Einweihung des Gesundheitszentrums oder der Diätberatungsstelle, eine Meldung über die Einführung eines neuen Medikaments, der Veranstaltungshinweis zur neuen „Abnehmen – aber mit Vernunft-Gruppe", die Beteiligung an Aktionen des Deutschen Kompetenzzentrum Gesundheitsförderung und Diätetik usw.

Die nachfolgenden Hinweise erleichtern die Pressearbeit und den Umgang mit Journalisten in allen Bereichen.

Medien und Ernährungsfachkräfte müssen immer enger zusammenarbeiten. Aber Journalisten müsssen natürlich zuerst einmal wissen, dass es uns gibt. Das es Sie gibt! Machen Sie sich in den Medien bekannt. Rufen Sie an und suchen Sie auch den persönlichen Kontakt bei einem Besuch der Lokalredaktion der örtlichen Zeitungen oder Anzeigenzeitung. Aber auch Kirchenzeitungen, Wochenzeitungen, Stadtjournale und andere Periodika sind vielleicht an Ihrer Mitarbeit und natürlich an Ihren Nachrichten interessiert. Nutzen Sie die Medien für sich und Ihre Arbeit. Die Medienvertreter suchen stets nach interessanten Themen und Menschen. Bieten Sie sich als Ansprechpartner in Ernährungsfragen an. Sie und Ihre Tätigkeit ist interessant.

Pressearbeit gehört zum Marketing, darf aber nicht mit Werbung verwechselt werden. Nur die so genannte Produkt-PR, die zuweilen bei der Einführung von Produkten betrieben wird, stellt einen Sonderfall dar. Falls lediglich über die Eröffnung der Ernährungsberatungspraxis berichtet werden soll, ist Pressearbeit der falsche Weg. Hier sollten Sie über eine Anzeige nachdenken. In der Regel ziehen Anzeigen redaktionelle Beiträge nach sich, wenn die Anzeigenabteilung darum gebeten wird.

Bei der Pressearbeit müssen die Grundlagen der Kommunikation beachtet werden (Sender → Botschaft → Empfänger). Oft bestimmen Zwänge, die für Sie nicht erkenntlich sind, Art und Umfang der Veröffentlichung Ihrer Pressemitteilung. Vergessen Sie nie, dass Meldungen, die Sie als wichtig erachten, von Journalisten als unwichtig eingeschätzt werden können. Oft bestimmt der Platz in der Zeitung oder der zeitliche Rahmen eines Hörfunkbeitrages, dass aus einem „Auto" der „Personenkraftwagen" wird oder aus der von Ihnen beschriebenen „Ernährungstherapie bei Diabetes" die „Diabetesdiät" wird. Ärgern Sie sich nicht, wenn der Journalist Ihre mühsam erdachte Überschrift nicht nutzt. Gute Überschriften können sich im Text erneut wiederfinden. So vermeiden Sie, dass Ihre Ideen keinen Eingang in den Artikel finden. Heute richtet sich die Pressearbeit nicht nur an Printmedien (Zeitung, Wochenzeitung, Zeitschrift), Hörfunk und Fernsehen, sondern (insbesondere) an Online-Medien. Eine Vielzahl von Stadtportalen und Presseportalen „freuen sich auf Ihre Beiträge". Vergessen Sie nie, dass Sie mit der Online-PR auch die Suchergebnisse für Ihre Homepage verbessern. Und je besser die Suchergebnisse sind, desto mehr potentielle Kunden – aber auch Medienvertreter – landen auf Ihrer Homepage und lernen Sie – wenn auch nur virtuell – kennen.

▶ Die Ansprechpartner

Die Medienlandschaft in Deutschland ist breit, und oft ist es schwer, den richtigen Ansprechpartner zu finden. Das wichtigste Hilfsmittel sind die „Gelben Seiten", die Zeitungen, Zeitschriften, Agenturen, Nachrichtenagenturen, Hörfunk und TV (bitte die Online-Medien nicht vergessen) mit Telefonnummer (e-Mail, Ihre Internetadresse) und Anschrift enthalten. Fast jede Stadt, Gemeide oder sonstige Ortschaft hat eine Internetpräsenz und dort gibt es fast immer auch Verweise auf die örtlichen Medien. So finden Sie die entsprechenden Adressen. Aber Sie können im Internet einfach suchen und finden. Und natürlich alle Periodika, die bei Ihnen im Briefkasten landen, sind für Sie wichtig. Im Impressum finden Sie bei allen Medien – ob Onoder Offline-Medien – die Adresse (usw.) und in dcer Regel auch die Ansprechpartner in der Redaktion. Das Impressum ist eine Pflicht – das gilt natürlich auch für Ihre eigene Homepage. Die Ansprechpartner bilden den Presseverteiler. An diesen mailen, schicken oder faxen Sie Ihre Mitteilungen. Stellen Sie sich die folgenden Fragen:

▷ Wen erreicht das Medium?
▷ Wie oft erscheint das Medium?
▷ Wann ist der Redaktionsschluss?
▷ Erreicht das Medium meine Zielgruppe?
▷ Gibt es eine Fachredaktion (z. B. Ernährung, Gesundheit o. ä. – oft sind diese Sparten der Redaktion „Frauenfragen" zugeordnet)?
▷ Soll meine Nachricht regional oder überregional erscheinen?

Die Anlage eines Presseverteilers ist notwendig, um Presse- und Öffentlichkeitsarbeit zu betreiben. Rufen Sie in den Redaktionen an und fragen Sie nach Ihren Ansprechpartnern. Nutzen Sie auch Online-Presseportale. Eine Liste von Portalen, die Ihre Mitteilungen und Artikel kostenlos veröffentlichen finden Sie beispielsweise unter http://www.pr-agentur-blog.de/kostenlose-presseportale-wenn-ja-dann-welche-75.html, http://www.prmaximus.de/liste-aller-deutschen-und-kostenlosen-presseportale.html und ein Verzeichnis der Artikelportale unter http://www.webmaster-directory.biz/artikelverzeichnisliste-artikelportale/artikelverzeichnisse-verschiedene-themen/ oder http://www.suchefix.de/Internet/artikelportale/. Wichtig ist es, Journalisten niemals mit ständigen Anrufen und Nachfragen zu nerven.

▶ Der Nachrichtenwert einer Pressemitteilung

Der Nachrichtenwert einer Pressemitteilung bestimmt, ob sie publiziert wird oder nicht. Bevor eine Pressemitteilung geschrieben wird, ist zu überlegen, was mitgeteilt werden soll und wie es interessant gestaltet werden kann. Anlässe sowie Themen müssen oft gesucht und konstruiert werden. Der Aktionstag, den das Deutsche Kompetenzzentrum Gesundheitsförderung und Diätetik (www.dkgd.de) durchführt, ist ein Anlass für nahezu jede Ernährungspressemitteilung. Falls Anzeigen geschaltet werden – etwa zum Hinweis auf die Praxiseröffnung – sollte immer nach einem zusätzlichen redaktionellen Artikel, der kostenlos ist, gefragt werden.

Den Nachrichtenwert einer Meldung bestimmen:

▷ Nähe (Lokalbezug, „…die Düsseldorfer AOK", „…die STADT Diätassistentin/Ernährungs-wissenschaftlerin Ihr Vor- und Nachname")

▷ Aktualität (Aktionstag des Deutschen Kompetenzzentrum Gesundheitsförderung und Diätetik am kommenden Montag, Herzwoche, der gestrige Vortrag von …)

▷ Prominenz/öffentliches Interesse (Professor Dr. …, Herzwoche)

▷ Fortschritt/etwas Neues („Brot macht nicht dick" ergab die Studie …)

▷ Human Interest/Human Touch („64 % der Deutschen versterben infolge ernährungsbedingter Krankheiten …")

▷ Folgenschwere („Selbstmord mit Messer und Gabel …")

▷ Dramatik, Konflikt oder Kuriosität (Sex und Liebe lassen sich für Ernährungsthemen kaum nutzen – oder? Richtig essen und trinken statt Viagra??? Essen Sie sich sexy!? …).

Beispiel für eine Meldung mit hohem Nachrichtenwert

„Der Vorsitzende [Prominenz] des Deutschen Kompetenzzentrum Gesundheitsförderung und Diätetik Sven-David Müller [Prominenz] beklagte anlässlich der Einweihung [aktuell/Fortschritt] der neuen [aktuell] Beratungsstelle in der Reha-Klinik an der Limesquelle in Nidderau [Lokalbezug] die Kosten ernährungsbedingter Krankheiten [Folgenschwere/Social Interst/wichtig]. Die 100 Teilnehmer der Einweihung beklatschten [Gefühl] den Kampf des Deutschen Kompetenzzentrum Gesundheitsförderung und Diätetik gegen den Selbstmord mit Messer und Gabel [Folgenschwere] und riefen [Aktion] einstimmig zum Selbstschutz mit Messer und Gabel auf [Wortwitz/Dramatik/Kampf]."

▶ Durchführung

▷ Bevor eine Pressemitteilung entsteht, sollten Sie klären,

▶ was damit erreicht werden soll

▶ wer dazu anzusprechen ist

▶ ob über die Medien, die der Presseverteiler enthält, die richtigen „Leute" erreicht werden.

▷ Ob eine Pressemitteilung veröffentlicht wird oder nicht, hängt von der Überschrift und dem ersten Satz ab, der als Lead bezeichnet wird. Der erste Satz muss alle wichtigen Informationen enthalten. Beginnen Sie eine Pressemitteilung wie folgt:

(Ort), den (Datum) (Ihr Zeichen oder Name): Lead

Der erste Satz gibt Antworten auf die Fragen „wer?", „was?", „wann?", „wo?", „warum?", „wie?" und „welche Quelle?".

▷ Nach den Lead folgen die Erläuterungen, die eventuell zu einem „Höhepunkt" führen können.

▷ Auf jeder Pressemitteilung ist der Verantwortliche im Sinne des Presserechtes (ViSdP) und/oder der Herausgeber anzugeben. Benennen Sie dem Journalisten einen Ansprechpartner im Begleitschreiben. Das Begleitschreiben sollte kurz sein und kann den wichtigsten Satz aus der Pressemitteilung enthalten, um den Journalisten neugierig zu machen.

> „Mit einem einstimmigen [Wie?] Aufruf zu mehr Pressearbeit [Was?] als Reaktion auf die Kosten ernährungsbedingter Krankheiten [Warum?] endete das gestrige [Wann?] Presseseminar von 20 Ernährungsexperten des Deutschen Kompetenzzentrum Gesundheitsförderung und Diätetik [Wer?] in der Rehaklinik an der Limesquelle in Nidderau [Wo?] wie Dr. Mathias Schmidt vom Vorstand des Deutschen Kompetenzzentrum Gesundheitsförderung und Diätetik bei einem Pressegespräch bekannt gab [welche Quelle?]."

▷ Eine erfolgreiche Pressemitteilung passt auf einem Blankobogen (DIN A4, weiß) oder Kopfbogen. Falls mehrere Seiten notwendig sind, sollten Sie dies kennzeichnen. Pressemitteilungen werden prinzipiell nur auf der Vorderseite geschrieben.

▷ Die Textlänge sollte angegeben werden (xy Zeichen oder xy Zeilen à xy Zeichen).

▷ Aus Kommazahlen werden runde Zahlen und es gibt keine komplizierten Zahlenkolonnen in Pressemitteilungen (aus „6.6." wird der „6. Juni" und aus „1." wird „erstens"). Abkürzungen haben in Pressemitteilungen nichts zu suchen und „bzw." („beziehungsweise") heißt manchmal nichts anderes als „oder".

▷ Benennen Sie Personen immer mit ausgeschriebenem Vornamen, Namen und Titeln (Herr Professor Doktor [Dr.] Jürgen Spona).

▷ Vermeiden Sie die persönliche, direkte Anrede in Pressemitteilungen (Wer ist mit Sie, ich, Du oder wir gemeint? Sie, der Journalist, der Redakteur oder Ihre Berufsgruppe?).

▷ Beachten Sie, dass weniger (= kürzer) immer mehr (= veröffentlichter Beitrag) ist, Fachausdrücke nur Fachleute verstehen und Wissenschaft in Pressetexten nichts zu suchen hat.

▷ Die richtige **Überschrift** ist der entscheidende Faktor im Hinblick auf die Entscheidung des Redakteurs über Veröffentlichung oder „Papierkorb". AIDA gehört in jede Überschrift, Pressemitteilung und Vortrag. Es steht für:

  ▶ Attention (Aufmerksamkeit erzeugen)
  ▶ Interest (Interesse erzeugen)
  ▶ Desire (Wunsch, Verlangen erzeugen)
  ▶ Action (Aktion erzeugen, hervorrufen – Was tun?).

Entwerfen Sie zwei bis drei „knackige" Überschriften für die Pressemitteilung, z.B. „Von Twiggy zur Miss Piggy", „Fett macht fett", „Haben Sie schon einmal einen Seefisch mit Kropf gesehen?" oder „Vom Selbstmord zum Selbstschutz mit Messer und Gabel". „Knackig" und „unseriös" sind zwei verschiedene Dinge. Wissenschaftliche Überschriften können Sie keinem Lokalredakteur „verkaufen"! Gelungene Überschriften können sich auch im veröffentlichten, publizierten Text wiederfinden.

Für eine gelungene Überschrift, die die ganze Pressemitteilung zur Veröffentlichung bringt, stehen Ihnen verschiedene Stilmittel zur Verfügung:

- ▶ Stabreim („Titel, Thesen …")
- ▶ Endreim („Der Mond – vermessen und vergessen")
- ▶ Gegensatz („Alles schläft, einer wacht")
- ▶ Paradox („distanzierte Nähe", „Kalorien, die beim Abnehmen helfen")
- ▶ Redensarten („Jedes Pfund geht durch den Mund")
- ▶ Wortspiele („Umsatz höchst erfreulich – fette Mitgliederzuwächse bei …")
- ▶ Bildsprache („Eine Schubkarre Fett isst der Deutsche jährlich").

In der Online-PR ist immer auch das Suchmaschinenmarketing (SEO) wichtig. Pressemitteilungen an Online-Portale (usw.) können entweder per e-Mail eingesandt werden oder direkt online gestellt werden. Dafür müssen Sie sich nur registrieren. Das ist in der Regel kostenlos. Fast immer können Sie in die eingestellten Beiträge auch Backlinks zu Ihrer Homepage setzen. So kommen die Nutzer von Ihrem Beitrag direkt auf Ihre Homepage.

Tipps und Tricks

- ▷ Zu vermeiden sind Sätze mit „man", denn wer ist „man"?
- ▷ Sätze mit „nicht" gibt es nicht! Ein Mensch ist nicht „nicht schwer" sondern „leicht".
- ▷ Ohne Spannung lesen sich Passivsätze. Aus „Es wird mehr Brot gegessen" entsteht „Gesundheitsbewusste essen mehr Brot".
- ▷ Verfassen Sie kurze Sätze.
- ▷ Scheuen Sie sich nicht davor, zu vereinfachen. Ihr Fachjorgon wird vom Journalisten und dem Leser, Hörer oder Zuschauer nicht verstanden. Das gilt auch für Worte wie „Kohlenhydrate", „Eiweiß" (für die Bevölkerung ist „Eiweiß" das Weiße im Hühnerei) oder „mehrfach ungesättigte Fettsäuren". Machen Sie aus „mehrfach ungesättigten Fettsäuren" „gute Fette" und geben Sie Lebensmittel statt Nährstoffe an.
- ▷ Journalist und Leser benötigen Nutzenargumente (Merkmale, Vorteile oder Nutzen). Formulieren Sie:
  - ▶ positiv (kein „nicht")
  - ▶ persönlich/konkret („drei Scheiben Brot")
  - ▶ anschaulich und genau
  - ▶ mit Steigerung statt Senkung („halb voll" und nicht „halb leer")
  - ▶ mit Anregung statt Kritik („Vom Selbstmord zum Selbstschutz mit Messer und Gabel – essen Sie sich gesund")
  - ▶ vergleichend („ … eine Schubkarre Fett")
  - ▶ fantasievoll („Ein Hund kann ein Vierbeiner oder der liebste Freund des Menschen sein").

Und achten Sie darauf, dass Sie verständlich schreiben. Und verfassen Sie keinen Aufsatz, sondern einen Artikel oder eine Pressemitteilung. Das wichtigste bei der Pressemitteilung steht im ersten Satz. Die Sätze sollten möglichst kurz sein. Vermeiden Sie endlos Sätze. Schreiben Sie Ihre Pressemitteilung und lassen Sie sie korrigieren. Oder – wenn Sie keine Korrektor haben – korrigieren Sie sie selbst am kommenden Tag. Es ist in der Regel außerordentlich kompliziert, eigene Textwerke zu korrigieren. Sie wissen schließlich was Sie meinen und was es bedeutet und natürlich haben Sie Ihre Fehler auch nicht absichtlich gemacht. Daher finden Sie Ihre Fehler oftmals nicht. Aber das geht auch Journalisten und Schriftstellern so.

▶ **Pressekonferenz**

Nur wichtige Themen (Ernährungsbericht, neue Erkenntnisse oder Studien) benötigen eine Pressekonferenz. Für weniger wichtige Themen können Sie Pressegespräche anberaumen.

▷ Der ideale Termin für eine Pressekonferenz oder -gespräch liegt zwischen 11 und 12 Uhr. Bei aktuellen Themen (Schließung der Beratungsstelle, Änderung von Gesetzen usw.) gelten diese Punkte nicht.

▷ Die idealen Veranstaltungstage sind Montag bis Freitag, eventuell auch Sonntag, möglichst nicht Feiertags oder Samstags.

▷ Die Dauer sollte maximal 60 Minuten betragen.

▷ Ein Statement sollte nicht länger als 15 Minuten dauern, besser sind 5–10 Minuten.

▷ Schaffen Sie Raum für die notwendige Diskussion.

▷ Den Teilnehmern der Pressekonferenz sollte eine Pressemappe (Vorstellung der Referenten, Programm, Kurzfassungen der Statements und Fotos) ausgehändigt werden.

▷ Etwa 14 Tage vor der Pressekonferenz (PK) ergeht eine Voreinladung, die Einladung wird zehn Tage vor der PK versandt. Dem Anschreiben ist ein Antwortfax-Formular beizufügen. Zwei Tage vor der PK kann telefonisch nachgefasst werden. Redaktionen, die keinen Vertreter abgesandt haben, erhalten nach der PK eine Pressemappe. Die telefonische Nachfrage erfolgt am Pressegespräch/-konferenztag gegen 10 Uhr.

▶ **Interview oder Statement**

Diät- und Ernährungsfragen sind jeden Tag vielfach in den Medien präsent. Oftmals geben aber ausgewiesene Nichtexperten wie Fernsehköche, Fitnesstrainer oder andere „Ahnungslose" Antworten auf die Fragen der Journalisten. Eigentlich müssten Diätassistenten und Ernährungswissenschaftler interviewt werden. Woran liegt es eigentlich, dass diese Berufsgruppen so wenig Aufmerksamkeit haben? Das ist ganz einfach zu beantworten: Diätassistenten und Ernährungswissenschaftler sind in der Regel nicht bekannt. Sie haben leider auch keine richtige Lobby. Journalisten finden sie als Ansprechpartner also nicht. Das können Sie ändern. Stellen Sie sich vor und bieten Sie sich an. Statements und Interviews werden in der Regel nicht bezahlt – aber sie machen Sie bekannt. Interviews sollten Sie nicht ablehnen. Vorab ist zu besprechen, ob das Interview live geführt wird oder ob es sich um eine Aufzeichnung handelt. Die Besprechung der Fragen vor einem Interview ist sinnvoll und üblich. Eine gute Vorbereitung ist Voraussetzung für gute Vorträge, Interviews oder Statements. Kurze, klare Sätze und Aussagen sind wichtig. Weder Statement noch Interview vertragen „bla bla bla". Die meisten Sender stellen Ihnen anschließend ein Band zur Verfügung, wenn Sie vorher danach fragen.

▶ **TV und Radio**

Oftmals wünschen nicht nur TV- und Radio-Redakteure Interviews. In der Regel handelt es sich um Aufzeichnungen. In den meisten Fällen gibt es für die Interviews keine Entlohnung. Dafür bekommen Sie aber oftmals wichtige Öffentlichkeitsarbeit und können sich optimal als Experte darstellen. Das gilt natürlich nur, wenn Sie es gut machen. Wenn Sie nicht gerne in der Öffentlichkeit stehen, sollten Sie besser ablehnen oder zuvor ein Seminar besuchen. Das Deutsche Kompetenzzentrum Gesundheitsförderung und Diätetik bietet solche Seminare an.

A10 Fort- und Weiterbildungsmöglichkeiten

Unter Fortbildung versteht man alle berufsbegleitenden Qualifizierungen. Sie sollten grundsätzlich Maßnahmen mit einem Leistungsnachweis wählen. **Weiterbildungen** dienen der Erhöhung der Berufsqualifikation und/oder befähigen zu Tätigkeiten in speziellen Bereichen [Tab. 7]. Sie sind mit neuerlichem Lernen verbunden und enden mit einem Abschlusszertifikat, Diplom o.ä. (z.B. Diabetesberater DDG, Ernährungsberater DGE). Diätassistenten sollten sich akademisieren. Und Ernährungswissenschaftler sollten qualifizierende Fortbildungen im Bereich der praktischen Diätetik besuchen. Hier können Diätlehranstalten weiterhelfen. Sinnvoll ist es auch, wenn Ernährungswissenschaftler ein Praktikum bei einer Diätassistentin absolvieren, um die Grundlagen der praktischen Diät- und Ernährungsberatung in der Praxis zu erlernen. Und keine Diätassistentin wird daran gehindert, als Gasthörer an der Universität Vorlesungen im Bereich Biochemie der Ernährung, Ernährungswissenschaft (…) zu hören. Eine Akademisierung ist beispielsweise an der Donau Universität in Krems möglich. Die Fort- und Weiterbildungsuniversität (http://www.donau-uni.ac.at/de/studium/nutritivemedizin/index.php) bietet auch für Diätassistenten berufsbegleitende Master-Studiengänge (Klinische Ernährungsmedizin und Sporternährung) an.

Auch wenn Sie vielleicht als Berufsanfängerin verständlicherweise zunächst froh sind, nicht mehr lernen zu müssen und lieber ans Geldverdienen denken, sollten Sie sich klarmachen, dass Ihr Arbeitgeber einen Anspruch darauf hat, dass Sie die Versprechen, die Sie mit dem Arbeitsvertrag unterschrieben haben, auch noch nach jahrelanger Tätigkeit einhalten können. Der Arbeitgeber hat jedoch auch die Pflicht, Sie dabei zu unterstützen, indem Sie für solche Maßnahmen freigestellt werden und eventuell auch über eine Kostenübernahme oder -beteiligung gesprochen werden kann. Diese Dinge sind in der Regel auf Länderebene geregelt.

Gerade in einem Beruf, der so stark von der Kommunikation geprägt ist, muss - neben der Aneignung des erforderlichen theoretischen Fachwissens und dessen Auffrischung - die kontinuierliche Verbesserung der sozialen und kommunikativen Fähigkeiten eine große Rolle spielen.

▦ 7 Fort- und Weiterbildungsmöglichkeiten.

Institution	Maßnahmen	Abschluss/ Qualifizierung	Zugangsvoraussetzung / Zielgruppe	Dauer und ggf. Inhalt	Kosten
DGE-Deutsche Gesellschaft für Ernährung e.V., Godesberger Allee 18 53175 Bonn Tel.: 0228 -3776600 Fax: 0228 -3776800 http://www.dge.de	verschiedene Zertifikats- kurse • mit jährlicher Fortbil- dungspflicht • Auffrischungskurse • Zertifikatskurse mit Zeugnis der DDG • Spezialseminare diverse weitere Ange- bote auf Anfrage (Pro- grammheft anfordern oder im Internet)	Diätassistentin mit di- versen Zusatzqualifika- tion VDD; berufsbeglei- tende Qualifizierungen	• variabel, abhängig vom Kurs (Programm anfordern oder im Internet)	• tageweise, mehrwö- chiger Vollzeitunter- richt, berufsbegleitend	• abhängig von Kurs- art und -dauer; auf Anfrage oder im Internet
VDD Verband der Diät assistenten - Deutscher Bundesverband e. V. Susannastr. 13 45136 Essen Tel.: 0201-94685370 Fax: 0201-94685380 http://www.vdd.de vdd@vdd.de	verschiedene Zertifi- katskurse, Fortbildungs- tagung, diverse weitere Angebote (Seminare, Seminarreihen, Vorträge u.ä.) diverse weitere Angebo- te auf Anfrage (Pro- grammheft anfordern oder im Internet)				
UGB Verband Unabhängiger Gesundheitsberater Deutschlands e.V. Sandusweg 3 35435 Gießen-Wetten- berg Tel.: 0641-80896-0 Fax: 0641-80896-50 www.ugb.de info@ugb.de	• verschiedene Zerti- fikatskurse, Fortbil- dungstagung, diverse weitere Angebote (Seminare, Seminarrei- hen, Vorträge u.ä.) • diverse weitere Ange- bote auf Anfrage (Pro- grammheft anfordern oder im Internet)	• UGB Gesundheits- Trainer Bereich Ernährung • Gourmet-Koch/ - Küchenfachkraft • Vollwerternährung UGB	• variabel, abhängig vom Kurs (Programm anfor- dern oder im Internet) • Vorkenntnisse in Ernährung	• zwischen 1 und 5 Tagen	• Seminargebühren 425–480 € Prüfungen: 100 €

▦ **7** Fort- und Weiterbildungsmöglichkeiten.

Institution	Maßnahmen	Abschluss/ Qualifizierung	Zugangsvoraussetzung / Zielgruppe	Dauer und ggf. Inhalt	Kosten
DDG Deutsche Diabetes Gesellschaft Deutsche Diabetes-Gesellschaft Reinhardtstr. 31 10117 Berlin Tel 030-31169 37 0 Fax 030- 311693720 info@ddg.info www.deutsche-diabetes-gesellschaft.de/	• Weiterbildungslehr-gang	Diabetesberater/-in DDG	• Ausbildung als Diätassistent/-in, • Diabetesassistent/-innen DDG, Krankenschwester/-pfleger • Kinderkrankenschwester • Nachweis von mind. 1 Jahr Tätigkeit in einem diabetologisch arbeiten den Team	• 1 Jahr, berufsbegleitend • 1080 U.-Std. • 3 x 4 Wochen Vollzeitunterricht an einem dtsch. Diabeteszentrum • 9 Monate Praktikum am Heimatort	Lehrgang: ca. 1600 €
DAG Deutsche Adipositas-Gesellschaft e.V. Geschäftsstelle Waldklausenweg 20 81377 München Tel 089 - 710 48358 Fax 089 - 71049464 mail@adipositas-gesell-schaft.de www.adipositas-gesell-schaft.de	• Jahrestagung	berufsbegleitende Qua-lifizierung	• Ärzte • DA • Dipl.Oec-troph.	• 3 Tage	Mitglieder: kostenfrei DA (Bescheinigung): ca. 40.- € Dipl. oec. troph.: ca. 60.- €
HAGE Hessische Arbeits-gemeinschaft für Gesundheits-erziehung e. V. Wildunger Str. 6/6a 60487 Frankfurt Tel 069-7137678-0 Fax 069-713 76 78-11 info@hage.de www.hage.de	• "Studienkolleg Lehr-befähigung an Schulen und Gesundheitswe-sen"; Vorbereitungs-lehrgänge 1-9	Pädagogisch-psycho-logische Qualifizierung Lehrer/in für Gesundheitsfachberufe	• u. a. Diätassistentinnen	• Lehrgänge 1-9 je 41 Stunden • 6 Hospitationen zu je 41 Stunden • 2 Lehrproben zu je 4 Stunden	490 € je Lehrgang (incl. Unterkunft + Verpflegung; Zwischenprüfung 80 €, Abschlussprüfung 230 €

▥ 7 Fort- und Weiterbildungsmöglichkeiten.

Institution	Maßnahmen	Abschluss/ Qualifizierung	Zugangsvoraussetzung / Zielgruppe	Dauer und ggf. Inhalt	Kosten
Berufsfortbildungswerk des DGB GmbH (bfw) Bildungsstätte Bochum Industriestr. 34 44894 Bochum Tel 0234-953570 Fax 0234-9535730 kontakt@bfw-bochum.de www.bfw.de www.bfw-bochum.de	• Weiterbildung für • Lehrende und Schulleitungen in • Gesundheitsfachberufen	Pädagogische Qualifikation für Lehrende und Schulleitungen	• Abgeschlossene Berufsausbildung • im Gesundheitswesen • mehrjährige Berufstätigkeit	• 18 Monate • berufsbegleitend • (1000 U.-Std.)	ca. 4000 €
DGEM Deutsche Gesellschaft für Ernährungsmedizin e.V. Info- und Geschäftsstelle Olivaer Platz 7 10707 Berlin Tel 030-3198315007 Fax 030 -3198315008 infostelle@dgem.de www.dgem.de	• diverse Fortbildungsveranstaltungen, Seminare und Kongresse • 3-stufiges Fortbildungsprogramm „Beratungsmethodik" • Workshops und Einzelseminare zu div. Themen • Symposium „Wissenschaft und Ernährungspraxis	berufsbegleitende Qualifizierung Zusatzqualifikation in z. B. Gesprächstechnik, Zielgruppenarbeit	• Ärzte • Mitarbeiter von Ernährungsteams: DA, Dipl.Oec-troph. u.a • Diätassistentinnen, Oecotrophologinnen	• variabel • 3 x 1 Woche Seminar • eintägige Workshops • zweitägige Seminare • 1-tägige Veranstaltung im Zwei-Jahres-Rhythmus	abhängig von der Veranstaltung auf Anfrage
Therapieforschung Parzivalstr. 25 80804 München Tel 089-360804-0 www.ift.de	• BZgA Trainingsprogramm „ Abnehmen, aber mit Vernunft"	Kursleiter/-in	• Basisqualifikation • Erfahrung im Umgang mit Übergewichtigen	• zuzügl. Anreise div. Veranstaltungsorte Lübeck - Dresden - Freiburg	500 €

▦ 7 Fort- und Weiterbildungsmöglichkeiten.

Institution	Maßnahmen	Abschluss/ Qualifizierung	Zugangsvoraussetzung / Zielgruppe	Dauer und ggf. Inhalt	Kosten
aid infodienst Ernährung, Landwirt-schaft, Verbraucher-schutz e. V. Heilsbachstraße 16 53123 Bonn Tel 0228-8499-0 Fax 0228-8499-177 www.aid.de aid@aid.de	• diverse Seminare via DGE und VDOe (Programmheft anfordern)	Zusatzqualifikationen in den Bereichen Ernährung / Ernärungs-medizin Ökologie / Verbraucher-schutz Lebensmittel / Waren-kunde Gemeinschaftsverpfle-gung	• u. a. Diätassistentinnen	• unterschiedlich	• auf Anfrage, kursabhängig
Medizinische Fakultät Charité - Campus Charité Mitte - Referat Studienangele-genheiten Schumannstraße 20 / 21 10098 Berlin Tel: 030 / 2802-3769	• Diplomstudiengang • Medizinpädagogik	Diplom-Medizinpädagoge	• Allgem. Hochschulreife und Ausbildung als DA • (bei Fernstudium: 2 Jahre Berufspraxis und Lehrtätigkeit während des Studiums)	• als Präsenzstudium: 8 Semester • als Fernstudium: 10 Semester	
Donau Universität Krems Krems an der Donau in Österreich www.donau-uni.ac.at	• Berufsbegleitender Masterstudiengang „Klinische Ernährungs-medizin" und „Sport und Ernährung"	Master of Science (MSc.)	• Allgem. Hochschulreife • Unter bestimmten Voraussetzungen auch ohne Allgem. Hoch-schulreife	• 5–6 Semester	• auf Anfrage, Förderung! Stipendien möglich!

▦ **7** Fort- und Weiterbildungsmöglichkeiten.

Institution	Maßnahmen	Abschluss/ Qualifizierung	Zugangsvoraussetzung / Zielgruppe	Dauer und ggf. Inhalt	Kosten
Martin-Luther-Universität Halle - Wittenberg - Dezernet 2 - Servicebüro für Studierende 06099 Halle / Saale Tel: 0345 / 5574467	• Diplomstudiengang • Pflege- und Gesundheitswissenschaften	Diplom-Pflege- und Gesundheitswissenschaftler/-in	• Allgem. Hochschulreife, • Ausbildung im Tätigkeitsbereich eines Medizinalfachberufes (z. B. DA) und eine pädagogische Tätigkeit während des Studiums	• 8 Semester zuzüglich Praktika	
EFAD **European Federation of** **the Associations of** **Dietitians** (Europäische Föderation der Verbände der Diätassistenten) www.efad.org		berufsbegleitende Qualifizierung	• Dietitians • working in Europe • Students who are training in dietetics		
ESPEN **European Society of** **Parenteral and Enteral** **Nutrition** www.espen.org	• jährlicher Kongress	berufsbegleitende Qualifizierung	• Arzt / Ärztin • Mitarbeiter/-innen von Ernährungsteams: DA / Dipl. oec. troph./u. a.		

▥ 7 Fort- und Weiterbildungsmöglichkeiten.

Institution	Maßnahmen	Abschluss/ Qualifizierung	Zugangsvoraussetzung / Zielgruppe	Dauer und ggf. Inhalt	Kosten
Verband der Oecotro-phologen e.V. (VDOE) Reuterstr. 161 53113 Bonn Tel 0228-28922-0 Fax 0228 28922-77 vdoe@vdoe.de www.vdoe.de	• Fort- und Weiterbil-dungen für Ernäh-rungswissenschaftler	• unterschiedlich	• Ernährungswissen-schaftler	• variabel	• auf Anfrage
Deutsches Kompetenzzentrum Gesundheitsförderung und Diätetik e.V. Vorstandsbüro c/o: Dipl.-Päd. Almut Müller, B.A. Berliner Str. 11c 15517 Fürstenwalde/ Spree www.dkgd.de	• Fort- und Weiterbil-dungen für Diätassis-tenten und Ernäh-rungswissenschaftler	• Diätassistent, Ernäh-rungswissenschaftler und andere Berufs-gruppen	• auf Anfrage	• unterschiedlich	• oft kostenfrei

Informieren Sie sich regelmäßig bei den Berufsverbänden VDD, VDOe sowie den Organisationen DGE und AID nach aktuellen Fortbildungsterminen. Auch das Deutsche Kompetenzzentrum Gesundheitsförderung und Diätetik hat entsprechende Angebote.

Obwohl es in fortschrittlichen Betrieben innerbetriebliche Fort- und Weiterbildungsangebote gibt, müssen Sie grundsätzlich selbst aktiv werden, wenn sie als Diätassistentin/Ernährungswissenschaftlerin beruflich vorwärts kommen wollen. Dazu müssen Sie Zeit und Mittel investieren, was Ihnen vielleicht nicht immer leicht fällt. Die größte Chance jedoch bessere Arbeitsbedingungen zu erreichen, ist die Teilnahme an Aufstiegsfortbildungen. Positiver Nebeneffekt: Fort- und Weiterbildung kommen letztlich auch der Entwicklung der Persönlichkeit zugute! Als Freiberuflerin sind zertifizierte Fortbildungen ein Muss, um sich bei den Krankenkassen zu positionieren. Zum Bereich Fort- und Weiterbildung gehört auch das Praktikum oder die Hospitation. Auch diese sollten Sie sich bescheinigen lassen. Die Fort- und Weiterbildungsurkunden können auch als „Schmuck" im Warte- oder Sprechzimmer eingesetzt werden.

Die hier vorgestellten Fort- und Weiterbildungsmöglichkeiten sind keinesfalls vollständig. Viel zu groß ist dafür die Fluktuation in einem solchen Bereich, um dieses Thema einigermaßen vollständig in einem Buch zu behandeln. Wir haben deshalb auch auf die Auflistung von Terminen verzichtet. Sie sollten sich vielmehr anregen lassen, die eine oder andere Organisation zu kontakten und sich mit den Möglichkeiten der Fort- und Weiterbildungen auseinander zusetzen. Besorgen Sie sich Programme, surfen Sie im Internet und suchen Sie sich die für Sie geeignete Maßnahme heraus. Versuchen Sie regelmäßig, z. B. einmal im Jahr, eine Fort- und Weiterbildungsmaßnahme zu besuchen. Sie werden davon in vielfacher Hinsicht profitieren.

▶ Fehl- und Überernährung (lebens)gefährlich und teuer!

Nach Angaben des Bundesministeriums für Gesundheit (BMG) stehen 64,4 % der Todesfälle in (in)direktem Zusammenhang mit der Fehl- und Überernährung. Die sog. ernährungs(mit)bedingten Krankheiten verursachen – unter Heranziehung von Studien des BMG hochgerechnet – jährlich mindestens 75 Milliarden € Kosten. Damit verursacht die Fehl- und Überernährung rund ein Drittel der Kosten im Gesundheitswesen (in)direkt. Um Erkrankungen, die ernährungsbedingt sind oder im Zusammenhang mit Fehl- und Überernährung stehen, zu vermeiden oder diese (mitzu)behandeln, ist es erforderlich, ernährungstherapeutische Maßnahmen, die wissenschaftlich fundiert sind, durch qualifizierte Experten einzuleiten.

▶ Diätassistenten und Ernährungswissenschaftler als qualifizierte Ernährungsfachkräfte

Neben den Diätassistenten (Diätologen) und Ernährungswissenschaftlern oder Trophologen gibt es in Deutschland keine Berufsgruppe, die auf die Schulung und Beratung von Patienten, die unter ernährungs(mit)bedingten Krankheiten leiden oder diesen durch eine gezielte Lebensstiländerung (Ernährungs-, Bewegungs- und Verhaltenstherapie, Stressmanagement, ausreichend Schlaf) entgegenwirken möchten, ausreichend durch Ausbildung oder Studium vorbereitet ist. In Deutschland gibt es etwa 60 Ausbildungsstätten (Diätlehranstalten) und eine Reihe von Universitäten und Fachhochschulen, welche die Ausbildung von Diätassistenten und das Studium der Ernährungswissenschaft, Oecotrophologie oder Trophologie ermöglichen. In der Schweiz und in Österreich gibt es ebenfalls eine Unterscheidung und unterschiedliche Ausbildung von Diät-/Ernährungsberatern (u. a. Diätologen) und Ernährungswissenschaftlern (Humanernährung).

Diätassistenten sind in der Regel im therapeutischen Bereich an Krankenhäusern oder in Schwerpunktpraxen tätig, während die akademisch ausgebildeten Ernährungswissenschaftler vorwiegend in der Forschung, an Universitäten und Fachhochschulen sowie in der Industrie, der Presse- und Öffentlichkeitsarbeit, dem (Wissenschafts)Marketing und der allgemeinen (präventiven) Ernährungsberatung – in der Regel freiberuflich – tätig sind.

Auf die Beratung von kranken Menschen bereitet die dreijährige Ausbildung zum Diätassistenten besser vor als etwa das Studium der Ernährungswissenschaft.

Die Prävention und Therapie im Ernährungsbereich darf nicht nur auf die Ernährungsweise allein fokussiert bleiben, sondern muss vielmehr neben der rationalen Informationsvermittlung ein Gesamtkonzept der ganzheitlichen Gesundheitsförderung anbieten, das emotional agiert und neben der Ernährungs- auch die Verhaltens- und Bewegungstherapie einschließt. Dieses System erfordert in jedem Falle ein adäquates ärztliches Umfeld und dockt an die Diagnostik und Therapie durch Ernährungsmediziner an. Diesem Ziel – der ganzheitlichen, interdisziplinären, wissenschaftlich fundierten und klientenzentrierten Gesundheitsförderung – hat sich im deutschsprachigen Raum das Deutsche Kompetenzzentrum Gesundheitsförderung und Diätetik e.V. verschrieben, das ein Netzwerk für die effektive Gesundheitsförderung fordert, fördert und konstituiert.

▶ Fort- und Weiterbildung in der Diät- und Ernährungsberatung/-therapie

Andere Berufsgruppen im Gesundheitsbereich – insbesondere Ärzte und Apotheker – können spezialisierende, anerkannte und zertifizierte Fort- und Weiterbildungen absolvieren, um sich für die Diät- und Ernährungsberatung sowie die Ernährungstherapie zu qualifizieren. In Deutschland haben rund 3000 Mediziner die Qualifikation „ErnährungmedizinerIn" nach dem Curriculum Ernährungsmedizin der Bundesärztekammer absolviert. Die (Landes-)Apothekerkammern bieten den Kurs „Fachapotheker für Ernährungsberatung" an. Die Kurse für Ärzte und Apotheker umfassen in der Regel 60–80 Stunden. Damit ist eine minimale Ausbildung von Ärzten und Apothekern im Ernährungsbereich möglich. Aber auch die klassischen Berufe im Bereich der Diät- und Ernährungsberatung benötigen Fort- und Weiterbildung. Dafür stehen verschiedene zertifizierte Fort- und Weiterbildungen zur Verfügung. Die Deutsche Gesellschaft für Ernährung (DGE) e.V. unterhält ein Fortbildungsinstitut und bietet hier unter anderem den Kurs „Ernährungsberater DGE" an.

Die Berufsgruppen der Diätassistenten, Ernährungswissenschaftler usw. sowie Ärzte können unter bestimmten Voraussetzungen die von ihnen durchgeführte Beratung durch die gesetzlichen Krankenkassen bezuschussen lassen. Grundsätzlich ist die Diät- und Ernährungsberatung sonst nur außerhalb des durch Krankenkassen finanzierten Systems als IGEL-Leistung durchzuführen und zu entgelten. Die Zertifizierung von Diätassistenten, Ernährungswissenschaftlern und Ärzten übernehmen verschiedene Verbände. Dazu gehören auch die Berufsverbände der Diätassistenten (VDD e.V.) sowie der Oecotrophologen und Ernährungswissenschaftler (VDOE e.V.). Die Weiterbildung zum Ernährungsmediziner ist ebenfalls entsprechend qualifizierend. Fort- und Weiterbildungen im Ernährungsbereich sollten grundsätzlich entsprechend zertifiziert sein.

▶ Regelung von Prävention und betrieblicher Gesundheitsförderung

Unter bestimmten Voraussetzungen können die präventive und die therapeutisch wirksame Diät- und Ernährungsberatung durch die gesetzlichen Krankenkassen bezuschusst werden. Dies ist im Sozialgesetzbuch V und unter den Verlautbarungen der Krankenkassen genau reglementiert. Die Behandlungsfelder und Präventionsprinzipien der Primärprävention und der betrieblichen Gesundheitsförderung sind im Sozialgesetzbuch V (nach § 20 Abs. 1 SGB V nach § 20a SGB V) geregelt. Im Bereich Ernährung und Betriebsverpflegung werden folgende Ziele angestrebt:

▷ Vermeidung von Mangel- und Fehlernährung
▷ Vermeidung und Reduktion von Übergewicht
▷ gesundheitsgerechte Verpflegung am Arbeitsplatz.

Der Leitfaden Prävention umfasst die gemeinsamen und einheitlichen Handlungsfelder und Kriterien der Spitzenverbände der Krankenkassen zur Umsetzung von §§ 20 und 20a SGB V vom 21. Juni 2000 in der Fassung vom 2. Juni 2008. Die Krankenkassen haben durch die GKV-Gesundheitsreform 2000 sowie durch das GKV-Wettbewerbsstärkungsgesetz (GKV-WSG) 2007 in §§ 20 (Primärprävention) und 20a (Prävention arbeitsbedingter Gesundheitsgefahren) SGB V wieder einen erweiterten Handlungsrahmen in der Primärprävention und in der betrieblichen Gesundheitsförderung erhalten. Unter Krankenkassen werden „nur" die gesetzlichen Krankenkassen verstanden. Die PDF-Version (korrigiert) des Leitfaden Prävention steht auf der Internetseite des Medizinischen Dienstes des Spitzenverbandes Bund der Krankenkassen e.V. unter folgendem Link zum Download bereit: http://www.mds-ev.de/media/pdf/Leitfaden_2008_150908.pdf.

▶ Berufsregeln und Schutz des Diätassistentenberufes

Der Beruf des Diätassistenten ist durch das Gesetz über den Beruf der Diätassistentin und des Diätassistenten vom 8. März 1994 geregelt und damit auch geschützt. Das Gesetz regelt auch die Ausbildung und Prüfung. Laut Ausbildungs- und Prüfungsverordnung für Diätassistentinnen und Diätassistenten (DiätAss-APrV) umfasst die dreijährige Ausbildung den theoretischen und praktischen Unterricht im Umfang von 3050 Stunden sowie die praktische Ausbildung von 1400 Stunden. Nach abgeschlossener und bestandener Prüfung darf die Berufsbezeichnung Diätassistent geführt werden. Die Berufsbezeichnung wird beim zuständigen Regierungspräsidenten (oder vergleichbarer Institution) beantragt, und dort wird die entsprechende Urkunde gebührenpflichtig ausgestellt und zugesandt. Im Gegensatz zur Bezeichnung Ernährungsberater ist die Berufsbezeichnung geschützt. Die Bezeichnung Ernährungsberater hingegen darf jeder führen. Weitere Informationen unter http://archiv.jura.uni-saarland.de/BGBl/TEIL1/1994/19940446.1.HTML und http://www.gesetze-im-internet.de/bundesrecht/di_tass-aprv/gesamt.pdf.

▶ Qualifizieren 60 Stunden Unterricht zum Ernährungsmediziner?

Mediziner können sich durch einen Weiterbildungskurs, der nach dem Curriculum Ernährungsmedizin der Bundesärztekammer ausgerichtet ist, zum Ernährungsmediziner ausbilden lassen. Die Richtlinien der Bundesärztekammer zu den Lehr- und Lerninhalten für die Fortbildungskurse zur Ernährungsmedizin sehen in der 2. Auflage aus dem Jahr 2007 folgendes vor: Das Curriculum Ernährungsmedizin sieht 80 Unterrichtsstunden à 45 Minuten mit Referenten sowie 20 Stunden Selbststudium oder Seminararbeit anhand von praktischen Fällen vor. Bei der Fortbildungsmaßnahme handelt es sich um eine qualitätsgesicherte, strukturierte Fortbildung von Ärzten im Bereich Ernährungsmedizin. Ob Ärzte durch eine solche Fortbildung, die „nur" 60 Zeitstunden „Unterricht" und 20 Zeitstunden „Selbststudium oder Seminararbeit" umfasst, in die Lage versetzt werden, ernährungstherapeutische Maßnahmen durchzuführen oder auch nur anzuordnen, ist zweifelhaft. 60 Zeitstunden können unproblematisch in einer Woche und das Selbststudium oder die Seminararbeit in 2 bis 3 Tagen absolviert werden. Daraus ergibt sich, dass innerhalb von zehn Tagen aus einem Arzt ein Ernährungsmediziner wird. Informationen zum Curriculum Ernährungsmedizin unter http://www.bundesaerztekammer.de/downloads/Curr_Ernaehrungsmedizin_2007_07_04.pdf.

▶ Berufsqualifizierende universitäre Fortbildung für Diätassistenten

Neben den klassischen Fort- und Weiterbildungen im Ernährungsbereich gibt es insbesondere noch Fort- und Weiterbildungen, die den Bereich der Diabetologie abdecken. Im universitären Bereich gibt es neben dem Grundstudium im Bereich der Ernährungswissenschaft in Deutschland praktisch keine Angebote. Insbesondere für Diätassistenten war bisher eine akademische Fort- oder Weiterbildung schwierig. An der Donau-Universität Krems wird seit 2007 der berufsbegleitende Universitätslehrgang „Klinische Ernährungsmedizin" angeboten, der mit dem international anerkannten universitären Grad Master of Science (MSc.) in Klinischer Ernährungsmedizin abschließt und eine weitere wissenschaftliche Karriere ermöglicht. Damit haben erstmalig auch Diätassistenten die Möglichkeit der spezifischen, wissenschaftlich universitären Weiterbildung. Zielgruppe des Universitätslehrganges sind aber auch Ärzte, Apotheker und Ernährungswissenschaftler (sowie andere nichtärztliche Heilberufe). Inzwischen wird an der Donau-Universität auch ein Lehrgang im Bereich Sporternährung durchgeführt, der mit dem Abschluss Master of Science (MSc.) endet.

▶ Die Weiterbildungs-Universität in Österreich: Donau-Universität Krems

Die Donau-Universität Krems ist der europaweit führende Anbieter von berufsbegleitenden Universitätslehrgängen. Spezialisiert auf universitäre Weiterbildung aktualisiert sie das Wissen von AkademikerInnen und Führungskräften und stellt sich der gesellschaftlichen Herausforderung des lebenslangen Lernens. Die Weiterbildungsuniversität bietet anwendungsorientierte Forschung und setzt auf starke Kooperationspartner aus der Wirtschaft und Wissenschaft sowie öffentlichen Einrichtungen im In- und Ausland. Das Studienangebot umfasst mehr als 150 Studiengänge aus den Bereichen Wirtschaft und Management, Kommunikation, IT und Medien, Medizin und Gesundheit, Recht, Verwaltung und Internationale Beziehungen, Kultur- und Bildungswissenschaften sowie Bauen und Umwelt. Aktuell studieren mehr als 4000 Studierende aus über 60 Ländern in Krems.

> **Donau-Universität Krems in Zahlen**
>
> Studierende Wintersemester 2007/08 insgesamt:
> 4.178 aus 69 Ländern
> 54 % im Bereich Medizin und Gesundheit
> (Universitätslehrgang MSc. APN)
> 14 % im Bereich Kommunikation, IT und Medien
> 11 % im Bereich Wirtschaft und Management
> Studienangebot insgesamt:
> 207 Universitätslehrgänge
> AbsolventInnen insgesamt: 7509

1994 gegründet ist die Donau-Universität Krems bis heute die einzige staatliche Universität in Europa, die sich auf universitäre Weiterbildung spezialisiert hat. Am 1. April 2004 trat das „Bundesgesetz über die Universität für Weiterbildung Krems" in Kraft, in dem die Strukturen der Donau-Universität Krems dem österreichischen Universitätsgesetz 2002 weitgehend angeglichen wurden. Die Donau-Universität Krems ist damit offiziell die 22. staatliche Universität Österreichs, spezialisiert auf postgraduale Weiterbildung. Daher gelten für die Donau-Universität Krems alle Regelungen des Universitätsgesetzes, die auf den besonderen Wirkungsbereich „Außerordentliche Studien" oder „Weiterbildungsstudien" Anwendung finden.

▶ Master of Science

Mit der Vergabe des akademischen Grades „Master of Science" (MSc.) wird ein international anerkannter Studienabschluss sichergestellt, der zudem für die wissenschaftlich ausgebildeten Absolventinnen und Absolventen die Möglichkeit bieten soll, ihre Profession auch im Bereich der Forschung weiterzuentwickeln. Der Masterabschluss für dieses wissenschaftliche Gebiet und Berufsfeld im deutschsprachigen Raum wird sich im Zuge des europäischen Einigungsprozesses durch die Einführung des Modells der Bachelor- und Masterabschlüsse etablieren. Das hier vorgelegte Studienprogramm orientiert sich strikt an den Vorgaben des Bologna-Prozesses: Der Schwerpunkt der universitären Lehre liegt auf Programmen, die mit einem Master-Grad abschließen. Master-Grade werden nach Abschluss von Universitätslehrgängen verliehen, die mit entsprechenden ausländischen Masterstudien vergleichbar sind. Für die Absolvierung des gesamten Lehrgangs in berufsbegleitender Form ist eine Studiendauer von 2 Jahren für 120 Credits vorgesehen. Das European Credit Transfer System (ECTS) soll sicherstellen, dass die Leistungen von Studenten an europäischen Hochschulen vergleichbar und bei einem Wechsel der Hochschule auch grenzüberschreitend anrechenbar sind. Dies wird ermöglicht durch die ECTS-Punkte (Credit Points) – Anrechnungseinheiten, die durch Leistungsnachweise erworben werden. Eingeführt wurde das ECTS im Rahmen des sog. Bologna-Prozesses zur Schaffung eines gemeinsamen europäischen Hochschulraums.

▶ Master of Science (MSc) in Klinischer Ernährungsmedizin

Der Universitätslehrgang findet im Department für Klinische Medizin und Biotechnologie statt (Departmentleiter Universitätsprofessor Dr. med. Dieter Falkenhagen, Internist/Nephrologe). Der Projektleiter ist der renommierte Ernährungsmediziner Univ.-Doz. Dipl.-HTL-Ing. Dr. Hans Schön, M.Sc. und die Fachwissenschaftliche Leitung obliegt dem Departmentleiter Universitätsprofessor Dr. med. Dieter Falkenhagen (Internist/Nephrologe). Zu den Referenten gehören renommierte Ernährungsmediziner – darunter Universitätsprofessor Dr. med. Kurt Widhalm. Pädiater an der der Universitätsklinik Wien (Allgemeines Krankenhaus AKH) Universitätsprofessor Dr. med. Kurt Widhalm. Professor Widhalm ist Leiter der AKH Ambulanz für Adipositas, Fettstoffwechsel und Ernährungsmedizin der Universitätsklinik für Kinder- und Jugendheilkunde. Die „Klinische Ernährungsmedizin" be-

Akademische Weiterbildungsoptionen/Gesundheitspädagogik

- ▶ Bachelor-Studiengang Präventions-, Therapie- und Rehabilitationsmanagement, Dresden
- ▶ Bachelor-Studiengang Gesundheitsmanagement, Fulda
- ▶ Bachelor-Studiengang Gesundheits- und Pflegewissenschaft, Halle-Wittenberg

Akademische Weiterbildungsoptionen/Diätetik

- ▶ Bachleor-Studiengang Clinical Nutrition/Ernährungsmanagement,B.Sc., Rheine
- ▶ Lehrgang Klinische Diaetologie, Innsbruck, Österreich
- ▶ Lehrgang Klinische Diätetik und ernährungstherapeutisches Management, St. Pölten, Österreich
- ▶ Master-Studium „Angewandte Ernährungsmedizin", Graz und Bad Gleichenberg, Österreich und Deutschland

schäftigt sich mit der praktischen Umsetzung aller ernährungsrelevanten Fachfragen. Die Ernährungsweise stellt eine wichtige Säule zur Prävention und Therapie chronischer Krankheiten dar. AbsolventInnen dieses Universitätslehrgangs vermitteln ihre Kenntnisse betroffenen Personengruppen und begleiten KlientInnen bei der Realisierung ihrer Gesundheitsziele.

Die Kosten für den Universitätslehrgang MSc. liegen bei insgesamt 13.000 €. Der Studiengang kann gefördert werden. An der Donau-Universität Krems besteht ein Stipendienmodell. Selbstverständlich können auch anderweitig Förderungsanträge gestellt werden. Unter bestimmten Voraussetzungen ist es auch möglich, ohne Abitur an der Donau-Universität Krems zu studieren. In jedem Falle sind mindestens eine spezifische Berufsausbildung, mindestens 2-jährige Berufsausbildung und Berufserfahrung sowie weitere Leistungen (Prüfungen, Publikationen ...) notwendig. Der Universitätslehrgang umfasst 750 Unterrichtseinheiten in neun Modulen, die jeweils an acht aufeinanderfolgenden Tagen an der Donau-Universität Krems stattfinden. Daneben sind Hausaufgaben, eine Projektarbeit (betreut, 20 bis 40 Seiten) und die Masterthesis anzufertigen. Als Leistungsnachweis sind Prüfungen abzulegen. Diese hat einen Umfang von 9 Teilprüfungen á mindestens zwei Stunden sowie eine praktische Prüfung. Die Masterarbeit muss im Rahmen der Defensio vorgestellt und verteidigt werden. Weitere Informationen unter http://www.donau-uni.ac.at/imperia/md/content/department/ kmbt/gesundheitsfoerderung/ern_hrungsmedizin/100720_information_ern__hrungsmedizin.pdf.

Der Verband der Diätassistenten (VDD) gibt auf seiner Homepage weitere akademische Weiterbildungsoptionen bekannt. Scheinbar gibt es insbesondere in den Bereichen Diätetik und Ernährungsmedizin praktisch nur Angebote in Österreich. Seit 2014 gibt es zwei Diätetik-Studiengänge, die sich an Diätassistenten richten.

▶ Anerkennung des Master-Abschlusses und Möglichkeiten der Promotion

Die Donau-Universität ist eine Universität für Weiterbildung und bietet momentan keine Grundstudien an. Die Donau-Universität Krems bietet Studien an, die AbsolventInnen eines Grundstudiums oder Personen mit gleichzuhaltender Berufserfahrung zur Spezialisierung, Vertiefung und Aktualisierung ihrer Kenntnisse dienen. Ein Master-Abschluss allein berechtigt nicht automatisch zur Zulassung zu einem Doktoratsstudium. Gemäß Universitätsgesetz 2002 § 64, Abs. 2, Ziffer 4 ist die Zulassung zum Doktoratsstudium möglich, wenn die betreffende Universität den Lehrgang als gleichwertig einstuft. Doktoratsstudien sind an den Partneruniversitäten der Donau-Universität Krems (z. B. an der Universität Flensburg oder der Leeds Metropolitan University) möglich. Absolventen des Universitätslehrganges MSc. in Klinischer Ernährungsmedizin können beispielsweise an der Universität Flensburg ein Doktoratsstudium anschließen und dort promovieren. Die in Österreich erworbenen Mastergrade sind wie folgt zu bewerten: Mastergrade (Master of ..., Master in ...) werden nach Abschluss von Universitätslehrgängen (§ 58 des österreichischen Universitätsgesetzes 2002, BGBl. I Nr. 120/2002, in der geltenden Fassung), Lehrgängen universitären Charakters (§ 28 des Universitäts-Studiengesetzes - UniStG, BGBl.I Nr. 48/1997, in der zuletzt geltenden Fassung) oder Lehrgängen zur Weiterbildung (§ 14a Abs. 2 des Fachhochschul-Studiengesetzes - FHStG, BGBl. Nr. 340/1993, in der geltenden Fassung) verliehen, deren Zugangsbedingungen, Umfang und Anforderungen mit Zugangsbedingungen, Umfang und Anforderungen entsprechender ausländischer Masterstudien vergleichbar sind. Gemäß § 88 des Universitätsgesetzes 2002 sind Inhaber eines Mastergrades berechtigt, diesen in vollem Wortlaut oder abgekürzt (beispielsweise „MA", „MSc") ihrem Namen nachzustellen.

▶ Mehr Ernährungsintervention bedeutet mehr Gesundheit

Vor dem Hintergrund der weltweiten Adipositas-Epidemie und der Zunahme ernährungs(mit)bedingter Erkrankungen ist es dringend erforderlich, die Kräfte (Personen, Institutionen und Organisationen), die im Gesundheitssystem im Rahmen von Heilberufen und nichtärztlichen Heilberufen sowie verwandten Berufen arbeiten, in einem interdisziplinären Netzwerk zu verbinden. Es ist notwendig, die verschiedenen Berufsgruppen, die in diesem Bereich tätig sind, auch universitär weiterzubilden. Der Universitätslehrgang „Klinische Ernährungsmedizin" bietet eine hervorragende Möglichkeit, dem zu entsprechen. Er bietet Diätassistenten, Ernährungswissenschaftlern, Ärzten und Apothekern sowie den Angehörigen anderer nichtärztlicher Heilberufe die Möglichkeit, auf universitärem Niveau weitergebildet zu werden und sogar eine wissenschaftliche Karriere zu starten oder fortzusetzen.

▶ Anforderungen an die ganzheitliche Gesundheitsförderung

Neben der Ernährungsberatung und -therapie ist es aber auch wichtig, die Bewegungs- und Verhaltenstherapie einer ganzheitlich orientierten Gesundheitsförderung und Diätetik im Sinne der Lehre einer gesunden Lebensführung zuzufügen. Der Universitätslehrgang an der Donau-Universität Krems ist ganzheitlich orientiert und bietet Theorie und Praxis in ausgewogenem Maße. Es ist wenig zielführend, immer nur einen der drei wichtigen Bausteine der Erfolg versprechenden Gesundheitsförderung zu beleuchten. Die Interessen der ganzheitlichen - wissenschaftlich fundierten - Gesundheitsförderung und Diätetik im Sinne der Lehre einer gesunden Lebensführung werden im deutschsprachigen Raum vom Deutschen Kompetenzzentrum Gesundheitsförderung und Diätetik e.V. vorangetrieben. Im DKGD (siehe Kapitel I1) haben sich alle Berufsgruppen, die in der Gesundheitsförderung und Diätetik tätig sind, zusammengeschlossen. Insbesondere die Interdisziplinarität gewährleistet eine effektive Gesundheitsförderung.

A11 Zeugnisse und Arbeitsbescheinigungen

Es ist verboten, jemandem in einem Zeugnis als „Versager" oder „Faulpelz" zu bezeichnen. Deshalb entstanden Formulierungen, die zwar freundlich klingen, aber etwas ganz anders bedeuten. Der „Zeugniscode" ist jedoch keine Festlegung von verklausulierten Noten, sondern vielmehr ein Werkzeug von Arbeitgebern, um schlechte Noten „hübsch zu verpacken". Klärende Gespräche und ehrliche Einschätzungen werden so verhindert. Eine Diätassistentin/ Ernährungswissenschaftlerin weiß eventuell gar nicht, warum sie mit diesem „eigentlich doch ganz guten" Zeugnis keine Anstellung findet. Das schafft natürlich Raum für zahllose Missverständnisse, denn es gibt keine wirklich offizielle Sprachregelung. Und manch ein Chef weiß nicht, was seine vielleicht wohlgemeinte Formulierung für einen Schaden anrichten kann. Wer vermutet schon, dass sich hinter der Formulierung „konnte unseren Erwartungen entsprechen" eigentlich ein „ungenügend" verbirgt!?
Es gibt inzwischen Arbeitgeber, die auf dem Zeugnis vermerken, dass sie nicht codiert bewerten. Wenn Sie ganz sicher gehen wollen, lassen Sie ihr Zeugnis vom Personalrat, von der Gewerkschaft, dem Betriebsrat oder von einem Fachanwalt für Arbeitsrecht prüfen. Wenn Ihnen Ihr Zeugnis dann als schädigend erscheint, sollten Sie sich um eine Korrektur bemühen. Schließlich wird es stets Ihr Zeugnis für einen bestimmten beruflichen Lebensabschnitt bleiben. Für jede Tätigkeit und jedes Praktikum sollten Sie um ein Zeugnis (oder eine Bescheinigung) bitten. Über die Verwendung entscheiden Sie selbst. Nicht in jedem Falle ist die Verwendung von allen Bescheinigungen notwendig oder sinnvoll. Tragisch ist es jedoch, wenn Sie ein Praktikum absolviert oder eine Tätigkeit innegehabt haben, ohne dies durch eine Bescheinigung oder ein Zeugnis belegen zu können.

▶ Das Arbeitszeugnis

Angaben, die in jedes Zeugnis gehören:
▷ die vollständigen Personalien einschließlich Geburtsdatum
▷ Dauer und Bezeichnung der Tätigkeit
▷ den Inhalt Ihrer Aufgaben und Ausbildungen
▷ Bewertung Ihrer Leistungen
▷ Bewertung Ihres Verhaltens
▷ den Grund für die Beendigung des Arbeitsverhältnisses
▷ ein freundlicher Schlusssatz.

Die Zeugniscodes folgen gemeinhin einigen Grundregeln. So wird gerne mit **Auslassungen** gearbeitet [Tab. 8]: Was nicht im Zeugnis steht, war nicht vorhanden. Wenn Sie also einen wesentlichen Punkt Ihrer Tätigkeit bzw. Ihres Verhaltens in der Beurteilung vermissen, sollten Sie einmal nachfragen, ob dieser vielleicht vergessen worden ist. Auch sollte das Zeugnis möglichst ausführlich und detailliert sein. Reine Arbeitsbestätigungen oder Ein-Absatz-Zeugnisse sind abzulehnen, wenn Sie ein längeres Arbeitsverhältnis eingegangen sind. Die Arbeitsbescheinigung bestätigt lediglich die Art und Dauer der Beschäftigung in der Praxis. Sie wird ausgestellt, wenn bei Ihnen eine differenzierte Leistungsbeurteilung nicht möglich war, weil Sie nur für kurze Zeit dort tätig waren (z. B. Ausscheiden während der Probezeit) oder weil Sie in Ihrem Leistungsverhalten so krasse Mängel aufgewiesen haben, dass es letztlich auch für Sie besser ist, auf ein umfassendes Zeugnis (Qualifiziertes Arbeitszeugnis) zu verzichten.

8 Kodierte Leistungsbeurteilung.

Hervorragende Leistung

- … die Leistungen haben in jeder Hinsicht unsere vollste Anerkennung gefunden
- … mit den Leistungen waren wir in jeder Hinsicht außerordentlich zufrieden
- … hat die Aufgaben stets zu unserer vollsten Zufriedenheit erfüllt
- … mit ihren Leistungen waren wir stets sehr zufrieden
- … ihre Leistungen haben unsere vollste Anerkennung gefunden
- … ihre Leistungen waren sehr gut, hervorragend …
- … hat die ihr übertragenen Arbeiten ständig zu unserer vollsten Zufriedenheit erledigt.

Gute Leistung

- … hat die Aufgaben stets zu unserer vollen Zufriedenheit erledigt
- … ihre Leistungen waren überdurchschnittlich
- … ihre Leistungen haben stets unsere volle Anerkennung gefunden
- … hat die ihr übertragenen Arbeiten stets zu unserer vollen Zufriedenheit erledigt.

Befriedigende, eher unterdurchschnittliche Leistung

- … hat die Aufgaben zu unserer Zufriedenheit erledigt
- … wir waren mit ihren Leistungen stets zufrieden
- … hat stets zu unserer Zufriedenheit gearbeitet
- … hat die ihr übertragenen Arbeiten zu unserer vollen Zufriedenheit erledigt.

Ausreichende Leistung

- … hat die ihr übertragenden Arbeiten im Großen und Ganzen zu unserer Zufriedenheit erledigt.
  Diese Formulierung berücksichtigt die Rechtslage, wonach ein Zeugnis nicht so formuliert werden darf, dass es dem Arbeitnehmer beim Fortkommen hinderlich ist.

Mangelhafte Leistung

- … hat die Aufgaben im Großen und Ganzen zu unserer Zufriedenheit erledigt
- … ihre Leistungen entsprachen weitgehend den Erwartungen
- … war immer mit Interesse bei der Sache.

▤ **8** Kodierte Leistungsbeurteilung.

Ungenügende Leistung

- ... hat sich bemüht, die Arbeiten zu unserer Zufriedenheit zu erledigen
- ... hat stets versucht, uns zufriedenzustellen
- ... konnte unseren Erwartungen entsprechen
- ... hatte Gelegenheit, ... zu tun, ... kennenzulernen
- ... hat alle seine Fähigkeiten eingesetzt
- ... zeigte für seine Arbeit Verständnis
- ... hat sich bemüht
- ... hat versucht
- ... hatte Gelegenheit, dies oder das zu tun oder kennen zulernen.

▶ ## Verhaltensbeurteilung in Arbeitszeugnissen

Berufstypische Eigenschaften sollten im Zeugnis erwähnt sein. Wenn das Verhalten nicht erwähnt wird, können Sie davon ausgehen, dass es nicht den Erwartungen entsprach (Auslassung) [Tab. 9] [Tab. 10]. Wichtige Punkte zur Beurteilung des Verhaltens sind etwa:

▷ Fleiß
▷ Ordnungssinn
▷ Umgänglichkeit
▷ das Verhalten gegenüber Vorgesetzten und Mitarbeitern.

▤ **9** Übliche Formulierungen zur Beschreibung des Verhaltens.

angenehme Mitarbeiter	... war stets freundlich und aufmerksam
zuverlässiger, selbstständiger Mitarbeiter	... war an selbstständiges Arbeiten gewöhnt und genoss unser volles Vertrauen
Arbeitseinsatz	... wahrte die Interessen der Abteilung
Initiativlos	... hat alle Arbeiten ordnungsgemäß erledigt
Duckmäusertum	... mit seinen Vorgesetzten ist sie gut zurecht gekommen ... bemühte sich stets um ein gutes Verhältnis zu seinen Vorgesetzten
unangenehme Mitarbeiterin	... war sehr tüchtig und konnte sich gut verkaufen
clownhaftes Verhalten	... trug zur Verbesserung des Arbeitsklimas bei
Rechthaberei	... hat sich stets um gute Vorschläge bemüht
Strebertum	... wir schätzten ihren großen Eifer
In fast jeder Hinsicht eine ziemliche Niete	... wegen ihrer Pünktlichkeit/ihres Verhaltens war sie stets ein gutes Vorbild
Schwierige Mitarbeiterin	... galt im Kollegenkreis als tolerante Mitarbeiterin

▤ **10** Formulierungen zum Austrittsgrund.

Der Arbeitgeber verliert Sie ungern	• ... verlässt uns auf eigenen Wunsch. • Wir bedauern ihr Ausscheiden außerordentlich. • Wir verlieren eine wertvolle Mitarbeiterin. • Wir wünschen ihr für die Zukunft alles Gute.
Der Arbeitgeber hat gekündigt	• ... verlässt uns in gegenseitigem Einvernehmen (keine Bemerkungen zum Austrittsgrund)

▶ Was man gegen ein ungünstiges Zeugnis tun kann

Es ist kein Weltuntergang, wenn Sie mal ein schlechtes Zeugnis bekommen. Schließlich geht es im Leben nicht immer nur aufwärts. Wenn Sie jedoch mehrere dieser Art haben, kann es sich auf Ihre berufliche Laufbahn recht negativ auswirken. Verlangen Sie in diesem Fall freundlich, aber bestimmt eine Korrektur. Dazu ist es hilfreich, wenn Sie bereits ein vorformuliertes Zeugnis vorlegen können, das nur noch unterschrieben werden muss.

Nennen Sie ohne Scheu auch den Grund, also die wahre oder auch nur mögliche negative Bedeutung einer Formulierung. Vielleicht ist sich Ihr Arbeitgeber gar nicht der Tatsache bewusst, dass er Ihnen mit einer solchen Formulierung schadet. Denken Sie daran, dass Sie mit diesem Zeugnis das ganze Berufsleben lang herumlaufen müssen.

Wenn dies nicht zum Erfolg führt, gibt es nur noch den Gang zum Arbeitsgericht. Lassen Sie sich zuvor genau von einem Rechtsanwalt (Fachanwalt für Arbeitsrecht) beraten. Die erste Beratung ist in der Regel nicht teuer. Da müssen Sie sich keine Gedanken machen. Vielleicht sollten Sie sich auch den Abschluss einer Rechtsschutzversicherung überlegen. Das ist nicht nur für den Arbeitsbereich sinnvoll. Vor Gericht laufen Sie Gefahr, dass Sie eine reine Arbeitsbestätigung erhalten, was mindestens genauso schlecht aussieht wie ein schlechtes Zeugnis. Zusätzlich müssen Sie die Belastung und den Ärger den ein Prozess mit sich bringt, aushalten.

B   Das Umfeld der Arbeit

B1   Dokumentation

Ohne eine gute Dokumentation kann eine Diät- und Ernährungsberatung niemals gut verlaufen. Auch ist der Verlauf dann kaum oder sogar überhaupt nicht nachvollziehbar. Das kann zum Problem werden – insbesondere in kritischen Fällen. Die Dokumentation in der Ernährungs- und Diätberatung bedeutet die Sammlung und Ordnung der Informationen, die Sie von dem Patienten während des Gespräches erhalten und die Sie an ihn weitergeben. Sie ist die Grundlage einer jeden Diät- und Ernährungsberatung, denn bei mehreren Beratungsterminen ist somit jederzeit nachvollziehbar, was bisher besprochen wurde.

Je genauer also die Dokumentation, desto besser ist im weiteren Verlauf der Therapie der Zugriff auf frühere Angaben des Patienten und auch auf Vereinbarungen zwischen Ihnen und dem Patienten.

Auch die Qualitätskontrolle wird nur durch eine Dokumentation ermöglicht, sowie die Umstellung der Beratungsinhalte bzw. der Beratungstechnik, falls keine Verbesserung erreicht werden konnte. Das gleiche gilt für eine wissenschaftliche Auswertung, die nur bei sorgfältiger Dokumentation möglich ist.

In Anbetracht der aktuellen Lage im Gesundheitswesen spielt die Bewertung der Effektivität von Ernährungs- und Diätberatungen eine immer größere Rolle, da sonst eine Abrechnung und Einbeziehung der Diätberatung in die DRGs (Diagnose-related-Groups) kaum möglich ist.

Auch beim Thema Fallpauschalen spielt die Dokumentation eine wichtige Rolle. Die richtige und genaue Dokumentation ermöglicht es, die Qualität von Ernährungsberatungsangeboten und die Professionalität der Ernährungsberater zu beurteilen, zu sichern und zu verbessern, was letztlich der Entwicklung und Anerkennung des Berufsstandes förderlich ist.

▶ Vorbereitung

Keine Beratung sollte ohne Vorbereitung stattfinden. Diese Zeit müssen Sie sich nehmen – sie muss Ihnen gewährt werden. Es ist nicht problematisch, wenn ein Klient einige Minuten warten muss – aber es ist ein Problem, wenn Sie ihn unvorbereitet beraten. Vor Beginn einer Beratung sollten Sie sich überlegen, welche Methode Sie zur Mitschrift verwenden möchten. Günstig ist es für Sie, wenn Sie die verschiedenen Methoden kennen und somit miteinander vergleichen können. Dadurch erkennen Sie die für Sie geeignetste Methode. Sie sollten jedoch eine einheitliche und für jeden nachvollziehbare Methode wählen. Wenn Sie im Team arbeiten, muss jedes Temamitglied ihre Dokumentation verstehen und weiterführen können. Sorgen Sie also immer für eine übersichtliche und klar gegliederte Form [Tab. 11].

▤ **11** Dokumentationsmethoden.

handschriftlich (Langschrift/ Schnellschrift)	• volle Aufmerksamkeit gilt dem Patienten	• Schrift evtl. unleserlich • Reinschrift nötig
maschinell (Laptop, PC, Tablet und Co.)	• keine Reinschrift nötig • Versendung der Daten per E-Mail	• Patient fühlt sich evtl. nebensächlich • Beherrschung des Zehnfingersystems hilfreich

▤ 11 Dokumentationsmethoden.

Aufnahme mit Diktiergerät oder Kassettenrekorder	• Mitgabe der Kassette für den Patienten • keinerlei Verluste	• Einverständnis des Patienten/Klienten nötig • Ausrüstung nötig • Nacharbeit nötig

▷ Erfragen Sie vor der Beratung, die für Sie wichtigen Daten des Patienten:
  ▶ Name des Patienten
  ▶ Erkrankung des Patienten
  ▶ Thema der Beratung
  ▶ persönliche Daten sowie Körpergröße und -gewicht
  ▶ medizinische Daten (Blutwerte, Blutdruck, Untersuchungsergebnisse wie BiA-Messung usw.)
  ▶ Ziele der Therapie
  ▶ Zuweiser/Arzt.

▶ Durchführung

Die Durchführung hängt zum Teil von der Dokumentationsmethode ab.
▷ Gliedern Sie die Beratung durch Überschriften (z. B. Situationsanalyse, Ziele des Patienten, Grob- und Teilziele, Lösungsweg, Handlungsplan) damit Sie nach dem Beratungsgespräch die Angaben des Patienten richtig zuordnen können.
▷ Zu Beginn der Beratung klären Sie mit dem Patienten, welche Ziele er verfolgt und notieren Sie sich diese.
▷ Während der Besprechung der Ist-Analyse notieren Sie sich stichpunktartig die Probleme des Patienten, die er Ihnen schildert.
▷ Zur Ernährungsanamnese empfiehlt es sich vorgefertigte Bögen (z. B. aid-Verbraucherservice) zu verwenden, dies erleichtert Ihnen die spätere Nachbearbeitung der Daten.

Im Downloadbereich (www.dkgd.de) finden Sie einen Anamnesebogen zum Herunterladen.

▷ Bei der Besprechung des Ist-Soll-Vergleiches halten Sie ebenfalls kurz die Situation schriftlich fest. Möglicherweise erstellen Sie bis zum nächsten Termin ein kurzes Infoblatt über den Ist-Soll-Vergleich zur Mitgabe für den Patienten.
▷ Bei der Erarbeitung von Grob- bzw. Teilzielen, notieren Sie sich zuerst die Vorschläge des Patienten und ergänzen Sie eigene. Halten Sie fest, welche Ziele der Patient zuerst durchführen möchte. Erstellen Sie gemeinsam mit Ihm einen konkreten Lösungs- und Handlungsplan.
▷ Notieren Sie, welche Informationsmaterialien Sie dem Patienten mitgegeben haben und welche Aufgaben Sie ihm bis zum nächsten Treffen gestellt haben.
▷ Schließen Sie Ihre Dokumentation mit Unterschrift und Datum ab.

Tipps und Tricks

▷ Als günstig hat es sich erwiesen, wenn Sie sich ein speziell auf Sie und Ihre Schwerpunkte abgestimmtes Formblatt erstellen.

Ein Beispiel für ein auf individuelle Arbeitsschwerpunkte abgestimmtes Formblatt können Sie im Downloadbereich (www.dkgd.de) herunterladen.

▷ Besprechen Sie im Krankenhaus (usw.) mit dem Oberarzt und der Stationsleitung die Dokumentation in der Patientenakte. Schlagen Sie vor, die Dokumentation mit Ihrem eigens dafür erstellten Formblatt vorzunehmen, dabei ergibt sich für die Pflegekräfte keine zusätzliche Schreibarbeit. Weiterhin ist es jederzeit möglich nachzuvollziehen, was in Ihrer Beratung mit dem Patienten erarbeitet wurde.

▷ Die Dokumentationsunterlagen gehören jedoch nicht nur in die Patientenakte, sondern auch in Ihre Akten.

Gerade freiberuflich tätige Diätassistenten und Ernährungswissenschaftler müssen dokumentieren. Das ist auch aus rechtlichen Gründen sehr wichtig. Genau wie in der Klinik müssen diese Dokumentationen dauerhaft aufbewahrt werden.

B2 Umgang mit Kurven

Die Dokumentation in Pflegeeinrichtungen erfordert von allen dort beschäftigten Personen einen immer größeren Arbeitsaufwand im Arbeitsalltag. Die Diätassistenz oder der Ernährungswissenschaftler übernimmt zunehmend beratende Aufgaben direkt am Patienten, die dann, nicht nur aus juristischer Sicht, ihren Niederschlag im Dokumentationssystem – den so genannten „Kurven" - finden müssen.

Zum Zwecke der Qualitätssicherung und der Kostenkontrolle ist der Nachweis erbrachter Tätigkeiten wichtig. Dabei spielt es keine Rolle, ob Sie die Dokumentation in einem Krankenhaus, einem Altenheim, in Ihrer Praxis, im Diabetesschulungszentrum oder einer anderen Einrichtung des Gesundheitswesens vornehmen.

Aufbau eines Dokumentationssystems

Die Dokumentationssysteme der unterschiedlichen Einrichtungen sind in der Regel nach einem vergleichbaren Schema aufgebaut, wobei häufig zwischen den Bögen der operativen und der konservativen Fachrichtungen unterschieden werden muss. Die Systeme setzen sich meist aus den in [Tab. 12] aufgeführten Komponenten zusammen:

▤ **12** Blätter des Dokumentationssystems.

Formular	Erfasste Daten	Nutzer
Anamnesebogen oder Stammblatt	Stammdaten des Patienten, wie z. B. Name, Vorname, Geburtsdatum, Wohnort, Grad der Behinderung, soziale Kontakte, Allergien, Medikationen u.a	Ärzte, Pflegekräfte, Diätassistenten, Ernährungswissenschaftler, Krankengymnasten u. a.
Durchführungsnachweise	Nachweise aller am Patienten durchgeführten Tätigkeiten mit Angabe der Uhrzeit und des jeweiligen Handzeichens	Pflegekräfte, Diätassistenten, Ernährungswissenschaftler, Krankengymnasten u. a.
Bilanzbogen	Flüssigkeitshaushalt und/oder Angaben zur Ernährung	Ärzte, Pflegekräfte, Diätassistenten/Ernährungswissenschaftler
Pflegebericht	ausführlichere Dokumentation zu den einzelnen Patienten; hier ist der richtige Platz für Ihre Bemerkungen	Ärzte, Pflegekräfte, Diätassistenten, Ernährungswissenschaftler, Krankengymnasten u. a.

▶ Durchführung

Beim Umgang mit Dokumentationssystemen sind einige Grundregeln zu beachten:

▷ Verwenden Sie einen **dokumentenechten Stift** wie Kugelschreiber oder Filzstift (keinen Bleistift oder Füllfederhalter, deren Schrift man wieder entfernen kann).

▷ Wenn Sie **Eintragungen entfernen** müssen, machen Sie dies durch einen Querstrich deutlich, benutzen Sie keine Korrekturroller oder Korrekturflüssigkeiten wie z. B. Tipp-Ex.

▷ Achten Sie darauf, dass nur die Person etwas in die Kurve einträgt, die die Durchführung am Patienten vorgenommen hat.

▷ Beachten Sie, dass Ihr **Namenskürzel** in der Handzeichenliste der jeweiligen Abteilung eingetragen wird (diese Handzeichenkarte muss, wie die Patientenakte auch, 30 Jahre aufbewahrt werden).

▷ Machen Sie Eintragungen fortlaufend, vermeiden Sie Leerzeilen.

▷ Jede Form der Eintragung, ob Tätigkeiten, Vorfälle, Anordnungen oder Besonderheiten, erfolgt möglichst unmittelbar im Anschluss an die Durchführung.

▷ Beim ersten Kontakt mit der Dokumentation eines Patienten achten Sie zuerst auf die so genannte **Pflegeanamnese** (häufig auch Pflegestammblatt genannt). Hier wird von den Pflegekräften der Station im Rahmen der Informationssammlung zu den einzelnen Patienten alles für Sie Wissenswerte aufgeführt. In dieser Anamnese finden Sie z. B. Informationen über das soziale Umfeld des Patienten und seine Essgewohnheiten. Sollten sie hier noch keine Einträge vorfinden, ist Ihnen sicherlich niemand böse, wenn Sie Ihre Erkenntnisse zu denen der anderen Berufsgruppen beisteuern und diese in die passenden Rubriken eintragen.

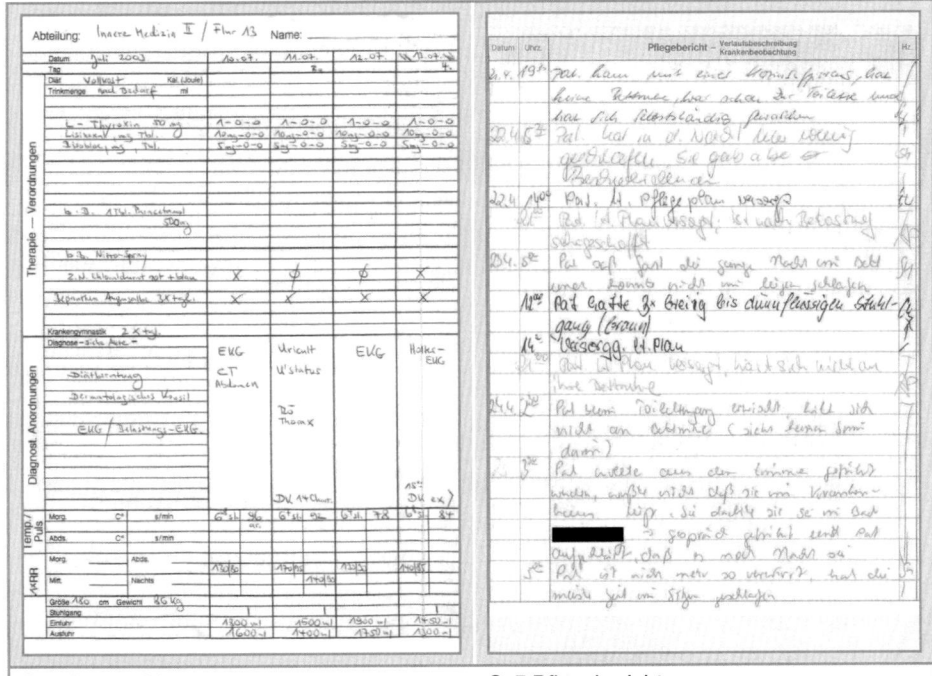

⊙ **4** Stammblatt

⊙ **5** Pflegebericht -
Versuchen Sie, lesbar zu schreiben.

Tipps und Tricks

▷ Bei der Kurvenführung sind verschiedene Formulierungen oder Einträge zu vermeiden:

  ▶ Wertungen, wenig aussagekräftige Begriffe oder Zeichen, da hierdurch eine Nachvoll- ziehbarkeit Ihrer Eintragungen gefährdet sein könnte. Eine unzulässige Wertung wäre beispielsweise der Satz: „Der Patient ist zu dumm, um meine Erklärungen zu begreifen".

  ▶ Abkürzungen, wie „ok", „i.O.", „o.B.", da diese Kürzel ebenfalls nicht zwingend zum Verständnis der Eintragungen beitragen. Gehen Sie hier vielmehr dazu über, einen Zustand den sie als „ok" bezeichnen würden, mit kurzen präzisen Bemerkungen zu umschreiben.

  ▶ nicht relevante Einträge, wie z. B. eine ausführliche Beschreibung des Krankheitsbildes des Patienten mit allen möglichen Angaben zu Laborparametern und Röntgenbefunden, wenn der wirkliche Grund für die vorliegende Essstörung die fehlende Zahnprothese ist. Konzentrieren Sie sich immer auf das Wesentlich in Ihren Eintragungen.

▷ Versuchen Sie die Beobachtungen bei Ihrem Patienten nach der in [Tab. 13] geschilderten Formel zusammenzufassen.

13 5-W-Regel der Dokumentation in der Kurve.

Was?	Was sagt der Patient Ihnen z. B. über seine Vorlieben bei der Nahrungsaufnahme (Essenszeiten, Leibgerichte, Abneigungen, Unverträglichkeiten)?
Wie?	Wie sind diese Wünsche unter den gegebenen Umständen zu realisieren (Einfluss der Nahrungsaufnahme auf das Krankheitsbild, Nüchtern bleiben vor/nach Operationen)?
Wann?	Wann kann dem Wunsch zum ersten Mal Rechnung getragen werden (Einteilung der Speisepläne in Tages- oder Wochenpläne)?
Warum?	Warum kann dem Wunsch z. B. nicht entsprochen werden (denken sie hier daran zu dokumentieren, dass sie dem Betroffenen die Gründe erläutert haben)?
Wie geht es weiter?	Geben Sie ihrem Gesprächspartner einen nachvollziehbaren Zeitplan an die Hand, der dann natürlich auch eingehalten werden sollte!

▷ Besondere Probleme mit dem Patienten werden ebenfalls kurz vermerkt (z. B. Patient konnte aufgrund seiner Erkrankung nicht zuhören, privater Kummer, der dem Pflegeper- sonal nicht mitgeteilt worden ist, Patient aus unerfindlichen Gründen unkooperativ oder gar feindselig/aggressiv).

▷ Zu beschreibende Probleme sollten nach Möglichkeit etwa durch „aufgrund", „infolge" oder „->" miteinander verknüpft werden, z. B.: „Aufgrund des Schlaganfalles kommt es zu einer Immobilität, die die selbstständige Zubereitung der Nahrung deutlich erschwert oder bisweilen auch unmöglich macht."

▷ Wichtig bei allen Dokumentationen sind

  ▶ Lesbarkeit

  ▶ Sachlichkeit

  ▶ wertfreie Formulierung

  ▶ Dokumentationsechtheit.

Probleme und Sonderfälle

▷ **Mangelhafte Funktion der Kurve:** Probleme in der Kurvenführung ergeben sich häufig aus der sehr unterschiedlichen Konsequenz, mit der Eintragungen vorgenommen werden. Hierfür ist eine Standardisierung der Einträge hilfreich, da damit sowohl die "Romanschreiber" gebremst, als auch die „Schreibfaulen" animiert werden. Versuchen Sie also, sich an die Vorgaben und das übliche Vorgehen auf der Station bei der Dokumentation anzupassen.

▷ **EDV-Dokumentation:** Heute ist die EDV das beherrschende Dokumentationsmedium (siehe auch Kapitel B8, PC und Internet in der Ernährungsberatung). In vielen Einrichtungen sind EDV und PC üblich. Hierdurch können in sehr komprimierter Form größere Datenmengen zu jedem Patienten erfasst und allen anderen Berufsgruppen zur Verfügung gestellt werden. Die eigene Informationssammlung zum Patienten wird ebenso verstärkt und kann beispielsweise bei der Bearbeitung eines Konsils sehr hilfreich sein. Bei der PC-gestützten Dokumentation ist es wichtig, dass Sie ein klares Ablagesystem haben. Anhand des gespeicherten Dokumentennamens müssen Sie sofort alles erkennen können. Sie können schließlich nicht stundenlang nach einem Dokument suchen.

B3   Umgang mit Kollegen

Als Diätassistentin oder Ernährungswissenschaftlerin kommen Sie mit den unterschiedlichsten Berufen in Kontakt. In vielen kleinen Krankenhäusern, Altenheimen oder bei der Krankenkasse sind Sie die einzige Ihrer Art. Und viele freiberufliche Diätassistenten und Ernährungswissenschaftler in freier Praxis können sich – insbesondere in der Startphase – keine Angestellten leisten. Allein in der Praxis kann auch zum Nachteil werden. Der Austausch mit Kollegen fehlt. Sie sind eine „Exotin", die die anderen oft nicht richtig verstehen. Daher ist es um so wichtiger, dass Sie im Umgang mit den Kollegen keine Fehler machen, die Ihnen das Leben bei der Arbeit unnötig erschweren. Nur wenn Sie gerne Arbeiten, arbeiten Sie auch gut.

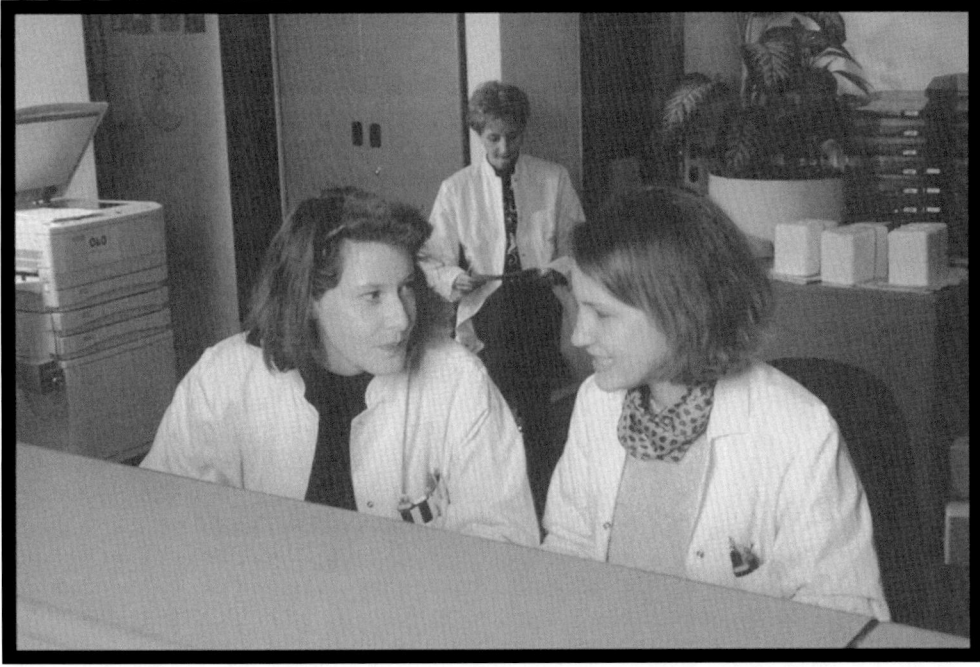

⊙ **6** Tuscheln Sie nicht über andere Kolleginnen – Das vergiftet das Arbeitsklima.

Hinweise zum Umgang mit Kollegen

▷ Bleiben Sie in Gesprächen mit den Kollegen immer sachlich. Sympathie und Antipathie stehen auch im Umgang mit Kollegen im Raum. Versuchen Sie auf jeden Fall nur die Sache zu betrachten, um die es geht, völlig unabhängig von der Person, die dafür verantwortlich gemacht wird. Wenn Sie den Fehler machen und die „sympathischen" Kollegen vorziehen, gibt es im Team oder in der Abteilung garantiert schlechte Stimmung.

▷ Nehmen Sie die Kollegen ernst. Hören Sie Ihnen zu. Wenn ein Kollege Ihnen etwas mitteilt, versuchen Sie zu verstehen, was er Ihnen mitteilen möchte. Manchmal wird nur „versteckt" mitgeteilt, um was es wirklich geht. Nur wenn Sie sich die Mühe machen und zuhören und auch einmal nachfragen, verstehen Sie die Kollegen richtig.

▷ Versuchen Sie, bei Konflikten Lösungen zu suchen, die beide Seiten zufriedenstellen. Wenn Sie z. B. regelmäßig bei den Aufräumarbeiten mit den Kollegen einen Konflikt haben, weil der Tisch, den Sie bereits abgeputzt haben (weil er zu Ihrem Arbeitsplatz gehört), erneut von den Kollegen verschmutzt wird, können Sie überlegen, Ihre Arbeit in einer anderen Reihenfolge zu machen, die mit dem Arbeitsablauf der Kollegen nicht kollidiert. Eine andere Lösung ist in diesem Fall, die Sache konkret anzusprechen und gemeinsam zu überlegen, wie sie diesen Konflikt ausschalten können.

▷ Arbeiten Sie nach dem Motto: Gemeinsam sind wir stark!

▷ Jeder kann vom anderen lernen. Schauen Sie den Kollegen zu, wie diese ihre Arbeit erledigen. Fragen Sie nach Tipps und Anregungen für Ihre eigene Arbeit. Fragen Sie, wenn Sie selbst nicht weiterkommen und bitten Sie um Hilfe. Genauso können Sie aber einem Kollegen,

> "Wer Freude bei der Arbeit hat, ist im Stande, viel zu leisten."
> Marion Gräfin Dönhoff, 1993.

der sich mit einer Sache sehr schwer tut, den richtigen Kniff verraten.

▷ Zeigen Sie den Kollegen, wie wichtig und wertvoll deren Arbeit ist. Fragen Sie nach, lassen Sie sich Einzelheiten erklären.

▷ Verteilen Sie Lob und Anerkennung gerecht, aber nicht sparsam. Übertreiben Sie aber nicht, sonst sind Sie nicht lange glaubwürdig.

▷ Geben Sie eigenen Frust nicht an schwächere Kollegen weiter.

▷ Wenn Sie einmal einen ganz schlechten Tag haben, sagen Sie einfach, dass es Ihnen nicht so gut geht und Sie heute nicht angesprochen werden möchten. Dafür hat fast jeder Verständnis, denn wir alle haben mal schlechte Tage.

▷ Probleme sollten zunächst immer mit den betroffenen Kollegen direkt besprochen werden und nicht mit anderen oder mit dem Vorgesetzten. Eventuell hat sich die Situation nur hochgeschaukelt und verlangt nun nach einem unparteiischen Schlichter.

▷ Stellen Sie Ihre Arbeitsinhalte den Kollegen vor, diese haben dann in Zukunft mehr Verständnis für Ihre Arbeit.

▷ Seien Sie immer echt und ehrlich.

▷ Setzen Sie sich in fachlichen Dingen durch eine sachliche Argumentation und Aufklärung durch.

▷ Probleme mit Kollegen, die Sie nicht selbst regeln können, sollten Sie mit ihrem Vorgesetzten besprechen, um dann gemeinsam eine Lösung zu finden.

▷ Haben Sie Verständnis für die Kollegen, denen die Arbeit nicht so leicht von der Hand geht, wie ihnen. Helfen Sie durch Erklären und geben Sie Tipps und Anregungen, wie die Arbeit leichter gestaltet werden kann.

▷ Wenn Sie selbst einen Fehler gemacht haben, sollten Sie diesen nicht vertuschen. Keiner ist unfehlbar. Stehen Sie dazu, entschuldigen Sie sich und bitten Sie ihrerseits die Kollegen um Rat und Hilfe.

> "Will man Schweres bewältigen, muss man es leicht angehen."
> Bertolt Brecht.

▷ Ein gelegentliches privates Treffen mit den Kollegen in angenehmer Atmosphäre erleichtert die Zusammenarbeit. Eine zu große Vertraulichkeit ist in der Regel aber wenig hilfreich.

▷ Bemängeln Sie nicht jeden kleinen Fehler bei den Kollegen, sondern versuchen Sie durch Lob für die richtige Motivation zu sorgen.

▷ Die Höhe des Gehaltes sollte nach Möglichkeit nicht besprochen werden. Sie haben in der Regel ein höheres Einkommen als die Kollegen und daher auch eher Neider unter diesen.

▷ Seien Sie im Umgang mit den Kollegen immer freundlich.

▷ Geben Sie neuen Kollegen und Kolleginnen immer eine Chance. Aller Anfang ist schwer.

▷ Wenn Sie selbst die neue Kollegin sind, fallen Sie nicht mit der Tür ins Haus. Etwas Zurückhaltung in den ersten Tagen und Wochen an einem neuen Arbeitsplatz ist zu empfehlen. Fachliche Fehler der Kollegen sind hier natürlich ausgenommen und sollten korrigiert und mit diesen vorsichtig und zurückhaltend besprochen werden.

▷ Helfen Sie auch den Kolleginnen einmal, wenn Sie selbst etwas Luft bei Ihrer Arbeit haben. Diese merken dann, dass Sie sich nicht zu schade für solche Arbeiten sind.

▷ Unsichere und schüchterne Kollegen sollten besondere Beachtung finden. Wenn wieder einmal ein Fehler passiert ist, können Sie helfen, indem Sie erneut erklären, wie die Aufgabe erledigt werden kann. Sie dürfen ruhig auch darauf hinweisen, dass die letzte Erklärung von Ihnen vielleicht nicht vollständig war und daher der Fehler passieren musste. Manchmal kommen dann schriftliche Anweisungen besser an.

▷ Wenn Sie selbst in bestimmten Bereichen unsicher sind, fragen Sie ihre Kollegen. Diese helfen bestimmt gerne weiter.

▷ Tratsch gehört nicht an den Arbeitsplatz. Wenn Sie etwas zu einem Kollegen zu sagen haben, dann nicht hinter seinem Rücken, sondern im direkten Gespräch mit ihm.

▷ Wenn noch andere Diätassistenten oder Ernährungswissenschaftler im Haus arbeiten, sollten Sie sich fachlich immer einig sein. Besprechen Sie mögliche Differenzen nicht vor den anderen Kollegen. Einer von Ihnen würde sonst in Zukunft für die Kollegen vielleicht nicht mehr glaubwürdig erscheinen. Wenn Sie keine fachliche Einigung finden, wenden Sie sich an den ernährungsbeauftragten Arzt oder an den Chefarzt, um eine Lösung zu finden.

▷ Wenn Sie in einer Krankenkasse oder ähnlichen Institution arbeiten, versuchen Sie im Hause einen Termin anzubieten, an dem Sie ihre Arbeitsinhalte vorstellen. Gerade, wenn Sie viele außerhäusliche Termine wahr nehmen, sehen Ihre Kollegen Sie nur später kommen und früher gehen. Wenn Sie aber erklären, dass Sie am Morgen schon in einer Schule ein Schulfrühstück für 30 Kinder angeboten haben und am Nachmittag noch als Kursleiterin in einem Gewichtsreduktionskurs fungieren, wissen die Kollegen, was Sie wirklich machen.

▷ Sagen Sie nicht Ja, wenn Sie Nein sagen möchten!

▷ Arbeiten Sie an Ihrer Fähigkeit, mit Vorgesetzten, Gleichgestellten und Untergebenen zu Recht zu kommen.

▷ Grundsätzlich ist es wichtig, dass die Angehörigen der Berufsgruppe der Ernährungsfachkräfte eng zusammenarbeiten. Das gilt sowohl für den klinisch-stationären Bereich als auch im niedergelassenen Sektor und in der Industrie. Es gibt keine Konkurrenten, sondern nur Mitbewerber und Kollegen!

▷ Diätassistenten oder Ernährungswissenschaftler mit einer Praxis sollten sich grundsätzlich telefonisch und persönlich mit Kollegen austauschen. Sinnvoll ist es auch, wenn sie an einem „Stammtisch" mit Kollegen aus der Region teilnehmen. Auch die Hospitation bei Kollegen erscheint sinnvoll.

B4   Umgang mit der Verwaltung

Mit der Verwaltung haben Sie nur selten zu tun. In der Regel gibt es dort die Ansprechpartner aus der Personalabteilung und die Verwaltungsleitung. Sie seien hier kurz vorgestellt, damit Sie wissen, in welchen Fällen Sie sich an die Verwaltung wenden können oder sollen.

Hinweise zum Umgang mit der Personalabteilung

In der Personalabteilung erhalten Sie Antworten auf Ihre Fragen z. B. nach Anzahl der Urlaubstage, nach der täglichen Arbeitszeit, nach der Stellenbeschreibung für Ihren Arbeitsplatz oder auch nach Überstundenregelungen.

▷ Gerade wenn Sie schon lange in einem Haus arbeiten oder in einem Haus häufiger den Arbeitsplatz gewechselt haben, sollten Sie einmal einen Blick in Ihre Personalakte werfen, die sich in der Personalabteilung befindet. Sie können diesen Wunsch gegenüber dem Arbeitgeber anmelden und haben dann das Recht, in Ruhe Ihre Daten zu studieren. Mitnehmen oder kopieren dürfen Sie sie jedoch nicht. Bei unklaren Sachverhalten, sollten Sie ein Gespräch mit dem Leiter der Personalabteilung und dem Personalrat führen.

▷ Informieren Sie die Personalabteilung immer, wenn Sie auf dem Weg zur Arbeit oder von der Arbeit nach Hause einen Verkehrsunfall hatten (Wegeunfall). Vielleicht bemerken Sie die gesundheitlichen Folgen eines solchen Unfalls erst später. Um keine Schwierigkeiten mit der Berufsgenossenschaft und dem Arbeitgeber zu bekommen, ist diese Meldung von großer Bedeutung.

▷ Wenn Sie für Ihren Arbeitgeber eine Dienstfahrt machen, haben Sie die Möglichkeit, sich von der Personalabteilung die Fahrtkosten und Spesen erstatten zu lassen. Fragen Sie möglichst vor Antritt der Fahrt nach, wann und wie Sie die Kosten beantragen können. Sonst kann es Ihnen passieren, dass Sie nach der Reise nichts oder nur einen Teil der Kosten erstattet bekommen.

Hinweise zum Umgang mit der Verwaltungsleitung

Mit der Verwaltungsleitung haben Sie zu tun, wenn Sie eine leitende Stellung im Hause bekleiden. Dann kommt es mit der Verwaltung z. B. zu Gesprächen über das Budget für Ihren Arbeitsbereich oder über die Anzahl und den Einsatz der Mitarbeiter. Sie können in der Regel davon ausgehen, dass die Verwaltung daran interessiert ist, möglichst wenig Geld für möglichst viel Leistung bzw. Wirkung auszugeben. Wenn Sie nun aber Forderungen stellen, die Geld kosten, sollten Sie einige Punkte beachten.

▷ Formulieren Sie Ihre Anträge ganz konkret und klar. Fordern Sie nicht „mehr Mitarbeiter" für Ihren Arbeitsbereich, sondern erklären Sie genau, welche Arbeitsabläufe Sie mit den vorhandenen Mitarbeitern bewältigen müssen. Stellen Sie mit einem Zeitplan dar, wie lange die einzelnen Arbeiten dauern und dokumentieren Sie die Probleme. So erkennt die Verwaltung, wo Bedarf besteht und kann ihre Wünsche und Forderungen nicht einfach ignorieren.

▷ Wenn Sie finanzielle Mittel für außergewöhnliche Aktionen benötigen, sollten Sie diese unter Angabe von Marketinggesichtspunkten gegenüber der Verwaltung vorstellen. Vielleicht möchten Sie z. B. am Aktionstag des Deutschen Kompetenzzentrum Gesundheitsförderung und Diätetik eine Aktion in ihrem Haus anbieten und benötigen dafür Personal und Medien, die im Jahresbudget Ihres Bereiches nicht berücksichtigt wurden. Wenn Sie nun darstellen, dass diese Aktion medienwirksam ist, wird das Geld ggf. aus anderen Bereichen des Hauses kommen und Sie können mit Ihrem Team die Aktion durchführen. Dafür sollten Sie nach Möglichkeit immer Zahlen bzw. Fakten nennen können, die die Verwaltung überzeugt. Der Aktionstag wird seit vielen Tagen in Deutschland, Österreich und der Schweiz ausgerufen, und Sie können mit der Aktion nicht nur die 300 Patienten in ihrem Haus, sondern auch alle Mitarbeiter und die Bewohner des Ortes informieren. Freiberufliche Diätassistenten und Ernährungswissenschaftler sollten Aktionstage und sonstige Anlässe nutzen, um Vorträge zu halten oder andere Möglichkeiten nutzen, um auf ihre Praxis aufmerksam zu machen.

▷ Erklären Sie gegenüber der Verwaltung, dass das Kosten/Nutzen-Verhältnis für Ihre Aktion ausgewogen ist.

▷ Der Wettbewerb der Krankenhäuser ist heute größer denn je. Versuchen Sie also Aktionen anzubieten, die öffentlich wirksam sind. Die Verwaltung wird in solch einem Fall eher bereit sein, die Aktion finanziell zu unterstützen.

▷ Versuchen Sie Unterstützung von der medizinischen Leitung zu bekommen und suchen Sie Partner oder Mitstreiter. Gemeinsam sind Sie eher in der Lage, die Verwaltung zu überzeugen.

B5 Umgang mit Auszubildenden, Studenten und Praktikanten

Die Azubis können über den gesamten Ausbildungszeitraum nur in Ihrem Haus sein, oder aber sie verbringen ihre praktische Ausbildung in unterschiedlichen Praxisstellen und sind somit nur für eine gewisse Zeit bei Ihnen.

Die Azubi wird eine zukünftige Kollegin von Ihnen sein. Dementsprechend sollten Sie auch mit ihr umgehen. *„Lehrjahre sind keine Herrenjahre"* sollte nur insofern gelten, als dass die Hierarchie klar geregelt sein muss. Allerdings darf dies nicht bedeuten, dass die Lehrjahre in reiner Abhängigkeit verbracht werden und eine Azubi wie eine Leibeigene behandelt wird. Vielmehr ist die Ausbildung der „Beruf" der Azubi. Ihre Pflicht ist es zu lernen, und Ihre Pflicht ist es auszubilden. Auch Praktikanten sollten immer gut behandelt werden. Es ist nicht sinnvoll, Praktikanten nur für Hilfstätigkeiten einzusetzen. Auch in der Diät- und Ernährungsberatung können sie eingesetzt werden, sofern Sie die „Aufsicht" haben und die Verantwortung übernehmen.

▶ Vorbereitung

▷ Gehen Sie mit der Azubi die Arbeitsschutzbestimmungen und HACCP durch *(siehe Kapitel B9, Eigenkontrollen nach HACCP)*. Erinnern Sie sie auch an die Einhaltung der Schweigepflicht *(siehe Kapitel A5, Schweigepflicht)*. Wenn Sie sich vergewissert haben, dass alles verstanden wurde, muss die Azubi diese Bestimmungen auch unterschreiben.

▷ Führen Sie die Azubi durch die Einrichtungen, z. B.:

- ▶ Führen Sie sie in der Küche herum.
- ▶ Wo sind die Kühlhäuser?
- ▶ Wo sind die Stationen?
- ▶ Wo ist der Schulungsraum?
- ▶ Wo stehen PC, Kopierer und Faxgerät?
- ▶ Wo befinden sich die Umkleideräume?
- ▶ Wo befinden sich die Toiletten?

▷ Klären Sie die Azubi auch über den Tagesablauf auf.

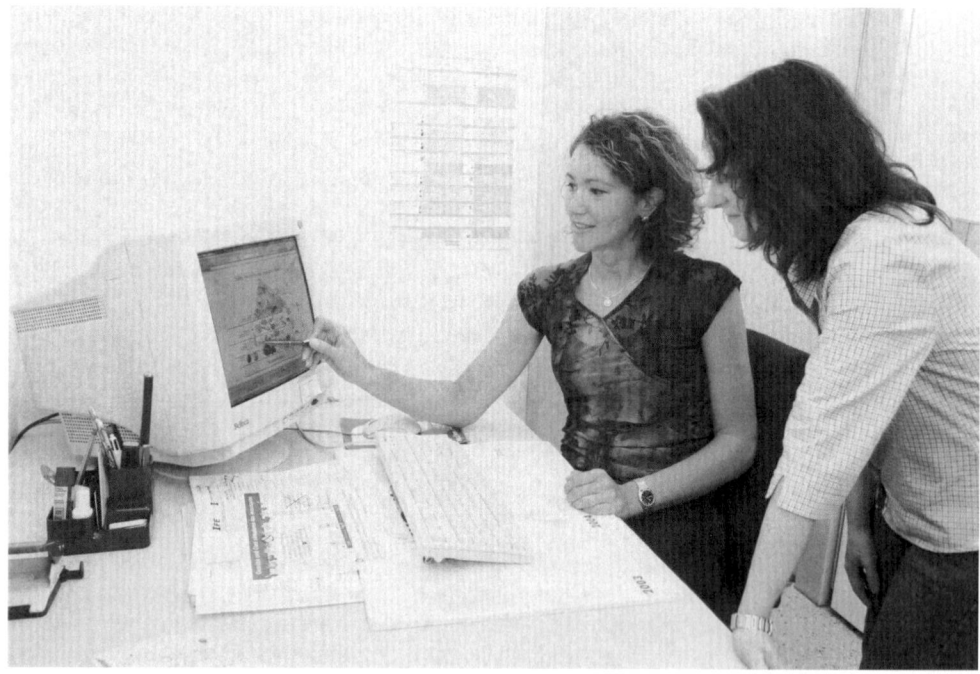

⊙ **7** Auch in der Ausbildung spielt der PC eine große Rolle

▷ Behalten Sie die professionelle Distanz. Das hat nichts mit Unfreundlichkeit oder Kontakt-
problemen zu tun. Wenn Sie jedoch vorzeitig z. B. auf das „Du" verfallen, wird es Ihnen
schwerer fallen, Ihre Anordnungen durchzusetzen. Ganz ähnlich verhält es sich bei intensi-
veren persönlichen Kontakten außerhalb des Ausbildungsverhältnisses. Bei Untergebenen
und Praktikanten sollten Sie grundsätzlich das „Du" vermeiden.

 Durchführung

▷ Beginnen Sie mit geringen Anforderungen und steigern Sie die Aufgaben allmählich.
Sorgen Sie auch hier für Transparenz, indem Sie der Azubi Ihre Vorgehensweise und die
stufenweise Anhebung des Schwierigkeitsgrades erläutern.

▷ Widerstehen Sie stets der Versuchung, die Auszubildenden auszunutzen und nur noch für
Ihre Zwecke einzuspannen. Beim Gemüseputzen oder bei Reinigungsarbeiten lernt Ihre
Auszubildende nicht sehr viel. Auch langes Stehen am Ausgabeband ist keine Ausbildung.

▷ Informieren Sie sich bei der überstellenden Schule darüber, in welchem Ausbildungsjahr/
Semester sich die Praktikantin befindet, wie ihr Wissensstand ist, welche Diätkostformen

sie kochen können soll und wie weit die praktischen Fähigkeiten bisher geschult wurden beziehungsweise welche Möglichkeiten für die Diät- und Ernährungsberatung o. ä. sie schon haben können.

▷ Besprechen Sie auch mit der Azubi die Aufgabenstellung durch die Schule.

▷ Kontrollieren Sie regelmäßig den Wissensstand der Azubi. Kündigen Sie diese rechtzeitig (z. B. am Wochenende oder am Vortag) an, damit Gelegenheit zur Vorbereitung besteht. Sie können dadurch einen Eindruck davon bekommen, ob Ihre Azubi in der Praxis eingesetzt werden kann und genügend soziale Kompetenz mitbringt, um sich im Gespräch und in der Beratungssituation dem Patienten gegenüber zu behaupten. Sie können durch solche Prüfungen besser die persönlichen Schwachstellen erkennen und die Azubi auf Defizite hinweisen bzw. sich selbst um die Behebung solcher Defizite bemühen. Schließlich sollte auch die Schule verlässliche Informationen darüber erhalten, in wie weit die Azubi den Anforderungen gerecht wird. Zu überprüfende Kriterien:

- ▶ Hygienevorschriften
- ▶ Zeiteinteilung und Durchführung
- ▶ diätetische (theoretische und praktische) Richtigkeit
- ▶ Qualität der Speisen und richtige Quantifizierung.

▷ Auch die Aufklärung über die Arbeitsschutzbestimmungen und HACCP sollte im halbjährlichen Abstand wiederholt werden.

▷ Denken Sie immer an Ihre eigene Ausbildungszeit oder an Ihr erstes Lehrjahr und haben Sie Verständnis für Azubis. Was Ihnen (mittlerweile) leicht von der Hand geht, ist für andere vielleicht noch neu und schwierig.

▷ Denken Sie daran, Ihre Azubis bei Beratungsgesprächen und Schulungen mitzunehmen. Zuvor sollten Sie jedoch immer das Einverständnis des Patienten einholen, denn seine Wünsche haben hier Vorrang. Die Azubi lernt bei der Beobachtung Ihres Beratungsgesprächs viel und wird auf diese Weise nach und nach in die Lage versetzt, ihr erstes eigenes Gespräch unter Ihrer Beobachtung zu führen. Nutzen Sie das Gespräch nach der Beratung auch zu Ihrer eigenen Qualitätskontrolle, Die Aufgabe für die Praktikantin umfasst zunächst nur einzelne Beratungsabschnitte und steigert sich allmählich zum vollständigen Beratungsgespräch. Dies gilt nicht nur für Einzelberatungen sondern auch bei Gruppenberatungen und Schulungen. Die ersten Beratungen für die Auszubildende sollten nach Möglichkeit von Ihnen angekündigt werden, damit die Azubi Gelegenheit hat, sich vorzubereiten und noch einmal alle relevanten Fakten zu rekapitulieren. Eventuell bauen Sie dann noch etwas Zeit ein, um das Gespräch mit der Azubi gemeinsam vorzubereiten.

▷ Bringen Sie die Auszubildende frühzeitig mit den Beratungshilfsmitteln in Kontakt, damit sie ein Gefühl für deren sinnvollen Einsatz entwickeln kann (Overhead-Projektoren, Nährwerttabellen, Power- Point Präsentationen, Nährwert-Software, Flip-Charts, Dia-Projektoren, Lebensmittelattrappen) *(siehe Kapitel D6, Umgang mit Beratungsmedien und Beratungshilfsmitteln)*.

▷ Praktikanten sollten regelmäßig an Schulungen und Beratungen teilnehmen (sofern die Patienten das akzeptieren) – wichtig ist es, dass Sie die Beratung oder Schulung vorher und nachher genau besprechen. Sie können wahrscheinlich auch viel von Ihren Praktikanten lernen. Nehmen Sie die Kritik und Anmerkungen ernst.

▷ Haben Sie stets ein offenes Ohr für die Fragen der Azubi. Es ist ihre Pflicht, Fragen zu stellen und Wissen zu erwerben. Wenn Sie gerade keinen freien Augenblick haben, sollten Sie die Azubi nie ohne Erklärung abweisen *(„Ich habe keine Zeit!")*, sondern wenigstens auf einen bestimmten Zeitpunkt vertrösten: *„Bitte kommen Sie in 5 Minuten noch einmal. Dann habe ich Zeit für Ihre Frage(n)."*

▷ Wenn Sie mehrere Azubis betreuen, sollten Sie sich stets um Gleichbehandlung bemühen, auch wenn Sie Ihre persönlichen „Lieblinge" haben oder eine Azubi gar bereits privat kennen. Das muss nicht bedeuten, dass alle Azubis die gleichen Aufgabenfelder haben. Sie sollten im Gegenteil die Talente und Fähigkeiten der Einzelnen im Rahmen der Ausbildungserfordenisse fördern.

▷ Bemühen Sie sich ernsthaft um Gleichbehandlung und gleiche Beurteilung. Die Lerngeschwindigkeiten mögen unterschiedlich sein. Beweisen Sie hier Geduld.

▷ Vielleicht richten Sie eine wöchentliche Rotation der Azubis ein: eine Woche Kochposten, eine Woche Dessertposten, eine Woche Brotposten usw.

▷ Nach der Praktikumsphase müssen Sie einen Bewertungsbogen gewissermaßen als Zeugnis über die Azubi ausstellen und zur Vorlage bei der Schule mitgeben. Zuvor muss die Azubi dieses Praktikumszeugnis gegenzeichnen.

Tipps und Tricks

▷ Kritisieren Sie immer höflich in der Form und sachlich im Inhalt, nie persönlich.

▷ Bringen Sie mehr Lob als Tadel! Lob motiviert und hebt die Stimmung, Kritik kann, wenn sie ungeschickt vorgetragen wird, verletzend und entmutigend sein. Streichen Sie immer zuerst das Positive heraus: „Der Kartoffelpürree war sehr lecker. Er hätte aber noch etwas geschmeidiger sein können."

▷ Hilfreich ist ein Aufgabenblatt für die Azubi. Dies können Sie am morgen oder bereits gegen Ende des Vortages mit der Azubi gemeinsam durchsprechen. Es bietet den Vorteil, die kommenden Aufgaben im Vorfeld durchzusprechen und wichtige Hinweise z. B. für eine effektivere Arbeitszeitgestaltung zu geben. Wenn z. B. Püree und Fleisch zubereitet werden sollen, ist es natürlich wichtig, dass zunächst das Fleich aufgesetzt wird, weil hier die Garungszeit wesentlich länger ist *(siehe Kapitel G8, Gerichte kochen)*.

▷ Ein didaktischer Kniff besteht darin, sich von der Azubi eine anstehende Aufgabe „erklären" zu lassen. So erkennen Sie bereits im Vorfeld, wo noch Wissenslücken bestehen und wo noch nicht effizient gearbeitet wird. Wenn Sie dann die Azubi auf die Fehler hinweisen, kann sie anschließend die Aufgaben sofort mit dem neu erworbenen Wissen angehen.

▷ Bleiben Sie stets offen für Verbesserungsvorschläge. Wenn Sie Azubis betreuen, werden Sie wahrscheinlich schon bemerkt haben, dass Ihnen selbst vieles in Fleisch und Blut übergegangen ist, was für die Azubis noch vollkommen neu ist. Das bedeutet aber auch, dass Sie wahrscheinlich bereits eine gewisse „Betriebsblindheit" haben. Viele Dinge und Abläufe haben sich bereits eingespielt und für Neuerungen besteht scheinbar kein Bedarf *(„Das haben wir hier schon immer so gemacht.")*. Dies führt jedoch leider dazu, dass kostbare neue Ideen zu schnell abgetan werden und in der Versenkung verschwinden. Wenn Sie sich jedoch den Wert einer guten, neuen Idee stets vor Augen halten, werden Sie auch für die Vorschläge der „Grünschnäbel" ein offenes Ohr behalten. Sie sollten es nicht nötig haben, Ihre Kompetenz gegenüber dem Azubi zu betonen – Sie können auch von ihnen noch etwas lernen.

▷ Legen Sie sich ein „Ausbildungsbuch" zu, in dem Sie sich Angaben über den einzelnen Azubi notieren. Hierzu gehören dann z. B. auch persönliche Besonderheiten, Vorlieben, Schwächen und die Themen und Ergebnisse der Zwischenprüfungen. Dies ist sehr hilfreich, wenn Sie abschließend eine Beurteilung über die Azubi erstellen wollen, in dem die Leistungsentwicklung von etwa einem halben Jahr zusammenfassend dargestellt werden soll. Schließlich kann ein solcher Bericht gravierende Auswirkungen auf die Laufbahn Ihrer Azubi haben und sollte dementsprechend gewissenhaft von Ihnen durchgeführt werden.

▷ Versuchen Sie die Azubi so früh wie möglich mit zum Patienten zu nehmen, um ihr die Scheu und Angst davor möglichst früh zu nehmen. Die Azubis in der Diätetik werden vielfach untereinander das Gespräch in Rollenspielen üben, aber das reicht bei weitem nicht aus. Die Azubi soll ja gerade lernen, sich immer wieder auf neue Patienten einzustellen, denn jeder Patient erfordert eine individuelle Betreuung *(siehe auch die Kapitel C3, Umgang mit Jugendlichen, und C6, Umgang mit sterbenden und schwerkranken Patienten)*.

▷ Sie können sich selbst in einem speziellen Ausbildungsgang zum Ausbilder fortbilden. Schauen Sie dazu in Ihre Fachzeitschriften oder setzen Sie sich mit Ihrem Berufsverband in Verbindung.

Probleme und Sonderfälle

▷ **Azubis mit motorischen Einschränkungen:** Versuchen Sie sich nach Möglichkeit in Ihren Anforderungen an die Auszubildende auf die Behinderung einzustellen. Das kann z. B. bedeuten, dass viele Verrichtungen mehr Zeit beanspruchen und eventuell Ihre Nerven belastet werden. In solchen Fällen müssen auch die übrigen Mitarbeiter über die Behinderung Ihres Azubis informiert werden, damit es hier nicht zu Unstimmigkeiten kommt.

▷ **Sie kennen den Azubi bereits?:** Hier besteht die Gefahr, dass Sie unbewusst mehr Vorwissen voraussetzen als eventuell gegeben ist. Auch problematisch kann es sein, wenn Sie Ihr eingeübtes Verhalten gegenüber Azubis bei einer Ihnen bekannten Person abändern. Vielleicht sind Sie weniger streng und gründlich, weil Sie die Person kennen, oder aber im Gegenteil besonders streng und kritisch, um jeden Eindruck von Begünstigung zu vermeiden. So oder so ist es eine nicht immer einfache Situation, die ein besonderes Fingerspitzengefühl erfordert.

B6 Umgang mit Ärzten und Pflegekräften

Der Kontakt mit den Ärzten hängt bei Ihnen vorwiegend von Ihrer Tätigkeit ab. Wenn Sie in der Küche arbeiten, haben Sie praktisch nur telefonischen Kontakt zum ärztlichen Personal. Wenn Sie eine mehr beratende Tätigkeit auf den Stationen ausüben, ist allerdings eine gute Kooperation mit der Ärzteschaft für Ihre Arbeit unerlässlich, denn alles, was Sie an Ernährungsempfehlungen aussprechen, muss von den Ärzten gegengezeichnet werden. Aufgrund Ihrer ernährungsmedizinisch-diätetischen Ausbildung und Ihrer praktischen Erfahrungen haben Sie einen Wissensvorsprung gegenüber dem Krankenpflegepersonal und jungen Ärzten und Ärztinnen, in deren Ausbildung die Ernährung noch eine relativ untergeordnete Rolle spielt. Deshalb werden viele Ihnen auch für wichtige Hinweise dankbar sein. Je nachdem welche Persönlichkeiten dabei aufeinandertreffen, kann es aber auch, wenn Sie wenig diplomatisch vorgehen, zu Konflikten kommen, die letztlich dem Patienten schaden können.

Durchführung

▷ Zu Beginn der Tätigkeit sollten Sie sich, egal ob Sie eine reine Küchenstelle oder eine Beratungsstelle inne haben, bei der Pflegedienstleitung vorstellen (nach Terminabsprache). Sie ist ein wichtiger Ansprechpartner, wenn es um die Sicherung der Dokumentation der Ernährungsberatung in der Krankenakte geht oder wenn in Zusammenarbeit mit den Chefärzten oder dem ernährungsbeauftragten Arzt z. B. neue Methoden in der Beratungsanforderung oder Änderungen am Diätkostkatalog umgesetzt werden sollen.

▷ Wenn Sie auf Stationen arbeiten sollten Sie sich den zuständigen Stations-, Ober- und Chefärzten sowie dem Pflegepersonal vorstellen, um auch zu wissen, wer eigentlich Ihre Ansprechpartner bei ernährungsmedizinischen bzw. pflegerischen Problemen rund um den Patienten sind.

▷ Es ist gut, wenn Sie sich zu Beginn Ihrer (Beratungs-)Tätigkeit ein oder zwei feste Ansprechpartner pro Station heraussuchen. Sie erleichtern Ihnen die Umsetzung von Ernährungsmaßnahmen und den Kontakt zwischen Station, Küche und Patient, denn ein zufriedener Patient erleichtert nicht nur dem Pflegepersonal die Arbeit, sondern wirkt sich auch positiv auf die Zusammenarbeit aus. Ein guter Leumund erleichtert die eigene Arbeit sehr.

▷ Schließen Sie ein Beratungsbündnis mit dem behandelnden Arzt. Mediziner wissen in der Regel nicht so gut über Ernährungslehre, Ernährungsmedizin und Diätetik Bescheid. Und selbst Ernährungsmediziner haben im Vergleich zu Diätassistenten und Ernährungswissenschaftlern nur eine minimale Ausbildung. Nach gerade einmal 100 Stunden Fortbildung kann sich ein Arzt Ernährungsmediziner nennen. Das sind gerade mal einige Wochen von der dreijährigen Ausbildung von Diätassistenten oder dem noch längeren Studium eines Ernährungswissenschaftlers, der den akademischen Grad Master of Science trägt. Allerdings wird den Worten des Arztes durch den Patienten in der Regel größerer Glauben geschenkt als Ihnen, besonders wenn der Arzt bereits etwa im Rahmen des Aufklärungsgespräches erste Informationen zur Ernährungsweise gegeben hat. Sie mögen diesen Zustand (zurecht) beklagen – das nützt aber dem Patienten nicht. Eine abgestimmte Aufklärung durch einen intensiven Austausch mit den Ärzten wird dem Patienten jedoch helfen, weil er dann von allen Seiten die gleichen Informationen bekommt. Helfen Sie also auch dem Mediziner dabei, in Zukunft die richtigen Worte zu finden.

▷ Gewähren Sie den Medizinern und den Pflegekräften, wie auch sich selbst, gute und schlechte Tage, ohne sofortige Beschwerden.

▷ Vermeiden Sie immer großspuriges, rechthaberisches und lärmendes Auftreten, auch wenn Sie sich absolut im Recht fühlen.

▷ Das Gefühl, ungerecht behandelt worden zu sein, verlangt nach einem klärenden Gespräch unter vier Augen. Anderenfalls besteht die Gefahr, dass ein solches Erlebnis (oft genug nur durch ein Missverständnis ausgelöst) hängenbleibt und Sie nicht mehr loslässt. Dies kann zu dauerhaften Trübungen der Arbeitsatmosphäre führen, die keiner gewollt hat, die aber jeden und damit auch die Qualität der Arbeit belasten.

▷ Klärende Gespräche sollten nicht während der Dienstzeit gesucht werden. Passen Sie eine Gelegenheit ab, die ein Gespräch unter vier Augen ermöglicht.

▷ Mit Wut im Bauch lässt sich kein sachliches Gespräch führen. Bei großem Ärger empfiehlt es sich manchmal, eine Nacht darüber zu schlafen. Dies lässt manches in einem anderen Licht erscheinen und hilft Ihnen, die richtigen Worte zu finden. Ein sachliches Gespräch über Ihren Ärger ist wichtig, wenn Sie in Zukunft weiterhin (und besser) zusammenarbeiten möchten.

▷ Befolgen Sie die Minimalregeln eines Gesprächs:

▸ Schauen Sie Ihren Gesprächspartner an und signalisieren Sie damit aufmerksames Zuhören.

▸ Versetzen Sie sich gerade bei Problemen immer in die Situation Ihres Gesprächspartners und überlegen Sie, was Sie an seiner Stelle tun würden.

▸ Lassen Sie Ihren Gesprächspartner immer aussprechen und machen Sie gegebenenfalls deutlich, dass auch Sie das Recht haben, zu Ende zu sprechen.

▶ Prüfen Sie, ob Sie eine wichtige Aussage Ihres Gesprächspartners verstanden haben, indem Sie sie mit eigenen Worten wiedergeben:

▶ „Also, wenn ich Sie richtig verstanden habe, sind Sie der Ansicht, dass ich meine Kompetenzen hier überschritten habe."

▶ Dies hat den Vorteil, dass auch Ihr Gegenüber erkennt, dass Sie verstanden haben, worum es geht. Drohende Missverständnisse können dann sofort ausgeräumt werden.

▷ In einem Streitfall müssen Sie stets versuchen, auf einer sachlichen Ebene zu bleiben. Sie können die Ihnen übergeordneten Ärzte nur durch Kompetenz und schlüssige Argumentationsketten überzeugen, sich Ihrer Diätempfehlung anzuschließen. Im Zweifel behält die Ärzteschaft das letzte Wort, ganz gleich, ob Sie Recht haben oder nicht.   Bleiben Sie immer ehrlich, auch wenn Sie einen Fehler gemacht haben. Nur wer nichts tut, macht keine Fehler. Gestehen Sie Ihre Fehler ein. Sie werden sich besser fühlen, als wenn Sie versuchten, etwas unter den Teppich zu kehren oder gar anderen in die Schuhe zu schieben. Das Eingeständnis von Fehlern und Irrtümern setzt eine gewisse Charakterstärke voraus, die Ihnen jeder hoch anrechnen wird.

▷ Nicht zu tolerieren ist es, wenn Sie in Anwesenheit von Patienten gemaßregelt werden. Auch ein grober Fehler Ihrerseits erlaubt es niemandem, Sie wie eine Leibeigene zu behandeln. Öffentliche Maßregelungen sind herabsetzend und entwürdigend. Versuchen Sie in einem solchen Fall, ruhig zu bleiben und sich in keine Diskussion verstricken zu lassen. Nutzen Sie jedoch die nächste sich bietende Gelegenheit, um deutlich zu machen, dass dieses Verhalten von Ihnen nicht geduldet wird.

▷ Auch Anweisungen, die Ihnen vielleicht unsinnig erscheinen, müssen eventuell nach eingehender Diskussion ohne Lösung des Problems ausgeführt werden (sofern sie nicht gegen anerkanntes medizinisches Wissen verstoßen).

Tipps und Tricks

▷ In jedem Haus finden regelmäßige Abteilungsleiterkonferenzen statt, eine gute Gelegenheit sich den leitenden Schwestern und Krankenpflegern vorzustellen und die wichtigsten Ansprechpartner der einzelnen Stationen kennen zu lernen. Gleichzeitig lernen die Abteilungsleitungen Ihren Namen und Sie kennen und geben die Information an die anderen Pflegekräfte weiter. Denken Sie daran: Sie haben nur eine Chance, einen guten ersten Eindruck zu hinterlassen.

▷ Ein gut gestaltetes und deutlich lesbares Namensschild mitsamt der Berufsbezeichnung erleichtert die Gespräch mit dem Krankenhauspersonal und auch mit den Patienten. Auch in der Praxis ist es sinnvoll, ein Namensschild zu tragen. Auch auf dem Praxisschild sollte neben oder unter dem Namen die Berufsbezeichnung stehen. Nicht einfach nur „Diät- und Ernährungsberaterin". Das ist kein Beruf und damit auch keine Berufsbezeichnung. Es ist maximal eine Tätigkeitsbeschreibung. Bei Ernährungswissenschaftlern sollte der akademische Grad und gegebenenfalls Fort- und Weiterbildungen angegeben sein. Bei Diätassistenten bietet es sich an „Staatlich anerkannter Diätassistent" zu schreiben. Da es nicht möglich ist, die Ernährungsberatung rechtlich zu schützen, sollte dieser Begriff von den Berufsgruppen der Diätassistenten und Ernährungswissenschaftlern möglichst nicht benutzt werden. Unter keinen Umständen sollten sich die Berufsgruppen als Ernährungsberater – es sei denn Ernährungsberater DGE – bezeichnen. Das kann jeder und das sagt überhaupt nichts.

▷ Bewahren Sei einen kühlen Kopf am Telefon, auch wenn Sie sich ungerecht behandelt fühlen oder Ihnen ein aggressiver Ton entgegenschlägt. Sie können nicht beurteilen, was dem Telefonat vorangegangen ist; lieber im Geiste bis Zehn zählen und einmal tief Luft holen und dann ruhig und sachlich antworten, Beschuldigungen annehmen, sich nicht rechtfertigen, sondern sachlich und gelassen bleiben. Probleme lassen sich so viel besser lösen oder beilegen, als wenn auch Sie sich im Ton vergreifen. Manchmal hilft es, beim Telefonieren zu stehen oder ein wenig herumzugehen. Das Gespräch wird dadurch aktiver und lebhafter. Das gilt übrigens auch für Telefoninterviews (Radio).

 ## Probleme und Sonderfälle

▷ **Keine Lösung:** Sollten wider erwarten die Probleme am Arbeitsplatz oder das Arbeitsverhältnis zu den Ärzten und/oder den Kolleginnen nicht zu lösen bzw. zu verbessern sein, sollten Sie den Betriebs- oder Personalrat einschalten und ggf. ernsthaft über einen Wechsel des Arbeitsplatzes nachdenken.

▷ **Beratung „auf den letzten Drücker":** Immer wieder kommt es vor, dass einem Stationsarzt am Entlassungtag des Patienten einfällt, dass eine ernährungsmedizinische Beratung sinnvoll sein könnte und Sie kontaktiert. Hier sollten Sie klar und deutlich darauf hinweisen, dass eine Beratung „auf dem Koffer" für Sie und auch für den Patienten wenig hilfreich ist. Lehnen Sie die Beratung mit freundlichen Worten ab und vereinbaren Sie stattdessen lieber einen späteren Termin z. B. auf Ihrer Station. Weisen Sie das Pflegepersonal und/oder die Ärzte darauf hin, dass rechtzeitig eine Beratung vereinbart werden sollte.

B7 Umgang mit Pharmareferenten/Firmenvertretern

Pharmareferenten sind die Vertreter der Pharmaindustrie. Sie besuchen regelmäßig die Kliniken in ihrem Einzugsgebiet und informieren Ärzte, Pflegepersonal und Diätassistenten über Neuerungen, stellen ihre Produkte oder auch Dienstleistungen vor und verfügen meistens über ein hochqualifiziertes Hintergrundwissen bezüglich ihrer Produkte. Darüber hinaus organisieren sie oft Fortbildungsveranstaltungen, die sich nicht immer nur um das eigene Produkt drehen. Letztendlich sind sie jedoch Verkäufer, die eine Ware präsentieren mit dem Ziel, dass diese häufiger eingesetzt werden.

Für Sie sind alle Firmen von Bedeutung, die sich mit Ihrem Arbeitsgebiet, also der Ernährung, befassen (siehe Kapitel I3, Literaturempfehlungen, Links, Adressen). Am häufigsten werden Sie wahrscheinlich Besuch von Firmenerhalten, die Trinknahrungen, Sondenkost oder auch parenterale Infusionslösungen herstellen sowie die Anbieter der notwendigen Medizintechnik und Hilfsmittelanbieter. Diabetesberatungskräfte werden häufig von pharmazeutischen Unternehmen besucht und natürlich auch von Referenten der Hersteller von Blutzuckermessgeräten, Insulinpens und –pumpen sowie der diätetischen Lebensmittelindustrie. In den letzten Jahren bieten die Organisation der gesamten Überleitung des Patienten bei der Entlassung in den ambulanten Bereich an. Bei gutem Service können diese Firmen Ihnen eine Menge organisatorischer Arbeit abnehmen und sorgen gleichzeitig für eine hochqualifizierte Versorgung Ihrer Patienten auch im Heimbereich.

Pharmareferenten werden häufig als störend empfunden, doch wird dabei ihre wichtige Funktion als Produktberater übersehen. Oftmals sind die Pharmareferenten Kollegen, die sich in ihrem Bereich Spezialwissen angeeignet haben. So bieten Sie wertvolle Hilfestellungen bei Fragen oder Problemen und bieten zum Teil auch Schulungen zu speziellen Themen auf der Station an. Außerdem kann das Störende am Besuch eines Pharmareferenten auch damit zusammenhängen, dass die Abteilung auf den Besuch nicht eingestellt ist.

Die folgenden Punkte sollen dazu beitragen, den Besuch eines Pharmareferenten vielleicht sogar zu einer willkommenen Abwechslung zu machen. Pharma- und Firmenreferenten können aber auch versuchen, sie zu bestechen. Das dürfen sie natürlich nicht. Und Sie dürfen sich durch Zuwendungen – in welcher Form auch immer – nicht in Ihrer Meinung beeinflussen lassen. Ein diätetisches Lebensmittel wird nicht besser, nur weil Ihnen der Firmenvertreter eine Kaffeemaschine mitgebracht hat oder Sie zu einer Fortbildung eingeladen hat. Das gilt natürlich auch für Insulinpens, Blutzuckermessgeräte und ähnliches.

▶ Vorbereitung

▷ Vorab sollten Sie gemeinsam mit Ihren Kollegen und Vorgesetzen eine Vereinbarung darüber treffen, ob und wann Pharmareferenten willkommen sind.

▷ Günstig ist es, dem Pharmareferenten einen Ansprechpartner zu nennen, mit dem er Besuche und andere Termine abstimmen kann. Es ist immer ungünstig, wenn unterschiedliche Mitarbeiter gleichzeitig mit verschiedenen Pharmafirmen verhandeln. So kann es leicht zu Interessenskonflikten kommen.

▷ Im Sinne aller Beteiligten ist es, dass Pharmareferenten einen Termin bekommen. Dies erspart Ihnen die Mühe, die Viertelstunde für den Vertreter noch irgendwo einzuschieben, und dem Pharmareferenten unnötige Wartezeiten. Außerdem wird verhindert, dass mehrere Vertreter gleichzeitig erscheinen, womit niemandem gedient sein kann.

Durchführung

▷ Pharmareferenten bringen von neuen Produkten in der Regel Musterpackungen und Informationsmaterial mit, die Sie probeweise einsetzen können. Sollten Sie Interesse an bestimmten Produkten haben, können Sie natürlich auch jederzeit den zuständigen Referenten ansprechen. Ein Besuch ist auch auf Ihren Wunsch hin möglich. Oft verfügen sie auch über hilfreiche Materialien für die Beratung und Schulung. Die Schulungsmaterialien sind in der Regel in irgendeiner Weise werblich. Daher sollten Sie sich alle Materialien – von der Broschüre über das Poster bis hin zum Schulungsprogramm – sehr genau ansehen.

▷ Vielfach werden auch Geschenke jeder Art mitgebracht. Dabei kann es sich um nützliche Utensilien handeln, aber auch um eine CD mit Weihnachtsliedern oder eine Packung Kaffee (über die man sich ja immer freut). Lassen Sie sich aber nicht „kaufen" und sprechen Sie sich vor allem mit Ihrem Chef ab, von wem Sie was annehmen dürfen! Bleiben Sie immer gleichbleibend korrekt und freundlich, unabhängig davon, ob es Kaffee, Körperlotion oder gar nichts gibt. Angenommene Präsente können Sie auch für eine Weihnachtsfeier oder eine Tombola unter den Mitarbeitern stiften. In vielen Einrichtungen ist die Annahme von Geschenken – selbst Kugelschreibern – grundsätzlich nicht zulässig. Daran sollten Sie sich strikt halten. Oftmals laden die Referenten auch zu Schulungen, Seminaren oder Kongressen ein. Wenn diese von der Firma selbst ausgerichtet sind, müssen Sie mit Werbung und Marketing rechnen.

▷ Auch größere Präsente für Ärzte, aber auch für Sie als Fachkraft, sind möglich, wie z.B. Einladungen zu Kongressen oder Fortbildungen, die der betreffende Pharmakonzern unterstützt. Auch hierfür bedarf es genauer Absprachen mit dem Chef, wie in solchen Fällen verfahren werden soll und von welchen Firmen Sie Einladungen annehmen dürfen.

▷ Mit manchen Pharmareferenten kann sich natürlich auch ein angenehmes, persönliches Verhältnis entwickeln, das gar nichts mit der vertretenen Firma zu tun haben muss. Man ist sich entweder „grün" oder nicht. Bei gegenseitiger Sympathie kann ein solcher Besuch, verbunden mit einer Tasse Kaffee und einem Stück Kuchen, eine durchaus willkommene Abwechslung sein.

▷ Die Termine für Pharmareferenten sollten Sie am besten in absehbare Freiräume innerhalb des Tagesablaufes legen. Dann kommt es nicht zu unnötigen Wartezeiten für den Pharmareferenten und Sie fühlen sich nicht unter Druck gesetzt. Viel schöner ist es, wenn Sie den Besuch als kleine, kreative Pause nutzen können. Grundsätzlich gehört die Information über Produkte und Co. Natürlich zu Ihrer Arbeitszeit. Und auch Firmenseminare können – müssen aber nicht – hochwertige Fortbildungen sein.

Tipps und Tricks

▷ Machen Sie den Pharmareferenten unter Umständen auf einen Zeitmangel aufmerksam. Meist wird hierfür Verständnis vorhanden sein, zumal die Pharmareferenten naturgemäß an einem guten Kontakt interessiert sind.

▷ Heben Sie die Visitenkarten in einem separaten Kästchen oder Ordner auf. Es ist immer möglich, dass Sie Kontakt aufnehmen möchten, um eine spezielle Frage zu klären oder auch, um das eine oder andere Muster für einen Patienten anzufordern.

▷ Sagen Sie Termine mit Pharmareferenten rechtzeitig ab, sofern keine Möglichkeit der Einhaltung besteht. Oftmals reisen Pharmareferenten nämlich von weit her an.

▷ Pharmareferenten sind Spezialisten in ihrem Fachbereich und treffen täglich viele Ihrer Kolleginnen und Kollegen in anderen Kliniken. So können sie häufig viele wertvolle Tipps geben, wie andere Institutionen bestimmte Probleme lösen.

B8   PC und Internet in der Ernährungsberatung

Der Einsatz der EDV ist mittlerweile auch im Alltag der Diätberatung nicht mehr wegzudenken, auch wenn der Computer häufig nur als bessere Schreibmaschine genutzt wird. Und ohne das Internet kann wohl keine Diätassistentin oder Ernährungswissenschaftlerin aktuelle Erkenntnisse recherchieren o. ä. Haupteinsatzgebiete sind die Textverarbeitung, anwendungsspezifische Software wie Praxissoftware, Diätprogramme und die Nutzung des Internets. Letzteres wird sicher in wenigen Jahren zur Hauptinformationsquelle werden, was die allgemeine Verbreitung des Computers noch weiter beschleunigen wird. Im Vergleich zu früher ist heute das Risiko bei einem Computerkauf relativ gering. Die Leistungsfähigkeit eines neuen Rechners übersteigt bei weitem die Anforderungen, die bei normalem Gebrauch an den PC, Laptop, Tablet oder Notebook. gestellt werden.

Wichtig ist die Qualität des Monitors. Die Preisdifferenz zwischen Markengeräten und anderen ist in den letzten Jahren so gering geworden, dass Preisvergleiche nicht mehr von so großer Bedeutung sind wie früher. Weit wichtiger sind Zusatzleistungen wie verlängerte Garantie, Softwareausstattung oder Service bei Problemen. Letzteres ist wohl der wichtigste Punkt, da die Nutzung eines Computers schon durch kleine Probleme vollständig blockiert werden kann. Auch die gut geplante und effizient umgesetzte Datensicherung ist unter Umständen von existenzieller Bedeutung. Als Betriebssystem gibt es kaum eine Alternative zu den Windows-Versionen von Microsoft ab Windows XP. Meistens sind Software und Zubehör für dieses Betriebssystem konzipiert und deshalb in der Regel auch preisgünstiger. Aber auch Apple-Produkte werden nach und nach günstiger.

Achten Sie also darauf, dass Sie den Rechner nach Möglichkeit in einem Geschäft mit guter Beratung, Kunden-Hotline und Kundendienst kaufen, wenn Sie im Bekanntenkreis keine zuverlässige Person haben, die Ihnen helfen kann. Das kostet zwar in der Regel etwas mehr, aber ohne den Rechner sind Sie nicht mehr in der Lage, wie gewohnt zu arbeiten. In der Regel sind von Programmen auch Testversionen erhältlich. Das Deutsche Kompetenzzentrum Gesundheitsförderung und Diätetik empfiehlt das Nährwertberechnungsprogramm EBIS (http://www.nutrisurvey.de/ebispro/).

▶ Word in der Ernährungsberatung

Microsoft Word bietet sich an als Programm für die Klientendatei, zum Erstellen von Broschüren, Folien, Visitenkarten usw. Der Umgang mit diesem Programm ist relativ leicht und kann auch mit kleinen Hilfestellungen ohne Kurs erlernt werden. Eine kostenfreie und für die meisten Anforderungen ausreichende Alternative ist das OpenOffice, das Sie nur herunterladen müssen. Als Open-Source Programm ist es kostenlos (http://www.openoffice.de/).

▤ **14** Möglicher Aufbau eines Datensystems.

Ernährungsberatung Dick & Dünn

1.	Ernährungspläne	5.	Nährstoff-/Wirkstofftabellen
1.1.	Diabetes mellitus	5.1.	Kalzium-Phosphor
1.2.	Ernährung bei Osteoporose	5.2.	Natrium
1.3.	Laktosefreie Ernährung	5.3.	Berechnungseinheiten (BE)
1.4.	Reduktionskost	...	
...		6.	Rezepte
2.	Formulare	6.1.	Suppen
2.1.	Beratungsplan	6.1.1.	Brokkolicremesuppe
2.2.	Ernährungstagebuch	6.1.2.	Zwiebelsuppe
2.3.	Briefbogen	6.2.	Salate
2.4.	Block	6.2.1.	Ananas-Zwiebel-Salat
2.5.	Briefumschlag mit Absender	6.2.2.	Blumenkohl-Karotten-Rohkost
2.6.	Ernährungsfragebogen	6.3.	Fleischgerichte
2.7.	Gesundheitsfragebogen	6.3.1.	Rindergulasch
...		6.3.2.	Schweineschnitzel natur
3.	Klientendatei	6.4.	Gemüsegerichte
3.1.	A-F	6.4.1.	Blumenkohl-Brokkoli-Gratin
3.1.1.	Ahlen, Herta	6.4.2.	Rotkohl
3.1.2.	Arnhold, Reinhard	6.5.	Süßspeisen
3.1.3.	Bäcker, Klaus	6.5.1.	Mokkaquark
3.2.	G-K	6.5.2.	Obstsalat
3.2.1.	Gärtner, Martin	6.6.	Backwaren
3.2.2.	Küpper, Erwin	6.6.1.	Vollwertbrötchen
3.3.	L-S	6.6.2.	Käse-Kuchen
3.4.	T-Z	6.6.3.	Schwarzbrot
...		...	
4.	Kurse		
4.1.	Vollwertkurs 11/2013		
4.2.	Abnehmkurs 11/2013		
4.3.	Abnehmkurs 12/2013		

▷ Je übersichtlicher Sie die Daten anlegen, um so leichter finden Sie sich im Inhaltsverzeichnis zurecht. Ihr Datensystem kann wie in [Tab. 14] dargestellt aufgebaut sein.

▷ Speichern Sie die einzelnen Dateien möglichst unter einem Namen, der ihnen geläufig ist
und nicht als Dok1, Dok2 und Dok3. Wenn Sie dann einmal irrtümlich im falschen Unterver-
zeichnis speichern, finden Sie mit der Programmfunktion „Suchen" im Windows Explorer
jede Datei wieder. Beginnen Sie den Dateinamen am besten mit dem Jahr, z. B. „2014,
Frau xy Erstberatung Anamnese". In jedem Falle sollten Sie auch Sicherungen aller Daten
(beispielsweise auf einem USB-Stick oder einer externen Festplatte) anfertigen. So beugen
Sie Datenverlust vor.

▷ Auf allen Briefbögen, Visitenkarten und sonstigen Formularen sollte Ihr Logo untergebracht
sein. Der Wiedererkennungswert ist wichtig. Schilder für die Praxis u. ä. sind heute preiswert auch über das Internet zu bestellen.

▶ Excel in der Ernährungsberatung

Mit dem Programm Microsoft Excel oder auch mit OpenOffice können unterschiedlichste Tabellen und Diagramme erstellt werden und auf diese Weise abstrakte Zahlenwerte durch die
graphische Darstellung sichtbar machen. Ein Beispiel sehen Sie unten. Da in diesem Programm
mit Formeln gearbeitet werden muss, bietet sich hier auf jeden Fall eine Schulung an.

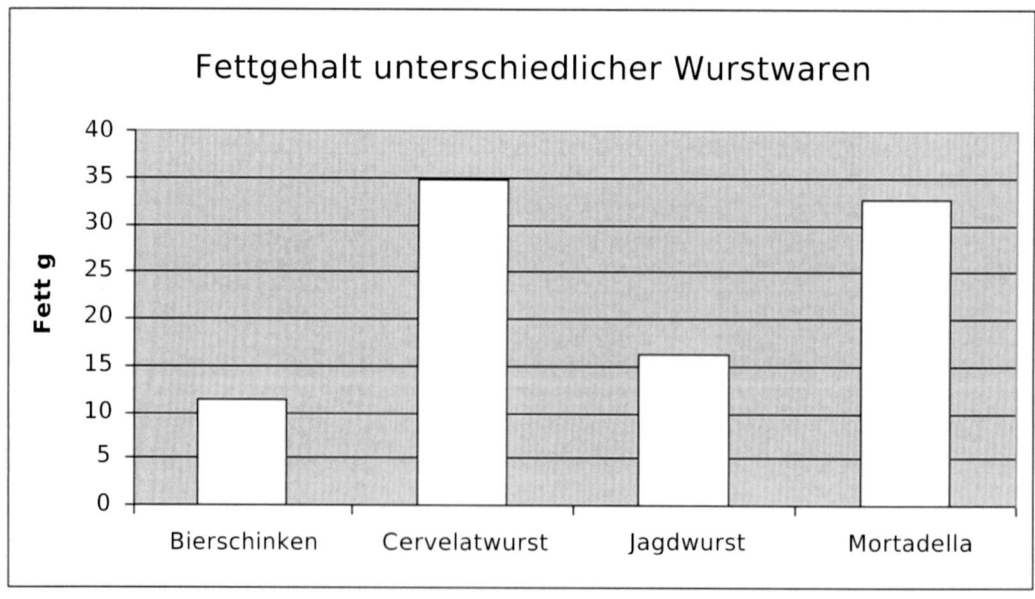

⊙ **8** Beispiel für eine Excel-Grafik.

▶ PowerPoint oder andere Präsentationsprogramme

In der Regel werden für Präsentationen (Vorträge, Seminar …) Overheadfolien oder Beamerprä-
sentationen notwendig. Für die Erstellung von Präsentationen ist das Programm PowerPoint
gut geeignet. Es gibt auch ein Open Source Programm dafür (http://www.openoffice.de/).

▶ Internet

Das Internet wird für Diätassistenten und Ernährungswissenschaftler immer wichtiger. Und auch die Patienten und Kunden nutzen das Internet immer häufiger zur Suche nach Themen und Informationen. Aber auch nach der Suche nach einer Beratungspraxis. Das Internet bietet Ihnen die Möglichkeit, sich auf einfachste und bequemste Weise über die unterschiedlichsten Themen aus dem Bereich der Ernährungsmedizin und Diätetik zu informieren. Neben der notwendigen Fachliteratur bekommen Sie hier viele gute Informationen. Praktisch alle Organisationen und Fachzeitschriften verfügen über eine mehr oder weniger ausgebaute Internetpräsenz. Das Internet lässt sich aber auch durch eine eigene Homepage für **Werbung** in eigener Sache nutzen, und mit einer E-Mail-Adresse sind Sie noch leichter erreichbar. Bei der Planung und Gestaltung einer Homepage für Diätassistenten und Ernährungswissenschaftler können Sie sich auch an das Deutsche Kompetenzzentrum Gesundheitsförderung und Diätetik (http://www.dkgd.de; siehe Kapitel I1) wenden, die Anbieter, die sich sich auf diesen Bereich spezialisiert haben, vermittelt.

Das Problem bei der Internet-Nutzung ist die Vielfalt der Informationen, die es schwer macht, qualitativ Hochwertiges zu finden. Deshalb sind Seiten mit entsprechenden Informationen oder **Linklisten** hilfreich, die von Experten erstellt wurden:

▷ Ernährungsinformationssystem der Universität Hohenheim:
   https://www.uni-hohenheim.de/wwwin140/info/info.htm
▷ Auswertungs- und Informationsdienst für Ernährung, Landwirtschaft und Forsten AID:
   http://www.aid.de
▷ Deutsches Kompetenzzentrum Gesundheitsförderung und Diätetik e.V.: http://www.dkgd.de
▷ Deutsches Ernährungsberatungs- und Informationsnetz: http://www.ernaehrung.de

Es lohnt sich, jede Liste durchzuschauen und dabei selbst zu entscheiden, welche für den jeweiligen Zweck die beste ist.

Für spezielle Fragestellungen ist eine allgemeine **Suchmaschine** wie http://www.google.de nützlich, die – im Vergleich zu anderen Suchmaschinen – einen recht großen Teil der im Internet zu einem Stichwort verfügbaren Informationen auflistet. Die Qualität dieser Listen ist meist dürftig, aber häufig finden sich hier Informationen, die sonst nie oder nur mit großem Aufwand zu bekommen wären. In der Zwischenzeit gibt es auch interaktive Seiten die zur Berechnung der Nährstoffzufuhr, zur Suche von Lebensmittel oder zur Auswertung von Ernährungsprotokollen eingesetzt werden können. Im deutschen Sprachbereich findet sich dies z. B. bei http://www.infosystem-ernaehrung.de. Den Komfort und die Funktionsvielfalt einer Ernährungssoftware werden diese Seiten wohl nie bieten können. Sie ermöglichen aber die Nutzung dieser Funktionen zum Testen und im privaten Bereich. Schauen oder surfen Sie einfach mal rein. Sie werden sehen, es gibt ungeahnt viele Möglichkeiten.

Wenn Sie verschiedene Suchmaschinen nutzen möchten, finden Sie unter http://www.suchmaschinen.de eine regelmäßig aktualisierte Übersicht.

Bevor Sie die gefundenen Dokumente für Ihre Arbeit verwenden, sollten Sie immer auf die **Quellenangabe** achten. Dokumente vom AID, des Deutschen Kompetenzzentrum Gesundheitsförderung und Diätetik oder der DGE können sicherlich bedenkenlos verwendet werden. Dokumente z. B. von Privatpersonen sollten Sie sehr kritisch betrachten. Geben Sie, wenn Sie die Daten für Ihre Arbeit verwenden, bitte auch immer die Quelle der Daten an. Im Zweifel sollten Sie nachfragen, ob Sie die Infos nutzen dürfen.

▶ Richtig suchen

Geben Sie für die **Suche** möglichst konkrete Begriffe ein. Wenn Sie etwas zum Thema Osteoporose bei Männern suchen, sollten Sie mindestens die zwei Begriffe „Osteoporose" und „Mann" oder „Männer" eingeben und erst dann suchen. Sie grenzen so die Ergebnisse ein und bekommen eine übersichtliche Auswahl von Dokumenten. Wenn Sie mit dem oder den ersten Suchbegriffen keine Dokumente finden, geben Sie nicht auf. Überlegen Sie, unter welchen anderen Suchbegriffen sich eventuell Ergebnisse finden lassen. In dem hier genannten Fall könnten weitere mögliche Suchbegriffe „Knochen", „porös" oder „Calcium" sein und deren verschiedenen Kombinationen sein. Beim „Calcium" ist dann auch noch die Schreibweise wichtig, versuchen Sie auch „Kalzium". Sie werden sehen, viele Wege führen zum Ergebnis. Generell sollten Sie von mehreren Suchbegriffen, die zum Thema gehören, auf einzelne heruntergehen, um die Chance zu haben, beim ersten Versuch genau die gewünschten Seiten zu finden. Sogar eine Frage wie „Warum werden im Herbst die Blätter braun?" führt bei Google auf Anhieb zum gewünschten Resultat. Probieren Sie es aus!

▶ Einsatz einer Ernährungssoftware

Die Hauptanwendung der EDV im Ernährungsbereich ist der Einsatz einer Ernährungssoftware zur Nährstoffanalyse und Diätberechung. In den letzten Jahren war eine gewisse Konsolidierung bei diesen Programmen zu beobachten, da sich nur noch Programme unter Windows mit einem bekannten Namen kommerziell vertreiben lassen. Die Preise dieser Programme beginnen bei 50 € und gehen bis zu 5.000 €. Der Einsatz von Computerprogrammen im Ernährungsbereich ist deshalb so interessant, weil es Nährstofftabellen gibt, die mit der zugeführten Menge an Lebensmitteln verknüpft werden können, um die Nährstoffzufuhr zu berechnen. Manuell sind diese Berechnungen und die Berechnung von Protokollen extrem zeitaufwendig, mithilfe eines Computers können sie einfach und schnell durchgeführt werden.

Für Deutschland gibt es eine Reihe von Lebensmitteltabellen die letztlich alle auf den Bundeslebensmittelschlüssel (BLS) beruhen. Solche Tabelle sind wegen ihres Aufbaus, Umfanges und Preises wenig für die Praxis geeignet. Die Lebensmittelauswahl entspricht auch nicht unbedingt den üblichen Verzehrgewohnheiten. Deshalb gibt es mehrere Alternativprodukte. Dazu gehören gedruckte kleinere Tabellenwerke wie die verschiedenen Ernährungsampeln (Kalorien-Ampel, Diabetes-Ampel, Gicht-Ampel, Cholesterin- und Fett-Ampel und Rheuma-Ampel) oder das Kalorien-Nährwertlexikon sowie größere Datenbanken wie der **Bundeslebensmittelschlüssel** (BLS), den es nur auf Datenträger gibt. Der BLS hat sich als Grundlage für Ernährungsprogramme in Deutschland weitgehend durchgesetzt. Nur noch selten ist der Souci-Fachmann-Kraut die Grundlage. Entscheidend ist jedoch bei jedem Tabelleneinsatz die kritische Bewertung durch eine Ernährungsfachkraft. Dann können Nährstoffberechnungen eine wertvolle Hilfe sein. Weitere Informationen zum Bundeslebensmittelschlüssel BLS finden Sie unter http://www.bls.nvs2.de/. Für Portionsgrößen gibt es die Monica-Mengenliste, die auch Bezugsgröße bei der Nationalen Verzehrsstudie war und ist und natürlich auch bei anderen Untersuchungen und Studien verwendet wird. Die Monica-Mengenliste kann unter http://www.aid.de/shop/addinfo_files///1115.pdf kostenlos heruntergeladen werden.

▶ Programmfunktionen einer modernen Ernährungssoftware

▷ Jede Ernährungssoftware, auch die einfachste, beinhaltet Funktionen, um den **Nährstoffgehalt von Lebensmittel** abzufragen oder Listen von Lebensmitteln auf den Nährstoffgehalt zu untersuchen und mit Empfehlungen der Deutschen Gesellschaft für Ernährung zu vergleichen. Unterschiede zeigen sich in der Bedienerfreundlichkeit, der Zahl an Nährstoffen, die berechnet werden, zusätzlichen Angaben wie der Verteilung der Energie auf Eiweiß, Fett und Kohlenhydrate und der graphischen Aufbereitung der Ergebnisse. Wissenschaftliche Programme bieten zudem die Möglichkeit, eine Vielzahl von Plänen gemeinsam auszuwerten und die Ergebnisse in eine Statistiksoftware zu exportieren. Eng verknüpft mit dieser Funktion ist die Berechnung der Lebensmittelherkunft z. B. wenn es darum geht, welche Lebensmittelgruppen in Relation zur Energiezufuhr am meisten zur Kalziumversorgung beitragen (Austauschtabellen).

▷ Eine weitere wichtige Funktion ist die **Suche von Lebensmitteln**. Angefangen von der Suche nach Lebensmitteln, die ein oder mehrere Kriterien erfüllen, über Sortierung der Lebensmitteldatenbank nach der Nährstoffdichte, hin zur Berechnung von Lebensmittelmengen, die notwendig sind, um eine bestimmte Menge eines Nährstoffs zuzuführen. Einige Programme sind dabei auch in der Lage, ganze Ernährungspläne auf die Zufuhr an einem oder mehreren Nährstoffen zu optimieren. Im Bereich der Ernährungserhebung besteht meist die Möglichkeit, Ernährungsprotokolle oder Food Frequencies einzugeben und auszuwerten. Bestimmte Programme erlauben auch die Durchführung komplexerer Ernährungserhebungen wie die Durchführung einer Diet History, d. h. der Erhebung der üblichen Ernährungszufuhr über einen größeren Zeitraum. Damit werden Schwankungen zwischen den Tagen berücksichtigt, und der Aufwand für die Untersuchungsperson hält sich in Grenzen, da kein Protokoll geführt werden muss. Die Qualität aller Nährstoffberechnungen basiert letztlich auf der Qualität der Lebensmitteldatenbank. Möglichkeiten zur Ergänzung der Lebensmitteldatenbank mit zusätzlichen Lebensmitteln oder Rezepten oder die Korrektur von Inhaltsstoffen sind deshalb von großer Bedeutung. Ein ideales Programm ist EBIS.

▷ Neben den Lebensmitteldaten sind häufig auch **allgemeine Ernährungsinformationen** zu finden, die für Auswertungen von Bedeutung sind. Besonders interessant sind hier z. B. Informationen zur automatischen Kommentierung von Ernährungsplänen oder lexikonartige Ernährungsinformationen. Hilfreich sind auch Beispielpläne für verschiedene Diäten, wobei gute Programme flexibel genug für individuelle Anpassungen sein sollten.

▷ Häufig zu finden sind auch Berechnungen zum Energieverbrauch und der Zeit, die notwendig ist, um eine bestimmte Menge an Gewicht zu verlieren. Diese Berechnungen sind zwar ungenau, können aber als spielerisches Element bei der Ernährungsberatung zum Teil von großem Nutzen sein.

▷ Ergänzt werden manche Programme noch durch **Zusatzfunktionen** wie Textverarbeitung und Datenbanken. Da die Qualität dieser Module in der Regel nicht die einer professionellen Software erreicht, ist eine gute Exportfunktion häufig sinnvoller.

▶ Auf dem deutschen Markt verfügbare Programme

Da sich der Softwaremarkt sehr schnell ändert, ist es kaum möglich eine aktuelle Liste der verfügbaren Programme zu geben. Vor allem wird eine Bewertung immer sehr subjektiv sein. Hilfreicher sind deshalb Seiten im Internet, welche die verfügbaren Programme mit Links zu den Herstellern und Möglichkeiten zum Kopieren von Demoversionen auflisten. Eine solche Liste findet sich z. B. an der Universität Hohenheim (https://www.uni-hohenheim.de/wwwin140/info/info.htm).

B9 Eigenkontrollen nach HACCP

Die europäische Verordnung 852/2004 über Lebensmittelhygiene betrifft alle Einrichtungen, in denen Lebensmittel hergestellt, behandelt oder in den Verkehr gebracht werden und somit auch alle Einrichtungen der Gemeinschaftsverpflegung und ist ab 01.01.2006 verbindlich. Eine wichtige Forderung der Lebensmittelhygiene-Verordnung ist das Eigenkontrollsystem, das in jeder Einrichtung nach HACCP-Kriterien erstellt und angewendet werden muss. **HACCP** steht für *Hazard Analysis Critical Control Point* und bedeutet Risikoanalyse und Beherrschung der kritischen Punkte. Es handelt sich um ein Sicherheitskonzept mit dem Ziel Gesundheitsgefährdungen beim Tischgast auszuschließen.

Die Verantwortlichen für die Entwicklung und Anwendung des HACCP-Konzepts müssen in allen Fragen der Anwendung der HACCP-Grundsätze angemessen vorgehen.

▶ Vorbereitung

Für die Erarbeitung, Aktualisierung, Umsetzung und Überprüfung des Eigenkontrollsystems in Einrichtungen der Gemeinschaftsverpflegung ist der Betreiber verantwortlich. Dieser kann die erforderlichen Aufgaben an eine oder einen Beauftragte(n) übertragen oder auch ein verantwortliches Team benennen. Die Gesamtverantwortung für die Durchführung liegt dann bei dem Betreiber und der/den verantwortlichen Person(en).

▶ Durchführung

▷ Die praktische Erstellung und Umsetzung des Eigenkontrollsystems bzw. HACCP-Konzeptes orientiert sich an folgenden 6 Punkten:
  1. Datenaufnahme
  2. Beschreibung der Abläufe und Herstellprozesse
  3. Risikobewertung
  4. Festlegung von Prüfung, Prüfplan und Dokumentation
  5. Korrekturmaßnahmen
  6. Überprüfung der Einhaltung der Vorgaben.

Datenaufnahme und Gefahrenidentifizierung

▷ Gefahren bei der Speisenversorgung hängen von verschiedenen Faktoren ab: vom Personal, der Ausstattung bzw. den Räumlichkeiten, vom Produkt und vom Arbeitsablauf. Um die tatsächlichen und möglichen Gefahren im Betriebsablauf zu identifizieren, werden erforderliche Beurteilungskriterien bezüglich Personal, baulichen Gegebenheiten und Ausstattung aufgenommen, sowie die Abläufe von der Speisenplanung bis zur Entsorgung dargestellt. Das Ziel ist es beispielsweise, anhand einer Checkliste mögliche und tatsächliche Gefahrenpunkte zu erkennen und auszuschließen bzw. erforderliche Sicherungsmaßnahmen einzuführen [Tab. 15]. Dafür sollte jeder Punkt der Checkliste entsprechend von der HACCP-Verantwortlichen bzw. von dem Team bearbeitet werden.

🖹 **15** Eine Checkliste hierzu könnte folgendermaßen aufgebaut werden:

	Gesund-heitsge-fährdung möglich?	durch Personal	durch Produkte	durch den Ablauf	durch die Ausstat-tung	Maß-nahmen
Speisenplangestaltung						
Lieferantenauswahl						
Speisenplanung (Tagesplanung)						
Warenannahme						
Zwischenlagerung und Lagerung						
Warenbereitstellung (Tagesplanung)						
Arbeitsschritte Speisen-herstellung						
Vorbereitung						
Zubereitung						
warme Küche						
kalte Küche						
Portionierung						
Speisenausgabe						
Rückführung Geschirr/Speisereste/Abfall						
Entsorgung						
Reinigung						
Arbeitsflächen						
Fußboden						
Spülen						

Personal

Personal ohne Hygienekenntnisse kann einen erheblichen Risikofaktor darstellen. Daher ist es wichtig und gesetzlich vorgeschrieben alle Mitarbeiter, die Speisen zubereiten bzw. ausgeben bei der Einarbeitung und nachfolgend mindestens einmal jährlich in Lebensmittelhygiene zu schulen und nach dem Infektionsschutzgesetz zu unterrichten. Die Basisinformationen einer solchen Unterweisung sind in [Tab. 16] aufgeführt.

🖹 **16** Hygieneschulung.

wann?	mindestens 1 x jährlich sowie bei Neueinstellung
was?	gemäß DIN 1054: • Personalhygiene • Produkthygiene • Produktionshygiene • Infektionsschutz
wer?	eine sachkundige Person als Küchenleiter oder HACCP-Beauftragten benennen
wen?	jeden, der mit Lebensmitteln umgeht

Personalhygiene

▷ Grundsätzlich müssen Körper und Kleidung sauber gehalten werden. Die Arbeitskleidung wird täglich gewechselt; bei zusätzlichem Bedarf auch öfter (siehe auch Kapitel H11, Kontrolle der Essensausgabe/Bandendkontrolle).

▷ Achten Sie auf saubere und kurze Fingernägel. Legen Sie keinen falschen Fingernägel an und verzichten Sie auf Nagellack.

▷ Schmuck und Armbanduhr werden abgelegt.

▷ Tragen Sie eine Kopfbedeckung, unter der das Haar vollständig verborgen werden kann. Männer müssen sorgfältig auf die Bartpflege achten, am besten ist es jedoch, auf einen Bart zu verzichten.

▷ Wunden müssen sofort versorgt werden, am besten mit einem wasserdichten Verband. Das Tragen von Handschuhen ist obligat.

▷ Waschen Sie sich regelmäßig die Hände; mindestens vor dem Arbeitsbeginn, nach den Pausen, nach jeder Verschmutzung und nach dem Toilettenbesuch.

▷ Husten oder Niesen Sie nie auf Lebensmittel.

▷ Bei der Arbeit nicht essen, rauchen, Bonbons lutschen oder Kaugummi kauen. Das Trinken von Trinkwasser und Mineralwasser ist inzwischen in den meisten Betrieben akzeptiert und sinnvoll, um einer vorzeitigen Ermüdung und Konzentrationsstörungen vorzubeugen.

Produkthygiene

▷ Die Lagertemperaturen müssen - besonders bei leichtverderblichen Lebensmitteln – eingehalten werden. Entsprechende Kontrollen sind täglich durchzuführen und werden mit der ermittelten Temperatur und dem Namenskürzel dokumentiert.

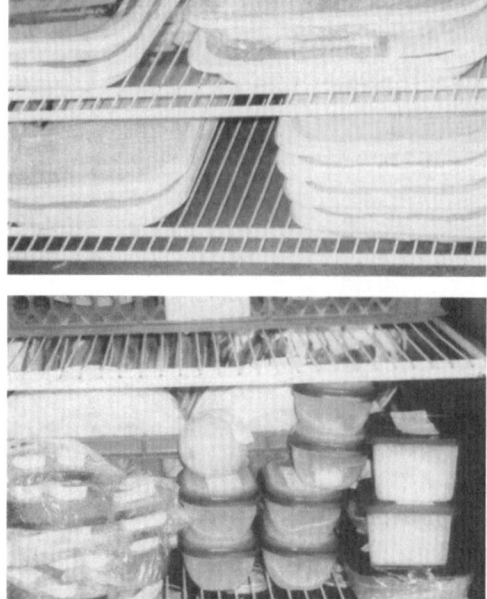
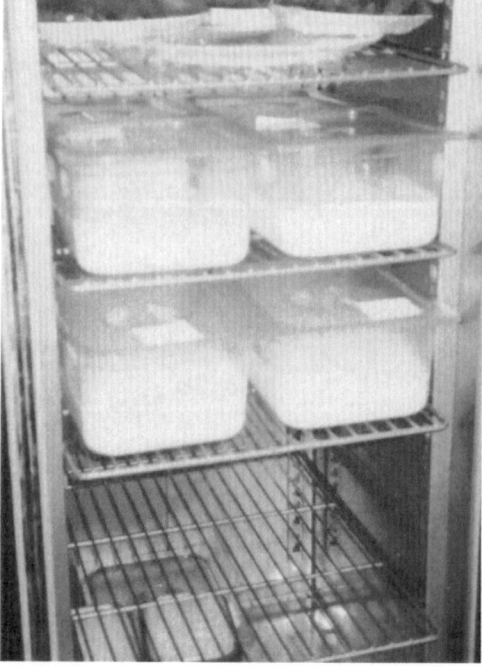

⊙ **9** Achten Sie darauf, dass alle Lebensmittel stets hygienisch verpackt und sorgfältig beschriftet werden.

▷ Stellen Sie stets nur so viel Ware bereit, wie auch benötigt wird.
▷ Alle Küchenarbeiten – besonders mit leichtverderblichen Lebensmitteln –
sind zügig durchzuführen.
▷ Das Erhitzen der Speisen muss auf mindestens 75 °C führen.
▷ Trennen Sie immer rohe Lebensmittel von gegarten.
▷ Decken Sie die Lebensmittel zum Schutz vor Verunreinigung ab.
▷ Fassen Sie gegarte Speisen nicht mit der Hand an.
▷ Vermeiden Sie Standzeiten der Speisen.
▷ Übrig gebliebene Lebensmittel, die nicht in der Ausgabe waren,
werden verpackt, gekennzeichnet und kühl gelagert.
▷ Rückstellproben werden bereitgestellt und eingelagert.

Produktionshygiene

▷ Der Arbeitsbereich muss sauber gehalten werden. Bei jedem Bedarfsfall wird er gereinigt
und desinfiziert.
▷ Decken Sie die Lebensmittel zum Schutz vor Verunreinigung ab.
▷ Arbeiten Sie nur mit sauberen Maschinen und Anlagen.
▷ Kleinteile und Zubehör müssen regelmäßig und gründlich gereinigt werden.
▷ Reinigungs- und Desinfektionsmittel werden getrennt gelagert und nur bei Bedarf
bereitgestellt.
▷ Sämtliche Abfälle werden getrennt und rasch beseitigt.
▷ Verhindern Sie **Schädlingsbefall:**
  ▸ Prüfen Sie die Ware vor der Einlagerung auf Schädlinge.
  ▸ Schaffen Sie ein übersichtliches, sauberes, trockenes und kühles Vorratslager.
  ▸ Sorgen Sie für eine sichere Verpackung.
  ▸ Lagern Sie möglichst kurz. Stellen Sie durch gute Organisation sicher, dass die Waren, die
  zuerst eingelagert werden, auch zuerst wieder entnommen werden („first in – first out").

Infektionsschutz

▷ Nach dem seit 2001 geltenden neuen Infektionsschutzgesetz, das das alte Bundesseuchengesetz abgelöst hat, haben Sie gegenüber Ihrem Arbeitgeber eine Informationspflicht
bei folgenden Erkrankungen:

  ▸ Hautkrankheiten
  ▸ Magenkrämpfe
  ▸ Durchfall
  ▸ Übelkeit
  ▸ Bauchschmerzen
  ▸ Fieber
  ▸ Erbrechen
  ▸ Schüttelfrost
  ▸ infizierte Wunden.

Zur Vorbeugung von mikrobiellen Belastungen in der Gemeinschaftsverpflegung – insbesondere in Krankenhäusern sowie Einrichtungen für Kinder und Senioren sowie natürlich andere Großküchenbetriebe – sollten grundsätzlich keine Produkte verarbeitet werden, die rohe Eiprodukte enthalten. Dazu gehören beispielsweise Soßen auf Eibasis und Süßspeisen auf Eibasis. Auch Softeis hat in der Gemeinschaftsverpflegung nichts zu suchen. Das gilt auch für Rohmilchkäse oder Vorzugsmilch.

Bauliche Gegebenheiten und Ausstattung

▷ Prüfen Sie, ob die **baulichen Gegebenheiten** dem geforderten Standard für sichere Betriebsstätten entsprechen. Hierzu wurden die Aussagen der Lebensmittelhygiene-Verordnung folgendermaßen zusammengefasst:

▷ Betriebsstätten müssen so beschaffen sein, dass

  ▶ eine gute Lebensmittelhygienepraxis zum Schutz der Lebensmittel gegen nachteilige Beeinflussung gewährleistet ist
  ▶ eine Reinigung und wenn nötig Desinfektion möglich ist
  ▶ geeignete Temperaturen für ein hygienisch einwandfreies Herstellen, Behandeln und Inverkehrbringen von Lebensmitteln herrschen.

Die Betriebsstätte muss sauber und instand gehalten werden.

▷ Die **Räume** müssen folgenden Anforderungen genügen:

  ▶ Die **Fußböden** sind in einwandfreiem Zustand zu halten und müssen leicht zu reinigen sein.
  ▶ Die **Wandflächen** sind mit glatten Oberflächen bis zu einer für die entsprechenden Arbeitsvorgänge angemessenen Höhe zu versehen. Sie sind in einwandfreiem Zustand zu halten und müssen leicht zu reinigen sein.
  ▶ Die **Decken** und Deckenvorrichtungen müssen so beschaffen sein, dass Ansammlungen von Schmutz und Kondenswasser sowie unerwünschter Schimmelbefall und Ablösung von Materialien vermieden werden.
  ▶ **Fenster** und sonstige Öffnungen müssen so beschaffen sein, dass Schmutzansammlungen vermieden werden. Können Fenster und Öffnungen ins Freie geöffnet werden, müssen sie wenn nötig mit zu Reinigungszwecken leicht entfernbaren Insektengittern ausgestattet sein.
  ▶ Türen und Fenster müssen leicht zu reinigen sein.
  ▶ **Oberflächen**, die mit Lebensmitteln in Berührung kommen, sind in einwandfreiem Zustand zu halten und müssen ebenfalls leicht zu reinigen sein.
  ▶ Die Räume dürfen nicht für betriebsfremde Zwecke benutzt werden.

Für die **Reinigungsplanung** und -durchführung sind Reinigungs- und Desinfektionspläne erforderlich. Ein Beispiel hierfür ist in [Abb. 10] dargestellt.

▤ 10 Reinigungsplan

Bereich	Objekt	Produkt	Dosierung	Methode	Häufigkeit	Besondere Hinweise
Personal-Hygiene	Hände					
Wasch-becken	Waschbecken					
Arbeits-flächen	Arbeitstische, -platten					
Allgemeine Flächen	Kachelwände, Türen					
	Türgriffe					
	Kunststoff-oberflächen					
	Fenster, Glas					
Böden	Böden					

▶ Produkte und Herstellabläufe

Produkte und Speisenplanung

Es gibt „sichere", durchgegarte Produkte (z. B. Eintöpfe, Brot) und Produkte, die nicht oder nur wenig erhitzt werden (z. B. Mett- oder Tartarbrote, Desserts). Von Produkten dieser Art können mikrobiologische Gefahren ausgehen. Es ist daher wichtig die Produktpalette dahingehend zu überprüfen und kritische Produkte möglichst zu ersetzen. In der Gemeinschaftsverpflegung wird grundsätzlich kein Alkohol verwendet. Es ist eine Tatsache, dass Alkohol nicht verkocht oder verfliegt.

▷ **Zutaten:** Da auch von den Zutaten mögliche Risiken ausgehen können, sollte der Einsatz kritischer Rohwaren, wie rohes Ei, Hackfleisch (das Mettbrötchen hat in der Gemeinschaftsverpflegung nichts zu suchen) oder Geflügel kontrolliert werden. Entscheidend ist auch die richtige und sachgemäße Lagerung und Zwischenlagerung von Rohwaren. Hier hat das BgVV (Bundesinstitut für gesundheitlichen Verbraucherschutz und Veterinärmedizin) bzw. das Bundesinstitut für Risikobewertung eine sehr gute Übersicht zusammengestellt (Temperaturanforderungen und –empfehlungen für Lebensmittel, bgVV Thielallee 88-92, 14195 Berlin).

▷ **Lieferantenbewertung**

Ein Sicherungskonzept nach HACCP-Grundlagen beinhaltet auch die Eigenkontrolle der Lieferanten vorzunehmen. Zur Lieferantenbeurteilung sollte eine kurze Checkliste erstellt werden [Abb. 11].

Checkliste zur Lieferantenbewertung

Lieferant: ....

Adresse: ....

Ansprechpartner: ....

Telefonnummer: .... E-Mail: .... Fax: ....

Lieferant seit: ....

Ansprechpartner: ....

Eigenkontrollsystem des Lieferanten:

      Gemäß LMHV

      Qualitätssicherung

      Qualitätsmanagment

      DIN EN ISo 9000:2000

      weitere Systeme

- Sind Ihnen die Produktionsräume des Lieferanten bekannnt?
- Welche Probleme sind bei Bestellungen, Lieferungen, Anfragen bereits aufgetreten?
- Wie oft sind diese Probleme aufgetreten?
- Welche Schulnote würden Sie dem Lieferanten geben für die Bereiche:

      Produktqualität: ....

      Termintreue: ....

      Mengentreue: ....

      Service: ....

      Gesamtnote: ....

      Anmerkungen: ....

⊙ **11** Lieferantenbewertung

Die Checkliste kann zunächst aus dem Gedächtnis heraus bearbeitet werden. Es empfiehlt sich aber, zukünftig alle Abweichungen (positive und negative) festzuhalten, damit eine Grundlage zur Lieferantenbeurteilung gegeben ist.

Herstellabläufe

Erstellen Sie eine Ablaufplanung, aus der ersichtlich ist, wie der Warenfluss von der Warenannahme über die Lagerung, Zubereitung, Fertigstellung bis hin zur Entsorgung erfolgt. Klare, strukturierte Abläufe ohne Kreuzung von Produktwegen bieten wenig Risiko. Deshalb ist es wichtig, den Küchenbereich entsprechend einzuteilen. **„Unreine" Bereiche** sind z. B. die Auspackzone, Spülbereich, Gemüsevorbereitung, Abfalllager usw. **„Reine" Bereiche** sind der eigentliche Küchenbereich, in dem Produkte zubereitet, gekocht und gegart, aber auch Kaltspeisen zubereitet werden und die Speisenausgabe. Tätigkeiten, in den „reinen" und „unreinen" Bereichen müssen klar voneinander getrennt sein (räumlich, zeitlich, ablaufbedingt). Die Mitarbeiter müssen nach Arbeiten im unreinen Bereich Hygienemaßnahmen ergreifen (Hände waschen und desinfizieren, evtl. Wechsel der Schutzkleidung).

Risikobewertung

▷   Nach der „Gefahrenidentifizierung" (Checkliste 1) nehmen Sie eine Risikoeinschätzung vor, um zu entscheiden, welche Punkte für die Lebensmittelsicherheit kritisch sind. Diese Risikoeinschätzung sollte folgende Punkte berücksichtigen:

    ▸ Kann der Fehler vorkommen?

    ▸ Wo kann er vorkommen?

    ▸ Wie wahrscheinlich ist das Auftreten des Fehlers?

    ▸ Welche Folgen kann es haben, wenn der Fehler auftritt?

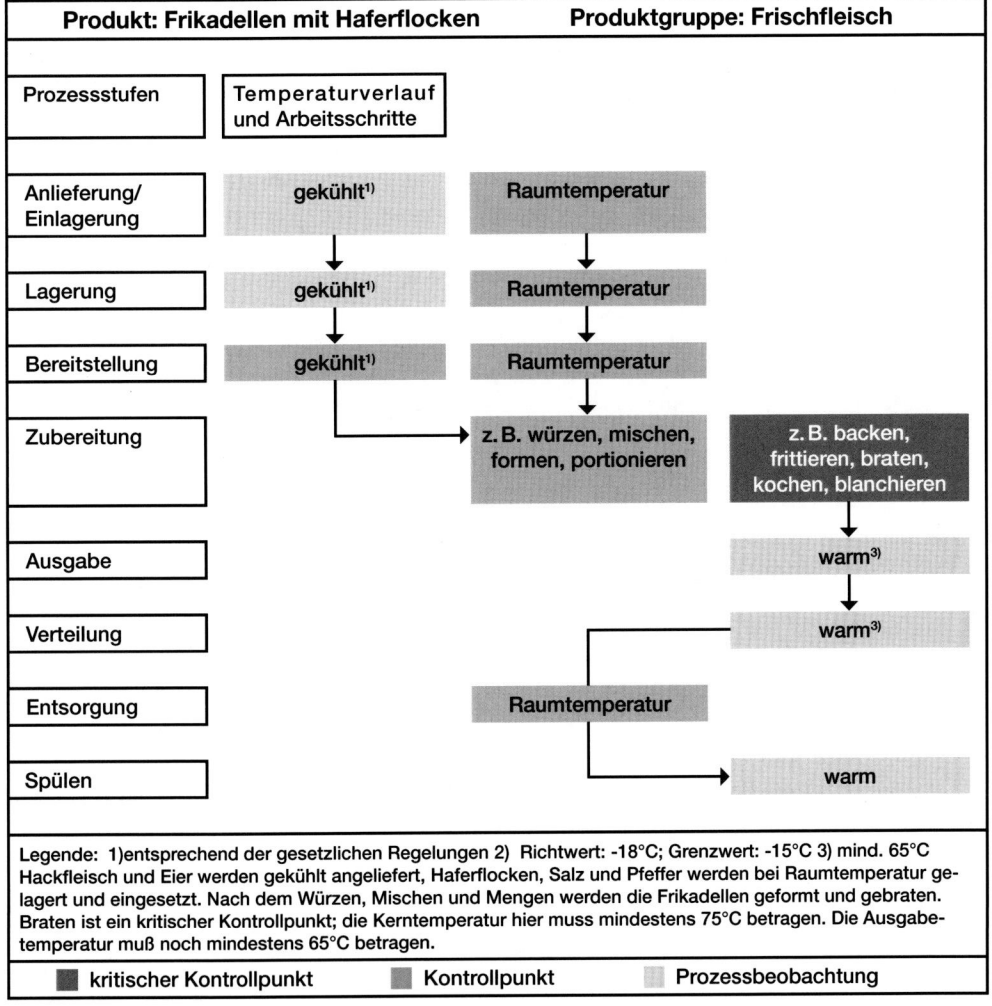

Produkt: Frikadellen mit Haferflocken   Produktgruppe: Frischfleisch

Prozessstufen	Temperaturverlauf und Arbeitsschritte		
Anlieferung/ Einlagerung	gekühlt[1]	Raumtemperatur	
Lagerung	gekühlt[1]	Raumtemperatur	
Bereitstellung	gekühlt[1]	Raumtemperatur	
Zubereitung		z. B. würzen, mischen, formen, portionieren	z. B. backen, frittieren, braten, kochen, blanchieren
Ausgabe			warm[3]
Verteilung			warm[3]
Entsorgung		Raumtemperatur	
Spülen			warm

Legende: 1)entsprechend der gesetzlichen Regelungen 2) Richtwert: -18°C; Grenzwert: -15°C 3) mind. 65°C Hackfleisch und Eier werden gekühlt angeliefert, Haferflocken, Salz und Pfeffer werden bei Raumtemperatur gelagert und eingesetzt. Nach dem Würzen, Mischen und Mengen werden die Frikadellen geformt und gebraten. Braten ist ein kritischer Kontrollpunkt; die Kerntemperatur hier muss mindestens 75°C betragen. Die Ausgabetemperatur muß noch mindestens 65°C betragen.

■ kritischer Kontrollpunkt   ■ Kontrollpunkt   ▨ Prozessbeobachtung

⊙ **12** HACCP: Herstellungsablauf

Beispiel:
Nehmen Sie anhand der Herstellprozesse die Risikobewertung vor. Zur Kennzeichnung in den Abläufen bietet sich das Ampel-System an [Abb. 12], d. h.:
▶ **rot** = mögliche Gesundheitsgefährdung → kritischer Kontrollpunkt
Wenn Sie also einen **„kritischen Kontrollpunkt"** einstufen, müssen entsprechende Sicherungsmaßnahmen bzw. Prüfungen festgelegt werden, die bei dem entsprechenden Arbeitsschritt immer durchgeführt werden und somit bei Einhaltung ein Risiko ausschließen.
Ein Beispiel hierfür wäre die Einhaltung der Gartemperatur von zubereitetem Geflügelfleisch. Weil nicht ausgeschlossen werden kann, dass rohes Geflügelfleisch Salmonellen trägt, ist die Einhaltung der Gartemperatur bei Geflügelfleisch ein kritischer Kontrollpunkt. Die Gartemperatur von mindestens 75 °C muss somit bei jeder Zubereitung sichergestellt werden.
▶ **gelb** = qualitative Beeinträchtigung möglich → Kontrollpunkt
Wenn Sie die Bewertung **„Kontrollpunkt"** treffen, müssen Stichproben nach einem Prüfplan durchgeführt werden, um einen möglichen Fehler auszuschließen. Ein Beispiel hierfür wäre

die Überprüfung von Lagertemperaturen. Hier wird vorgegeben, wie oft Kühlschrank- (je nach Speisen zwischen 2 °C und 7 °C) oder Tiefkühlschranktemperaturen (-18 °C) gemessen werden.

▶ **grün** = unkritisch (Prozessbeobachtungen)
Wenn Sie etwas als **„unkritisch"** bewerten, z. B. das Schneiden von Zwiebeln, werden keine Prüfungen durchgeführt. Wenn aber bei diesem Arbeitsschritt festgestellt wird, dass die Zwiebeln innen verfärbt sind, müssen Prüfungen im Lager bzw. bei Warenanlieferung durchgeführt werden, um diesen Fehler künftig zu vermeiden.

Festlegung von Prüfung, Prüfplan und Dokumentation

Das oberste Ziel ist es, eine erkannte Gefahr sofort zu beseitigen. Ist das nicht umgehend möglich, müssen zusätzliche Sicherheiten eingebaut werden.
Dies erfolgt durch Erstellung von Prüf- und Arbeitsanweisungen, aus denen hervorgeht [Abb. 13]:

▶ welches mögliche Risiko bestehen kann bzw. welcher Fehler vermieden werden soll
▶ wer die Prüfung verantwortlich durchführt
▶ wie geprüft wird (Methode)
▶ mit welchen Prüfmitteln (Thermometer, Waage usw.) gemessen wird
▶ welche Richtwerte (z. B. die Temperatur soll -18 °C betragen) und Grenzwerte (z. B. die Temperatur beim Transport darf nicht oberhalb -15 °C liegen) erreicht werden dürfen
▶ wo die Prüfergebnisse dokumentiert werden
▶ wer bei Abweichungen informiert werden muss bzw. verantwortlich ist
▶ wie bei Abweichungen gegebenenfalls korrigiert werden muss.

Prüfanweisung Mustereinrichtung „Menü und Genuss" zur Sicherstellung von Tiefkühltemperaturen in Lagereinrichtungen

erstellt:	Monika Müller 2/12
geprüft/freigegeben:	Waltraud Welter 2/12
Stand:	Ersterstellung 2/12

Zur Einhaltung der Tiefkühlverordnung müssen Tiefkühleinrichtungen eine Solltemperatur von mind. -18 °C aufweisen und sind deshalb mit einem Anzeigenthermometer ausgerüstet. Diese Anzeige wird täglich beobachtet. Da aber auch Anzeigenthermometer Defekte aufweisen können, wird die Temperatur der Tiefkühleinrichtung zusätzlich vor Arbeitsbeginn von der „Frühbesetzung" kontrolliert.

Diese Messung wird folgendermaßen durchgeführt:
• Ein geeichtes Thermometer wird in die Tiefkühleinrichtung gelegt. Hier bei ist darauf zu achten, dass das Thermometer nacheinander an mehreren Stellen der Tiefkühleinrichtung platziert wird, um den Temperaturkreislauf des Gerätes zu erfassen.
• Minimum- und Maximumwerte werden in das Formblatt „Nachweise Temperaturmessung Kühl- und Tiefkühlgeräte" eingetragen (Formblatt-Nr. ...).
• Bei Abweichungen (Solltemperatur von -18 °C und kälter wird nicht erreicht) wird die Diätassistentin/Ernährungswissenschaftlerin informiert und der Wartungsdienst angefordert.

⊙ **13** Beispiel für eine Prüfanweisung.

Die Ergebnisse von Prüfungen müssen dokumentiert werden. Dabei ist sicherzustellen, dass die Ergebnisse dem Produkt, Prüftag und Prüfer eindeutig zugeordnet werden können. Die Ergebnisse müssen mindestens ein Jahr bzw. entsprechend der Forderungen der Lebensmittelüberwachung und des Wirtschaftskontrolldienstes aufbewahrt werden [Abb. 14].

Korrekturmaßnahmen

Entsprechen die Prüfungsergebnisse nicht den Richt-/Grenzwerten, so sind Korrekturmaßnahmen erforderlich, die zu dokumentieren sind. Korrekturmaßnahmen werden immer von einer Person veranlasst, die aufgrund von Ausbildung und Erfahrung in der Lage ist, die Verantwortung hierfür zu übernehmen.

Beispiel: Werden bei der Warenannahme Mängel festgestellt, z. B. die Äpfel weisen Flecken auf, so kann diese Person entscheiden, ob die Äpfel durch Schälen noch eingesetzt werden können oder ob eine Rücksendung erfolgen muss.

HACCP: Aufbereitung und Temperaturnachweis

Datum	Produkt	Aufbereitung						Unterschrift
		Uhrzeit	Aufbereitungsgerät	Temperatur Aggregat	Produkttemperatur (SOLL: mind. 75 °C)		Maßnahmen bei Abweichungen	
		Beginn: | Ende:			von: | bis:			

Kontrollstempel

WARENEINGANGSPRÜFUNG
Sichtprüfung durchgeführt.
Ware entspricht Standard.

Anlieferungstemperatur: ___°C

Folgende Mängel wurden festgestellt:
_____
_____
_____
_____

_____ _____
(Datum)   (Unterschrift)

HACCP: Nachweis Ausgabetemperatur und -zeit

Datum	Produkt	Ausgabe an Essensteilnehmer				Unterschrift
		IST (Uhrzeit)	Produkttemperatur bei Abgabe SOLL-Temperatur: mind. 65 °C	Ausgabe der Kaltspeisen bei 7°C	Maßnahmen bei Abweichungen von der Sollvorgabe	
		Beginn: | Ende:	Uhrzeit | IST-Temperatur			

⊙ 14 Dokumentationsbeispiele für Eigenkontrollformulare nach HACCP-Grundsätzen.

Überprüfung der Einhaltung der Vorgaben

In regelmäßigen Abständen, mindestens aber einmal jährlich sollte das Eigenkontrollsystem vom HACCP-Beauftragten oder dem verantwortlichen Team überprüft werden. Dabei sollte einerseits das System selbst kritisch durchleuchtet werden, andererseits aber auch direkt an den Arbeitsplätzen geprüft werden, ob die Vorgaben entsprechend umgesetzt und eingehalten werden.

Es empfiehlt sich, mindestens einmal jährlich gemeinsam mit allen Mitarbeiterinnen das Eigenkontrollsystem mit den bestehenden Gefahrenanalysen und Risikoeinschätzungen zu besprechen und zu prüfen, ob die ermittelten Risiken weiterhin bestehen, oder ob Vereinfachungen vorgenommen werden können.

Es soll nicht geprüft werden, um zu prüfen, sondern um mögliche Gefährdungen auszuschließen. Sinnvolle, nachvollziehbare Prüfungen werden von den Mitarbeitern akzeptiert und können somit leicht in den Arbeitsablauf integriert werden. Es gilt: *Die Dinge richtig tun, aber auch die richtigen Dinge zu tun.*

B10 Visite

Die Visite dient allgemein der Kontrolle des Therapieverlaufs. Sie ist in den Krankenhäusern fester Bestandteil des Tagesablaufs. In der Regel wird sie von dem behandelnden Arzt und einem Vertreter des Pflegepersonals geführt. Die Zahl der teilnehmenden Personen ist jedoch nach oben offen. Einmal wöchentlich oder bei Bedarf ist ein Oberarzt oder Chefarzt dabei. Vielfach sind auch alle Stationsärzte beteiligt, Studenten, Physiotherapeuten und eben auch Diätassistenten, Ernährungswissenschaftler und Diabetesberater. Dies ist jedoch nicht die Regel, wenngleich oft wünschenswert. Ihre Teilnahme an der Visite macht jedoch nur Sinn, wenn sie auch mit einer Aufgabe für Sie verbunden ist. Wenn eine **Diätvisite** oder eine Diabetesvisite vorgesehen ist, geht es nicht in erster Linie um „Ich mag keine Gulaschsuppe" und andere Spezialwünsche des Patienten. Es ist jedoch nicht Ihre Aufgabe, nur hinterherzulaufen und über die geschmacklichen Vorlieben der Patienten zu sprechen. In diesem Fall können Sie die Teilnahme ablehnen.

Es kann jedoch sinnvoll sein, mit dem Ärzteteam und dem Patienten gemeinsam über den Verlauf der diätetischen Behandlung zu sprechen. Die ärztliche Bestätigung der Wichtigkeit einer Diätberatung setzt oft entscheidende Impulse und Sie können feststellen, dass Ihre Beratung tatsächlich etwas bewirkt.

Sinnvolle Themen für Diätassistenten, Ernährungswissenschaftler und Diplom-OecotrophologInnen sowie Diabetesberater bei der Visite

▶ Wie hoch ist der BMI?
▶ Wie ist der Gewichtsverlauf?
▶ Wurde der Patient gewogen?
▶ Wie ist der BZ-Verlauf?
▶ Wird die Trinknahrung vertragen?
▶ Funktioniert der Kostaufbau?
▶ Wurde der Patient bereits geschult?
▶ Ist eine Beratung angeordnet?
▶ Wie funktioniert die Ernährung über die Sonde?
▶ Verträgt der Patient das Essen? (nicht: „Schmeckt Ihnen das Essen?")
▶ Isst er alles auf?
▶ Sonstige Fragen zur Ernährungstherapie

Sie können auch selbst vorschlagen, bei der Visite mitzugehen. Der Stationschef könnte das als sehr positiv empfinden, weil es nicht zuletzt einen positiven Eindruck z. B. bei seinen Privatpatienten hinterlassen könnte. Aber natürlich sollten alle Patienten gleich behandelt werden. Oftmals ergeben sich in der ambulanten Diätberatung gerade mit Privatpatienten Probleme, da die Diätberatung (…) und ähnliche Leistungen oftmals von den Kostenträgern nicht abgedeckt werden. Die sogenannten Kassenpatienten werden oftmals gerade in den Bereich den Ernährungstherapie, Diätberatung und Diabetesschulung besser behandelt, da sie im Gegensatz zu Privatpatienten eine bessere Versorgung erhalten. Das ist aber im Einzelfall zu entscheiden und kann nicht allgemein gefasst werden.

▶ Vorbereitung

▷ Klären Sie, ob sich die erhobenen diätetischen Parameter in der Kurve überhaupt dokumentieren lassen. Die Konsilscheine oder Beratungsdokumentationen müssen in der Akte abgeheftet sein.

▷ Zur Visite sollten Sie folgende Dinge mit sich führen:
- ▶ Notizblock
- ▶ Taschenrechner
- ▶ Tablet-PC/Laptop/Notebook oder Palm
- ▶ Diätkatalog des Hauses
- ▶ Kalorien-Nährwert-Lexikon
- ▶ Bestellzettel für die Küche
- ▶ Konsilscheine für die Beratung, damit der Arzt sie schon während der Visite ausfüllen kann
- ▶ Ihre eigene Patientendokumentation, falls es neue Entwicklungen gibt z. B. eine zusätzliche Diagnose.

▷ Klären Sie mit dem zuständigen Stationsarzt ab, welche Aufgaben von Ihnen während der Visite übernommen werden sollen.

▷ Teilen Sie ggf. auch in der Küche mit, wenn Sie auf der Visite sind, damit man nicht nach Ihnen sucht, sondern weiß, wo Sie in dieser Zeit zu erreichen sind.

▶ Durchführung

▷ Besprechen Sie mit dem Pflegepersonal alle den Patienten betreffende Neuigkeiten im Bereich der Ernährung, Beratung und Schulung.

▷ Schauen auch Sie während der Visite in die Akte.

▷ Der erste Kontakt mit dem Patienten erfolgt im günstigsten Fall während der Visite, bei der der leitende Arzt Sie namentlich als Diätassistentin oder Ernährungswissenschaftlerin vorstellen kann, die ihn später aufsuchen wird. Das ist immer günstiger, als wenn Sie ohne Vorankündigung nur auf die stille Entscheidung des Arztes hin einen Patienten aufsuchen müssen, der auf Ihren Besuch gar nicht vorbereitet ist. Sie erfahren bei der Gelegenheit auch einiges über das soziale Umfeld, was sonst vielleicht verloren geht.

▷ Nehmen Sie Hinweise des Pflegepersonals besonders ernst, denn es hat in der Regel den meisten Kontakt zum Patienten.

▷ Begrüßen Sie den Patienten am besten mit Handschlag und sprechen Sie ihn persönlich und mit seinem Namen an. Der Patient hat vielleicht aufgeregt gewartet, denn für ihn ist die Visite nicht selten das wichtigste Ereignis des Tages.

▷ Schaffen Sie eine Atmosphäre, die es dem Patienten ermöglicht, seine Nervosität abzubauen und die Dinge zu berichten und zu fragen, die für ihn wichtig sind. Dadurch werden Sie wahrscheinlich noch wichtige Hinweise auf Diagnose, Verlauf und Compliance erhalten.

▷ Setzen Sie sich zu dem Patienten ans Bett. Dadurch sprechen Sie nicht von oben herab und signalisieren, dass Sie sich Zeit für ihn nehmen. Lassen Sie zuerst den Patienten berichten.

▷ Fragen Sie ausdrücklich noch einmal nach, ob alle Fragen beantwortet wurden. Beantworten Sie Fragen stets einfach und verständlich.

▷ Vor dem Zimmer notieren Sie, was noch zu klären oder zu erledigen ist. Notieren Sie auch alle Fragen für die Besprechung mit dem Stationsarzt oder dem Pflegepersonal. Bitten Sie auch aktiv um solche Hinweise, z. B.:
- ▶ *„Was ist Ihnen aufgefallen?"*
- ▶ *„Wie verhält sich der Patient im Stationsalltag?"*

▸ *„Welche Ideen gibt es zur Ernährung?"*
▸ *„Hat er das Buch gelesen, das ich dagelassen habe?"*
▸ *„Bringen die Angehörigen etwas mit?"*
▸ *„Bestellt der Patient sich etwas vom Pizza-Service?"*

Die Pflegekräfte sollten auch dokumentieren, wie viel der Patient gegessen hat.

Grundsätzlich ist die diätetische Beratung und auch die Diabetikerschulung im Krankenhausbereich außerordentlich schwierig. Die räumlichen Gegebenheiten machen den Aufbau einer sinnvollen Atmosphäre oft unmöglich. Auch wird die Diätberatung oder Diabetesschulung zuweilen als Zwangsmaßnahme verstanden. In der Ambulanz oder in der Diät- und Ernährungsberatungspraxis ist das anders. Der Klient kommt sozusagen freiwillig. Im Krankenhaus ist das oftmals schlicht und ergreifend nicht der Fall. Dadurch wird ein konstruktiver Dialog im partnerschaftlichen Verhältnis von Berater und Klient/Patient oftmals geradezu unmöglich gemacht.

 ## Probleme und Sonderfälle

▷ **Sie werden im Patientenzimmer gemaßregelt:** Ein solches Verhalten dürfen Sie keinesfalls tolerieren. Wenden Sie ohne laut zu werden oder die Stimme zu heben im ruhigen Tonfall z. B. ein:
„Das sollten wir lieber später draußen besprechen."
Wahren Sie die Form, bleiben Sie sachlich und grinsen Sie auch nicht, falls es Ihnen danach sein sollte. Wenn das nicht hilft, sollten Sie die Person stehen lassen, sich beim Patienten entschuldigen und den Raum verlassen, auch wenn es sich z. B. um den Chefarzt handeln sollte. Sie sind nicht verpflichtet, Demütigungen widerspruchslos hinzunehmen.
Falsche Empfehlung des Arztes: Sprechen Sie mit dem Arzt darüber, wenn er eine falsche Diätempfehlung ausgesprochen hat. Aber nicht vor dem Patienten oder dem Pflegepersonal, sondern nur unter vier Augen! Verabreden Sie dazu einen separaten Termin, in dem Sie Ihren Standpunkt klar machen. Es empfiehlt sich, dass Sie zuvor Ihre Auffassung überprüfen und durch Studienzitate oder Quellenanagaben belegen können. Seien Sie keinesfalls rechthaberisch, sondern betrachten Sie ein solches Gespräch als ein Stück Aufklärung, von dem der Arzt, der Patient und auch Sie selbst profitieren können. Am Ende sollte ein Ergebnis stehen, an das sich alle halten können. Ein solches Gespräch muss nicht länger als 15 Minuten dauern.

C Kommunikation

C1 Gesprächsführung mit Patienten und Kunden

Das Gespräch – oder vielmehr der partnerschaftliche Dialog/das patientenzentrierte Gespräch - ist für alle Patienten wichtig, um eigene Wünsche und Ängste mitteilen zu können. Eine Beratung, die den Wünschen des Klienten nicht entspricht, kann keine Erfolge erbringen. Alles was der Patient und Kunde nicht versteht oder möchte, wird er nicht umsetzen. Sie sollten ihnen zuhören und sich ihrer Fragen, Sorgen und Nöte im Gespräch adäquat annehmen können. Der Berater ist nicht der Mittelpunkt und es geht in der Beratung ausschließlich um den Patienten und Kunden und seine Ernährungsfragestellung. Es geht aber nicht in erster Linie um den Berater. Das oberste Ziel ist es sicher nicht, dass Sie alle wichtigen Dinge vermitteln. Das oberste Ziel ist es, dass der Patient und Klient die wichtigsten Dinge versteht und umsetzt. Oftmals ist das nur ein Bruchteil der Dinge, die in Leitlinien, Artikeln und Fachbüchern stehen. Dies bezieht sich nicht nur auf den Inhalt und das ernährungsmedizinische Fachwissen, sondern auch auf die Gesprächsführung. Ein guter Berater spricht weniger als der Patient. Somit ist es richtig, dass Sie sich bisher mit den Patienten unterhalten haben, aber der Anforderung nach einem professionellen Gespräch sind Sie damit nicht unbedingt nachgekommen. Wenn Sie noch wenig Übung in Gesprächsführung haben, dann

▷ besuchen Sie einen Kurs,
▷ sprechen Sie mit anderen Kollegen darüber,
▷ fragen Sie Ihre Praktikanten nach ihrer Einschätzung über Ihre Beratungstätigkeit und nehmen Sie diese Kritik sehr ernst und
▷ haben Sie Geduld mit sich. Gute Gespräche zu führen ist ziemlich schwer.

Die Gesprächsführung mit Patienten basiert auf mehreren Elementen, deren Beachtung Sie erst zu einem professionellen Gespräch qualifizieren. Im Gespräch sollten Sie selbst den Begriff „Patient" aus Ihrem Denken und aus dem Gesagten verbannen. Vor Ihnen sitzt ein Mensch, der krank ist, Linderung oder Heilung sucht oder nicht krank werden möchte. Sie sind Dienstleister Ihr „Patient" ist ein Kunde oder ein Klient. Bauen Sie in Ihrem Kopf oder mit Ihren Worten keine Barrieren auf, die einen Dialog auf Augenhöhe verhindern. Eine Unterscheidung zwischen Menschen und Patienten darf nicht geschehen. Besonders wichtig ist, dass die Beratung niemals rein rational appellieren darf. Sie muss auch emotional sein, emotional berühren und dem Patienten Vorteile für sein Leben aufzeigen. Sonst ist die Beratung überflüssig oder sogar schädlich.

Grundhaltung

Als Grundhaltung für ein professionelles Beratungsgespräch haben sich Akzeptanz, Empathie und Kongruenz bewährt. Der Mittelpunkt der Beratung ist der Patient und nicht der Berater.

▷ *Akzeptanz (Achtung)*
Der Patient soll als Person geachtet und akzeptiert werden. Seine Äußerungen werden ohne jegliche Wertung aufgenommen. Dadurch fühlt sich der Patient ernst genommen, was zu einer Stärkung des Selbstwertgefühls führen kann. Je höher das Selbstwertgefühl ist, desto höher ist

auch die Leistungsfähigkeit, die zur Änderung des Verhaltens benötigt wird. Das wertungsfreie Annehmen des Gesagten durch den Berater bedeutet nicht, dass der Berater mit dem Gesagten auch übereinstimmt, aber dass er respektiert, dass der Patient eine andere Meinung hat und ihn nicht deswegen als Person ablehnt. Holen Sie – bildlich gesprochen - den Patienten dort ab, wo er steht. Sein bisheriges Verhalten war nicht falsch, sonder ein kreativer Lösungsversuch.

Im Gespräch mit Patienten verführt der Expertenstatus des Beratenden allzu leicht dazu, den Patienten belehrend, moralisierend, vorwurfsvoll, ironisierend (lächerlich machend) usw. gegenüberzutreten. Das Fachwissen von Diätassistenten und Ernährungswissenschaftlern ist immens. Nicht alle Punkte müssen in der Beratung genannt werden. Für jeden Patienten gelten andere Punkte als besonders wichtig. Wenn Sie das gesamte Wissen über den Patienten ausbreiten, überfordern Sie ihn. Auf diese Weise entsteht kein Gespräch. Es geht für den Patienten immer um sein Wohlergehen und dazu sucht er gleichberechtigten Rat und Hilfe bei Ihnen.

▷ *Empathie (Einfühlungsvermögen)*

Versuchen Sie, sich in den Patienten, in seine Wahrnehmung und sein Erleben, hineinzudenken und einzufühlen. Versuchen Sie, die Welt mit seinen Augen zu sehen, und Ihre eigene Sichtweise dabei zu vergessen. Erst wenn Sie sich ein Bild von der Welt des Patienten gemacht haben, können Sie ihm auf die richtige Art und Weise antworten und ihm begegnen. Empathie kann mich nicht lernen. Verhalten Sie sich natürlich und nehmen Sie Ihren Patienten ernst.

▷ *Kongruenz (Echtheit)*

Sagen Sie möglichst das, was Sie auch wirklich meinen. Ihr Patient würde eine Abweichung spüren und sich betrogen fühlen. Das bedeutet nicht, dass Sie ihm Ihre Meinung „wie einen nassen Lappen" ins Gesicht schleudern.

Die Haltung der Akzeptanz und Kongruenz scheint widersprüchlich zu sein, doch es geht darum, sich dem Ideal dieser Haltung anzunähern. Sie können und müssen nicht alle drei Haltungen ideal erfüllen.

▶ Vorbereitung

▷ Die beste Vorbereitung erfolgt, indem Sie sich innerlich umstellen und damit beginnen, die oben genannten Elemente in Ihrem Gespräch mit Patienten umzusetzen. Dazu bedarf es nicht unbedingt einer speziellen Ausbildung. Es reicht mitunter, sich ständig daran zu erinnern, diese Elemente in Ihren Gesprächen zu berücksichtigen, bis sie zur Routine geworden sind. Sie sprechen mit Patienten so, wie Sie selbst möchten, dass mit Ihnen gesprochen wird. Dennoch ist eine Schulung in Gesprächsführung sinnvoll.

▷ Denken Sie sich in den Patienten ein. Als Hilfe dienen Ihnen Informationen, die Sie im Vorfeld durch kurze Gespräche mit Pflegepersonal, Arzt und dem Patienten gewonnen haben. Das Einbeziehen der Lebensbedingungen (auch Familie, Beruf, Hobbys, Ferienreisen) des Patienten in die Ernährungsberatung ist wichtig, damit er zu Hause die Empfehlungen in seinen Alltag umsetzen kann. Begrüßen Sie Ihren Patienten, stellen Sie sich vor, wenn er Sie nicht schon kennt. Bieten Sie ihm einen Sitzplatz an und fragen, ob er Wasser, Tee oder Kaffee trinken möchte. Geben Sie ihm Zeit sich kurz zu sammeln und nutzen Sie auch diese Zeit dafür.

Durchführung

▷ Wichtig für einen guten Gesprächsbeginn ist,

- ▶ sich selbst, ihre Rolle und Aufgabe dem Patienten mitzuteilen
- ▶ einen passenden Gesprächsplatz aufzusuchen – Berater und Klient sollten auf einer Höhe sein
- ▶ eine dem Patienten zugewandte Sitzhaltung einzunehmen
- ▶ ausreichend – aber auch nicht zu viel – Abstand zum Klienten zu haben
- ▶ sich zu vergewissern, ob Ihr Klient Sie versteht (Hörschwäche ist ziemlich häufig)
- ▶ deutlich zu machen, wie viel Zeit für das Gespräch zur Verfügung steht. (Die Konzentration des Patienten lässt in der Regel nach spätestens 30 Minuten deutlich nach.)
- ▶ Inhalt und Ziel des Gespräches mitzuteilen. Um in eine Beratung oder in ein Informationsgespräch einzusteigen, ist es sinnvoll, bei Ihnen und beim Klienten Spannungen abzubauen. Bieten Sie immer etwas zu trinken an (Mineralwasser, Tee oder Kaffee) und lassen Sie dem Klienten ausreichend Zeit, um zur Ruhe zu kommen, sonst wird das Gespräch nicht funktionieren. Die 2 bis 5 Minuten, die dafür notwendig sind, sind niemals vertane Zeit. Im Gegenteil: Diese Zeit kann die Beratung um ein vielfaches effektiver gestalten.

Gesprächsstil

Je nach Zielsetzung des Gesprächs (-abschnitts) ist ein anderer Gesprächsstil geeignet. Mit einem patientenzentrierten Gesprächsstil geben Sie dem Patienten die Möglichkeit, das zu sagen und zu fragen, was ihn beschäftigt. Damit können Sie neue Informationen über Ängste, Wünsche und Gewohnheiten erfahren, an die Sie möglicherweise gar nicht gedacht haben. Dazu ist es erforderlich, dass Sie den Patienten

> **Beispiel für eine offene Frage**
>
> „Welche Lebensmittel nehmen Sie über den Tag verteilt zu sich?" Die Antwort erfordert freie Rede.

durch aktives Zuhören (s.u.) zum Sprechen ermutigen und ihm den Hauptanteil der Redezeit überlassen. Auch die Themenwahl wird vom Patienten bestimmt. Bei diesem Gesprächsstil werden Sie hauptsächlich offene Fragen verwenden.

Um noch fehlende Informationen zu erhalten oder Informationen zu geben, ist ein beraterzentrierter Gesprächsstil nötig. Den Übergang zu diesem Gesprächsabschnitt können Sie einleiten, indem Sie z.B. sagen:

„Jetzt habe ich noch einige Fragen."

Hier werden deutlich mehr geschlossene und dichothome („entweder ... oder") Fragen eingesetzt. Diätassistenten und Ernährungswissenschaftler sind in keinem Falle die Vermittler von ernährungswissenschaftlichem Wissen, sondern sie übersetzen dieses und bieten es dem Patienten an. Dieser entscheidet, was er wissen möchte, worüber er mehr oder weniger wissen möchte und schließlich auch, was er nicht wissen oder machen möchte. Der Patient entscheidet, denn er ist mündig. Diätassistenten und Ernährungswissenschaftler dürfen niemals als Diätetik-Diktatoren wirken und arbeiten.

▷ *Das aktive Zuhören*

Das aktive Zuhören geht über das allgemeine Zuhören hinaus. Zum aktiven Zuhören gehört:

- ▶ sich dem Gesprächspartner mit Respekt und Wertschätzung zuzuwenden
- ▶ ihn aussprechen zu lassen statt ihn zu unterbrechen oder den Satz für ihn zu Ende zu formulieren
- ▶ Zeit zum Nachdenken zu lassen
- ▶ miteinander schweigen zu können, Raum zu lassen, um den Gesprächsfaden weiter zu entwickeln.

Sie hören aktiv zu, indem Sie auch zeigen, dass Sie zuhören: gestisch, mimisch und durch Ihre Fragen und Äußerungen, die zum Weitersprechen ermutigen. Dazu ist es wichtig, dass

> **Beispiel für eine geschlossene Frage**
>
> „Essen Sie viel Fleisch?"
> Eine geschlossene Frage lässt sich mit „Ja" oder „Nein" beantworten.

Sie nachfragen, wenn Sie etwas nicht verstanden haben und in eigene Worte fassen, was Sie verstanden haben (paraphrasieren). So kommt es auch seltener zu Missverständnissen. Und noch einmal: Der Berater spricht weniger als der Klient. Es gibt keine Standardberatung oder ein Standardberatungsgespräch. Jeder Klient ist anders und hat andere Probleme. Niemals ist die Beratung die Gelegenheit dafür, dass sich der Berater selbst darstellt.

Vergessen Sie nicht, dass Sie und Ihr Klient Partner sind. Sie sind gleichberechtigt und stehen im Dialog. Immer. Denken Sie auch stets daran, dass Diätetik mehr bedeutet als Ernährungsumstellung. Diätetik ist die Kunst des Erlaubens! Gehen Sie auf die Bedürfnisse Ihres Klienten ein und sagen Sie keine Dinge, die nichts mit Ihrem Kunden zu tun haben oder die er weder zu verstehen braucht noch verstehen kann.

Gesprächstechniken

▷ **Paraphrasieren**
Sie formulieren das, was Sie gehört und verstanden haben, mit eigenen Worten. Der Patient erkennt daran, ob Sie ihn richtig verstanden haben. Ein Beispiel:

> **Beispiele für gesprächsfördernde Formulierungen**
>
> „Ja."
> „Das freut mich für Sie".
> „Das kann ich verstehen."
> „Das muss für Sie belastend sein."
> „Macht Ihnen das auch heute Sorgen?"
> „Habe ich Sie richtig verstanden, dass ..."?
> „Waren Sie darüber unzufrieden (enttäuscht, verärgert, verunsichert usw.), dass ...?"
> „Sie haben also den Eindruck, dass ..."

Patientin: „Meine Mutter war auch schwer zuckerkrank."

„Ihr Diabetes erinnert Sie also immer wieder an das Schicksal Ihrer Mutter?"

Es ist hilfreich, die Paraphrase als Frage zu formulieren, sodass dem Patienten ein Einspruch leichter gemacht wird. Auch wenn es mitunter etwas papageienhaft anmuten mag, wird Ihre Kommunikation mit dem Patienten davon erheblich profitieren.

▷ **Klarstellung:** Die vom Patienten dargestellten Verknüpfungen und Überlegungen werden von Ihnen noch einmal deutlich herausgestellt, wenn Sie Ihnen für die Klärung des Problems wichtig erscheinen:

„Wenn ich Sie richtig verstanden habe, würde es Ihnen gar nicht so viel ausmachen, wenn Sie auf xy verzichten würden."

▷ Wichtig ist es, in der Anamnese die Probleme, die der Klient hat, zu ermitteln, um in der Beratung (nur) darauf einzugehen und bei der Lösung des Problems zu helfen. Allgemeine Floskeln bringen den Klienten nicht weiter. Bleiben Sie **konkret**. Geben Sie keine abstrakten Beschreibungen, sondern genaue Empfehlungen.

▶ nicht: „Bei einer Lactoseintoleranz haben Sie die Wahl zwischen der Vermeidung von Lactosequellen in der Nahrung und der Substitution von Enzymprodukten zu lactosehaltigen Mahlzeiten."

▶ *sondern: „Zur Vermeidung der Beschwerden Ihrer Lactoseintoleranz müssen Sie Produkte, die Milchzucker enthalten, weglassen oder zu den Mahlzeiten das bei Ihnen fehlende Enzym Laktase in Form von Tabletten einnehmen. Dann vertragen Sie milchzuckerhaltige Lebensmittel besser."*

▶ Halten Sie Ihre Aussagen **knapp**. Je knapper die Empfehlungen gefasst sind, desto einprägsamer sind sie.

▶ nicht: „Bei ihrer Ernährung müssen Sie, um Ihr Gewicht zu senken, darauf achten, Lebensmittel auszuwählen, die möglichst wenig Fett und Zucker enthalten, ..."

▶ *sondern: „Essen Sie fettarme Lebensmittel – wie ...!"*

▷ Ihre Erläuterungen sollten stets **einfach** sein. Komplizierte Vorträge verhindern das Behalten des Wesentlichen

▶ nicht: „Ballaststoffe gehören chemisch gesehen zur Gruppe der Kohlenhydrate, können aber im Gegensatz zur Stärke vom menschlichen Gastrointestinaltrakt nicht aufgeschlossen werden, da die Ballaststoffe eine glykosidische Bindung haben, die kein Enzym des menschlichen Organismus spalten kann. Aus diesem Grund werden sie vom Körper wieder ausgeschieden. Je mehr Ballaststoffe die Nahrung enthält, desto kürzer ist die Darmpassage."

▶ *sondern: „Der Körper scheidet Ballaststoffe wieder aus, da er sie nicht verwerten kann. Durch diese Eigenschaft sorgen Ballaststoffe für eine bessere Darmtätigkeit."*

Beachten Sie, dass es in der Diätberatung nicht darum geht, Fachwissen vor dem Klienten auszubreiten. Es geht nicht darum, dass der Berater sein Fachwissen wie ein Lexikon ausbreitet. In vielen Beratungsgesprächen wird ein vielfaches mehr an Inhalt ausgebreitet als der Klient überhaupt verstehen, nachvollziehen und einhalten kann.

▷ Benutzen Sie möglichst **keine Fremdworte**. Machen Sie Ihre Beratung und Schulung ganz frei von Kohlenhydrate, glykämischem Index und auch dem Gastrointestinaltrakt. Die meisten Patienten müssen diese Fremdworte nicht kennen. Bei chronisch Kranken kann es sinnvoll sein, dass sie auch Fremdworte kennen und beherrschen. Für die meisten Patienten ist das aber nicht der Fall. Es wäre tragisch, wenn der Diabetiker wüsste wie der glykämische Index definiert wird, aber nicht weiß, dass Frischobst, Gemüse und Vollkornprodukte gut für ihn sind. Für das Verständnis durch den Patienten, muss eine verständliche Sprache gewählt werden

▶ nicht: „Ihr Körper bildet Immunglobuline, die bei Verzehr von Steinobst mit den darin enthaltenen Antigenen reagieren."

▶ *sondern: „Bei Ihrer Allergie gegen Steinobst reagieren bestimmte Stoffe Ihres Körpers mit Bestandteilen des Obstes. Das äußert sich in dem von Ihnen beschriebenen Symptom, dem Jucken des Mund- und Rachenraumes."*

▷ Versuchen Sie, Ihre Informationen für den Patienten stets **interessant** zu halten. Zur konsequenten Durchführung einer Ernährungs- und Diätberatung ist eine ausreichende Motivation notwendig, die durch eine Interessante Gestaltung der Beratung aufrecht erhalten werden kann. Halten Sie also keinen halbstündigen Vortrag.

▶ Nutzen Sie die Beratungsstunde dazu, den Patienten nach dem Befinden zu Fragen und auf seine Äußerungen einzugehen. Vermitteln Sie ihm dabei „in kleinen Happen" die Informationen. An geeigneten Stellen unterstreichen Sie ihren Rat z. B. durch zum Thema passende Abbildungen.

▶ Formulieren Sie konkret und anschaulich und verwenden Sie dazu Beispiele, Bilder oder Metaphern, z. B. zum Thema „Gefäßablagerungen bei Arteriosklerose":

„Stellen Sie sich einen Topf oder ein Rohr vor, indem sich langsam Kalk ablagert. Je mehr Zeit vergeht, in der Sie nichts dagegen unternehmen, desto dicker werden die Ablagerungen und das Rohr wird immer enger ..."

▷ Vor dem Dialog mit dem Klienten sollten Sie einen Hinweis darauf geben, was in den kommenden xy Minuten passieren wird. Das schafft Vertrauen, baut Ängste ab und gibt dem Klienten die Möglichkeit, sich darauf einzustellen oder um Modifikationen zu bitten. Dazu müssen Sie ihm auch die Gelegenheit geben. Machen Sie klare Zeitvorgaben und weisen Sie rechtzeitig darauf hin, dass „nur noch xy Minuten" zur Verfügung stehen. Geben Sie dem Patienten immer viel Zeit für seine Fragen. Eine Beratung soll niemals ein Monolog von Ihnen sein. Ein guter Berater fragt viel und gibt nur wenige klar verständliche Hinweise. Und darauf sucht der Patient Punkte heraus, die er umsetzen möchte. Diese Umsetzung wird anhand von Protokollen oder Tagebüchern dokumentiert. Es ist sinnvoll, wenn im Beratungsraum eine Uhr hängt und viele Berater haben zudem noch eine kleine Uhr oder einen Wecker auf dem Beratungstisch. Sonst lassen sich Beratungszeiten nicht sicher einhalten. Das ist aber gerade für freiberufliche Diätassistenten und Ernährungswissenschaftler wichtig. Wenn der Klient eine Beratung von 45 Minuten bezahlt, bekommt er dafür eine Beratung von 45 Minuten. Nicht weniger und auch nicht mehr. Im Autohandel bekommt auch niemand zusätzlich noch einen größeren Tank geschenkt – einfach so.

▷ Sprechen Sie den Patienten **persönlich** an. Bei einer unpersönlichen Sprachwahl fühlen sich die Patienten nicht angesprochen, wodurch der Erfolg einer Ernährungs- und Diätberatung gemindert werden kann.

▶ nicht: „Die Wissenschaft hat herausgefunden, dass bei dieser Erkrankung Folgendes zu empfehlen ist ..."

▶ *sondern: „In den letzten Jahren gab es einige neue Erkenntnisse zu Ihrer Erkrankung. Am besten ist es, wenn wir die daraus resultierenden Empfehlungen an Sie gemeinsam durchgehen und zusammen überlegen, wie Sie diese am besten umsetzen können."*

Stellen Sie einen auch einen persönlichen Bezug im Gespräch her, indem Sie ihn und seine Gefühle direkt ansprechen. Beziehen Sei ihn in die Ausführungen verbal mit ein:

▶ *„Sie wissen sicherlich ..., dass"*

▶ *„Sie haben sicher schon einmal erfahren, dass ..."*

▶ *„Das kennen Sie sicher von ..."*

▷ **Erklären** Sie Ihre Empfehlungen. Der Patient soll den Sinn einer Änderung seiner Ernährungsgewohnheiten nachvollziehen können. Dazu ist es notwendig, dass er versteht, warum diese Änderung angestrebt wird

▶ nicht: „Sie haben Diabetes und dürfen keinen Zucker mehr essen."

▶ *sondern: „Sie haben Diabetes mellitus Typ 2. Das bedeutet, das das Insulin bei Ihnen schlecht wirkt. Dieses Insulin wird aber dafür gebraucht, die Glucose vom Blut in die Zellen zu transportieren. Deshalb dürfen sie nicht mehr so viel Zucker essen, da ihr Blutglukosespiegel sonst zu stark ansteigt. Unter Zucker versteht man auch ..."*

▷ Präsentieren Sie Ihre Empfehlungen nach Wichtigkeit **gegliedert**. Bieten Sie die Informationen in übersichtlichen Blöcken an. Machen Sie nach jedem Block eine kurze Zusammenfassung. Betonen Sie das Wesentliche und verstärken Sie wesentliche Aspekte durch bestimmte Aussagen:

„Denken Sie vor allem daran, dass ..."
„Das Entscheidende ist ...,"
„Am wichtigsten ist hierbei ...,"
„Darauf lege ich besonderen Wert ..."

▷ **Zusammenfassung:** Sie können im Verlauf des Dialogs dem Patienten immer wieder das bis dahin für Sie Wesentliche kurz mitteilen. Dadurch strukturieren Sie das Gespräch und vermeiden eine Flucht in Details:

„Ich will für mich einmal zusammenfassen, was wir bis jetzt besprochen haben: Die Umstellung ihrer bisherigen Ernährungsgewohnheiten ist deshalb für Sie schwierig, weil sie Angst haben, dass ihnen dann nichts Gutes, Liebgewonnenes mehr bleibt ..."

Beendigung des Gesprächs

Wichtig ist bei jedem Gespräch, dass es einen angemessenen Abschluss findet. Dazu gehört:

▷ die rechtzeitige Ankündigung, dass sich Ihre Gesprächszeit dem Ende nähert. Hierzu eignet sich z. B. die Zusammenfassung (s.o.)
▷ Zeit für letzte, noch offene Fragen zum zurückliegenden Gesprächsverlauf
▷ Einhalten des vorher vereinbarten Zeitraums
▷ klare Vereinbarung über weiteres Vorgehen oder Hinweis auf weitere Termine.

Grundsätzlich müssen Sie vor der Beratung fragen, ob der Patient überhaupt eine Beratung wünscht. Sollte er diese nicht wünschen, vermerken Sie es in der Akte und teilen Sie es dem behandelnden Arzt mit. Ein Patient, der die Beratung ablehnt, wird sicher die wichtigen Punkte nicht umsetzen und verschwendet schließlich ihre Zeit. Sollte es noch ungeklärte Fragen geben, können diese im Folgetermin erklärt werden. In 45 Minuten kann nicht der Inhalt von 60 oder mehr Minuten vermittelt werden. Das geht schlicht und ergreifend nicht.

 ## Tipps und Tricks

▷ **Nonverbale (nichtsprachliche) Kommunikation, Körpersprache:** Achten Sie nicht nur darauf, was die Patienten Ihnen sagen, sondern auch wie sie es sagen. Beobachten Sie Körperhaltung, Mimik, Gestik und Tonfall des Patienten. Unterstreichen diese das Gesagte oder stehen sie im Kontrast zu dem Inhalt? Scheuen Sie sich nicht, Ihre Beobachtungen dem Patienten als Frage mitzuteilen:

„Ich habe den Eindruck, dass Sie heute etwas niedergeschlagen sind."
„Kann es sein, dass Sie sich über ... geärgert haben?"

Dies kann ein klärender Hinweis im Gespräch sein oder aber unterschwellige Kommunikationsstörungen offen legen. Beachten Sie jedoch, dass Sie nichtwörtliche Äußerungen des Patienten immer als Frage ansprechen, da sich der Patient sonst eventuell bloßgestellt fühlt, was zum gegenteiligen Effekt, nämlich zu Misstrauen führen kann.
▷ Patienten reagieren oft mehr auf das Wie Ihrer Aussage, weniger auf den Inhalt. Sie drücken Ihre Haltung dem Patienten gegenüber (wie ernst Sie ihn als Gesprächspartner nehmen) durch Ihre Körperhaltung, Mimik, Gestik und den Tonfall aus. Lernen Sie, sich selbst zu beobachten.
▷ Vermerken Sie in Ihrer Dokumentation, welche (bemerkenswerten) Eindrücke Sie von Patienten haben. Diese Informationen können wichtig sein.
▷ Bestimmt haben Sie sich beim Lesen dieses Textes gefragt, wann Sie die Zeit für ein solch aufwendiges Gespräch aufbringen sollen. Die Antwort laute: immer. Das professionelle Gespräch nimmt nicht mehr Zeit in Anspruch, sondern weniger, weil Sie effizienter arbeiten.

Es kommt seltener zu jenen Missverständnissen und langatmigen Erklärungen, die Sie bisher als zeitraubend erlebt haben. Der Patient kann das sagen, was ihm wichtig ist, ohne von Ihnen unterbrochen zu werden. So muss er keinen neuen Versuch unternehmen, wodurch Sie Zeit sparen.

Probleme und Sonderfälle

▷ **„Schwierige"** Patienten: Weder der Patient noch Sie sind schwierig, sondern die Situation, in der Sie sich zusammen mit dem Patienten befinden, kann schwierig sein. Durch eine professionelle Gesprächsführung werden Sie auf längere Sicht dem Patienten besser gerecht, kommen seltener in schwierige Gesprächssituationen und sparen letztlich Zeit. Der „schwierige Patient" wird Ihnen immer seltener begegnen. Die Patienten werden Sie positiv erleben und Ihnen dies auch rückmelden und mehr Verständnis für Sie aufbringen. Das wiederum wird auch für Sie ein Anreiz sein, sich mehr dieser Form des Gesprächs zu widmen. Und so beginnt ein positiver Kreislauf, der sowohl von den Patienten als auch von Ihnen als Gewinn bringend erlebt wird (siehe Kapitel C7, Umgang mit schwierigen Patienten).

▷ **Duzen/Siezen:** Vielleicht sind Sie bei dem einen oder anderen Patienten versucht, das „Du" anzubieten bzw. es anzunehmen, besonders wenn es sich um annähernd gleichaltrige Patienten handeln sollte. Letztlich ist dies eine persönliche Entscheidung, für die es keine festen Regeln gibt. Die Erfahrung hat jedoch gezeigt, dass ein „leichtfertig" angenommenes „Du" die erforderliche Distanz erheblich senkt und mehr Probleme bereitet als Lösungen bietet. Viele erfahrene Diätassistentinnen und Ernährungswissenschaftlerinnen haben diese Erfahrung selbst machen müssen, bevor sie lernten, dass es der Arbeit eher hinderlich ist, wenn die Distanz aufgehoben wurde. Also nehmen Sie sich in Acht: Es ist kein Verbrechen, ein angebotenes „Du" freundlich abzulehnen. Denken Sie selbst einmal darüber nach, und versuchen Sie, sich für diese Frage eine passende Antwort und Begründung zurechtzulegen, bevor Sie aus Hilflosigkeit in das „Du" einwilligen. Auf der anderen Seite sollten Sie es nicht automatisch zu einem Problem werden lassen, wenn Sie z. B. von einem älteren Patienten von Beginn an geduzt werden. Vielfach ist es dann freundlich gemeint, und manche ältere Menschen haben einfach die Angewohnheit, jeden - und besonders jede Frau - die die eigene Tochter (oder Enkelin) sein könnte, zu duzen. Es ist kein einfaches Thema, und Patentlösungen gibt es hierfür nicht. Sie sollten sich jedoch mit dieser Frage vertraut machen und eine eigene Einstellung finden. Ein häufig gebrauchter Kompromiss ist die Kombination von Vornamen und der Anrede „Sie". Vielleicht kommt diese Lösung auch für Sie in Betracht. Vom Küchenchef oder einem Vorgesetzten sollten Sie sich aber nicht einseitig duzen lassen. Auch die Kleidung kann eine große Distanz aufbauen. Der weiße Kittel ist oftmals ungeeignet, eine angenehme Atmosphäre aufzubauen und einen partnerschaftlichen Dialog zuzulassen. Auch sollten Sie keine große Distanz zum Patienten haben. Es ist auch nicht sinnvoll, wenn der Patient im Bett liegt und Sie stehen bleiben. Sie sollten auch nicht höher sitzen (sonst erscheinen Sie „von oben herab"). Die Beratung am Krankenbett sollte woimmer möglich vermieden werden. In jeder Beratung müssen Berater und Klient auf einer Ebene sein. In der Schulung ist das oftmals ein Problem. Der Berater steht am Flipchartständer, an der Tafel oder an der Leinwand. Die Klienten sitzen. Das ist ungünstig. Aber auch im Schulungsraum sollte es dem Berater möglich sein, sich hinzusetzen. Besonders schlecht für die Beratungssituation ist der klassische Vortrag. Aber größere Gruppen lassen sich nuneinmal nicht anders erreichen. Inzwischen gibt es Seminare und Vorträge auch als Webinare im Internet. Auch über solche Formen sollten Diätassistenten und Ernährungswissenschaftler nachdenken.

C2   Umgang mit Kindern

Die Diät- oder Ernährungsberatung eines Kindes unterscheidet sich nicht wesentlich von der Beratung Erwachsener. Im Gegenteil - eher lässt sich sagen, dass viele Ideen aus der Kinderberatung auch für die Beratung Erwachsener gut geeignet sind. Dennoch ist darauf hinzuweisen, dass wenn ein Kind eine Diätkostform benötigt, auf jeden Fall Gespräche mit den Erziehungsberechtigten geführt werden müssen. Darüber hinaus kommt jede Person infrage, die mit dem Kind eine oder mehrere Mahlzeiten einnimmt. Denn nur wenn der Erwachsene entsprechend informiert ist, bekommt das Kind die richtigen Lebensmittel serviert. Dennoch ist natürlich von Bedeutung, dass das Kind versteht, warum es auch einmal etwas anderes essen muss als die anderen Familienmitglieder oder als die anderen Kinder im Hort. In der Beratung müssen Sie also versuchen, die diätische Therapie so interessant zu verkaufen, dass das Kind mitmachen möchte.

Da die Eltern in der Regel auch beim Essen als Vorbilder für die Kinder fungieren, ist es je nach Alter des Kindes sinnvoll, dass auch die Eltern einen großen Teil der diätetischen Regeln einhalten und sie so dem Kind erleichtern.

> **Kinder sind keine kleinen Erwachsenen. Erwachsene sind eher große Kinder.**

Da gesundheitliche Aspekte und die Ausrichtung der Ernährung am Bedarf der Kinder häufig nur eine geringe Rolle spielen, ist es in der Diät- und Ernährungsberatung wichtig, den Stellenwert der gesunden Ernährung und/oder der Diätkostform darzustellen.

Da eine Grenzziehung manchmal schwierig ist, sollten Sie unbedingt auch das Kapitel C3, Umgang mit Jugendlichen, lesen.

 ## Hinweise zum Umgang mit Kindern

▷   Üben Sie keinen Druck von außen aus. Besser ist es, wenn Sie versuchen einen Anreiz zu finden, der dem Kind das Mitmachen erleichtert. Wichtig ist es dafür, auf jeden Fall vorher mit den Eltern die Einzelheiten zu besprechen, z. B.:
   „Wenn du jeden Tag eine Portion Gemüse isst, bekommst du einen Punkt. Wenn du 20 Punkte zusammen hast, gehen deine Eltern mit dir ins Kino."
   „Wenn du 5 kg abgenommen hast, bekommst du von deinen Eltern die tolle Jeanshose, die du im Schaufenster gesehen hast!"

▷   Versuchen Sie, zum Kind eine persönliche Beziehung aufzubauen, die auf gegenseitiger Achtung beruht. Lassen Sie ruhig das „Du" zu und stellen Sie sich mit Ihrem Vornamen vor. Natürlich darf Sie ein Kind oder ein Jugendlicher duzen. Warum denn nicht? Der Umgang in Kinderkliniken ist ohnehin anders als in Erwachsenenbereichen der Krankenhäuser. Dem müssen sich auch Diätassistenten und Ernährungswissenschaftler anpassen. Sonst sind sie ein Fremdkörper.

▷   Das Kind sendet während der Beratung viele Signale durch Mimik, Gestik und Körperhaltung aus. Versuchen Sie, die Signale zu verstehen und gehen Sie dann darauf ein. Fragen Sie z. B., warum das Kind die Arme verschränkt und damit eine gewisse Abwehrhaltung einnimmt. Es kann durchaus sein, dass es vorher zu Hause eine Auseinandersetzung mit der Mutter hatte und die Abwehrhaltung mit der Beratung nicht direkt im Zusammenhang steht.

▷   Haben Sie nicht nur die Durchführung der Beratung im Kopf sondern auch das Wohl des Kindes. Wenn das Kind bemerkt, dass Sie Rücksicht nehmen und versuchen, es zu verstehen, wird es eher „aktiv" an der Beratung teilnehmen. Es fühlt sich verstanden und respektiert.

▷   Drohen Sie dem Kind nicht.

▷   Bemitleiden Sie kranke Kinder nicht, sondern behandeln Sie sie ganz normal.

▷ Übertragen Sie dem Kind eine gewisse Eigenverantwortung. Das Kind kann z. B. selbst die Gewichts- oder Blutzuckerkurve führen und das Ergebnis zum nächsten Beratungstermin mitbringen. Oder machen Sie in der Beratung darauf aufmerksam, dass, wenn das Kind heimlich Süßigkeiten isst, weder Sie noch die Eltern darunter leiden. Erklären Sie, dass es nur dem Kind nicht gut tut, heimlich zu essen.

▷ Animieren Sie die Eltern, das Kind in die Essenszubereitung miteinzubeziehen. Dadurch lernen die Kinder den Umgang mit Lebensmitteln und akzeptieren eine Ernährungsumstellung eher.

▷ Versuchen Sie nicht, alle Empfehlungen auf einmal zu geben. Erstellen Sie eine Prioritätenliste, fangen oben an und arbeiten sich langsam, je nach Verständnis des Kindes, nach unten vor.

▷ Arbeiten Sie nicht gegen die Eltern. Sprechen sie mit den Eltern vor der Beratung Einzelheiten ab. Kinder sind sehr verwirrt, wenn Eltern und Berater unterschiedliche Aussagen treffen.

▷ Stellen Sie die Krankheit und die notwendige Diätetik nicht als Problem dar.

▷ Arbeiten Sie immer mit Bildern und Texten, die das Kind versteht und die altersgerecht aufbereitet sind. Zur Bewertung eines Ernährungstagebuches können Sie „Smilies" verwenden. Sie haben einen positiven, neutralen oder negativen Gesichtsausdruck: ☺ ☺ ☹

Diese einfachen „Smilies" liegen für Sie zum Herunterladen und Ausdrucken im Downloadberich (www.dkgd.de) bereit. Solche Symbole sind auch für Erwachsene gut. Ähnliches gilt für Ernährungsampeln (z. B. die Kalorien-Ampel oder Diabetes-Ampel), die dem Klienten das Verständnis viel einfacher machen.

▷ Sprechen Sie nicht nur mit den Eltern. Beziehen Sie das Kind immer in das Gespräch mit ein.

▷ Drohen Sie keine Strafe für das „Nicht-Einhalten der Diät" an. Versuchen Sie, die Wichtigkeit der Diätetik zu erklären. Einem 12-jährigen übergewichtigen Kind, können Sie durchaus schildern, welche Probleme es später bekommen kann, wenn es die Ernährungsweise nicht umstellt. Fragen Sie dazu einfach nach dem Wunschberuf und erklären dann die bevorstehenden Probleme, die auftreten können, z. B. wenn sich unterschiedliche Jugendliche um eine Ausbildungsstelle bewerben.

▷ Erklären Sie dem Kind auch, dass keiner Wunder erwartet. Jeder Mensch, auch ein Kind, hat Gewohnheiten, die nur sehr schwer abgelegt werden. Fragen Sie nach, was das Kind selbst für möglich hält und passen Sie die Forderungen der Diättherapie langsam an.

▷ Versuchen Sie den „Leidensdruck" des Kindes zu erkennen und bieten Sie dann Beispiele an, um diesen zu mindern. Nehmen Sie die Probleme des jungen Klienten ernst.

▷ Auch Kinder sind in der Lage eine gewisse Verantwortung für die eigene Ernährung zu übernehmen.

▷ Setzen Sie, wenn möglich, den Computer bei der Beratung ein. Für das Kind wird die Beratung dann zum Spiel und macht Spaß.

▷ Lassen Sie das Kind selbst entscheiden! Geben Sie aber immer für diese Entscheidungen die „richtige Vorauswahl", z. B. Ein Kind soll mehr Gemüse essen. Wenn Sie fragen „Welches Gemüse möchtest du gerne essen?", wird kaum eine erwartete Antwort kommen. Fragen Sie besser:
„Möchtest du lieber Erbsen, Möhren oder Blumenkohl essen?"
Das Kind kann sich so leichter für ein Gemüse entscheiden. Kinder, die überhaupt kein Gemüse essen, sind extrem selten. Und wenn es nur eine Sorte ist – das ist ok. Gleiches gilt natürlich auch für Obst.

▷ Geben Sie klare Grenzen vor, damit das Kind erkennen kann, in welchem Rahmen es sich bewegen darf.

▷ Versuchen Sie die Diättherapie als Spiel darzustellen, es macht dem Kind dann mehr Spaß „mitzuspielen".

▷ Wenn Sie bemerken, dass die Eltern Schuldgefühle für die Situation des Kindes plagen (z. B. Kind ist übergewichtig und die Eltern haben immer nur wenig Zeit für das Kind gehabt und es häufig mit Süßigkeiten getröstet), sprechen Sie das Thema an. Versuchen Sie den Eltern diese Schuldgefühle zu nehmen. Sonst befinden sich Eltern und Kind in einem Teufelskreis und eine Diätberatung ist nicht möglich.

▷ Versuchen Sie dem Kind solche Fragen zu stellen, die durch die Antwort erkennen lassen, wie wichtig eine Diättherapie ist, z. B.:

„Weißt du, warum Zucker für die Zähne so schädlich ist?"

„Warum ist das dunkle Vollkornbrot gesünder als das helle Weißbrot?"

▷ Für Kinder sind Eltern Vorbilder. Also auch beim Essen sollen die Eltern als gutes Beispiel vorangehen. Machen Sie das den Eltern deutlich.

▷ Fragen Sie immer wieder nach, ob das Kind sie verstanden hat.

▷ Verlangen Sie von dem Kind nichts Unmögliches. Gehen Sie immer nur in kleinen Schritten vor.

▷ Führen Sie in der Beratung keinen Monolog. Unterbrechen Sie die Reden und lassen das Kind malen und basteln, um so auf spielerische Weise zu lernen. Gute Medien für die Beratung von Kindern bieten der aid e.V., die BzgA und viele Krankenkassen.

aid infodienst

Verbraucherschutz · Ernährung · Landwirtschaft e. V.
Friedrich-Ebert-Str. 3
53177 Bonn
Tel.: 0228-84990, Fax: -177
http://www.aid.de

BzgA
Ostmerheimer Str. 220
51109 Köln
Tel. 0221-8992-0
http://www.bzga.de

▷ Es gibt verschiedene Möglichkeiten für Eltern und Kind, die Ernährungserziehung oder auch den Umgang mit der Stoffwechselerkrankung zu intensivieren, so z. B. Mutter-Kind-Kuren für Übergewichtige, wo die richtige Lebensmittelauswahl erlernt wird. Ebenso existieren Ferieneinrichtungen z. B. für diabetische Kinder und Jugendliche, damit die Betroffenen sehen, was trotz der Erkrankung alles möglich ist. Die Adressen sind bei den entsprechenden Selbsthilfegruppen oder Vereinen zu bekommen. Bieten Sie Ihre Mitarbeit auch in Selbsthilfegruppen und Vereinen an. Das kann auch im Umgang mit den speziellen Problemen und Krankheitsbildern schulen und ist schließlich gut für alle Klienten, die Sie beraten.

▷ Auch Kindern kann die Bedeutung der Ernährung und der Umgang mit Lebensmitteln durch praktisches Arbeiten in einer (improvisierten) Lehrküche nahe gebracht werden.

⊙ **15** Hilfsmittel zur Ernährungsberatung bei Kindern. Das Kind erkennt die Symbole und kann z. B. auf diesem Arbeitszettel die Felder mit den Lebensmitteln ausmalen, die es selbst gerne isst.

Im Downloadbereich (www.dkgd.de) liegt für Sie die Symbolschrift „FOOD!" bereit. Sie können Sie bequem herunterladen und damit arbeiten.

C3   Umgang mit Jugendlichen

Jugendliche haben oft einen schweren Stand. Sie sind nicht mehr Kind, aber auch noch nicht erwachsen. Die Pubertät ist für viele Jugendliche ein echter Kampf. Sie haben Probleme mit den Eltern, den Lehrern, den Freunden und in der Liebe, sind häufig lustlos, resigniert, teilweise verzweifelt und vor allem auch uninteressiert. Einen großen Einfluss haben in dieser Zeit andere Jugendliche, die cool sind und Geld haben. Zukunft und Gesundheit sind eher unwichtig. Wenn in diese schwere Zeit auch noch eine Krankheit fällt, die mit einer Diättherapie behandelt werden muss, kommen neue Probleme hinzu. Auch für übergewichtige Jugendliche ist die Ernährung von Bedeutung.

Für Sie als Berater ist es nicht leicht, einen Jugendlichen für die Diätetik oder gesunde Ernährung zu begeistern. Haben Sie viel Geduld und erwarten Sie keine Wunder.

Eine Grenzziehung ist manchmal schwierig. Deshalb sollten Sie unbedingt auch das Kapitel C2, Umgang mit Kindern, lesen.

 Hinweise zum Umgang mit Jugendlichen

▷ Motivieren Sie die Jugendlichen, damit diese aus ihrer Lethargie herauskommen. Nehmen Sie die Jugendlichen ernst, hören Sie ihnen zu, fragen Sie nach, ob sie alles richtig verstanden haben und versuchen Sie die Probleme der Jugendlichen zu verstehen. Der Akzeptanz kommt im Gespräch eine große Bedeutung zu. Denken Sie an Ihre Jugend, für Sie war es wahrscheinlich auch nicht immer einfach.

▷ Verbessern Sie das Selbstwertgefühl der Jugendlichen. Das erreichen Sie durch Interesse an ihrem Leben, durch Lob und Anerkennung. Die meisten Jugendlichen werden redseliger, wenn sie sich in der Situation gut fühlen.

> **Merke:** Diätetik ist die Kunst des Erlaubens. Die Ausbildung zum Diätassistenten oder das Studium der Ernährungswissenschaft geben das Rüstzeug dafür!

▷ Erkundigen Sie sich nach Hobbies. Vielleicht lassen diese sich in die Therapie mit einbinden, z. B. bei Übergewichtigen die Bewegung. Dadurch erleichtern Sie dem Kind und Ihnen die Mitarbeit.

▷ Erteilen Sie keine strikten Verbote. Diese machen das Verbotene nur attraktiver. Verbote führen dazu, dass die Ernährung noch schlechter wird, als sie bisher schon war. Kein Jugendlicher wird sich jeden Tag optimal ernähren. Es gibt einfach zu viele Situationen, in denen „gesündigt" werden muss. Wichtig ist die richtige Aufklärung über die Diättherapie oder die gesunde Ernährungsweise. Testen Sie einmal selbst an sich ein Verbot, z. B. „Ich esse nie wieder Schokolade". Dieses Verbot führt dazu, dass man häufig an Schokolade denkt und sie letztlich vielleicht sogar häufiger isst. Selbst derjenige, der nicht gerne Schokolade isst, fängt manchmal dann erst damit an.

▷ Machen Sie bei „Diät-Ausrutschern" keine Vorwürfe. Jeder macht einmal Fehler. Weisen Sie aber erneut auf die Wichtigkeit der Diättherapie hin.

▷ Bieten Sie wenn möglich auch eine praktische Beratung an. So können sich die Jugendlichen davon überzeugen, dass die Diätetik oder die gesunde Kost sehr gut schmecken kann.

▷ Eine Wiederholungsberatung hat verschiedenen Vorteile: Der Jugendliche kann von seinen Erfolgen oder Misserfolgen berichten und Sie können bei Fehlern neue Möglichkeiten aufzeigen. Außerdem können Sie Lob aussprechen für geglückte Veränderungen, das motivierend wirkt und gleichzeitig das Verantwortungsgefühl des Jugendlichen für seine eigene Ernährung aufzeigt.

▷ Erwarten Sie keine Wunder. Auch Jugendliche werden nicht über Nacht die komplette Ernährung umstellen.

▷ Beraten Sie auch Jugendliche individuell. Hören Sie sich deren Wünsche und Vorstellungen an und versuchen Sie, diese mit der Diätkostform zu kombinieren.

▷ Berücksichtigen Sie immer den aktuellen Entwicklungsstand des Jugendlichen. Es gibt z.B. sehr große Unterschiede unter den 14-jährigen. Der eine ist noch eher Kind, der andere schon erwachsener.

▷ Fragen Sie zu Beginn der Beratung, ob der Jugendliche mit „du" oder „sie" angesprochen werden möchte und richten Sie sich dann in der gesamten Beratung danach.

▷ Bieten Sie nach Möglichkeit Gruppenberatungen an. Die Jugendlichen sehen dann, dass auch andere in ihrem Alter betroffen sind und „verstecken" die Diättherapie nicht mehr vor den eigenen Freunden.

▷ Verwenden Sie Medien, die die Jugendlichen interessieren. Einfache Broschüren mit Texten sind nicht ansprechend genug. Werfen Sie ruhig einmal einen Blick in die „Bravo" oder andere Jugendzeitschriften. Sie sehen in diesen Zeitungen, was die Jugend anspricht. Gestalten Sie ihre eigenen Medien ähnlich.

▷ Setzen Sie einen PC für die Beratung ein. Damit erreichen Sie viele Jugendliche leichter. Spielerisch am Rechner lernen macht Spaß und liegt im Trend!

▷ Wenn ein Jugendlicher auch nach mehreren Versuchen kein Interesse an der Beratung hat, sollten Sie ihn nicht zwingen. Erklären Sie, das jeder selbst entscheiden kann, ob er die Diättherapie einhält oder nicht. Bieten Sie jedoch immer die Möglichkeit an, bei Bedarf das Gespräch wieder aufzunehmen. Halten Sie dem Jugendlichen die Türen auf und machen Sie es ihm leicht, sich wieder bei Ihnen zu melden.

▷ Bei schwierigen Diätkostformen sollten auf jeden Fall auch die Eltern beraten werden. In der Regel bereiten diese die Mahlzeiten vor und kaufen ein und sollten daher wissen, wie die Diät aussieht und was zu beachten ist.

▷ Versuchen Sie dem Jugendlichen verständlich zu machen, welche Auswirkung die Krankheit auf sein Leben nehmen kann. Nicht bei jeder Krankheit gibt es einen „Leidensdruck" der das Einhalten der Diättherapie erleichtert. Der Diabetiker z.B. fühlt sich relativ gut und kann sich die Spätschäden nicht vorstellen. Verwenden Sie Bilder und Filme mit einprägsamen Beispielen. Lassen Sie aber keine Angst entstehen! Erklären Sie z.B. dem übergewichtigen Jugendlichen, welche Schwierigkeiten das Leben für „Dicke" bereithält. Schwierigkeiten, einen Partner zu finden, eine Lehrstelle zu bekommen oder keine passende Kleidung kaufen zu können werden auch vom Jugendlichen schon verstanden und helfen die Ernährungsempfehlungen einzuhalten.

C4   Umgang mit Angehörigen

Eine sinnvolle Beratung schließt das Umfeld der Klienten ein. Das können Familienangehörige sein. Aber auch Arbeitskollegen – wenn es beispielsweise um das Thema Hypoglykämie bei Diabetikern geht. Der Umgang mit Angehörigen ist fester Bestandteil Ihrer Tätigkeit in der Ernährungsberatung. Diätberatung und Ernährungsmedizin sind eigentlich immer auch familientherapeutische Maßnahmen. So wird die alleinige Beratung des beispielsweise an Diabetes mellitus erkrankten Mannes, wenig Sinn machen, wenn er sich nicht selbst versorgt. Dies gilt umgekehrt aber auch für Frauen. Die Betroffenen sollen Eigenverantwortlichkeit gegenüber ihrer Erkrankung erlernen, doch ist es oft sinnvoll Ehepartner oder andere betreuende Personen mit in die Ernährungstherapie/-beratung einzubinden. Doch gerade hier gilt es darauf zu achten, dass sich Spannungen und Konflikte aus dem Alltag nicht in die Beratung einschleichen (siehe auch Kapitel C1, Gesprächsführung mit Patienten).

 ### Hinweise zum Umgang mit Angehörigen

▷ Beziehen Sie die Angehörigen erst nach Zustimmung des Patienten mit in die Beratung ein. Eine Ausnahme sind demente oder schwer erkrankte Patienten, die ihren Willen nicht selbst äußern können. Es darf aber niemals passieren, dass der Klient das Beratungsgespräch sozusagen an den Angehörigen abgibt.

▷ Sprechen Sie mit den Angehörigen immer im Beisein des Patienten und nie in seiner Abwesenheit.

▷ Nehmen Sie sich Zeit für diese Gespräche und vereinbaren Sie persönlich mit dem Patienten und/oder seinen Angehörigen einen Termin.

▷ Haben Sie ein offenes Ohr für deren Probleme. Oft reicht es schon, gut zuzuhören, denn auch Sie haben nicht auf alle Fragen und Probleme eine Antwort.

▷ Nehmen Sie Probleme von Angehörigen immer ernst. Verurteilen sie diese nicht, denn der Umgang des Patienten mit seiner Erkrankung kann zu Hause ganz anders sein als in der Klinik.

▷ Der Alltag des Patienten und seiner Angehörigen verläuft immer anders als der Klinikalltag. Gehen Sie darauf in der Beratung auf jeden Fall ein!

▷ Wahren sie Distanz bei Ehe- oder Eltern-Kind-Konflikten, die während der Beratung zu Tage treten.

▷ Lassen Sie sich durch Kritik oder Vorwürfe nicht verunsichern. Meist sind dies nur Zeichen der Unsicherheit oder Hilflosigkeit der Angehörigen gegenüber der Erkrankung und der entstandenen Situation.

▷ Stellen Sie auch den Angehörigen (sorgfältig und sparsam ausgewählte) Beratungsmaterialien zur Verfügung.

▷ Weisen Sie darauf hin, dass Sie für Fragen, die sich erst nach der Entlassung ergeben, ansprechbar bleiben. Am besten überreichen Sie auch den Angehörigen eine Visitenkarte des Krankenhauses mit Ihren Namen oder dem des Ernährungsteams und der Telefonnummer. Das gilt natürlich auch für freiberufliche Diätassistenten und Ernährungswissenschaftler.

C5 Umgang mit psychisch Kranken

▶ Umgang mit verwirrten Menschen

Verwirrtheit kann verschiedene Ursachen haben. Am häufigsten sind die Störungen, die mit zunehmendem Alter durch eine verminderte Durchblutung und einen herabgesetzten Hirnstoffwechsel ausgelöst werden. Hierzu gehören der normale altersbedingte Abbauprozess, aber auch die Folgen eines großen Schlaganfalls oder zahlreicher kleiner Schlaganfälle. Auch die Alzheimer-Erkrankung spielt eine immer größere Rolle. Kontaktmangel und fehlende geistige Beanspruchung tragen einen wesentlichen Teil dazu bei, dass ein solcher Prozess schneller als notwendig verläuft. Auf der anderen Seite werden Patienten oft vorschnell als verwirrt bezeichnet, was besonders Patienten mit Schüttellähmung (Parkinson-Krankheit) oder Schwerhörige bestätigen können. Im Umgang mit Senioren wird schnell von „Verwirrung" oder „Altersstarrsinn" gesprochen.

Liegt jedoch eine Verwirrung vor, die ärztlicherseits bestätigt wurde, sind einige Verhaltensweisen im Umgang mit diesen Menschen zu beachten.

Erstes Anzeichen einer Alzheimer-Demenz ist der Verlust des Kurzzeitgedächtnisses, der ganz zu Beginn nicht wirklich von der jedem bekannten alltäglichen Zerstreutheit und Vergesslichkeit zu unterscheiden ist (z. B. nicht mehr wissen, was man gerade holen wollte, Namen von Freunden oder Angehörigen werden verwechselt oder vergessen, Termine werden vergessen usw.). Die Patienten neigen in diesem Stadium dazu, zu „mogeln". Sie erfinden Ausflüchte und Entschuldigungen, um ihre Scham über die Vergesslichkeit zu überspielen. Aber auch zeitliche Orientierungsstörungen fallen bereits zu Beginn der Erkrankung auf.

Allgemeine Hinweise zum Umgang mit psychisch Kranken

- ▶ Erkundigen Sie sich zunächst beim Pflegepersonal oder bei den Ärzten, ob eine Beratung zu diesem Zeitpunkt indiziert ist und Aussicht auf Erfolg hat. In vielen Fällen wäre eine Beratung grundsätzlich sinnvoll, wird aber aufgrund des Zustands des Patienten nichts mehr erreichen.
- ▶ Konzentrieren Sie sich zunächst in der Beratung auf das Allernotwendigste.
- ▶ Formulieren Sie Ihre Anweisungen stets einfach und konkret.
- ▶ Jeder Patient bedarf einer individuellen Betreuung.
- ▶ Nehmen Sie Kritik oder Beschimpfungen nicht persönlich, auch wenn es Ihnen ungerecht erscheint.
- ▶ Schriftliche Anweisungen sollten für diese Patienten stets knapp und übersichtlich gehalten werden.

 ## Durchführung

▷ Erkundigen Sie sich zunächst beim Pflegepersonal oder bei den Ärzten, ob eine Beratung bei diesem Patienten wirklich indiziert ist und Aussicht auf Erfolg hat. Hierzu gehört dann auch die Frage, ob es andere Personen gibt, die die Empfehlungen umsetzen können, wie der Ehepartner oder andere Familienmitglieder. Bei Patienten mit einer stärkeren Verwirrtheit macht eine Ernährungsberatung keinen Sinn. Sie werden kaum in der Lage sein, sich an Ihre Empfehlungen zu erinnern und erst recht nicht, sie umzusetzen.

▷ Bei geringgradiger Verwirrtheit sollten Sie sich auf die wesentlichen und entscheidenden Empfehlungen beschränken. Die chronischen Folgen einer Stoffwechselerkrankung werden in fortgeschrittenem Alter wohl kaum eine Rolle mehr spielen. Bei einem Altersdiabetes können Sie sich z. B. auf die Empfehlung "Möglichst wenig Zucker, also nur noch ein Stück Kuchen in der Woche" und "Essen Sie regelmäßig" beschränken.

▷ Ihre Empfehlungen sollten Sie grundsätzlich noch einmal in schriftlicher Form für den Patienten mitgeben. Diese Anweisungen müssen immer übersichtlich sein. Umfangreichere Broschüren können von diesen Patienten oft nicht mehr verarbeitet werden. Suchen Sie ergänzend das Gespräch mit Angehörigen und den ambulant Pflegenden.

▷ Bemühen Sie sich um die Aufrechterhaltung der Vertrauensbasis und nehmen Sie den Patienten immer ernst. Er hat häufig noch klare Momente, in denen nicht nur die eigene Behinderung deutlich erkannt wird.

▷ Bemühen Sie sich um einen freundlichen, zugewandten und respektvollen Umgangston, am besten in der Art, wie Sie selbst angesprochen werden möchten.

▷ Verwenden Sie im Gespräch kurze und einfache Sätze und halten Sie Blickkontakt.

▷ Versuchen Sie nicht, einen dementen Patienten etwas mit „logischen" Argumenten zu erklären oder auszureden. Es gehört zum Wesen der Erkrankung, dass Argumentationsketten nicht mehr gefolgt werden kann.

▷ Rechnen Sie damit, dass Sie oft mehrmals das Gleiche erklären müssen. Bleiben Sie auf jeden Fall ruhig dabei.

▶ Umgang mit depressiven Menschen

Depressionen als psychiatrische Erkrankung haben verschiedene Ursachen. Manche Menschen leiden ein Leben lang unter dieser Erkrankung, andere nur kurze Zeit, z.B. ausgelöst durch die Trauer nach dem Verlust eines geliebten Menschen. Gründe für eine Depression lassen sich längst nicht immer so leicht ausmachen.

> Psychisch Kranke entwickeln nicht selten durch die Einnahme von Psychopharmaka eine Adipositas und/oder einen Diabetes mellitus Typ 2 oder andere ernährungs(mit)bedingte Krankheiten..

Depression wird immer noch häufig als Traurigkeit fehlinterpretiert. Ein depressiver Mensch klagt über innere Leere und Empfindungslosigkeit. So wünschen sich Depressive mitunter vergeblich, weinen zu können. Zur Symptomatik gehört häufig eine Antriebsstörung. Das bedeutet das Fehlen von Schwung und Initiative, wodurch selbst kleinste Verrichtungen wie das Zähneputzen zur unüberwindbaren Aufgabe werden. Weiter gehören dazu Entschlussunfähigkeit bei alltäglichen Fragen ("Möchte ich heute Kartoffeln oder Nudeln essen?"), Gleichgültigkeit und Interesseverlust, was sich auch auf den Lebenspartner, die eigenen Kinder und Freunde beziehen kann.

Die depressive Gefühlswelt ist für nichtdepressive Menschen meist nur schwer nachzuvollziehen, sofern keine größere Erfahrung mit psychisch Kranken oder eine selbst durchlebte Depression vorliegt.

Die nicht selten im Alter auftretende Depression wird durch verschiedene Faktoren mitbeeinflusst. Mit dem Verlust körperlicher und geistiger Leistungsfähigkeit schwindet oft das Selbstwertgefühl. Viele gleichzeitige Gebrechen erschweren immer mehr Tätigkeiten. Die soziale Rolle muss häufig aufgegeben werden: Man wird nicht mehr gebraucht. Aufgaben und Pflichten werden zunehmend entzogen. Erschwerend kommt vielfach eine Vereinsamung hinzu, da die Familie auseinanderfällt und immer mehr Freunde sterben.

 ## Durchführung

▷ Erkundigen Sie sich zunächst beim Pflegepersonal oder bei den Ärzten, ob eine Beratung bei diesem Patienten jetzt sinnvoll ist. Vielfach nehmen die Patienten Medikamente ein, die sie in ihrer Konzentration und Wachheit erheblich beeinträchtigen. Unter Umständen sind die Patienten in diesem Zustand nicht in der Lage, einem Beratungsgespräch zu folgen. Sie sollten dann die Beratung auf einen späteren Zeitpunkt verlegen.

▷ Unterlassen Sie unbedingt Aufforderungen wie "Reißen Sie sich doch zusammen!" oder "Geben Sie sich einen Ruck!", die bei gesunden Menschen in einer Krise manchmal Wunder wirken können. Es ist genau das, was ein Mensch mit Depressionen eben nicht kann. Einen Gelähmten fordern Sie auch nicht auf, das lahme Bein zu bewegen.

▷ Vermeiden Sie scheinbar aufmunternde Worte wie "Kopf hoch!" oder "Alles wird gut!". Diesen Patienten helfen sie nicht, da die Perspektivlosigkeit zu ihrer Erkrankung gehört. Besser versuchen Sie zuzuhören.

▷ Eine wichtige Maßnahme ist hingegen das starke Eingehen auf den Patienten.

▷ Der Patient braucht das Gefühl, ernst genommen und als Person angenommen zu werden.

▷ Manche Menschen mit einer Depression fühlen sich besonders leicht angegriffen und ungerecht behandelt. Nehmen Sie Kritik oder Beschimpfungen nicht persönlich, auch wenn sie Ihnen ungerecht erscheinen.

▷ Andererseits müssen Sie sich aber auch selbst vor psychisch kranken Patienten schützen. Fragen Sie auf der Station oder beim behandelnden Psychiater beziehungsweise Psychologen nach Möglichkeiten, sich helfen zu lassen.

▷ Es ist wichtig, sich dem Patient gegenüber zugewandt, freundlich und respektvoll zu verhalten. Nehmen Sie ihn so, wie er ist. Wenn ein solcher Patient z. B. während der Beratung in Tränen ausbricht oder einfach nicht von seinem Thema loskommt, können Sie ein freundlicher und offener Zuhörer sein und Verständnis und Mitgefühl äußern. Sie sollten jedoch auch versuchen, das Thema wieder in Ihre Richtung zu bringen. Lassen Sie sich aber keinesfalls auf eine „psychologische Beratung" ein. Notfalls müssen Sie die Beratung abbrechen und an einem anderen Termin fortsetzen.

▷ Rechnen Sie damit, dass ein depressiver Mensch sich nicht an Absprachen hält und Erklärungen liefert wie „Ich wollte aber etwas ganz anderes essen" oder „Ich kann Ihnen diese Fragen jetzt nicht beantworten". Diese Dinge gehören zu der Erkrankung, und der Patient leidet darunter wesentlich mehr als Sie.

▷ Konzentrieren Sie sich in der Beratung auf die wesentlichen Punkte und setzen Sie bei Aussicht auf Erfolg frühzeitig einen weiteren Termin an.

▷ *Versuchen Sie, stille und zurückhaltende Patienten durch offene Fragen, die mit „wer", „wie", „was", „wann", „warum" usw. beginnen, anzuregen, sich am Gespräch zu beteiligen.*

Probleme und Sonderfälle

▷ **Suizidalität:** Nehmen Sie den Patienten ernst und informieren Sie den Arzt, der dann mit dem Patienten klären muss, ob der Patient so stark gefährdet ist, dass er vor sich selbst geschützt werden muss bzw. welche Maßnahme einer fachärztlichen Behandlung erforderlich ist.

▷ **Agitierte Depression:** Hierbei kann statt einer Bewegungsunlust im Rahmen der Antriebsstörung es auch zu ständigem Herumlaufen und lautem Klagen kommen.

Umgang mit schizophrenen Menschen

Die Schizophrenie ist neben den affektiven Psychosen (Depression, Manie) die zweite große Gruppe von psychotischen Erkrankungen. Leider ist der Begriff der Schizophrenie erheblich verwässert, da er in der Umgangssprache für alles und jedes herhalten muss, das irgendwie widersprüchlich oder paradox erscheint. Tatsächlich beschreibt man mit Schizophrenie keine Teilung des Denkens in zwei Hälften, sondern vielmehr eine Fragmentierung des Ichs. Die Schizophrenie kommt in allen Kulturen und zu allen Zeiten relativ gleichmäßig vor und ist demnach nicht als Zivilisationskrankheit anzusehen.

Die Beschwerden, unter denen ein schizophrener Patient (meistens) leidet, sind schwer zu beschreiben und schwer zu verstehen. Sie muten für Unerfahrene oft gespenstisch an. Schizophrene hören Stimmen, die sonst niemand hört, sehen Dinge, die sonst niemand sieht und riechen Stoffe, die sonst niemand riecht. Die meisten Patienten fühlen sich von diesen Sinneseindrücken bedroht. Sie riechen Gas, sehen Menschen, die ihnen auflauern oder hören Stimmen, die ihnen Befehle geben, ihr Tun kommentieren und bewerten und sie sogar zum Selbstmord auffordern.

Charakteristisch für Schizophrenie ist auch der Verfolgungswahn. Zum Beispiel ist ein Patient überzeugt, dass Nachbarn, Briefträger und der Zeitungsjunge sich verschworen hätten und versuchten, den Patienten verrückt zu machen oder umzubringen. Dies kann zu panischer Angst vor Vergiftung und Verfolgung führen. Der Patient kann nicht mehr zwischen Vorstellung und Wirklichkeit unterscheiden. Patienten leiden nur selten nicht unter ihrer Erkrankung, wenn ihre Halluzinationen keine angstauslösenden Erscheinungen beinhalten und auch keine anderen Ängste belasten.

Die Ursachen dieser Erkrankung sind noch immer weitgehend unbekannt. Es scheint ein Zusammenspiel von genetischen und biologischen Einflüssen einerseits und familiär-gesellschaftlichen Einflüssen andererseits zu geben.

Ein Modell der Erkrankung macht eine Schwäche des Zensors für die Symptome der Schizophrenie verantwortlich. Mit Zensor bezeichnet man eine Instanz des Gehirns, die alle einströmenden Sinneseindrücke gewissermaßen vorsortiert und nur einen kleinen Teil in unser Bewusstsein durchlässt. Wir entscheiden, auf welches Gespräch auf einer Party wir unser Ohr richten. Lenken wir die Aufmerksamkeit auf ein anderes Gespräch, lässt sich alles verstehen, obwohl wir es kurz zuvor anscheinend noch nicht hören konnten. Ohne diese Funktion des Zensors wären wir hilflos einer unbeschreiblich großen Zahl von Eindrücken ausgeliefert. Hinzu kämen unsere eigenen Gedanken und Gefühle, die ebenfalls ungefiltert und ungebremst in unser Bewusstsein vorstoßen würden. Unter dieser Vorstellung lässt sich teilweise erahnen, was einen schizophrenen Menschen quält.

 ## Durchführung

▷ Erkundigen Sie sich auch hier zunächst bei den Mitarbeitern auf der Station, ob eine Beratung bei diesem Patienten zu diesem Zeitpunkt möglich ist. Ähnlich wie bei einer Depression sind auch hier die Patienten manchmal wegen der Einnahme starker Medikamente nicht in der Lage, einer Beratung zu folgen.

▷ Vermeiden Sie im Umgang mit schizophrenen Menschen unklare Aussagen, vage oder ironische Bemerkungen. Also nicht: "Vielleicht kann ich Sie in meine Beratungsgruppe aufnehmen.", sondern
„Wenn ein Platz frei wird, werde ich Sie in meine Beratungsgruppe aufnehmen."
Wählen Sie auch hier stets klare, kurze und präzise Formulierungen.

▷ Achten Sie noch mehr als sonst darauf, keine Versprechungen zu machen, die Sie nicht einhalten können.

▷ Ihr Handeln sollte immer Ihren Aussagen entsprechen.

▷ Lassen Sie sich besonders im Kontakt mit diesen Patienten auf kein Du-Verhältnis ein, sondern wahren Sie die therapeutische Distanz.

▷ Akzeptieren Sie eventuelle Wahnvorstellungen der Patienten. Sie können jedoch deutlich machen, dass Sie diese nicht teilen.

▷ Bleiben Sie bei den Beratungsthemen und lassen Sie sich nicht auf Diskussionen um die **Wahninhalte** des Patienten ein. Konzentrieren Sie sich auch hier nur auf die wesentlichen Themen. Eventuell ist ein zweiter Termin für eine vertiefende Beratung geeigneter.

▷ Je nach Zustand des Patienten kann es sein, dass er (innere) Stimmen hört, die ihn natürlich stark ablenken. So wird der Patient möglicherweise beim Gespräch sehr unkonzentriert und fahrig wirken. Machen Sie ihm daraus keinen Vorwurf - er hat ohnehin schon genug Probleme.

C6 Umgang mit sterbenden und schwerkranken Patienten

Der Umgang mit Sterbenden ist kein leichtes Arbeitsgebiet und wird auch Ihnen als Diätassistentin oder Ernährungswissenschaftlerin immer wieder ihre eigenen Grenzen aufzeigen - nicht unbedingt auf der fachlichen, sondern vielmehr auf der emotionalen Ebene. Man kann nicht einfach so mal ab und zu schwerkranke oder sterbende Patienten und deren Angehörige beraten. Sie müssen sich sicher sein, dass Sie in der Lage sind, solche Patienten zu berater, zu begleiten und zu unterstützen. In vielen Fällen ist es erforderlich, dass Diätassistenten und Ernährungswissenschaftler Beratungen ablehnen, ohne dass Sie perfekt auf diese Situationen vorbereitet sind. Wie stark Sie gefühlsmäßig betroffen sind, ist neben Ihrer Persönlichkeit davon abhängig, inwieweit Sie in die Begleitung des Sterbenden mit einbezogen sind. Sicherlich ist die eigene Betroffenheit geringer, wenn Sie dem Patienten nur kurze Zeit beratend zur Seite stehen, als wenn Sie ihn und seine Angehörigen über eine längeren Zeitraum begleiten.

Mit zunehmender Berufserfahrung werden Sie Ihre Gefühle besser kennen lernen. Vielleicht kommen Sie damit gut zurecht, vielleicht merken Sie aber auch, dass Ihnen der Umgang mit Sterbenden zu nahe geht, um dies regelmäßig bewältigen zu können, gerade wenn das Haus über eine große Palliativstation verfügt. Oftmals gibt es hier auch spezialisierte Diätassistenten und Ernährungswissenschaftler. Es ist durchaus gesund, wenn Sie lernen, Ihre eigenen Grenzen zu erkennen und zu akzeptieren. Kein Gespräch ist wie das andere, und auch ein sterbender Patient ist Ihnen vielleicht sympathisch oder unsympathisch. Wenn Sie dennoch versuchen, Ihre Arbeit gut zu machen, ist es normal, dass Ihre emotionale Beteiligung nicht immer gleich ist, dass Sie nicht immer gleich betroffen sind. So entwickelt sich auch Ihre emotionale Nähe (oder Distanz) zum Patienten ganz automatisch, und solange Sie Ihre Arbeit professionell verrichten, müssen Sie sich keine Sorgen machen, wenn Sie einmal weniger „mitfühlend" sind, als Sie es vielleicht von sich selbst erwarten. Nutzen Sie regelmäßig, auch wenn Sie schon erfahrener sind, die Möglichkeit der Supervision, in welcher Form auch immer die Palliativstation oder das Haus dies anbietet. Für Ihre Berufsgruppe ist eine solche Möglichkeit zwar selten, aber wahrscheinlich können Sie sich z. B. über die Pflege oder eine psychosomatische Abteilung einer Supervisionsgruppe anschließen. Wichtig ist, dass Sie Ihre Gefühle jemandem mitteilen können, der auch in der Lage ist, sie nachzuvollziehen.
Gehört der Umgang mit Sterbenden zu Ihrem Berufsalltag sollten sie Weiterbildungsangebote des Hauses oder anderer Institutionen wahrnehmen, um sich besser mit diesem Thema auseinander setzen zu können.
Der Umgang gestaltet sich je nach Phase des Sterbeprozesses des Patienten sehr unterschiedlich. So kann es etwa in der Verdrängungsphase sehr schwierig sein, mit dem Patienten ein Gespräch über seine Ernährungstherapie zu führen, da er sich in der Phase des „Nicht-wahr-haben-wollens" befindet.

▶ Phasen der Sterbebegleitung

Der Ablauf einer Sterbebegleitung lässt sich ganz grob in vier Phasen unterteilen:

1. Begleitende Phase

Die Diagnose ist gesichert, aber der Patient ist noch in einem relativ guten Allgemein- und Ernährungszustand, und seine Versorgung wird entweder von ihm selbst oder den Angehörigen übernommen. Die Ernährungsberatung kommt hier, wenn sie mit ins Behandlungsgeschehen mit einbezogen wird, nur eine empfehlende, beratende Funktion zu, aber es besteht die Möglichkeit, schon allmählich ein Vertrauensverhältnis aufzubauen. Das Ziel ist hier die Präsenz und die Stabilisierung des Ernährungszustandes des Patienten, um eine Unter- und Mangelernährung weitestmöglich zu vermeiden (eventuell durch enterale Ernährung, Sondenernährung oder PEG – in der Regel ist die enterale Ernährung der parenteralen Ernährung überlegen).

2. Überleitende Phase

Das Krankheitsgeschehen tritt in den Hintergrund, das Sterben in den Vordergrund. Die Symptomatik verschlechtert sich. Komplikationen und Immobilität nehmen zu. Das Ziel in dieser Phase ist auf medizinischer sowie auf ernährungsmedizinischer Seite die Symptomlinderung und die Vermeidung bzw. Linderung von Komplikationen. Jetzt nehmen auch in der Ernährungsberatung die Auseinandersetzung des Patienten und seiner Angehörigen zum Thema Tod zu.
In der Ernährungsberatung nehmen die Wünsche des Patienten immer eine Vorrangstellung ein. Formuliert ein Patient klar seine Ablehnung der Ernährungstherapie gegenüber Arzt, Ernährungsfachkraft, Pflege und Angehörigen („Das bringt doch nichts ...“), so wird keine Ernährungstherapie durchgeführt (dies bezieht sich nicht nur auf die enterale Ernährungstherapie). In die Beratung fließen auftretende Nebenwirkungen der Behandlung, wie Übelkeit, Erbrechen usw. mit ein und müssen berücksichtigt werden.

3. Präfinale Phase

Der Allgemein- und Ernährungszustand des Patienten verschlechtert sich. Hier wird oft erst die enterale Ernährungstherapie thematisiert, die von den Patienten und auch Angehörigen mit sehr viel Skepsis und Ablehnung behandelt wird. Denn in dieser Phase kommt der Auseinandersetzung mit dem Thema Tod eine große Bedeutung zu und wird die enterale Ernährung oftmals als lebensverlängernde Maßnahme empfunden. Die Gespräche werden durch die fortschreitende Erkrankung und Erschöpfung des Patienten immer schwieriger und die Gespräche mit den Angehörigen nehmen zu

4. Finale Phase

Ernährungsmedizinische Maßnahmen treten immer mehr in den Hintergrund. Auch die Pflege beschränkt sich nun auf das Wesentliche, auf die Schmerzbekämpfung und ggf. auch auf sedierende Maßnahmen. Die aktive Auseinandersetzung mit Sterben und Tod verlagert sich immer mehr vom Patienten auf die Angehörigen. Wichtig ist hier oft das Wissen um Ihre Präsenz. Dass, wenn der Sterbende einen Essens-Wunsch äußert, dieser auch versucht wird zu erfüllen.

Sie bekommen im Laufe der Betreuung wahrscheinlich ein Gefühl dafür, wie intensiv Ihre Präsenz zu welcher Zeit sein sollte. Die Patienten und Angehörigen signalisieren Ihnen, wie viel Nähe oder Distanz von Ihnen erwartet wird. Versuchen Sie, nie mehr Platz einzunehmen, als Ihnen zugestanden wird.

Kommunikation mit dem Patienten und den Angehörigen

Die Form des Umgangs mit dem Thema Tod zwischen dem Patienten, den Angehörigen, der Pflege, dem Arzt und Ihnen bestimmt im Wesentlichen den Ablauf der Sterbebegleitung. Es kann Ihnen passieren, dass über den nahenden Tod des Patienten praktisch nicht gesprochen wird.

Das bedeutet nicht zwangsläufig, dass solche Gespräch nicht in Ihrer Abwesenheit stattfinden. In einer frühen Phase des Sterbeprozesses ist eine Verdrängung des Themas, ein Nicht-wahr-haben-wollen, normal. Viele bleiben auch am Rande des Todes noch in dieser Haltung. Wenn der Patient den Tod nicht annehmen kann, verlängert sich häufig der Sterbeprozess und somit auch das Leiden des Patienten (und der Angehörigen). Sie sollten sich immer gesprächsbereit zeigen, sowohl gegenüber dem Patienten als auch gegenüber den Angehörigen. Wenn Sie jedoch deutliche Signale erhalten, dass dies nicht gewünscht ist, müssen Sie dies akzeptieren. Ein offener Umgang mit dem nahenden Tod wird von den Beteiligten in aller Regel als tröstlich, erleichternd und befreiend empfunden. Wenn Sie bereits zu einem frühen Zeitpunkt mit in die Begleitung einbezogen werden, sollten Sie im Gespräch mit allen Beteiligten versuchen, für eine offene Herangehensweise zu werben.

Hinweise zum Umgang mit sterbenden und schwerkranken Patienten

An dieser Stelle können nur einzelne Richtlinien und Hinweise zum Umgang mit Sterbenden gegeben werden. Letztlich hängt es auch sehr stark davon ab, in welchem Umfang Sie in solche Begleitungen mit einbezogen werden.

▷ Betrachten Sie den sterbenden Menschen stets als die „Autorität" im Behandlungsplan und gehen Sie konsequent auf seine persönlichen Bedürfnisse ein. Der sterbende Mensch allein legt die Prioritäten seiner letzten Lebenstage fest.

▷ Begleitende Symptome wie Übelkeit, Erbrechen, Verdauungsstörungen, Atemnot und Allergien belasten die psychischen und seelischen Fähigkeiten des Sterbenden und damit seine sozialen Kontakte. Die enge Zusammenarbeit zwischen Ernährungsberatung, Arzt und Pflege kann diese Symptome lindern.

▷ Entscheidend für einen optimalen Ablauf ist die enge und effektive Zusammenarbeit zwischen allen Beteiligten.

▷ Bedenken Sie auch immer die seelische Situation des Schwerkranken/Sterbenden und seiner Angehörigen. So können Kritik und Vorwürfe ein Ausdruck von Ohnmacht, Hilflosigkeit und latenten Schuldgefühlen sein oder Schmerz, Wut, Enttäuschung über die gescheiterte Therapie oder den drohenden Verlust auf Sie und das gesamte medizinische Personal projiziert werden

▷ Versuchen Sie folgendes Verhalten im Umgang mit dem Schwerkranken/Sterbenden zu vermeiden:

▸ Kontakt ausweichen, Gefühle aussparen (Vermeidung)
▸ Illusion der Heilung aufrechterhalten (Verleugnung)
▸ Übermaß an Diagnostik und Therapie (Flucht in die Überaktivität)
▸ keine Beachtung der Bedürfnisse des Patienten (Entmündigung, Versachlichung)
▸ Mitleid ohne Selbstreflexion und professionelle Distanz (Überidentifikation).

Besser ist es, das Gespräch mit dem Patienten und seinen Angehörigen zu suchen und eine stabile Beziehung aufzubauen, den Patienten mit in die Ernährungstherapie einzubeziehen, ihm alle Informationen zukommen zu lassen, die er benötigt und mit an der Entscheidung zu beteiligen.

C7   Umgang mit „schwierigen" Patienten

Falls Sie dieses Kapitel aufgeschlagen haben, um sich schnell Rat und Tat für einen „schwierigen" Patienten zu holen, so müssen wir Sie leider enttäuschen. Es gibt keine Patentrezepte im Umgang mit schwierigen Patienten, wie es auch keine Patentrezepte im Umgang mit Menschen allgemein gibt. Sie müssen jede Situation neu analysieren und individuelle Lösungen finden. Sie können jedoch einiges berücksichtigen, das Ihnen hilft, mit Patienten, die Sie als schwierig erleben, besser umzugehen.

In jedem Bereich der Medizin gibt es so genannte „schwierige" Patienten. Je nach Literaturquelle werden zwischen 30 und 50 % der Patienten in Krankenhäusern als schwierig bezeichnet.

> **Nicht der Patient ist schwierig, sondern die Situation, in der Sie sich mit ihm befinden.**

Sie werden als belastend erlebt und der Umgang mit ihnen wird oft auf das Nötigste reduziert. Im Gegensatz dazu gibt es die angenehmen Patienten, die - und das sollten Sie sich immer wieder ins Gedächtnis rufen - bei weitem überwiegen. Wirklich schwierige Patienten kommen nur selten vor, aber die Belastungen, die sie dem Personal bereiten, werden als überproportional groß erlebt. In erster Linie ist dieses Missverhältnis auf die unzureichenden Mittel zurückzuführen, die zur Verfügung stehen, um mit diesen Patienten umzugehen. Im Gegensatz dazu erleben sich schwierige Patienten selbst nicht als schwierig, sondern fühlen sich oft nicht ausreichend oder ungerecht behandelt, missverstanden oder nicht ernst genommen. Wie kommt es zu diesen beiden verschiedenen Sichtweisen und welche Abhilfe gibt es?

Die Karriere eines schwierigen Patienten beginnt mit der Wahrnehmung durch das Personal. Hat er erst einmal das Etikett schwierig, beginnt meist ein Teufelskreis, in dessen Verlauf Patient und Personal sich immer weiter voneinander entfremden. Die Überansprüchlichkeit, das Nörgeln, die Klagsamkeit, das misstrauische Nachfragen, die Behandlungsverweigerung, die psychologische Kleinkriegsführung - alles dies bedingt, dass man schwierigen Patienten weniger gewissenhaft, weniger intensiv, weniger hilfsbereit, gleichgültiger, abweisend oder gar unfreundlich begegnet. Dadurch wird der Patient in seiner Haltung bestätigt und er verstärkt sein problematisches Verhalten. Er zeigt sich noch anspruchsvoller, misstrauischer usw., was wiederum dazu führt, den Kontakt zu ihm noch weiter zu reduzieren, womit sich der Teufelskreis schließt. Ihn zu durchbrechen oder gar nicht erst entstehen zu lassen, ist nicht die Aufgabe des Patienten, sondern Aufgabe des Personals und damit auch Ihre. Vergessen Sie auch nie, dass in Deutschland rund 7 bis 10 Millionen Menschen Probleme beim Lesen und Schreiben haben. Dazu kommen noch Ausländer, die die Deutsche Sprache nur rudimentär oder praktisch überhaupt nicht sprechen und schon überhaupt nicht lesen oder schreiben können. In einer durchschnittlichen Gruppe von 10 Patienten sitzen also ein bis drei Klienten, die Sie nicht verstehen können. Das müssen Sie beachten.

▶ Vorbereitung

▷ Vermeiden Sie Sich-selbst-erfüllende-Erwartungen (Vorurteile). Bilden Sie sich immer Ihr eigenes Urteil. Prüfen Sie, ob Sie einem neuen Patienten wirklich unvoreingenommen entgegen treten. Oft gibt es Informationen von ärztlicher oder pflegerischer Seite, die Sie erwarten lassen, dass ein Patient ein schwieriges Verhalten zeigt. Auch ein schwieriger Patient muss nicht bei jedem Zusammentreffen schwierig sein.

▷ Besprechen Sie mit Ihren Kolleginnen und dem Arzt Ihre Eindrücke von Patienten, die Sie als schwierig erleben. Überprüfen Sie, wie andere diesen Patienten sehen. Oft lösen Patienten in uns etwas aus (und eben nicht in anderen), was aus unserer eigenen Biographie stammt (schlechte Vorerfahrungen mit bestimmten Patiententypen, oder Persönlichkeitseigenschaften, die an negative eigene Erlebnisse erinnern). Wenn Ihnen bewusst wird, dass Sie mit einem Patienten eine unangenehme Erinnerung verbinden, so versuchen Sie, sich davon zu lösen und erst einmal dem Patienten unvoreingenommen entgegenzutreten. Das erfordert ein wenig Übung, aber es ist erlernbar.

▷ Fragen Sie andere, die den Patienten nicht als schwierig erleben, wie sie mit dem Patienten umgehen. Lernen Sie andere Verhaltensweisen. Darin liegt oft ein Schlüssel zum Durchbrechen des negativen Kreises.

▷ Ergänzen Sie Ihre Informationen über den Patienten. Manchmal führen negative Vorerfahrungen des Patienten zu seinem schwierigen Verhalten.

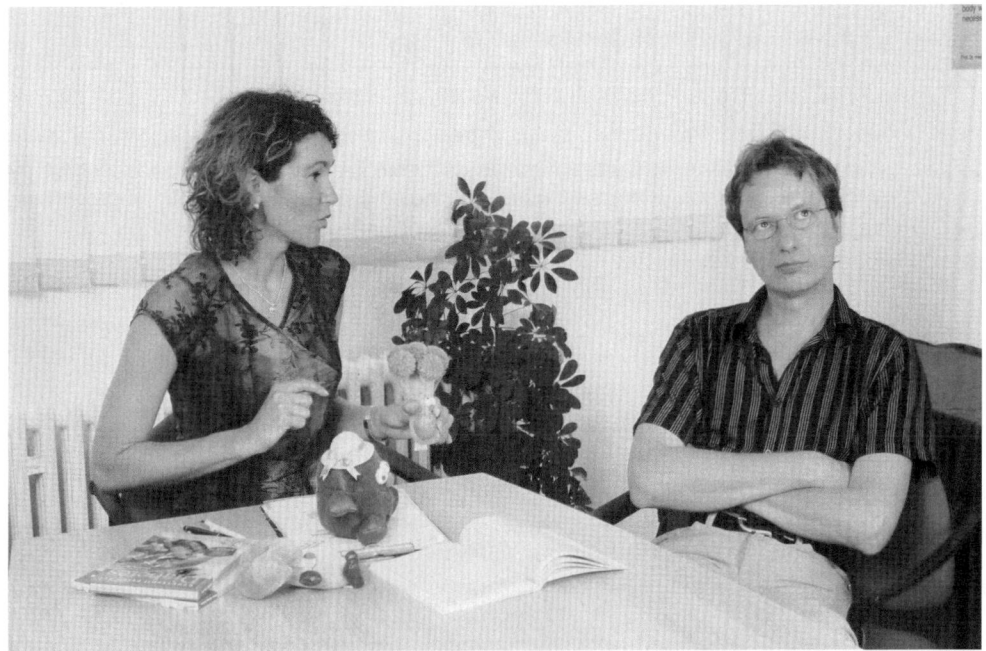

⊙ **16** Immer wieder werden Sie Patienten begegnen, die kein Interesse an Ihrer Beratung haben.

 Durchführung

▷ Wenn Sie einen Patienten als schwierig erleben, so geschieht dies meist in einer ganz konkreten Situation, in der es zu einem Zwiegespräch zwischen ihnen kommt. In diesen Gesprächen geht es meist um die Frage, wer Recht hat, wer der dominierende Partner ist, wer als Sieger hervorgeht. Solche Kämpfe sind von Ihnen von vornherein zu vermeiden, denn sie führen nur zu einer Festschreibung eines schwierigen Verhaltens. Gewinnt der Patient, so muss er seine Position behaupten und zeigt immer wieder sein als erfolgreich erlebtes Verhalten. Gewinnen Sie, so muss der Patient Ihnen zeigen, dass er am Ende doch der Stärkere ist, und er variiert beim nächsten Mal sein Verhalten, bis es zum Erfolg führt. In jedem Fall reduziert sich Ihre Interaktion auf einen Machtkampf und entfernt sich immer mehr von ihrem ursprünglichen Ziel.

▶ ## Das Vier-Schritte-Programm im Umgang mit schwierigen Patienten

Kommt es zu einem Konflikt, muss dieser umgehend gelöst werden. Dabei hilft Ihnen das folgende Vier-Schritte-Programm. Wichtig ist, dass Sie jeden Schritt durchführen und keinen überspringen oder auslassen:

Schritt 1: Nehmen Sie Ihren Gesprächspartner ernst
▷ Hören Sie dem Patienten aktiv zu. Bilden Sie sich erst Ihren Eindruck, nachdem der Patient sich geäußert hat.
▷ Bestätigen Sie nicht die Argumente des Patienten, sondern zeigen Sie, dass Sie ihn verstanden haben:
  „Habe ich Sie richtig verstanden, dass ...?"
  „Ich habe den Eindruck bekommen, dass Sie ..."
  „Sie haben im Augenblick das Gefühl, dass ..."

Schritt 2: Ermitteln Sie gemeinsam das Problem
▷ Schwierige Patienten haben immer ein Anliegen, das sie indirekt, aggressiv, nachdrücklich oder vorwurfsvoll vorbringen. Darauf erfolgt allzu leicht eine spontane Reaktion, die wiederum eine emotionale Aktion im Patienten auslöst. Dies gilt es zu unterbrechen.
▷ Erheben Sie gegenüber dem Patienten keine Vorwürfe.
▷ Bewerten Sie das Verhalten und Empfinden des Patienten nicht. Jeder lebt in einer eigenen Wertewelt, die Sie während des kurzen Kontaktes nicht ändern können.
▷ Formulieren Sie keine Lösungen. Klären Sie erst, was genau das Anliegen des Patienten ist. Es ist geradezu eine Berufskrankheit, sofort Hilfe und Lösungen anzubieten:
  „Sie sehen ein Problem darin, dass ..."
  „Sie fühlen sich ... behandelt, dadurch dass ..."
  „Sie möchten gern, dass etwas daran geändert wird, dass ..."
  „Sie würden sich weitaus besser fühlen, wenn ..."

Schritt 3: Entwickeln Sie mit dem Patienten gemeinsam alternative Lösungen
▷ Halten Sie Ihre eigenen Vorschläge noch zurück.
▷ Fragen Sie zuerst den Patienten selbst nach Lösungen für sein Anliegen oder Problem.
▷ Kritisieren oder werten Sie nicht die Lösungen des Patienten, auch wenn Sie erst einmal keine Möglichkeit der Verwirklichung sehen. Achten Sie besonders auf Ihren Tonfall, denn gerade darüber werden Wertungen ausgedrückt
▷ Erarbeiten Sie mit dem Patienten gemeinsam eine für Sie durchführbare und für ihn annehmbare Lösung. Dies ist der aufwendigste Teil des Vier-Schritte-Programms. Patienten können manchmal unrealistische Vorschläge machen. Wehren Sie diese nicht sofort ab, sondern fragen Sie den Patienten, wie dies seiner Meinung nach durchführbar sei. Da es ja der Vorschlag des Patienten ist (und nicht Ihrer), wird er dabei auch hilfreich sein. Sie werden erleben, dass seine und Ihre Interessen in vielen Fällen doch noch vereinbar sind.

Schritt 4: Konsequenzen aus dem Gespräch
▷ Allzu leicht wird dieser vierte Schritt ausgelassen, obwohl er sehr wichtig ist. Denn erst durch ihn machen Sie dem schwierigen Patienten deutlich, dass sich durch ein Gespräch Konflikte lösen lassen und dass sich das stattgefundene Gespräch gelohnt hat.

Sie werden jetzt wahrscheinlich einwenden, dass das Vier-Schritte-Programm zeitaufwendig ist. Bis Sie einige Routine mit dieser Art der Gesprächsführung haben, trifft dies auch zu. Allerdings ist es nicht zeitaufwendiger als sich wiederholende Diskussionen mit Patienten wegen des gleichen Problems. Darüber hinaus erreichen Sie durch die vier Schritte eine Lösung, und somit ist der Zeitaufwand übersehbar und Ihre Nerven bleiben geschont.

Tipps und Tricks

▷ Wie Sie bisher sehen konnten, hängt der Erfolg des Umgangs mit schwierigen Patienten hauptsächlich von Ihrer Einstellung ab. Sind Sie bereit, Ihre Wahrnehmung des Patienten zu ändern, sich nicht auf die Machtspiele einzulassen, sich Ihre eigene Meinung zu bilden und ein klärendes Gespräch mit dem Patienten zu suchen, so sind Sie auf dem besten Weg, immer weniger schwierige Patienten in Ihrem Berufsalltag anzutreffen

▷ Nutzen Sie Gelegenheiten zur Fortbildung

▷ Wahrscheinlich haben Sie schon die Erfahrung gemacht, dass ein schwieriger Patient nach einem klärenden Gespräch sein problematisches Verhalten abgelegt hat und sich zu einem zufriedenen und manchmal sogar zuvorkommenden Patienten wandelte. Das oben beschriebene Vier-Schritte-Programm hat oft genau diesen Effekt. Setzen Sie es ein.

Probleme und Sonderfälle

▷ Die Probleme werden sich reduzieren, wenn Sie die vorherigen Punkte durchgearbeitet haben. Ansonsten suchen Sie Rat in Ihrem Team. Bitten Sie eine Kollegin, Ihr Gespräch mit dem Patienten unvoreingenommen zu beobachten und Ihnen ihre Eindrücke zu schildern. Betrachten Sie diese Rückkopplung nicht als Kritik, sondern als Anregung, einmal einen anderen Blickwinkel einzunehmen. Sollte dies nicht möglich sein, bitten Sie eine Kollegin, den Kontakt mit dem Patienten zu übernehmen und erforschen Sie, warum Sie gerade diesen Patienten als so schwierig erleben. Überprüfen Sie, ob andere Patienten Ihnen gleichfalls als schwierig erscheinen. Scheuen Sie sich in solchen Fällen nicht, professionelle Hilfe außerhalb Ihres Teams zu suchen.

▷ **Umgang mit verbalen Angriffen:**

▸ Bewahren Sie die Ruhe und verlieren Sie nicht den Überblick. Überlegen Sie sich, warum der Patient so reagiert, bevor Sie antworten.

▸ Eventuell ist es möglich, dass Sie mit dem Patienten über die bisherige Kommunikation sprechen (Metakommunikation).

▸ Lassen Sie sich zu keiner emotionalen Reaktion drängen, da der Patient dadurch die „Oberhand" gewinnen könnte. Sie sollten auch keinesfalls in gleicher Weise reagieren, da das Problem dadurch leicht eskalieren könnte. Es ist Ausdruck Ihres professionellen Verhaltens sich zu keiner unbedachten Reaktion hinreißen zu lassen und den Patienten las Hilfe suchenden zu begreifen.

▸ **„Sie sind doch gar nicht kompetent genug."**
Gehen Sie darauf ein statt darüber hinweg. Es ist ein ernstzunehmendes Problem des Patienten. Alleine durch diese Haltung beweisen Sie schon Kompetenz.

▸ **„Sie sind doch noch viel zu jung. Haben Sie überhaupt schon Berufserfahrung?"**
Ein Hinweis darauf, dass die Zahl der Berufsjahre keinen Einfluss auf die Qualität der Ernährungs- und Diätberatung hat, sollte genügen.

▸ **„Sie reden von Übergewicht!? Schauen Sie doch mal in den Spiegel!"**
Weisen Sie den Klienten daraufhin, dass die Diät- oder Ernährungsberatung nicht für sie durchgeführt wird.

▸ **„Mein Arzt hat mir aber etwas ganz anderes erzählt!"**
Reagieren Sie keinesfalls mit einem „Das ist Unsinn!". Sie müssen hier sehr behutsam vorgehen. Oft hilft zunächst die Frage:
„Was hat Ihr Arzt denn ganz genau gesagt?"

Eine Beleidigung des Arztes wäre wie eine Beleidigung des Patienten, denn eventuell vertraut er diesem Arzt schon lange. Besser ist:

„Ich sehe das anders und möchte mit Ihnen auch besprechen, warum ..."

Erklären Sie dann Ihren Einwand sehr gründlich und versichern Sie sich, dass der Patient es verstanden hat. Wenn der Patient in dieser Situation an Ihnen zweifelt, wird Ihre gesamte weitere Beratung zum Scheitern verurteilt sein.

Äußert der Patient allerdings von sich aus Zweifel an der Ernährungskompetenz des Arztes, haben Sie es natürlich leichter. Dennoch ist Zurückhaltung oberstes Gebot.

▶ **„Was essen Sie eigentlich selbst?"**

Erläutern Sie zuerst, dass es in der Diät- und Ernährungsberatung nicht um Sie geht. Sie können für den Klienten weder abnehmen, noch das Ernährungsverhalten umstellen. Es geht um die Belange des Klienten/der Klienten. Machen Sie ein Beispiel für Ihre Lieblingsgerichte – die sollten vielleicht nicht zu „ungesund" sein.

▷ Es gibt Patienten, die es schaffen, Sie trotz aller professionellen Gesprächsführung immer wieder zu provozieren. Versuchen Sie, die Muster dabei zu verstehen und nutzen Sie eine Supervision, um solche Fälle zu besprechen (siehe auch Kapitel C6, Umgang mit sterbenden und schwerkranken Patienten). Aber seien Sie nicht zu streng mit sich, wenn es trotzdem noch Patienten gibt, die Sie als besonders schwierig erleben. In machen Fällen ist es einfach sinnlos mit bestimmten Klienten. Das sollte dann schließlich zum Ergebnis führen, dass diese nicht an Ihren Schulungsmaßnahmen (usw.) teilnehmen. Sonst reiben sich beide Seiten auf, die anderen Klienten leiden und es ist sinnlos oder gar kontraproduktiv.

D Das Umfeld der Beratung

D1 Vor der Beratung

▶ Das Essverhalten

Das Essverhalten eines Menschen ist wenig flexibel. Bedenken Sie, dass Ihr 43-jähriger Patient seit etwa 40 Jahren selbstständig und weitgehend selbstbestimmt isst. Er hat somit also rund 45.000 Mahlzeiten hinter sich. Eine erfolgreiche Beratung muss deshalb große Hürden überwinden, um eine Veränderung zu erreichen – besonders wenn sie dauerhaft sein soll.

Eine Diät- und Ernährungsberatung beginnt immer mit der Anamnese (siehe Kapitel D2, Ernährungsanamnese) und der Befragung des Patienten. Für eine Verhaltensänderung muss zunächst das Problem erkannt werden und eine grundsätzliche Bereitschaft bestehen, das Verhalten zu ändern. Selbst wenn diese Bereitschaft vorhanden ist, besteht noch das Problem der Umsetzung des Verhaltens in den Alltag. Beim Einkauf im Supermarkt locken nach wie vor die vertrauten Produkte, in Kühlschrank und Speisekammer liegen noch die gleichen Lebensmittel und auf der Speisekarte im Restaurant findet er immer noch die gleichen „Lieblingsgerichte". Aber auch wenn dieser Punkt bewältigt wurde, droht stets der Rückfall in die alten Verhaltensweisen.

Nachweislich sind die in jüngeren Jahren eingeübten und über Jahre oder Jahrzehnte entwickelten Verhaltensmuster hirnorganisch „tiefer eingegraben" als spätere Modifikationen, die – um in diesem Bild zu bleiben – die alten Muster nur überlagern.

Es muss also kontinuierlich an den Ess- und Trinkgewohnheiten gearbeitet werden. Nicht selten muss dieser Lernprozess mehrmals durchlaufen werden. Rückfälle sind eher die Regel und müssen bewältigt werden, bevor eine dauerhafte Änderung des Essverhaltens erreicht wird. Einen guten Vergleich bieten die oft zahlreichen Versuche von Rauchern, ihre Angewohnheit zu ändern. Noch nach Jahren sind viele Ex-Raucher von Rückfällen bedroht.

Besprechen Sie die ersten Schritte eingehend und partnerschaftlich mit Ihrem Patienten.

▶ Prinzipien der Diät- und Ernährungsberatung

Bei der Erwähnung des Begriffs „Beratung" fallen einem sofort verschiedene Situationen ein, in denen Einzelpersonen oder Gruppen aus einem Informationsbedürfnis heraus in Kommunikation mit Personen treten, die diese Wissenslücke fachlich und methodisch füllen können. Aber es sind bestimmte Voraussetzungen notwendig, die berücksichtigt werden müssen, um von einer richtigen Beratung zu sprechen.

Die Beratung lebt vom persönlichen Kontakt zwischen Ihnen und dem Patienten. Betrachten Sie den Patienten stets als Kunden und behandeln Sie ihn auch so. Diät- und Ernährungsberatung sind Dienstleistungen. Im Dialog sollen die allgemeinen Ernährungsempfehlungen und das Essverhalten des Patienten einander angenähert werden. Hierzu ist eine Verhaltensänderung des Patienten erforderlich.

Der Patient soll nicht in eine Abhängigkeitsposition geraten, sondern motiviert werden, seine Zweifel, Unsicherheiten und Widerstände selbst zu überwinden. Dazu bedarf es im Beratungsprozess einer sachlichen und persönlichen Entwicklung des Patienten, die auch seine Eigenverantwortung betont. Dies muss dem Patienten aber auch verdeutlicht werden.

Es sind nicht nur diätetische Fachkenntnisse erforderlich, sondern es kommt besonders auf ein großes methodisch-didaktisches Geschick in der Beratung oder Schulung an. Der Patient muss überzeugt, nicht überrumpelt werden, und er muss soviel Vertrauen zu Ihnen fassen, dass er und Ihnen sozusagen „aus der Hand frisst" und Ihre Empfehlungen annimmt. Die erlern- und trainierbaren Grundsätze der Gesprächsführung (siehe auch Kapitel C1, Gesprächsführung mit Patienten) kommen hier ebenso zur Anwendung wie ein großes Einfühlungsvermögen und die Bereitschaft, den Patienten als freies und selbstbestimmtes Individuum mit eigenen Wünschen und Vorstellungen zu akzeptieren.

> Diätetik ist die Kunst des Erlaubens. Verbote gehören in der Diätetik fast immer verboten. Allergien und bestimmte Stoffwechselstörungen sind die Ausnahme.

Dazu gehört auch das Erkennen der Grenzen einer Beratung als Zeichen Ihrer Professionalität. Ein Patient, der sich mit einer Erkrankung wie Anorexia nervosa an Sie wendet, wird mit einer Diätberatung keinen Erfolg erzielen, da die Störungen des Essverhaltens nur der Ausdruck eines psychischen Problems ist. Ihre Kompetenz liegt in diesem Fall darin, den Patienten an geeignetere Stellen zu verweisen und nur begleitend und mit dem Therapieteam abgestimmt tätig zu werden.

Gewohnheiten sind grundsätzlich schwer zu ändern und kaum etwas ist so individuell und in festen Bahnen wie das Essverhalten des Menschen. Die Änderung dieses Verhaltens ist deshalb kein einmaliges Ergebnis, sondern läuft in mehreren Phasen ab [Tab. 17].

Verhaltensstufe	Beispiel
1. Problembewusstsein („awareness")	„Mein Gewicht ist zu hoch."
2. Einstellungsänderung („contemplation")	„Ich muss nicht jeden Tag drei Tafeln Schokolade essen, um mich gut zu fühlen"
3. Verhaltensabsicht („behavioural intention")	„Ich werde ab jetzt darauf achten, weniger fettreichen Lebensmittel zu essen."
4. Verhaltensversuch („action")	„Ich versuche heute zum Mittagessen, nur einen Salatteller zu essen."
5. Verhaltensstabilisierung	„Die Lebensmittel, die ich derzeit esse, schmecken mir und ich fühle mich gut."
6. Rückfallprophylaxe („relapse prevention")	„Für Tage an denen mich der Heißhunger auf Schokolade überkommt, habe ich Alternativen im Haus oder esse nur einen Riegel."

17 Stufen der Verhaltensänderung.

Halten Sie sich stets die Unterschiede zwischen einer Diät- und einer Ernährungsberatung vor Augen, denn beide Zielgruppen erfordern eine unterschiedliche Ansprache: In der Diätberatung geht es um eine ernährungsmedizinische Maßnahme im Range einer Therapie [Tab. 18], bei der Ernährungsberatung hingegen geht es um vorbeugende Maßnahmen und um die Erhaltung der Gesundheit [Tab. 19].

▤ **18** Ernährungsbedingte Krankheiten (unpräzise auch als „Ernährungsstörungen" bezeichnet).

- Adipositas
- Untergewicht
- Diabetes mellitus Typ 2
- Herz-Kreislaufkrankheiten
- Hyperlipoproteinämien/Dyslipoproteinämien
- Hypertonie
- Hyperurikämie/Gicht
- Fettleber und Leberzirrhose
- Lebensmittelintoleranzen/-allergien/-unverträglichkeiten
- Mangelkrankheiten allgemein, Unter-und Fehlernährung, Marasmus/Kachexie
- Struma
- viele Krebserkrankungen
- Zahnkaries

▤ **19** Ernährungsabhängige Erkrankungen.

Krankheiten, die auf eine Ernährungsthe-rapie ansprechen	Krankheiten, die eine Fehlernährung verursachen können
• Herzinsuffizienz	• Resorptionsstörungen
• Niereninsuffizienz	• Infektionen und Sepsis
• Leberinsuffizienz	• Postaggressions-Syndrom
• Pankreasinsuffizienz	• Tumorkachexie
• Krankheiten des Magen-Darm-Traktes	• Anorexie
• Epilepsie	• AIDS
• Osteoporose	• Lungenerkrankungen (Asthma, COPD usw.)
• Rheuma	• Bulimie
• seltene angeborene Stoffwechselkrankheiten	• Alkoholismus, Rauchen und Konsum anderer Drogen

D2 Ernährungsanamnese

Die Ernährungsanamnese ist Grundlage jeder Diät- und Ernährungsberatung. Ohne Anamnese ist eine Beratung nicht möglich oder zumindest sicher ohne Erfolg. Führen Sie niemals eine Beratung aus, bevor Sie sich über das bisherige Ernährungsverhalten der Klienten informiert haben. Sonst gehen wahrscheinlich alle Ihre Empfehlungen in die falsche Richtung! Eine Punkt-landung können nur Diätassistenten und Ernährungswissenschaftler erreichen, die immer das Handwerkzeug der Ernährungsanamnese einsetzen. Und auch in der Verlaufskontrolle geht es nicht ohne Ernährungstagebücher oder Ernährungsprotokolle. Das Ziel der Ernährungs- und Diätberatung liegt in der Modifikation des Ess- und Trinkverhaltens der Klienten. Um dieses Ziel zu erreichen ist eine genaue Kenntnis des bisher praktizierten Ess- und Trinkverhaltens ent-scheidend, da die Änderung des Verhaltens möglichst so erfolgen sollte, dass die Vorlieben des Klienten die Grundlage für die Veränderung bilden. Mit anderen Worten: Holen Sie den Patien-ten dort ab, wo er steht, und begleiten Sie ihn partnerschaftlich zu dem Ort, wo er stehen sollte. Die Ernährungsanamnese dient als Hilfsmittel zur Erfassung der bisherigen Ernährungsgewohn-heiten und kann in verschiedenen Formen durchgeführt werden. Die wichtigste Unterscheidung der Ernährungsanamnese erfolgt in retrospektive und prospektive Methoden [Tab. 20]. Im Fall der retrospektiven Methoden wird der zurückliegende Verzehr erfragt, dagegen ist bei den pro-spektiven Methoden der gegenwärtige Verzehr von Interesse. Die Ernährungsanamnese muss nicht zwangsläufig schon vor dem ersten Termin erfolgen, wie zum Beispiel die Ausstellung des Verordnungsscheins. Allerdings ist der Zeitaufwand je nach ausgewählter Methode hoch, sodass es sinnvoll ist, ein entsprechendes Formular schon vor Beginn der eigentlichen Ernährungs- oder Diätberatung an den Patienten weiterzugeben und für den ersten Termin auszuwerten. Andererseits gibt es auch Methoden, deren Zeitaufwand relativ gering ist. Diese bieten sich dann dazu an, sie am ersten Termin einer Ernährungs- oder Diätberatung durchzuführen. Die erhaltenen Daten sind je nach Inhalt in qualitative und quantitative Daten unterteilt. Qualitative Daten enthalten Angaben darüber, was und wann gegessen wird, bei den quantitativen Daten handelt es sich um die Mengen und Größen der verzehrten Portionen.

📄 **20** Retrospektive und prospektive Ernährungsanamnese.

retrospektiv	prospektiv
Ernährungsgeschichte	Ernährungsprotokoll/-tagebuch
24-Stunden-Recall	
Fragebogenmethode	
Diet history	

Die erhaltenen Informationen müssen streng vertraulich behandelt werden und dürfen nicht an Dritte weitergegeben werden. Über diese Schweigepflicht sollten Sie auch den Patienten informieren.

▶ Allgemeine Anamnese

Folgende allgemeine Anamnesefragen stellen Sie jedem neuen Patienten nach der Vorstellung:
▷ Name, Vorname
▷ Alter
▷ Geschlecht
▷ Familienstand
▷ Körpergröße und Gewicht, BMI
▷ Gewichtsentwicklung
▷ **Beruf, Arbeitszeit und Arbeitsort:** Denken Sie hier z.B. an Schichtarbeiter. Sie müssen einem Schichtarbeiter ganz spezielle Empfehlungen geben können, die seinem besonderen Lebensrhythmus gerecht werden.
▷ sportliche Tätigkeit: was , wie viel, wie oft?
▷ **Medikamente:** Die detaillierte Frage nach der Medikamenteneinnahme ist essenziell für Ihre Arbeit. Zu viele Medikamente greifen auf die eine oder andere Weise in den Stoffwechsel ein, führen zu Übelkeit und Appetitlosigkeit, zu Heißhunger oder beeinflussen die geplante Ernährungstherapie.
▷ **Lebensmittelergänzungsstoffe/Nahrungsergänzungsmittel/ergänzend bilanzierte Diäten oder diätetische Lebensmittel** (Vitamintabletten, Mineralstoffe (Mengen- und Spurenelemente usw.)
▷ **Allergien/Unverträglichkeiten:** Nicht wenige Patienten haben Lebensmittelallergien oder –unverträglichkeiten. Aber denken Sie auch daran, dass es vielleicht noch unentdeckte Allergien gibt, die das Ernährungsverhalten des Patienten unwissentlich beeinflussen können oder eben für seine Beschwerden mitverantwortlich sind.
▷ **nonverbale:** Allein der Umstand, dass das Einstellen des Rauchens in der Regel zu einer nicht unerheblichen Gewichtszunahme führt, macht die Frage nach den genauen Rauchgewohnheiten so wichtig. Das gilt im Übrigen auch für ehemalige Raucher. Fragen

Sie auch hier genau nach der früher gerauchten Menge und nach dem Zeitpunkt, an dem der Patient aufgehört hat.

▷ **Alkohol:** Klären Sie bei der Frage nach dem Alkoholkonsum genau, was darunter verstanden wird. Für viele Menschen ist Bier oder Wein kein Alkohol. Sie bezeichnen damit nur Hochprozentiges.

▷ **Drogen:** Die appetitanregende Wirkung von Cannabis wird inzwischen therapeutisch genutzt, Kokain betäubt den Hunger, der Beschaffungszwang bei der Opiatsucht lässt den Patienten oft nur wenig Zeit für eine gute Ernährung. - Diese Beispiele alleine sind Grund genug, die Frage nach Drogenkonsum nicht einfach unter den Tisch fallen zu lassen. Weisen Sie den Patienten dabei immer auf Ihre gesetzliche Schweigepflicht hin, sonst haben Sie nur wenig Chancen, dass Ihnen diese Frage ehrlich beantwortet wird.

▷ **Stuhlgang und Miktion:** Wenn Sie erfahren, dass Ihr Patient vielleicht nur eine leichte Stuhl- oder Blaseninkontinenz hat, ist seine Obstipation oder die völlig unzureichende Trinkmenge gar nicht mehr so verwunderlich. Jemand der wenig trinkt, hat auch seltener Harndrang.

▷ **Bildungsstand:** Die Frage nach dem Schulabschluss dient der Abschätzung des Bildungs- niveaus. Daraus entnehmen Sie eventuell, wie der Wissensstand zum Thema und die Aufnahmefähigkeit ist. Rechnen Sie auch mit Analphabetentum! Prüfen Sie, ob Ihr Klient ausreichend Lesen und Schreiben kann. Setzen Sie aber nicht Schulabschluss mit Auffas- sungsgabe gleich!

 Im Downloadbereich (www.dkgd.de) finden Sie einen Anamnesebogen zum Herunterladen.

▶ Spezielle Ernährungsanamnese

▷ Für die spezielle Ernährungsanamnese stehen Ihnen die unten besprochenen Ansätze zur Verfügung. Aber unabhängig davon, welchen Sie wählen: Sie müssen immer ausdrücklich und präzise nach allem fragen, was der Patient zu sich nimmt. Ansonsten fallen Schokoriegel, Bonbons, Cola, Multivitaminsaft und der Hamburger zwischendurch schnell unter den Tisch.

▷ Fragen Sie den Patienten auch immer nach seinen Lieblingsspeisen, denn wenn es irgendwie möglich ist, sollten Sie die Diätplanung für Ihren Patienten auf diesen Lieblingsspeisen aufbauen. Außerdem bekommen Sie über die verhaltene oder vielleicht auch überschwängliche Schilderung einen Eindruck vom persönlichen Stellenwert des Essens für den Patienten.

▷ Unter der gleichen Vorstellung befragen Sie ihn explizit nach Speisen, die er völlig für sich ablehnt, da sich dahinter auch eine Unverträglichkeit oder Allergie verbergen kann (z. B. Ablehnung gegen Milch bei Laktoseintoleranz). Hier gilt es jedoch zu bedenken, dass Essen sehr viel mit Gewohnheit zu tun hat und dass manche Abneigung schlicht auf fehlende Erfahrung zurückzuführen ist.

Ernährungsgeschichte

Die Erfragung des allgemeinen Verzehrs wird als repräsentativ für die normalen Ernährungsge- wohnheiten der Klienten betrachtet. Diese Methode ist beliebt, weil der Zeitaufwand gering ist und Sie mit einigen gezielten Fragen zu Beginn des ersten Termins einer Diät- und Ernährungs- beratung eine Übersicht über die Ernährungsgewohnheiten Ihres Patienten bekommen.

▷ Es besteht die Gefahr, dass es durch Erinnerungslücken der Patienten zu einem unvollständigen Ergebnis kommt.

▷ Eine weitere Möglichkeit ist die Verfälschung des Ergebnisses durch eine falsche Einschätzung der Portionsgrößen seitens der Patienten. Übergewichtige neigen zur Unterschätzung von Portionsgrößen, Untergewichtige zur Überschätzung. Sie müssen daher durch gezieltes Nachfragen die Erinnerungslücken füllen und dem Patienten die verschiedenen Portionsgrößen nahe bringen, um ein möglichst genaues Ergebnis der Ernährungsgeschichte zu gewährleisten.

Kernfrage

„Was essen und trinken Sie üblicherweise und in welcher Menge?"

▷ Sie sollten die Befragung auf keinen Fall mit suggestiven Fragen gestalten, da es so zu einem verfälschten Ergebnis kommen würde.

▷ Hierbei werden auch Ernährungsweisen aus Angst vor Konsequenzen bewusst verschwiegen. Auch Selbstbetrug und Versagensängste spielen eine Rolle.

24-Stunden-Recall

Hierbei erheben Sie möglichst genau das Ernährungsverhalten der vergangenen 24 Stunden.

▷ Auch bei dieser Methode besteht die Gefahr von Erinnerunglücken, sodass Sie durch gezieltes Fragen die Erinnerung unterstützen müssen, ohne Suggestivfragen zu verwenden.

▷ Neben Erinnerungslücken kann das Ergebnis auch dadurch verfälscht werden, dass der Patient es Ihnen „recht" machen will.

▷ Die mündliche Befragung dauert hierbei etwas länger.

▷ Zur Ermittlung des Ernährungsverhaltens ist die Methode ungeeignet, da nur ein einzelner Tag abgefragt wird, der nicht repräsentativ sein kann. Diese Methode ist eher dazu geeignet, das Verzehrverhalten einer größeren Gruppe zu erfassen. Andererseits ist es aber durchaus möglich, durch die Auswertung eines Tages relevante

Kernfrage

„Was haben Sie gestern gegessen und getrunken?"

Ergebnisse z. B. für einen Diabetiker im Hinblick auf die Einhaltung der Empfehlungen für seine tägliche Ernährung zu erhalten. Die Auswertung in einem solchen Fall ist aber zu aufwendig, um während der Ernährungs- und Diätberatung zu erfolgen. Die meisten Techniken der Ernährungsanamnese sind auch mit den Nährwertberechnungsprogrammen (beispielsweise EBIS - http://www.nutrisurvey.de/ebispro/) möglich und natürlich einfacher auszuwerten, als mit der Hand oder dem Taschenrechner.

Fragebogenmethode (food frequency)

Mithilfe der Fragebogenmethode werden Daten zur Mahlzeitenhäufigkeit und zur Frequenz einzelner Lebensmittelgruppen erhoben. Je nach Zeitaufwand kann auch die Menge erfasst werden, was allerdings die Dauer der Auswertung erhöht. Bei regelmäßiger Befragung lassen sich auch die Ernährungsgewohnheiten ablesen.

▷ Wie der Name schon sagt, handelt es sich um einen Fragebogen, der dem Patienten schon vor Ihrem Termin ausgehändigt werden kann.

▷ Auch die Auswertung kann dann noch vor dem nächsten Termin erfolgen.

Im Downloadbereich (www.dkgd.de) finden Sie einen solchen Fragebogen zum Herunterladen.

Ernährungsprotokoll

Das Ernährungsprotokoll gleicht einem Tagebuch und wird über vier bis sieben Tage hinweg geführt. In dieser Zeitspanne sollte auch ein Wochenende enthalten sein, da sich das Ernährungsverhalten an diesen Tagen häufig vom „normalen Alltag" unterscheidet. Durch seinen prospektiven Ansatz spiegelt das Ernährungsprotokoll das aktuelle Ernährungsverhalten deutlich wider. Führung und Auswertung eines Ernährungsprotokolls sind aber aufwendig.

▷ Von den Patienten wird erwartet, jedes verzehrte Lebensmittel genau aufzuschreiben, einschließlich der Menge. Das bringt Probleme mit sich, da die Abschätzung von Portionen und üblichen Haushaltsgrößen oftmals schwierig ist. Es gibt verschiedene Methoden, um die Lebensmittelmengen zu erfassen. Welche gewählt wird, hängt davon ab, wie viel Zeit der Patient in ein solches Ernährungsprotokoll investieren will und kann. Es ist möglich, die Portionen in haushaltsüblichen Mengen anzugeben, was aber zu Missverständnissen führen kann. Viel genauer aber auch wesentlich zeitaufwendiger ist es, jedes Lebensmittel, das verzehrt wird, abzuwiegen. Eine weitere Möglichkeit besteht in der Verwendung von vorgefertigten Schablonen, nach denen die einzelnen Lebensmittelmengen bewertet werden.

▷ Das Ernährungsprotokoll ist aber nicht nur für den Patienten, der es führen muss, aufwendig, sondern auch für Sie, weil Sie es auswerten müssen. Die Berechnung der Nährstoffe anhand des Ernährungsprotokolls kann nicht während einer Ernährungs- oder Diätberatung erfolgen.

▷ Den möglichen Aufbau eines Protokollbogens zur Erstellung eines Ernährungsprotokolls zeigt die [Abb. 17]. Ein solcher Bogen wird unterteilt in die verzehrten Lebensmittel und deren Menge und Art der Zubereitung.

Ernährungsprotokoll

Diät- und Ernährungsberatung

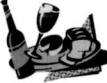

Uhrzeit	Menge	Lebensmittel
7.00	1	Vollkornbrötchen
	1 Portion	Butter
	2 Scheiben	Käse, 45% Fett
	2 Tassen	Kaffee
	2 Portionen	Kondensmilch 7,5 % Fett
	2 Teelöffel	Zucker
13.00	3	Kartoffeln
	1	Schnitzel, paniert
	1 Portion	Soße
	4 Esslöffel	Erbsen mit Butter
	150 g	Fruchtjoghurt 3,5 % Fett
14.00	1 Stück	Obstboden mit Sahne

⊙ **17** Ernährungsprotokoll - Die Mengenangaben zeigen z. B. bei jemandem, der abnehmen will, die möglichen Ansatzpunkte auf.

▷ Eine moderne Methode ist der Mealus (http://www.mealus.de/), ein kleiner Computer im Taschenrechnerformat, der die Nährwerte von 4100 Lebensmitteln gespeichert hat und dem Patienten auf anwenderfreundliche Weise bei der Erstellung eines Protokolls bis zu einem Monat hilft. Auch der AID hat ein entsprechendes Gerät gefördert. Der Mealus wird auch von der DGE angeboten.

D3   Ablauf der Beratung

Jede Beratung ist anders. Und jede Beratung muss vorbereitet werden. Der Ablauf der Beratung sollte nach Möglichkeit trotzdem einem klaren Schema folgen, mit dem Sie in jede Beratung gehen. Eine Struktur hilft Ihnen dabei, alle wesentlichen Punkte der Kommunikation, der Gesprächsführung und der inhaltlichen Beratung zu erinnern und die Kontrolle über das Beratungsgespräch zu behalten.

Für den Klienten ist der Aufenthalt im Krankenhaus oder in der Klinik etwas Neues und Ungewohntes. Man hat bei ihm eine Erkrankung diagnostiziert, die nun mit einer Diätkostform behandelt werden muss. Für ihn ist alles neu. Er rechnet womöglich mit Verboten und hat Angst vor der Beratung und vor der Krankheit, die bei ihm festgestellt wurde. Deshalb ist er wahrscheinlich unsicher. Er weiß nicht, was auf ihn zukommt und fühlt sich unwohl.

Deshalb ist es wichtig, dass Sie von Beginn an die Grundlage für eine gute Gesprächsatmosphäre schaffen und dem Patienten schon ein Stück seiner Angst nehmen. Sie können ihm z. B. etwas zu trinken anbieten – und sich auch selbst etwas nehmen.

Das Ziel der Beratung ist die Aufklärung, Hilfe und Unterstützung des Patienten in Ernährungsfragen. Ihre Patienten möchten Ihre Hinweise häufig nicht hören, weil damit unangenehme Veränderung des Lebens- und Ernährungsstils verbunden sind. Deshalb ist es wichtig, dass Sie das Beratungsgespräch grundsätzlich gut vorbereitet und

> Ihre Ernährungsberatung kann im Übrigen auch zu dem Schluss führen, dass der Patient sich bereits im Hinblick auf seine Erkrankung richtig ernährt.

strukturiert angehen, um den Patienten wirkungsvoll aufklären und überzeugen zu können. Beraten Sie jedoch nicht am Tage der Entlassung. Der Klient sitzt dann schon auf den gepackten Koffern, freut sich auf zu Hause und hat oft kein oder nur wenig Interesse an einer Beratung.

Begreifen Sie das Beratungsgespräch weniger als medizinischen Monolog sondern viel mehr als ein auf Essen und Trinken ausgerichtetes, dialogorientiertes Beratungsangebot, aus dem der Patient für sich umsetzbare Tipps ziehen kann. Wichtig in einer guten Beratung sind der fachliche Inhalt, die zwischenmenschlichen Aspekte und die methodisch-didaktischen Aspekte.

Anforderungen an ein gutes Beratungsgespräch

▶ Der Patient soll zufrieden sein.
▶ Nehmen Sie sich genug Zeit für die Beratung.
▶ Führen Sie niemals eine Beratung unter Zeitdruck durch.
▶ Nehmen Sie den Patienten ernst und akzeptieren Sie ihn.
▶ Geben Sie Hilfe zur Selbsthilfe.
▶ Geben Sie ganz praktische Tipps für die konkrete Umsetzung Ihrer Empfehlungen.
▶ Der Patient entscheidet selbst über die Punkte der Beratung, die er umsetzen möchte.
▶ Helfen Sie dem Patienten dabei, realistische Ziele zu setzen.

Der Patient sollte Entscheidungsmöglichkeiten haben, für die er sich Ihnen gegenüber nicht zu rechtfertigen braucht. Denken Sie daran, dass jede Beratung für Sie und Ihre Kompetenz werben kann. Aber sie kann auch genau das Gegenteil erreichen.

Denken Sie immer daran, dass es nicht ihre Aufgabe sein kann, alle Ernährungsregeln, die theoretisch umsetzbar sind, vom Klienten einzufordern. Eine rein rational appellierende Diät- oder Ernährungsberatung ist zum Scheitern verurteilt. Ein Buch kann Ihr Klient auch zuhause ohne Sie lesen. Agieren Sie emotional, zeigen Sie Ihm Vorteile der Ernährungsumstellung auf, geben Sie ihm Möglichkeiten beispielsweise drei Maßnahmen auszuwählen. Verlangen Sie von sich und Ihren Klienten nicht zuviel.

> **Fehler, die Ihnen als Berater nicht passieren sollten**
>
> ▶ eine rein sachliche Beratung ohne gute Atmosphäre geben – also rein rational.
> ▶ eine zu hohe Erwartungshaltung an den Patienten
> ▶ falscher Umgang mit dem Patienten durch mangelnde Routine - aller Anfang ist schwer!
> ▶ zu viel Routine!
> ▶ Nichtbeachten der Eigenheiten und Gewohnheiten des Patienten
> ▶ Verbote aussprechen
> ▶ keine weitere Hilfe für die Zukunft anbieten.

Verordnungsschein

Der Verordnungsschein ist ein Bestandteil der Diätberatung, der schon vor Beginn des ersten Beratungstermins vorliegt [Abb. 18]. Er gibt Ihnen Auskunft darüber, mit welchen Vorerkrankungen ein Patient zu Ihnen kommt. Ein Verordnungsschein muss verschiedene Elemente enthalten, damit Sie die notwendigen Vorinformationen erhalten und die verordnete Ernährungstherapie vorbereiten können. Solche Verordnungsscheine gibt es natürlich nur in der Diätberatung. Die Ernährungsberatung wendet sich ja definitionsgemäß an Gesunde, die aus eigenem Antrieb heraus eine Ernährungsberatung aufsuchen. Sie werden im Gegensatz zu den Erkrankten nicht von einem Arzt überwiesen. In der Ernährungsberatung ist die Beratung also nicht medizinisch indiziert.

Ein Beispiel für einen solchen Verordnungsschein ist unten abgebildet. Es gibt zwar keine einheitliche, vorgeschriebene Form für einen Verordnungsschein, aber die verschiedenen Elemente sollten in jeder Version berücksichtigt werden.

 Sie können sich dieses Beispiel eines Verordnungsscheins auch im Downloadbereich (www.dkgd.de) herunterladen.

Verordnungsschein

Angaben zum Klienten:

Name _____

Strasse _____

Wohnort _____

Geburtsdatum _____

Körpergewicht (in kg) _____ Körpergröße (in cm) _____

Medikamente, die für die Diättherapie relevant sind:

_____
_____

Diagnose:

Diabetes mellitus	Typ 1 ☐	Typ 2	☐
Hyper-/Dyslipoproteinämie	☐	Hypertonie	☐
Übergewicht/Adipositas	☐	Obstipation	☐
Hyperurikämie/Gicht	☐		

Sonstige _____

Angeordnete Diättherapie:

_____
_____

Laborwerte, die für die Diättherapie relevant sind:

Gesamtcholesterin (mg/dl)	_____	Triglyceride (mg/dl)	_____
HDL (mg/dl)	_____	LDL (mg/dl)	_____
Harnsäure (mg/dl)	_____	Blutdruck (mmHg)	_____
Blutzucker (mg/dl)	_____	HbA1c (%)	_____

Sonstige _____

Unterschrift des Arztes / der Ärztin:

(Stempel)

⊙ **18** Beispiel eines Verordnungsscheins.

▶ Vorbereitung

▷ Der Termin für eine Beratung sollte nicht zu kurzfristig mitgeteilt werden, sondern besser 1–2 Tage vor dem eigentlichen Beratungsgespräch. Partner, Eltern oder Kinder, die vielleicht auch Fragen und Anregungen haben, werden frühestens ab einem zweiten Termin einbezogen. In der freiberuflichen Tätigkeit müssen sich Diätassistenten und Ernährungswissenschaftler genau an ihre Terminplanung halten. Planen Sie mit Vor- und Nachbereitung — sowie natürlich auch Ruhepausen für sich selbst — rund 1 Stunde. Demnach kann eine Diätassistentin oder Ernährungswissenschaftlerin in ihrer Praxis, die beispielsweise von 8.00 bis 12.00 und 14.00 bis 19.00 Uhr (denken Sie auch an Dienstleistungstage für Ihre berufstätigen Klienten) besetzt ist, kaum mehr als 7 bis 9 Klienten beraten. Schließlich müssen auch noch Rechnungen geschrieben werden, Telefonate geführt werden, Ärzte besucht werden, Kaffee und Tee gekocht werden ect.

▷ Zunächst müssen Sie vor einer Diätberatung immer Rücksprache mit dem behandelnden Arzt halten. Eine Diät gehört zur Therapie und die Therapie muss immer vom Arzt ausgehen. Allgemeine Empfehlungen zur gesunden Ernährung können Sie auch ohne Rücksprache mit einem Arzt geben.

▷ Vergewissern Sie sich vor der Beratung, besonders bei schweren Diagnosen, dass der Patient schon aufgeklärt ist.

▷ Achten Sie darauf, dass Sie gepflegt wirken (und riechen!). Zwischen der Bandkontrolle aus dem Dunst der Küche „mal eben" eine Beratung anzugehen, ist nicht der richtige Weg. Stattdessen sollten Sie nach Möglichkeit duschen (Haare!) und sich umziehen sowie einen sauberen Kittel und saubere Schuhe anziehen. Dezente Straßenkleidung ist auch möglich, um die Angst vor dem weißen Kittel zu nehmen. Freiberufliche Diätassistenten und Ernährungswissenschaftler sollten grundsätzlich auf den weißen Kittel verzichten.

▷ Versuchen Sie eine geeignete räumliche Umgebung für das Gespräch zu finden. Eine optimale Beratung findet nicht am Krankenbett statt. Ein im Bett liegender katheterisierter Patient im Flügelhemd wird sich nur schwer gedanklich in die Situation der Diät-/ Ernährungsberatung hineinversetzen können. Bieten Sie auch andere Räumlichkeiten und andere Termine an. Versuchen Sie im Haus einen kleinen Raum zu finden, den Sie nett einrichten können. Dort sollten möglichst ein runder Tische und einige Stühle stehen.

▷ Wichtig ist es, pünktlich zur Beratung zu erscheinen. Gehen Sie nur zu einer Beratung, wenn Sie mindestens 30 min Zeit für den Patienten haben. Hinzu kommen 15 min zur Vorbereitung bzw. Dokumentation. Gehen Sie kein Gespräch an, wenn Ihnen nicht wenigstens dieser Zeitraum von 45 min zuzüglich Wege- und Rüstzeit zur Verfügung steht [Tab. 21]!

▤ **21** Zeitlicher Ablauf eines Beratungsgespräches (30–45 Minuten).

Begrüßung und Vorstellung, Einführung, mit leichtem Gesprächsstoff die richtige Atmosphäre schaffen	5–10 min
eigentliche Diät- oder Ernährungsberatung	etwa 30 min
Ausklang der Beratung, Verabschiedung, Hinweis auf weitere Termine	5–10 min

Dieses **Zeitraster** ist nur eine Empfehlung. Kleinere Verschiebungen in die eine oder andere Richtung sind möglich. Nur sollten Sie nicht 30 Minuten lang über das Hobby des Patienten sprechen, dann Ihre Broschüren übergeben und sich verabschieden. Den Hauptteil der Beratung muss immer das eigentliche Beratungsgespräch ausmachen. Machen Sie jedoch nicht den Fehler, sich streng an diese Vorgaben zu halten und stets mit einem Auge auf den Zeiger der Uhr zu schielen. Mit der Zeit bekommen Sie ein Gefühl für den Zeitablauf einer Beratung.

▷ Sollten Sie unerwartet den Termin nicht einhalten können, sollten Sie möglichst rechtzeitig absagen – nicht nur dem Patienten, sondern auch dem Pflegepersonal oder den Ärzten. Das gilt natürlich auch für die freiberuflichen Diätassistenten und Ernährungswissenschaftler. Unpünktlichkeit ist ärgerlich und spricht sich rasch herum. Es gibt viele Diätassistenten und Ernährungswissenschaftler, die die Dienstleistung Diät- und Ernährungsberatung anbieten. Lassen Sie Ihre Qualität für sich sprechen. Außerdem sollte in der Patientendokumentation ein Vermerk erfolgen, damit jeder nachvollziehen kann, wie weit der Patient aktuell unterrichtet ist.

▷ Wenn Sie in einem Krankenhaus arbeiten, werfen Sie zunächst noch einmal einen Blick in die Patientenakte oder erkundigen sich kurz bei dem Pflegepersonal, ob es wesentliche Veränderungen im Zustand des Patienten gegeben hat. Sie müssen in jedem Fall wissen, wie weit der Patient über seine Erkrankung aufgeklärt ist, damit Sie nicht von Krankheiten sprechen, von denen der Patient noch gar nichts weiß. Sie können die Akte aber auch mit in das Gespräch nehmen. Manche Patienten haben ein reges Interesse an Laborwerten, die durch die Ernährung beeinflusst werden können. Allerdings sollten Sie dann auch in der Lage sein, Laborwerte zu interpretieren. Scheuen Sie sich auch in diesem Punkt nicht, zuzugeben, dass Sie einen Wert erst nachsehen müssen. Der Arzt kennt auch nicht alle Arzneimittel und muss sie in der Roten Liste nachsehen. Eine Diätassistentin oder Ernährungswissenschaftlerin, die immer alles weiß und jede Frage beantworten kann, ist unglaubwürdig. Das ist nämlich überhaupt nicht möglich. Eine Frage nicht beantworten zu können, ist kein unverzeihlicher Fehler.

▷ Erkundigen Sie sich bei dem Pflegepersonal auch speziell nach dem Essverhalten und den Essgewohnheiten Ihres Patienten. Durch die tägliche Essensausgabe und eventuelle Betreuung bei der Nahrungsaufnahme haben Pflegekräfte hier einen besseren Einblick.

▷ Bei jedem ärztlichen Gespräch sollte es selbstverständlich sein, dass das Patientengespräch unter vier Augen stattfindet. Dies gilt auch für die Diät-/Ernährungsberatung. Muss das Gespräch im Krankenzimmer stattfinden, sollten Sie Personal, Besucher und andere Patienten nach Möglichkeit herausbitten.

▶ Erster Termin

▷ Bevor Sie ein Zimmer betreten, sollten Sie kurz innehalten, tief durchatmen und versuchen, ein ehrliches, inneres Lächeln aufzubauen. Für die Tätigkeit in Ihrer Praxis gilt praktisch das selbe. In der Regel rufen Sie die Klienten aus Ihrem Wartezimmer oder der Wartezone zu sich. Oder Sie gehen bei einer kleinen Praxis an die Tür und bitten den Klienten herein. Dann begrüßen Sie ihn, führen ihn in die Beratungszone und bieten ein Getränk an. In dieser Zeit können Sie auch zu sich kommen und sich auf den Klienten einstellen. Rufen Sie sich auch die Personalien des Patienten ins Gedächtnis. Wenn Sie sich Namen nur schlecht merken können, schreiben Sie ihn auf die Beratungsunterlagen. Während der Beratung reicht dann ein kurzer Blick und der Name ist wieder da. Klopfen sie dann lächelnd an und betreten Sie mit festen Schritten das Zimmer.

▷ **Begrüßen** Sie den Patienten immer mit seinem Namen und bemühen Sie sich um eine korrekte Aussprache. Im Zweifel erkundigen Sie sich nach der richtigen Aussprache. Vergewissern Sie sich dabei aber auch, dass Sie beim richtigen Patienten sind. Besonders bei älteren Menschen kann es etwa bei Schwerhörigkeit zu Verwechslungen kommen.

▷ Stellen Sie sich vor :

„Guten Tag, mein Name ist Andrea Müller. Ich bin Diätassistentin/Ernährungswissenschaftlerin und stehe Ihnen für die Diät- und Ernährungsberatung zur Verfügung. Ich arbeite im

Ernährungsteam des Hauses unter Leitung von Professor Weise/Ich führe die Praxis für Diät- und Ernährungsberatung und Ihr Arzt Doktor Weise hat Sie zu mir überwiesen."

Unterstützend sollten Sie ein Namensschild tragen oder bei der Vorstellung eine Visitenkarte übergeben. Der Klient kann sich einen Namen, den er hört und gleichzeitig liest, viel besser merken.

▷ Vergessen Sie nicht, Ihre Berufsbezeichnung und Funktion zu erklären, z. B.:

„Ich bin seit vier Jahren als Diätassistentin in diesem Haus tätig/Ich bin als Ernährungswissenschaftlerin seit vier Jahren im Hause tätig. Ich führe als Ernährungswissenschaftlerin/Diätassistenten seit xy Jahren meine Praxis für Diät- und Ernährungsberatung. Ich überwache täglich die Zubereitung Ihrer Mahlzeiten und berate die Patienten, die eine Diättherapie einhalten sollen, damit sie später zu Hause wissen, worauf Sie achten sollten/ich berate hier in der Praxis Menschen, die ihre Ernährungsweise umstellen möchten oder die von Ihrem behandelnden Arzt zu mir überwiesen worden sind, da sie einer Ernährungstherapie und natürlich Diätberatung bedürfen."

▷ Fragen Sie den Patienten einleitend, ob er überhaupt über Ihren Besuch unterrichtet worden ist. Oft werden Sie ganz automatisch konsultiert, wenn der Arzt eine stoffwechselrelevante Erkrankung diagnostiziert, ohne dass dies dem Patienten angekündigt oder erklärt würde. Nur wenn er beraten werden möchte, kann das Gespräch gut verlaufen. Einen uninteressierten Klienten zu beraten ist überflüssig und verschwendete Zeit. Weisen Sie bei Ablehnung durch den Klienten darauf hin, dass er auch zu einem späteren Zeitpunkt auf Sie zukommen kann, um sich Informationen zu holen. Bringen Sie auch in Erfahrung, ob der Patient schon einmal eine Ernährungsberatung erhalten hat.

▷ Erkundigen Sie sich auch, ob er im Augenblick die nötige Zeit (seitens des Patienten also ca. 30 bis 45 min) für eine Beratung und auch die Bereitschaft dazu hat. Wenn für den Patienten am Nachmittag eine wichtige Untersuchung ansteht oder wenn er gerade von dem Arzt über seine Erkrankung aufgeklärt worden ist, wird er Ihnen kaum die notwendige Aufmerksamkeit zukommen lassen können. Es gibt in jedem Haus Zeiten, die ungeeignet sind wie die Visite oder die Mahlzeiten.

▷ Wenn Sie **freiberuflich** tätig sind, sollten Sie den Patienten vor der Beratung über die Kosten der Beratung aufklären. Sichern Sie sich ggf. durch einen unterschriebenen Vertrag, dass Sie den Klienten über die Kosten informiert haben. Für die Praxis sollte es eine Preisliste geben, die als Einlage für die Praxisbroschüre geeignet ist.

▷ Sagen Sie dem Patienten, wie viel Zeit Ihnen jetzt zur Verfügung steht und dass weitere Termine folgen können und sollten.

▷ Sie sollten dem Patienten **„Aug-in-Aug"** gegenüber sitzen können. Bei bettlägerigen Patienten sollten Sie deshalb zuvor eine entsprechende Lageänderung mit dem Pflegepersonal abstimmen. Wenn Sie alleine sind oder keine Hilfe in Anspruch nehmen können, müssen Sie diese Aufgabe selbst übernehmen. Manchmal reicht es aus, das Kopfteil des Bettes aufzurichten und den Patienten ein wenig hochzuziehen. Wenn Sie eine Praxis haben, bietet es sich an, eine gut und angenehm beleuchtete Ecke einzurichten, die über 2 bis 3 Sessel verfügt und ein kleines Tischchen für die Getränke, die Uhr und eventuelle Beratungsmaterialien. Die oftmals leider noch klassische Beratungssituation am großen Schreibtisch wirkt für den Klienten abschreckend und lässt eine angenehme Beratungsatmosphäre praktisch nicht aufkommen. Die passende Ausstattung können Sie in jedem Möbelhaus erwerben. Wenn Sie viele adipöse Klienten haben, müssen Sie natürlich auch über entsprechendes Mobiliar verfügen.

▷ Anschließend schaffen Sie mit einfachen Themen eine angenehme **Atmosphäre**. Sie können z. B. danach fragen, ob der Patient bereits einmal eine Beratung erhalten hat, wie lange er schon im Krankenhaus ist oder einfach wie er sich fühlt. Der Patient kann solche Fragen auf jeden Fall beantworten und die größte Angst fällt schon von seinen Schultern. Er wird ruhiger und kann der Beratung besser folgen, als wenn Sie direkt mit den Fakten anfangen. Eine Beratungssituation darf nicht dazu führen, dass der Patient sich in die Enge getrieben fühlt. Wenn es zu Streitigkeiten kommt, wurden der Sinn und das Ziel der Beratung verfehlt.

▷ Wenn er bereits über Ihr Kommen unterrichtet wurde, können Sie die Begründung für die Beratung noch einmal kurz zusammenfassen:
„Dr. Meyer hat bei Ihnen erhöhte Cholesterinwerte festgestellt. Häufig kann man diese mit einer Ernährungsumstellung verbessern."

▷ Beginnen Sie das Gespräch grundsätzlich mit einer **offenen Frage** (siehe auch Kapitel C1, Gesprächsführung mit Patienten), wie z. B.:
„Frau Meyer, was möchten Sie zur Ernährungsweise bei Übergewicht von mir wissen?"
„Wie kann ich Ihnen helfen?"
„Wo sehen Sie Probleme und wie könnten die Lösungsmöglichkeiten aussehen?"
„Können Sie sich denken, weshalb ich komme?"
„Was meinen Sie - welcher Zusammenhang könnte zwischen Ihrer Krankheit und der Ernährung bestehen?"
„Was glauben Sie, weshalb die Ärzte Ihnen eine Diätassistentin/Ernährungswissenschaftlerin/Diabetesberaterin schicken?"
Aus den Antworten können Sie dann einen Eindruck von dem Kenntnisstand des Patienten zu seiner Erkrankung bekommen. Ihr Ziel ist es zunächst, im Laufe des Gespräches die für Ihre Beratung relevanten Informationen über den Patienten und seine Ernährungsweise herauszubekommen.

▷ Erstellen Sie zu Anfang der Beratung eine **Anamnese**. Sie erhalten so die für Ihre Beratung relevanten Informationen über Essverhalten, Ernährungsweise und Lebensgewohnheiten des Klienten.

▷ Zum jetzigen Zeitpunkt sollten Sie entscheiden, wie viele Beratungen der Patient etwa benötigen wird. Teilen Sie dies auch dem Patienten mit und fragen Sie, ob er damit einverstanden ist.

▷ Geben Sie dem Patienten eine kurze ernährungsphysiologische Erklärung seiner Erkrankung. Daraus ergeben sich dann erste Anhaltspunkte dafür, wie diese Erkrankung diätetisch zu beeinflussen ist. Achten Sie dabei immer darauf, dass Ihre Wortwahl möglichst einfach und laiengerecht ist. Die Erklärung und „Übersetzung" medizinischer Schlüsselbegriffe rund um die Erkrankung sollte erst im späteren Verlauf oder an einem Folgetermin passieren. Nicht sichtbare (und zunächst nicht spürbare) Erkrankungen wie z. B. die Hyperurikämie oder der Diabetes mellitus bedürfen einer genaueren medizinisch-physiologischen Erklärung. Eine Beratung zu erhöhten LDL-Cholesterinwerten verläuft ganz anders, als eine Beratung bei einer Krebserkrankung.

▷ Vermeiden Sie es immer, den Patienten mit ernährungswissenschaftlichen Begriffen (ohne Erläuterung) imponieren zu wollen. Eine Beratung macht nur Sinn, wenn der Patient Sie versteht. Eine „hypokalorische Diät" wird den Patienten vielleicht im Wortlaut beeindrucken, sein Verständnis und somit auch seine Kooperation werden Sie auf diesem Wege nicht erlangen.

▷ Die Kompetenz ist die Voraussetzung Ihrer Einstellung, aber nicht vor dem Patienten zu beweisen. Außerdem geht der Patient ohnehin davon aus, dass Sie kompetent sind. Da können Sie wirklich sicher sein. Sie müssen nicht erst um Kompetenz werben. Dann verlieren Sie meist. Auch wenn Sie vielleicht typischerweise dazu neigen, sich als Diätassistentin oder Ernährungswissenschaftlerin gegenüber anderen medizinischen

Berufen (und gegenüber dem Patienten) minderwertig zu fühlen, darf dadurch das Ziel Ihrer Beratung, nämlich die Aufklärung und Motivation des Patienten, nicht aus den Augen verloren gehen. Es geht nicht um Ihr Minderwertigkeitsgefühl oder Ängste, sondern um den Klienten. Um nichts Anderes. Zumindest in dieser Beratung nicht.

▷ Die **Ziele** sollten gemeinsam mit dem Patienten und realistisch gesetzt werden, damit sie auch erreicht werden können. Dafür brauchen Sie einen Dialog, den Sie aber natürlich entsprechend gestalten müssen. Sonst reißen viele Klienten die Gesprächsführung an sich.

▷ Der Patient sollte dazu gebracht werden, einen „Vertrag" mit sich selbst abzuschließen, und nicht mit dem Berater. Der Typ-2-Diabetiker soll für sich zur Besserung seiner Blutzuckerwerte abnehmen und nicht, um Ihnen einen Gefallen zu tun, weil Sie so freundlich sind.

▷ Geben Sie dem Patienten Material für Notizen an die Hand. Er sollte sich z. B. notieren, was er ab dem nächsten Tag meiden soll und will.

▷ Finden Sie Stellen, an denen Sie den Patienten loben und unterstützen können. Positive Verstärkung erhöht die Motivation.

▷ Beraten Sie **höchstens 30 min**. Der Patient kann sich nicht länger konzentrieren und vergisst wichtige Informationen. Besser ist es, umfangreiche Themen auf mehrere Termine zu verteilen.

▷ Verwenden Sie die **richtige Sprache**. Sprechen Sie also nicht von „Nahrungsaufnahme", sondern besser vom „Essen", formulieren Sie nicht „Essen Sie mehr Ballaststoffe", sondern für den Klienten verständlich „Essen Sie täglich 2 Scheiben Vollkornbrot".

▷ Sie dürfen und müssen konkrete **Produkte empfehlen**. Das ist weder verboten noch unlauter oder anstößig. Wenn Sie dem Patienten sagen, „Sie müssen eine Diäthalbfett-Margarine mit Phytosterinen verwenden", kann er damit nichts anfangen. Empfehlen Sie eine konkrete Marke. In jedem Falle müssen Sie auch ein konkretes Produkt empfehlen. Das ist wichtig für den Beratungserfolg. Die häufig ausgesprochene Empfehlung mindestens drei Produkte zu nennen, verwirrt eventuell auch und ist wie in diesem Beispiel gar nicht möglich. Sie sollten natürlich den Grund für Ihre Empfehlung nennen können und im Zweifel auch auf die entsprechenden Studien oder Quellen verweisen können. Geben Sie dem Patienten auch konkrete Informationen, wo er das Produkt erhalten kann (z. B. Apotheke, Reformhaus, Supermarkt). Schreiben Sie es dem Patienten auf. Berücksichtigen Sie dabei auch den „Geldbeutel" des Patienten. Hochwertige diätetische Produkte und Nahrungsergänzungsmittel gibt es auch bei Aldi, Lidl oder Netto, und der „dm"-Drogerie-Markt hat sehr gute glutenfreie Produkte und andere spezielle Lebensmittel in seinem Angebot.

▷ Stellen Sie während der Beratung **Rückfragen** in offener Form, um sicher zu gehen, dass der Klient alles versteht.

▷ **Visualisieren** Sie die gesprochenen Worte während der Beratung. Dadurch erreichen Sie eine bessere Verständlichkeit. Wenn Sie z. B. den Unterschied zwischen Weißbrot und Vollkornbrot beschreiben, können Sie ein Getreidekorn aufzeichnen, den Keimling und die Schale hervorheben und erklären, dass im Vollkornbrot das ganze Korn und im Weißbrot nur der sog. Mehlkörper verarbeitet wird. Bei der Erklärung von der blutzuckersteigernden Wirkung von Obst bzw. Obstsäften ist das Mitbringen von einem Stück Obst (z. B. Apfel) und 1 Flasche Saft (z. B. Apfelsaft) hilfreich. Dadurch kann der Patienten „begreifen", warum der Saft den Blutzucker rasant steigert (flüssige Form und Fehlen von fester Struktur im Gegensatz zu den greifbaren Ballaststoffen des Obststückes) (siehe auch Kapitel D6, Umgang mit Beratungsmedien und Beratungshilfsmitteln).

▷ Loben Sie den Klienten während der Beratung:
„Ja, das haben Sie richtig gemacht."
„Ja, das haben Sie genau richtig verstanden."

▷ Der Klient steht bei der Beratung immer im Mittelpunkt, mit all seinen Wünschen, Eigenheiten und Bedürfnissen.

▷ Seien Sie im Beratungsgespräch „echt". Mimik und Gestik müssen zum gesprochenen Wort passen. Sie sollten niemals als Schauspieler agieren. Das können Sie nicht. Sie machen sich sonst leicht lächerlich.

▷ Finden Sie heraus, ob der Patient bereit ist, sich mit dem Neuen auseinanderzusetzen und seine bisherigen Ernährungsgewohnheiten zu ändern.

▷ Diktieren Sie in einer Beratung **keine Verbote**. Besser als „nie wieder Schokolade" können Sie einen Übergewichtigen mit den Worten „Versuchen Sie pro Woche nur noch eine Tafel Schokolade zu essen" davon überzeugen, weniger zu essen.

▷ Berücksichtigen Sie die finanzielle Situation des Klienten und verlangen Sie nicht von ihm, in Zukunft alle Lebensmittel im Reformhaus zu kaufen. Viele Produkte gibt es auch preiswert im Internet zu erwerben. Hier bietet sich auch ein Preisvergleich (beispielsweise bei www.idealo.de oder anderen Preisvergleichsportalen) an.

▷ Setzen Sie Beratungshilfsmittel ein, um das Thema immer anschaulich und lebendig zu halten. Das kann auch über Filme (beispielsweise auf youtube o. ä.) erreicht werden.

▷ Denken Sie immer auch an die Klienten, die nicht richtig lesen und schreiben können – es handelt sich um schätzungsweise 7 Millionen Menschen in Deutschland.

▷ Bemühen Sie sich, auch für ausländische Patienten verständliche Informationen bereit zu haben (siehe auch Kapitel I1, Fremdsprachenlexikon, und Kapitel E14, Ernährung von Patienten unterschiedlicher Religionsgemeinschaften).

▷ **Fragen, die Sie nicht beantworten können**, sollten die Ausnahme sein, wenn es um Ihr Fachgebiet geht. Sie werden aber immer wieder vorkommen, denn niemand kann alles beantworten. Sie können solche Situationen jedoch am besten vermeiden, indem Sie sich auf jede Beratung gut vorbereiten. Werfen Sie unmittelbar vor der Beratung noch einmal einen Blick in ein Buch, um die entscheidenden Fakten zu beherrschen. Wenn solche Fragen auftreten, sollten Sie nie die Allwissende spielen, sondern ehrlich antworten und Lösung in Aussicht stellen:
„Das kann ich Ihnen im Moment leider nicht beantworten, aber ich lese es gerne für Sie nach. Morgen werde ich um 12 Uhr zu Ihnen kommen, um Ihnen die Frage zu beantworten. Oder: Das können wir gerne beim nächsten Termin klären/ich rufe Sie morgen dazu an."
Wichtig ist dann nur noch, dass Sie Ihre Zusage auch einhalten.

▷ Erwarten Sie jedoch nicht von sich, auch alle **fachfremden medizinischen Fragen** beantworten zu können. Verweisen Sie den Patienten bei solchen Fragen freundlich an die Pflegekräfte oder die Mediziner.

▷ Vereinbaren Sie mit dem Patienten einen **weiteren Termin**, der nach Möglichkeit innerhalb der folgenden zwei Tage stattfinden soll. Eventuell können Sie dabei haustypische Untersuchungszeiten und persönliche Bedürfnisse des Patienten, z. B. Besuchszeiten, berücksichtigen, damit Sie nicht vor einem leeren Bett stehen.

▷ Geben Sie zum **Abschluss** des ersten Treffens dem Patienten eine kurze Zusammenfassung sowie einen Ausblick auf Ihr nächstes Treffen/den nächten Termin.

▶ Zweiter Termin

▷ Rufen Sie sich noch einmal die wesentlichen Inhalte ins Gedächtnis, die Sie dem Patienten bezüglich seiner Erkrankung vermitteln wollten.

▷ Geben Sie beim zweiten Treffen einen kurzen **Überblick** über die bisher besprochenen Punkte. Achten Sie dabei auf die Mimik und Gestik des Patienten. Sie können darin erkennen, ob er sie versteht, oder ob er gar nicht mehr weiß, wovon Sie sprechen. Ggf. muss gleich zu Beginn des zweiten Gesprächs der Inhalt des ersten Gespräch wiederholt werden, damit der Patient alles weitere gut versteht und der Beratung folgen kann.

▷ Erkundigen Sie sich nach **Fragen**, die beim Patienten aufgetaucht sind. Einen großen Teil dieser Fragen werden Sie wahrscheinlich im Laufe der Besprechung der Ernährungsanamnese klären können. Zu weiteren Fragen machen Sie sich ein paar Notizen und erklären dem Patienten, dass Sie diese Fragen zu einem späteren Zeitpunkt besprechen werden.

▷ Geben Sie dem Patienten eine **Gesamteinschätzung** seiner Ernährungsweise. Das können Sie, nachdem Sie die Ernährungsanamnese ausgewertet haben. Besprechen Sie dann im Detail mit dem Patienten die einzelnen Lebensmittel und Ernährungsgewohnheiten.

▷ Erwähnen Sie immer, welche Ernährungsgewohnheiten bisher schon gut waren und weisen Sie dann auch darauf hin, wo der Patient durch Änderung der Essgewohnheiten seine Krankheit positiv beeinflussen kann. Verlangen Sie jedoch nicht zu viel auf einmal. Besser ist es, in kleinen Schritten sein Ziel zu erreichen.

▷ Ist die Thematik der Beratung sehr umfangreich, müssen auf jeden Fall mehr als zwei Gespräche stattfinden. Das ist z. B. in der Beratung des Diabetikers oder bei komplizierten Stoffwechselstörungen der Fall. Wenn eine Lebensmittelallergie vorliegt, reichen die zwei Gespräche in der Regel aus. Nur ein Gesprächstermin ist allgemein zu wenig, da Sie als Berater dann keine Möglichkeit haben, die Ernährungsanamnese in Ruhe auszuwerten.

▶ Abschluss

▷ Die **letzten fünf Minuten** des Beratungsgespräches sollten Sie nutzen, um noch einmal zu reflektieren, was alles besprochen wurde. Achten Sie dabei unbedingt auf den Patienten. Hat er auch wirklich alles oder zumindest den größten Teil verstanden oder gibt es Verständnislücken, die noch gefüllt werden müssen? Sie erkennen das in der Regel am Gesichtsausdruck des Patienten, auch wenn er keine Fragen stellt.

▷ Weisen Sie auf den **nächsten Beratungstermin** hin. Nennen Sie noch einmal das Datum und die Uhrzeit für den nächsten Termin. Gut ist, wenn Sie den Termin auf einen Zettel schreiben und ihn dem Patienten zur Erinnerung überreichen.

▷ Wenn Sie freiberuflich arbeiten, sollten Sie jedem Klienten anbieten, dass auch zu einem späteren Zeitpunkt erneut ein Beratungstermin vereinbart werden kann. Überreichen Sie dazu eine Visitenkarte mit Ihrer Telefonnummer.

▷ Fragen Sie zum Abschluss des Gespräches, ob der Patient mit der Beratung zufrieden war. Wenn nein, sollten Sie sich die Zeit nehmen, um diesen Missstand zu klären. Wenn ja, dann können Sie sich verabschieden. Als Freiberufler sollten Sie den Klienten auch bitten, Sie weiter zu empfehlen.

▷ Geben Sie zum **Ende der Beratung** Adressen, Anschriften und auch Internetadressen von Institutionen an den Patienten, bei denen er weitere Hilfe und Unterstützung finden kann (z. B. die Anschrift einer Krankenkasse mit Ernährungsberatung, Selbsthilfegruppen). Sie erhalten Angaben zu Kursen und Seminaren z. B. auch aus den Programmen der VHS oder der Familienbildungsstätten.

D4   Nachbereitung der Diätberatung

Jede Diät- oder Ernährungsberatung muss auch nachbereitet werden. Und das nicht nur für die Rechnungserstellung. Die Nachbereitung ist für die Diätberatung wichtig, da die Evaluierung der Beratung, die in der Vergangenheit kaum stattgefunden hat, nun im Zuge der Qualitätssicherung und der Leistungsabrechnung der Krankenhäuser mit den Krankenkassen immer mehr an Bedeutung gewinnt. Die Erhebung der Ernährungsdaten kann zu Stellensicherung, Stellenaufbau, Höhergruppierung usw. beitragen, dient aber auch der Qualitätssicherung der Beratung. Nur durch eine konsequente Dokumentation der Ernährungsberatung trägt man zu ihrer Sicherung bei.

▷ Für die Einzel- sowie auch für die Gruppenberatung/-schulung ist eine Evaluierung zur Qualitätssicherung nötig. Den Gruppenschulungen liegen erarbeitete Curricula zu Grunde, die anhand der gemachten Erfahrungen mit den Gruppen überprüft und bei Bedarf an Schwachstellen verbessert werden können.

Leitfragen zur Ergebnisqualität

▸ Entsprach die Beratung den Bedürfnissen des Patienten?
▸ Entsprach die Beratung dem Leitziel?
▸ Hatte die Beratung einen voraussichtlich messbaren Erfolg?
▸ Hat der Patient verstanden, um was es ging bzw. was kann ich beim nächsten Mal anders machen?
▸ Waren die Hilfsmittel ausreichend?
▸ Habe ich mich an die Zeitvorgaben gehalten?

▷ Die Auswertung in Schulungen kann durch das eigene Niederschreiben des vermittelten Schulungsteils erfolgen. Möglich sind auch eine mündliche Reflexion oder eine kleine schriftliche Aufgabe zum Lehrstoff durch die Teilnehmer in der nächsten Schulungsstunde oder Sie erheben zum Schluss der Schulung einen Fragebogen.

▷ In der Einzelberatung sind die Möglichkeiten der Überprüfung des messbaren Erfolges bei einem einzelnen Termin gleich Null, bei mehreren Sitzungen kann anhand von Reflexion, Ernährungsprotokollen, Gewichtsverlauf, Laborparameter und Fragebogen die Effektivität der Beratung etwas besser erhoben werden. Aber auch hier können Sie, wie bei der Gruppenberatung, durch ein Gesprächsprotokoll, in dem in Kurzform der Inhalt der Beratung wiedergegeben wird, die Güte der Beratung überprüfen.

▷ Durch das nachträgliche Festhalten des Gespräches können die oben aufgeführten Punkte überprüft werden. So werden Fehler erkannt und die gewonnenen Erkenntnisse können mit in das nächste Beratungsgespräch - oder falls kein weiteres Gespräch mit diesem Patienten erfolgt, in andere Beratungen - einfließen.

Sich zu verändern bedeutet nicht, zuvor alles falsch gemacht zu haben, sondern sich weiterzuentwickeln.

▷ Nicht nur für die eigene Dokumentation, sondern auch für den Leistungsnachweis zur Abrechnung mit der Krankenkasse ist der Vermerk der durchgeführten Beratung in der **Patientenakte** und eine kurze Stellungnahme auf dem Konsilschein notwendig. Von diesem Schein bleibt ein Durchschlag bei Ihren Unterlagen und der andere in der Akte. Die Dokumentation der durchgeführten Beratungsinhalte dient aber auch der Zusammenarbeit mit dem Arzt und anderen an der Therapie beteiligten Personen.

▷ Ein wichtiger Bestandteil, der die Qualität einer Diät- und Ernährungsberatung wiederspiegelt, ist die **Dokumentation** (siehe Kapitel B1, Dokumentation). Ein Qualitätsmanagementsystem ist in vielen Berufszweigen inzwischen die Regel und gewährleistet, dass jedes Produkt gleich beschaffen ist. Die Diät- und Ernährungsberatung ist eine Dienstleistung und bedarf gerade deswegen einer lückenlosen Dokumentation, damit jeder Patient dieselben Informationen erhält. In diesem Zusammenhang ist es sinnvoll, Beratungsordner und Beratungsprotokollbögen anzulegen. Für die verschiedenen ernährungsassoziierten Krankheiten können Beratungsordner erstellt werden, die alle relevanten Informationen enthalten. Diese Informationen können dann gesammelt an den Patienten weitergegeben werden. Außerdem ist

> Wer im Strom der ernährungsmedizinischen Erkenntnisse aufhört zu rudern, bleibt nicht stehen, sondern fällt zurück.

damit sichergestellt, dass jeder Patient die gleichen Informationen erhält. Während der einzelnen Termine einer Diät- und Ernährungsberatung sollten **Protokollbögen** geführt werden. Solche Protokollbögen erleichtern bei Folgeterminen das Nachvollziehen, wie weit die Ernährungs- und Diätberatung bisher fortgeschritten ist, es wird verhindert, dass einzelne Aspekte entweder vergessen oder doppelt besprochen werden.

▷ Neben dem Verordnungsschein (Konsilschein) gehören aber auch alle mit dem Arzt und Patienten abgesprochenen und erarbeiteten Therapieempfehlungen in die Patientenakte (und in die eigenen Unterlagen), wie z. B. der Einsatz von Trink- und Sondennahrung oder eine andere BE-Verteilung.

D5 Gruppenberatung und Gruppenschulung

Die Gruppenberatung oder –schulung ist in vielen Fällen effizienter als eine Einzelberatung. Die gruppendynamischen Prozesse erreichen zusätzliche Erfolge. Aber eine Gruppe erfordert mehr Vorbereitung als eine Einzelberatung. Das fängt bei den Medien (Beamer usw.) an und hört bei der Vorbereitung des Schulungsraums auf. Zudem müssen Sie den Raum danach wieder aufräumen. Die starke Präsenz des Themas Gesundheit und auch des Themengebietes Ernährung und Diäten in den Medien hat nicht dazu geführt, dass die Menschen sich auch automatisch gesünder verhalten. Viele – auch einander widersprechende – Informationen erreichen die Bürger und stiften nicht selten Verwirrung. Und Einsicht und intellektuelles Verstehen führen noch längst nicht zu einer Verhaltensänderung, sonst gäbe es keine Raucher, Alkoholiker und Übergewichtigen mehr.

Nicht jeder der seine Erkenntnisse laut herausschreit, hat zwangsläufig Recht. In einem kommerziell ausgelegten Bereich wie der Gesundheit wollen nun einmal viele Menschen etwas verkaufen und da steht der Sinn des Produktes nicht immer an erster Stelle.

Dies gilt für die Gesundheit im Allgemeinen und gleichermaßen auch für die gesunde Ernährung im Speziellen. Aus diesem Grunde kommt den Patientenseminaren eine zentrale aufklärerische Bedeutung zu, denn hier hat der Patient die Möglichkeit, sich von ausgewiesenermaßen qualifizierten Personen nach dem aktuellsten Wissensstand zu informieren.

Im Einzel- und Gruppenunterricht werden die Patienten von Ihnen geschult. Durch die Aufklärung des Patienten über seine Krankheit steigt seine Selbstständigkeit und auch seine Eigenverantwortlichkeit. Das erhöhte Verständnis wird seine eigenen Anteile an der Ausgestaltung seiner chronischen Erkrankung vermehren. Durch die konsequente Umsetzung prophylaktischer Maßnahmen kann er seine Leistungsfähigkeit erhalten. Die Vermeidung von Folgeschäden bedeutet nicht nur eine Erhaltung der Lebensqualität sondern auch eine enorme Kostensenkung für alle Beteiligten und nicht zuletzt für das gesamte Gesundheitswesen.

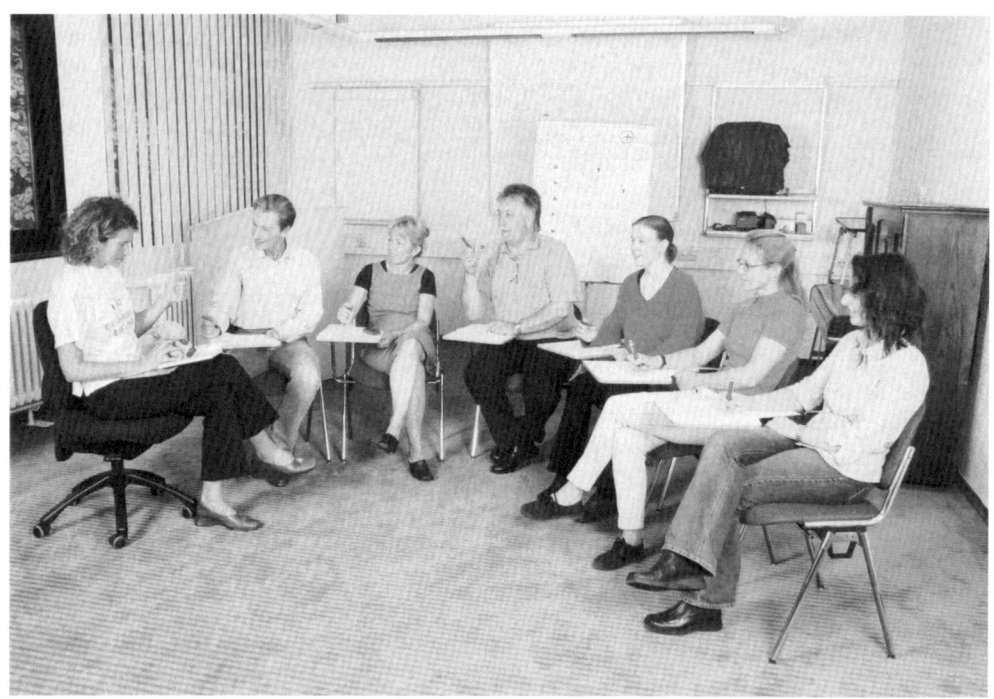

⊙ **19** In Gruppenschulungen können die Patienten von Ihnen und untereinander lernen.

▶ Vorbereitung

▷ Jede Patientengruppe stellt mit ihrem speziellen Thema eine neue Herausforderung an Sie als Seminarleiterin dar. Eine Gruppe übergewichtiger Patienten hat grundsätzlich andere Probleme, Fragen, Einsichten und Ängste als eine Typ-1-Diabetiker-Gruppe. Sie sollten sich somit im Vorfeld nicht nur mit den rein medizinischen Aspekten befassen, sondern auch die speziellen Lebensumstände, Risiken und Alltagsschwierigkeiten verstehen und in ihrem Vortragsprogramm inhaltlich, didaktisch und methodisch berücksichtigen.

▷ Versuchen Sie, sich in die Lage eines Betroffenen zu versetzen, der seit Jahren mit dieser Krankheit leben muss, und überlegen Sie, welche Fragen und Probleme Sie damit hätten und mit welchen Erwartungen Sie selbst in ein solches Seminar gehen würden. Führen Sie nach Möglichkeit mit jedem Teilnehmer zuvor ein kurzes Einzelgespräch.

▷ Ein Patientenseminar sollte einem klar strukturierten **Aufbau** folgen, der einleitend auch den Teilnehmern vermittelt wird, damit sie Anhaltspunkte für die thematische Entwicklung des Seminars haben:
  ▶ Einzelvorstellung und Formulierung der Erwartungen
  ▶ Erklärung des Krankheitsbildes, Entstehung, Symptome, Risiken, Folgeschäden
  ▶ Formen und Vorteile der Diättherapie
  ▶ Durchführung der Ernährungsumstellung
  ▶ Prävention von Folgeschäden
  ▶ Lebensweise, Risiken
  ▶ sozialmedizinische Aspekte.

▷ Wenn möglich sollten sie vorher folgende Punkte über Ihre Patientengruppe in Erfahrung bringen:
  ▶ Wie viele Personen nehmen teil?
  ▶ Welcher Altersgruppe gehören sie mehrheitlich an?

- ▶ Sind sich die Mitglieder fremd oder kommen Sie vielleicht aus einer Selbsthilfegruppe?
- ▶ Welches Vorwissen bringen die Teilnehmer mit?
- ▶ Wie hoch sind die kommunikativen Fähigkeiten der Gruppe?
- ▶ Was sind die größten Probleme der Gruppe?
- ▶ Welche Erwartungen werden die Teilnehmer an das Seminar haben?

Aber auch wenn Sie diese Fragen nicht beantworten können, wird es Ihnen doch bei der Gestaltung Ihres Seminars helfen, sich mögliche Antworten dazu zu überlegen.

▷ Legen Sie für sich ein **Seminarziel** fest, das auch zu verwirklichen ist, z. B. eine gemeinsame Gewichtsabnahme, eine Senkung des HbA1c-Wertes von mindestens 0,5 % verteilt über 3 Monate, die Motivation für Verhaltensänderungen erhöhen oder den Wissenstand über eine Krankheit verbessern. Hilfreich kann es auch sein, wenn man zur ersten Seminarstunde einen Patienten hinzubittet, der bereits eine Schulung hinter sich hat, um von seinen Erfolgen zu berichten. Formulieren Sie daraufhin das Thema aus.

▷ Die Kosten einer solchen Schulung werden in der Regel von den Kassen bezahlt. Bei Privatversicherten werden die Kosten ebenfalls im Normalfall von den Versicherungen übernommen. Denken Sie bei der Gestaltung von Gruppenveranstaltungen immer auch an Menschen, die nicht oder nicht ausreichend lesen und schreiben können – sowie an die Migranten.

Kalkulation:
- ▶ Zeitaufwand für die Konzepterarbeitung
- ▶ Literaturaufwendungen
- ▶ Miete für Räumlichkeiten
- ▶ Kosten für Werbung (Handzettel, Anschläge)
- ▶ Kosten für Anschaffung oder Miete erforderlicher Gerätschaften.

▷ Bei der zeitlichen Planung Ihres Seminars müssen Sie unbedingt darauf achten, dass Sie einen ausreichenden Spielraum für auftretende Fragen und Diskussionen lassen. Erfahrungsgemäß sollten Sie hier nicht weniger als 60-90 min pro Seminarstunde einplanen.

▷ Die Zusammenstellung bzw. die Patienten der Gruppe hängt von verschiedenen Faktoren ab:
- ▶ Bei Gruppenschulung in der Klinik erfolgt die Zusammenstellung der Gruppe durch die Gruppenleiterin oder das Schulungsteam, welche die stationären Patienten in die unterschiedlichen Schulungen einteilen. Die Termine sind häufig auf bestimmte Tage festgelegt und die Patienten erhalten ein Einladungsschreiben des Schulungsteams.
- ▶ Findet die Gruppe im freiberuflichen Bereich statt, ist die Zusammenstellung der Gruppe nicht beeinflussbar/beeinflussbar, da sich die Teilnehmer anmelden/nicht anmelden.

▷ Es gibt verschiedene Möglichkeiten, über welche die Teilnehmer Informationen über das Seminar erhalten können (Ihre Werbung, Mundpropaganda, Hausarzt, Ankündigungen auf schwarzen Brettern usw.). Denken Sie auch an die neuen Medien (also Internet und Co.).

▷ Bei Zusammenarbeit mit einem Arzt können Sie Werbung für Ihre Schulung z. B. im Wartezimmer des Arztes auslegen. Weitere Möglichkeiten um Werbung zu platzieren, sind Apotheken, welche die Werbung an ihre Kunden weiterleiten können.

▶ Räumlichkeiten für die Gruppenberatung

Den Räumlichkeiten kommt bei einem Seminar eine große Bedeutung zu. In angenehmer Atmosphäre lernt und lehrt es sich besser. Sie sind für die Ausgestaltung verantwortlich und nicht die Zuhörer. Sehen Sie sich also die Räumlichkeiten zuvor unter folgenden Gesichtspunkten an:

▷ Bei der Gestaltung des Raumes ist zu berücksichtigen, ob dieser nur von Ihnen und Ihren Kolleginnen benutzt wird oder dort auch Veranstaltungen von anderen Abteilungen stattfinden. Ist dies der Fall, wird sicherlich ein **Belegungsplan** erforderlich sein, damit es zu keinen Störungen aufgrund von Doppelbelegungen kommt.

▷ Auch wenn der Raum nur von Ihnen und Ihren Kolleginnen genutzt wird, sollte genügend Zeit zwischen den verschiedenen Veranstaltungen liegen, damit die Teilnehmer in Ruhe den Raum verlassen können, noch für jeden Zeit genug zum Aufräumen bleibt und gut gelüftet werden kann.

▷ Optimal sind helle und freundlich gestaltete Räume, möglichst mit Tageslicht oder zumindest mit der Möglichkeit Belüftung und Raumtemperatur zu kontrollieren. Zu viele Fenster ohne Gardinen können aber auch zum Herausgucken verführen.

> Ein Seminar kann fehlschlagen, weil Sie den Punkten in [Tab. 22] nicht genügend Aufmerksamkeit geschenkt haben.

▷ Achten Sie darauf, dass der Raum für alle, auch für Rollstuhlfahrer, gut erreichbar ist. Liegt der Raum eher in einem versteckten Winkel des Hauses, sollten **Wegweiser** das Auffinden erleichtern. Gleiches gilt für Toiletten, auch diese sollten nicht irgendwo in einem versteckten Winkel liegen, sondern für alle problemlos aufzusuchen sein.

▷ Bei länger andauernden Seminaren ist es ganz angenehm, wenn Pausensnacks angeboten werden, am besten im gleichen Raum oder zumindest in unmittelbarer Nähe.

▷ Wenn trotz aller Bemühungen die Bedingungen nicht optimal sind, achten Sie dennoch darauf, dass die Räumlichkeiten zumindest ihrem Zweck gerecht werden. Absolut ungeeignet sind z. B. Aufenthaltsräume oder Durchgangszimmer. Hier wird es immer wieder zu Störungen kommen, selbst wenn Sie alles gut vorbereitet haben und eigentlich jeder über die Belegung Bescheid weiß. Lassen Sie sich daher nicht auf solche Kompromisse ein!

▷ Sorgen Sie dafür, dass für Ihre Zwecke nicht nur ausreichende bequeme Stühle, sondern ggf. auch hinreichend viele Tische zur Verfügung stehen. Passen Sie die Gruppe den Möglichkeiten von Raumgröße und Mobiliar an.

▷ Schränke und Regale zur Aufbewahrung von Materialien für Beratung und Schulung vereinfachen die Vorbereitung.

▷ Welche **Präsentationsmöglichkeiten** haben Sie? Funktioniert der Overhead-Projektor, der Beamer und besteht die Möglichkeit ein Ersatzgerät einzusetzen. Sind ausreichend Arbeitsmaterialien (Folien, Papier usw.) vorhanden? Gibt es ausreichend Getränke und Gläser oder Tassen. Wie sieht es mit Milch, Zucker, Süßstoff oder Zitronensaft aus? Steht Ihnen ein Ansprechpartner zur Verfügung, den Sie kurzfristig bei auftretenden Problemen ansprechen können?

▷ Sprechen Sie gegebenenfalls die Ausgestaltung mit den anderen Nutzern ab, damit für alle das bestmögliche rausgeholt werden kann. Sicherlich sind im Fall der Mehrfachnutzung Kompromisse von allen Seiten erforderlich. Gut geplant kann es aber dennoch für alle angenehm gestaltet werden.

22 Checkliste Räumlichkeiten.

Ist der Raum groß genug?
Sind ausreichend Stühle (und eventuell Tische) vorhanden? Kann man deren Anordnung leicht verändern (Arbeit in Kleingruppen)?
Ist die Raumtemperatur kontrollierbar?
Gibt es Belüftungsmöglichkeiten?
Ist für Pausenaufenthalt, Snacks und Getränke gesorgt?
Gibt es mögliche Störungen, Straßenlärm?

◢ **22** Checkliste Räumlichkeiten.

Sind Beleuchtungs- und Verdunklungsmöglichkeiten ausreichend?
Ist die Stromversorgung für Projektoren gesichert?
Sind Gerätschaften wie z. B. Overhead-Projektor, Laptop oder Beamer vorhanden?
Gibt es Ansprechpartner bei organisatorischen Problemen?
Sind Projektionsflächen oder Leinwände in ausreichender Größe vorhanden?
Gibt es ein Flipchart oder eine Tafel sowie Stifte bzw. Kreide?
Können Sie Getränke mitbringen oder sind solche vorhanden?
Wie ist die Verfügbarkeit (Mitbenutzung von anderen Abteilungen)?
Sind die Räumlichkeiten gut erreichbar (Wegweiser)?
Sind Toiletten vorhanden?

▶ Durchführung

▷ Der erste und wichtigste Schritt in Ihrem Seminar ist es, die **Aufmerksamkeit** der Zuhörer zu bekommen. Das grundsätzliche Interesse haben die Personen in Ihrem Seminar bereits durch ihre reine Anwesenheit bezeugt. Aber die Aufmerksamkeit zu gewinnen und möglichst lange zu erhalten, ist eine schwierige aber auch lohnende Aufgabe. Der erste Eindruck ist dabei wichtig. Sie haben gleich zu Beginn die Chance, die Teilnehmer anzuregen und neugierig zu machen. Wenn Sie Ihren Vortrag wie ein Nachrichtensprecher beginnen, werden Ihre Zuhörer sich in den heimischen Wohnzimmersessel versetzt fühlen und gewohnt gemütlich vor sich hindösen. Es wird dann für Sie schwer, die Zuhörer zurückzuholen.

▷ Greifen Sie nicht auf schon tausendmal gehörte **Begrüßungsformeln** zurück, auch wenn sie besonders höflich erscheinen mögen. Höflichkeit beruhigt und gibt ein Gefühl der Sicherheit, die Menschen fühlen sich wohl – und nicken ein. Hier ist es jedoch wichtiger, die Zuhörer anzuregen (aber nicht durch Unhöflichkeit!). Sie sollten sich also eine Über-raschung für die Einleitung überlegen, etwas, mit dem niemand wirklich gerechnet hat (sog. **Blitzlicht**). Es gibt verschiedene Ansätze wie etwa einen projizierten Cartoon, eine Anekdote oder ein Zitat. Auch bei schweren Themen ist es meist möglich mit ein wenig Humor die Stimmung zu heben und die Aufmerksamkeit zu wecken. Setzen Sie Humor wie ein Gewürz ein: zu wenig wirkt fade, zu viel verdirbt den eigentlichen Geschmack. Wenn Sie jedoch das Publikum zum Lächeln oder gar Lachen gebracht haben, ist Ihnen ein Aufmerksamkeitsvorschuss sicher, den Sie dann jedoch nicht leichtfertig verspielen dürfen. Ein weiterer Vorteil besteht darin, dass durch gemeinsames Lachen Ihr Lampen-fieber wahrscheinlich weitgehend verschwunden ist. Und vermeiden Sie grundsätzlich den Satz „Ich freue mich, dass Sie so zahlreich erschienen sind!" Warum? Weil der Teilnehmer nicht zahlreich erscheinen kann – selbst bei Persönlichkeitsspaltung. „Ich freue mich, dass Sie gekommen sind!" ist sicher besser.

▷ Wenn Sie einen Vortrag halten und sich vorstellen, sollten Sie den Ablauf anders gestalten. Fangen Sie Ihren Vortrag ruhig mit einer kleinen Geschichte an und stellen sich erst nach einigen Sätzen vor. Die Aufmerksamkeit der Zuhörer ist Ihnen dann gewiss. Hier ein Beispiel: Sie zeigen auf einer Folie ein Bild mit einer Frau und beginnen zu sprechen:
„Das ist Frau Süß. Ihr ging es schon seit einigen Tagen nicht besonders gut. Sie fühl-te sich schlapp, müde, lustlos und hatte großen Durst. Ihr Mann riet ihr dann, doch einmal den Hausarzt aufzusuchen. Frau Süß ging darauf hin zu Dr. Muster und schil-derte ihm ihre Beschwerden. Der machte einige Untersuchungen, die seinen Verdacht

dann schnell bestätigten. Frau Süß ist Diabetikerin. Er erklärte ihr diese Krankheit und gab ihr viele Hinweise für den Alltag. Ebenso empfahl er ihr eine Diätberatung bei Frau Diätassistentin/Ernährungswissenschaftlerin Obst. Das bin ich. Ich bin Diätassistentin/ Ernährungswissenschaftlerin und arbeite seit 10 Jahren bei der AOK in der Diät- und Ernährungsberatung. Bitte stellen Sie sich nicht als Ernährungsberaterin vor – das kann jeder über sich sagen. Ihr Beruf ist Diätassistentin oder Ernährungswissenschaftlerin. Guten Abend meine Damen und Herren, ich heiße Sie zum Vortrag „Lecker essen bei Diabetes" herzlich willkommen."

Nach dieser Einführung stellen Sie die Inhalte ihres Vortrages vor und beginnen.

▷ Legen Sie sich eine kleine Sammlung von zum Thema passenden **Cartoons** zu [Abb. 20–22]. Achten Sie darauf in der Tageszeitung und in Magazinen. Sie können auch in Buchhandlungen auf die Suche gehen. Es gibt dazu viele hilfreiche Graphik-CD-Roms (über www. amazon.de bestellbar). Oder im Internet: Geben Sie einfach in einer Suchmaschine (z.B. www.google.de) den Begriff „Cartoons" ein. Sie werden sich wundern, wie viel Sie da finden! Vielleicht ist es jedoch sinnvoll, die Einschränkung „Seiten in Deutsch" anzuklicken, damit Sie auch einen deutschsprachigen Cartoon finden. Bringen Sie den Cartoon später auf einer Folie zur Präsentation. Beachten Sie immer das Copyright!

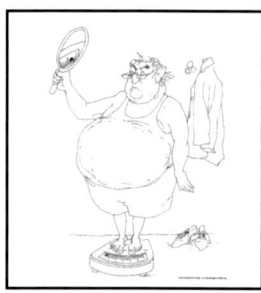

⊙ 20

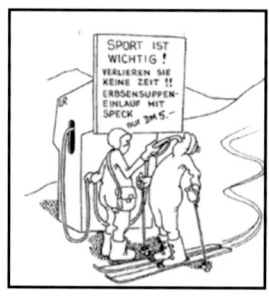

⊙ 21

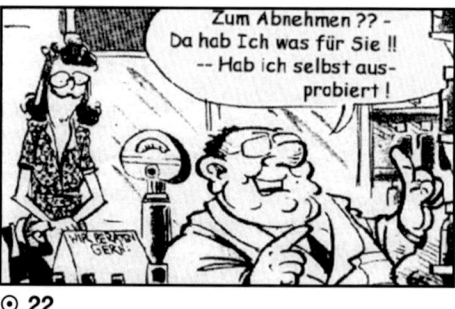

⊙ 22

(Die Abbildungen wurden uns freundlicherweise vom IAS - Institut für Arbeits- und Sozialhygiene Stiftung zur Verfügung gestellt.)

▷ Eine humorvolle, persönliche **Anekdote** ist hervorragend geeignet für den Einstieg in ein Seminar. Schreiben Sie sich eigene zum Thema passende Anekdoten auf. Hören Sie sich auch im Freundes- und Bekanntenkreis nach solchen Geschichten um. Der große Vorteil einer selbst erlebten Geschichte, ist jedoch, dass Sie sie wahrscheinlich frei heraus erzählen können, ohne dass Sie aufgesetzt wirkt. Andere Geschichten sollten Sie eventuell zunächst einige Male in der Erzählung üben. Vielleicht können Sie Freunde als kritisches Probepublikum gewinnen. Ausschmückungen sind natürlich erlaubt, wenn der Zweck dadurch erreicht wird.

▷ Für **Zitate und Aphorismen** gilt das gleiche wie für Cartoons, sowohl im Einsatz und in der Wirkung als auch in der Beschaffung. Geben Sie in einer Suchmaschine „Zitate" ein. Aber Vorsicht – das Angebot und die Fülle der Auswahl kann Sie auch erschlagen. Vielleicht sind Sie dann mit einer bereits festgelegten Zitatensammlung besser bedient. Entsprechende Literatur finden Sie auch auf diesem Weg oder über eine virtuelle Buchhandlung wie z.B. www.amazon.de.

Über www.aphorismen.de finden Sie eine große Auswahl von Zitaten zu den verschiedensten Themen. Suchen Sie sich aus, was Ihnen davon gefällt. Hier ein paar Beispiele:

▶ Keine Liebe ist größer als die Liebe zum Essen. (G.B. Shaw)

▶ Wir leben nicht um zu essen, sondern wir essen um zu leben. (Sokrates)

▶ Es ist schicklich, sich die Mahlzeiten wohl einzuteilen und ein rechtes Maß zu finden. (Johann Wolfgang von Goethe)

▶ Kultur erwirbt man nicht, indem man viel liest. Ebenso wird die Gesundheit nicht dadurch bewahrt, dass man viel isst, sondern dass man klug isst. (André Malraux)

▶ Darf unser Gott gute, große Hechte und guten Rheinwein schaffen, so darf ich sie wohl auch essen und trinken. (Martin Luther)

▶ Krankheiten befallen uns nicht aus heiterem Himmel, sondern entwickeln sich aus täglichen Sünden wider die Natur. Wenn sich diese gehäuft haben, brechen sie unversehens hervor. (Hippokrates)

▷ Günstig ist es, wenn Sie gleich zu Beginn etwas mit den Patienten unternehmen können. So könnten Sie etwa bei einem Patientenseminar zum Thema Diabetes einen Korb mit Lebensmitteln mitbringen und ihn gemeinsam mit den Patienten unter der Fragestellung „Welche dieser Lebensmittel sind für Diabetiker geeignet/ungeeignet?" ausräumen. So ist bereits jeder Teilnehmer involviert und keiner wird sich langweilen. Auch z.B. die Zubereitung einer Diabetesmahlzeit in einer Diabetiker-Gruppe lockert den Unterricht auf und motiviert zur aktiven Teilnahme [Abb. 23].

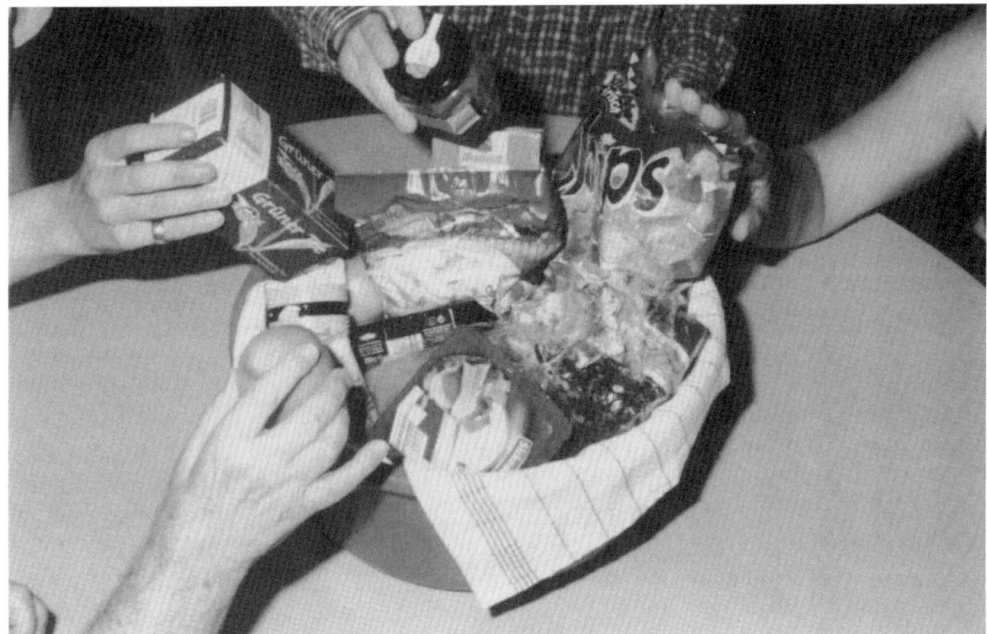

⊙ **23** Geben Sie den Gruppenteilnehmern etwas zu tun.

▷ Es folgt die **Vorstellungsrunde** mit dem Ziel, Hemmungen und Ängste ab- und eine offene und vertrauensvolle Atmosphäre aufzubauen. Die meisten Personen werden den Seminarraum etwas unsicher betreten und versuchen, nicht aufzufallen. Man erwartet nun von Ihnen als Seminarleiterin die Initiative, durch eine Aufwärmphase Interesse zu wecken und Ängste abzubauen. Sie können z.B. die Gruppe auffordern, sich reihum mit Namen, den eigenen Erfahrungen zum Thema und/oder Erwartungen an das Seminar in vier oder fünf Sätzen vorzustellen. Das löst in der Regel etwas die Spannung. Jeder hat etwas gesagt, jeder hat alle anderen einmal gehört und Sie haben Ihre Führungsrolle bewiesen. Die Erwartungen können notiert werden, um am Ende zu prüfen ob sie erfüllt worden sind.

▷ Eine **zweite Runde** gleich im Anschluss kann nach den Befürchtungen und Ängsten aber auch nach Wünschen und Vorstellungen fragen. Sie sollten diesen Punkten nach Möglichkeit in Ihrem Seminar Rechnung tragen und flexibel reagieren. Dies wird Ihnen bei Ihren ersten Seminaren wahrscheinlich etwas schwer fallen, mit zunehmender Erfahrung jedoch einfacher werden.

▷ Nennen Sie jetzt der Gruppe Ihr **Seminarziel** und halten Sie es z. B. auf einer Overhead-Folie fest, sodass alle Teilnehmer es die ganze Zeit über sehen und sich ins Gedächtnis rufen können.

▷ Wenn sich Ihr Ziel und die Vorstellungen der Teilnehmer weitgehend decken, sollten Sie einen Überblick über den geplanten Ablauf und die Themen geben. Halten Sie diese ebenfalls auf Folie oder Flipchart fest.

▷ Leiten Sie nun mit einer offenen Frage in den **Hauptteil** des Seminars über. Die Frage sollte so gewählt sein, dass die Teilnehmer „angestoßen" werden, einen Beitrag zu leisten und eine Diskussion in Gang zu setzen:

„Welche Erfahrungen haben Sie mit ...?"

„Welche Probleme ergeben sich durch ...?"

„Was belastet Sie am meisten?"

Am besten sammeln Sie noch weitere Fragen zu dem Thema, falls diese Beispiele nicht den nötigen Schwung bringen.

▷ Achten Sie während des gesamten Seminars darauf, dass Sie in einer allgemein verständlichen Sprache bleiben. Die Patienten sind es gewohnt, bei ihrem Arzt höchstens die Hälfte zu verstehen. Deshalb sollten Sie es jetzt besser machen. Begriffe, die für Sie selbstverständlich sind, können den Teilnehmern völlig unbekannt sein (z. B. Kohlenhydrate, Proteine, glykämischer Index, Mikronährstoffe usw.). Erklären Sie Fremdworte, wenn Sie der Meinung sind, die Patienten sollten diese kennen. Aber müssen Sie sie wirklich kennen? Oder sind Sie nur der Meinung? Setzen Sie Fremdworte nur sehr dosiert ein und lassen Sie bitte niemals eines ohne Erklärung.

Umgang mit den Gruppenteilnehmern

In den Gruppenberatungen werden Sie mit verschiedenen Typen und Persönlichkeiten konfrontiert, die auf verschiedene Weise auf Ihre Beratung Einfluss nehmen können. Eine grobe Zuordnung der verschiedenen Patientencharaktere, die Sie für sich alleine vornehmen können, hilft Ihnen ein wenig dabei, sich auf die unterschiedlichen Charaktere einzustellen und entsprechend mit den Personen umzugehen.

▷ Lassen Sie Fragen der Patienten zu, halten Sie keinen Monolog. Fragen beleben jedes Seminar, die Patienten erfahren die Dinge, die ihnen wichtig sind.

▷ Bei Fragen, die nicht zum Thema passen, weisen Sie darauf hin und stellen die Frage hinten an.

▷ Patienten, die immer stören (z. B. schwätzen), können Sie mit einer längeren, demonstrativen Pause elegant zum Schweigen bringen.

▷ Übereifrige Patienten sollten Sie mit einem kleinen Lob besänftigen und dann behutsam in Ihre Schranken verweisen.

„Frau Müller Sie kennen sich ja schon besonders gut mit dem Thema aus, aber ich fände es schön, wenn auch die anderen Teilnehmer die Möglichkeit bekämen, etwas dazu beizutragen."

▷ Der letzte Eindruck bleibt haften. Daher sollten Sie größte Sorgfalt auf den Schluss eines Seminares verwenden.

▷ Fassen Sie am Ende nochmal die Themen des Seminars zusammen und fragen Sie nach, ob und wie die Teilnahme den Patienten geholfen hat und stellen Sie mögliche Weiderholungstermine in Aussicht, die jeder der Gruppenteilnehmer in Anspruch nehmen kann.

▷ Zum Abschluss bietet sich z. B. ein kleines Quiz an. Dadurch können Sie sich vergewissern, ob die Patienten alles verstanden haben bzw. ob Sie Ihre Themen einfach und richtig vorgebracht haben.

▷ Zeigen Sie vor der Verabschiedung einen Cartoon, erzählten Sie eine nette Geschichte oder beenden Sie das Seminar mit einem Zitat.

Patientencharaktere und ihre „tierische Zuordnung"

▸ **1. der Positive (Pferd):** Er ist der Einfachste in einer Gruppe, oft der ruhende Pol, an dem man sich orientiert.

▸ **2. der Streiter (knurrender Hund):** Er ist auf Konfrontation aus. Am besten lässt man ihn reden und wiederspricht möglichst nicht, sondern sagt, dass man im Laufe der Schulung noch auf diese Themen zurückkommen möchte.

▸ **3. der Alleswisser (Affe):** Er will in der Gruppe dominieren. Auch hier ist es sinnvoll, den Patienten zunächst sprechen zu lassen, ihn vor der Gruppe zu loben und darauf hinzuweisen, dass am Ende der Beratung noch Zeit für seine (speziellen) Fragen sein wird.

▸ **4. der Redselige (Frosch):** Verweisen Sie auch ihn auf das Ende der Beratungsstunde.

▸ **5. der Schüchterne (Lamm):** Beziehen Sie ihn mit in die Beratung ein und fordern Sie ihn vorsichtig zur Mitarbeit auf. Lässt er sich darauf ein, loben Sie ihn dafür.

▸ **6. der Ablehnende (armeverschränkender Igel):** Sprechen Sie ihn direkt auf sein Problem an. Wenn er etwa sagt: „Ich bin nur hier, weil mein Arzt das so wollte!", antworten Sie möglichst höflich: „Vielleicht hören Sie sich alles erst einmal an und entscheiden dann selbst, ob es für Sie interessant war."

▸ **7. der Uninteressierte (schlafendes Nilpferd):** Motivieren Sie ihn und sprechen Sie ihn direkt an, um ihn in die Gruppe einzubeziehen.

▸ **8. „Das grosse Tier" (Giraffe):** Dies sind häufig Personen, die gern im Mittelpunkt stehen. Haltung und Mimik können irritierend sein, deshalb sollten Sie sich andere Fixpunkte währen der Beratung suchen und „das große Tier" nicht über Gebühr beachten.

▸ **9. Ausfrager (Fuchs):** Er kann positiv sein, wenn er etwas zum Thema beiträgt, aber er kann sich auch negativ auswirken, wenn er einen anderen Teilnehmer oder Sie aufs Glatteis führen will. Hier müssen Sie mit Ihren Aussagen und Antworten vorsichtig sein!

D6 Umgang mit Beratungsmedien und Beratungshilfsmitteln

Beratungsmedien werden in der Regel nur eingesetzt, wenn Sie eine Gruppe beraten. In der Einzelberatung sitzen Sie in der Regel mit dem Klemmbrett und einer Broschüre neben dem Patienten. Sie stellen ein paar Fragen und halten dann einen 20-minütigen Vortrag. Eventuell empfehlen Sie noch ein Buch oder eine Selbsthilfegruppe. Kein Wunder, dass der Patient manchmal einfach nicht das umsetzt, was Sie empfohlen haben. Er macht einfach nicht das, was Sie wollen. Das ist leicht zu erklären. Es fängt schon bei der falschen Einstellung dem Klienten gegenüber an. Sie sind für ihn da und nicht er für Sie und Ihre Erfolge. Sie sollten aber auch in der Einzelberatung jede Gelegenheit nutzen, um das, was Sie dem Patienten mitteilen möchten, so anschaulich und lebendig wie möglich zu gestalten. Dias und Overheadprojektoren sind dazu wenig geeignet, Projektionen an die Wand für eine einzelne Person wirken seltsam. Aber vielleicht können Sie eine Power-Point-Präsentation für einen Laptop erstellen, Fotos präsentieren oder etwas zum Anfassen mitnehmen, damit der Patient Ihre Empfehlungen „begreift". Dafür sind Packungen, Lebensmittelattrappen bestens geeignet.

▶ ## Hinweise zum Umgang mit Beratungsmedien und Beratungshilfsmitteln

▷ Jede Visualisierung führt zu einer Wertung und fördert das Verständnis beim Klienten. Dann fällt das Verstehen leichter und damit auch die Umsetzung. Was Sie mit einem großen bunten Bild darstellen, wird besser haften bleiben. Überlegen Sie sich deshalb stets genau, was Sie betonen wollen. Der Zuhörer geht davon aus, dass visualisierte Inhalte besonders wichtig sind [Tab. 23].

▤ **23** Geeignete und ungeeignete Hilfsmittel in der Einzelberatung.

ungeeignet	geeignet
Dias	Video auf Laptop
Overhead-Projektor	TV-Video-Kompaktgerät, kleinformatig
Video-Beamer	Lebensmittelattrappen (Moulagen); bekommen Sie bei den Lebensmittelherstellern in der Regel umsonst; beim Asiaten fragen; oder selbst machen aus dem Deko-Laden, da z.T. auch fertig oder zum Anmalen
Abbildungen in einem Buch (können meist nicht dagelassen werden, zu klein, ein Buch wirkt oft belehrend)	Einzelbilder, farbig, z. B. Gicht-Tophus, zum Verbleib beim Patienten
	Tisch-Flipchart
	Leere, evtl. gesäuberte Lebensmittelverpackungen in Kiste oder auf Pappe geklebt und in geeignet und ungeeignet unterteilt präsentieren

▷ Versuchen Sie, bei jedem Treffen etwas mitzubringen, um das Thema aufzulockern und „greifbar" zu machen.

▷ Wenn es um das **Kochen** geht, ist die Vermittlung eines Kochkurses viel sinnvoller, als die mündliche Schilderung der Speisenzubereitung. Einkaufen, Vor- und Zubereitung kann man nicht aus Büchern oder in Vorträgen lernen. Manche Dinge lassen sich hierzu aber auch bereits mit einfachen Mitteln demonstrieren. Eventuell können Sie wichtige Prinzipien in der Stationsküche für z. B. jeweils 4 Personen demonstrieren. Freiberufliche Diätassistenten und Ernährungswissenschaftler sollten in ihrer Praxis auf jeden Falle eine kleine Küche haben. Und wenn es nur eine Singleküche ist und ein kleiner Vorbereitungsplatz. Dafür reichen schon 3 Quadratmeter Platz aus.

▷ Wenn Sie Zugang zu einem Schulungsraum haben, lässt Sie auch schon mit einem 2-Plattenherd und einem kleinen Backofen eine sinnvolle Demonstration durchführen, damit die Patienten lernen, die Dinge praktisch umzusetzen. (Beachten Sie jedoch immer eventuelle Brandschutzbestimmungen!). Einige Prinzipien des Kochens lassen sich aber auch „auf kaltem Wege" realistisch umsetzen und einüben, ohne dass Herd oder Backofen tatsächlich eingeschaltet sein müssen. Bringen Sie das fertige Gericht mit und üben Sie nur die Vorbereitung. Besprechen Sie dabei Besonderheiten im Rahmen eines lockeren Gesprächs.

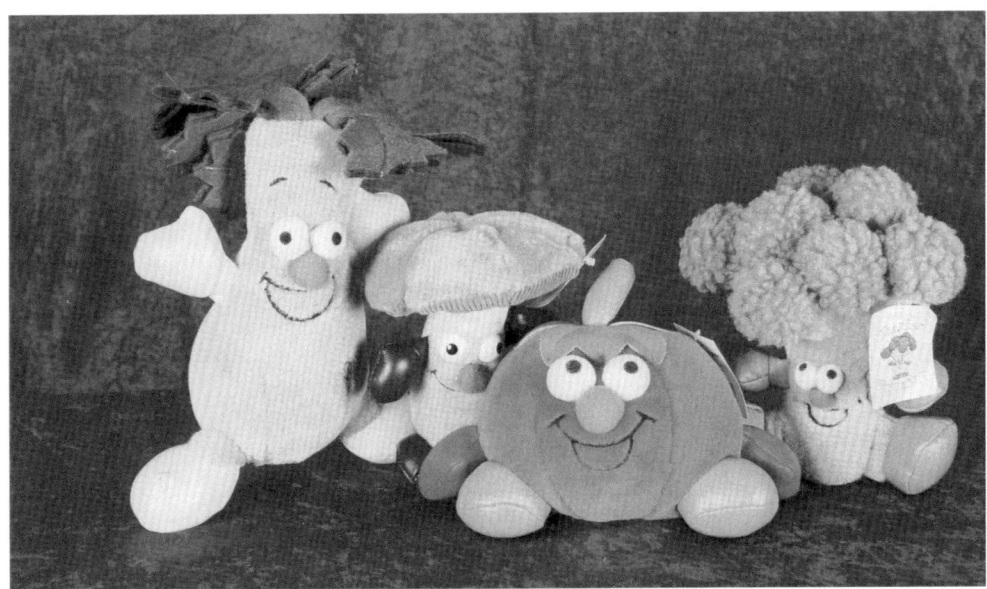

⊙ **24** Lebensmittelpuppen.

▷ Bedenken Sie im Vortrag die Größenverhältnisse. Eine Apfelattrappe herumgehen zu lassen, macht für sich allein wenig Sinn. Und wenn Sie sie hochhalten müssen, damit auch in den hinteren Reihen etwas gesehen werden kann, sollten Sie es lieber ganz sein lassen. Um z. B. den Merksatz „An apple the day keeps the doctor away" zu versinnbildlichen, sollten Sie dann wenigstens einen fußballgroßen Apfel in den Händen haben. Eine so große Apfelattrappe herumzureichen ist dann auch wieder eindrucksvoll. Oft sind auch frische Lebensmittel besonders eindrucksvoll.

▷ In der Kinderklinik können Sie z. B. Stoffpuppen in Gemüseform verwenden oder Märchen mit Gesundheitsthemen vorlesen (AID Verbraucher Dienst, moderne Ernährungsmärchen) [Abb. 24]. Auch das Basteln mit Kindern kann ein Einstieg in die Ernährungsberatung sein, z. B. Kartoffeldruck, Kastanienmännchen.

▷ Nehmen Sie einmal eine eigene Einzelberatung auf **Kassette** und hören Sie sich später ihren eigenen Vortrag an. In der Regel ist das sehr aufschlussreich ... Lassen Sie sich von Kolleginnen und Praktikanten beobachten – dann müssen Sie sich aber auch auf Kritik einstellen. Es ist doch toll, wenn Ihnen jemand hilft, „noch" besser zu werden.

▶ Umgang mit Folien und Overheadprojektoren oder Beamer

▷ Folien sind für ein Seminar in einer kleinen Gruppe geeignet. Bei mehr als 50 Personen sollten Sie Dias oder einen Beamer verwendet werden.

▷ Probieren Sie vor der Schulung immer aus, ob der Projektor funktioniert – oder sich Laptop und Beamer verstehen und funktionieren. Wenn Sie einen großen Vortrag halten, sollten Sie die Mikrophonanlage ausprobieren.

▷ Die Projektion der Folien sollte von jedem Platz aus gut sichtbar sein. Bei der Einrichtung des Seminarraums müssen Sie sich darüber Gewissheit verschaffen. Normalerweise ist die **Schrift** ausreichend groß bei 20–25 pt für den normalen Text, Überschriften etwas größer.

▷ Sie müssen sich immer so zum Projektor **positionieren**, dass alle Teilnehmer eine freie Sicht auf die Folien haben, die Sie auflegen werden. Dazu ist es günstig, sich im linken Gesichtsfeld des Publikums aufzuhalten, da unsere Lesegewohnheiten uns immer links oben beginnen lassen. Dadurch müssen dann die Augen des Publikums nicht so sehr zwischen Ihnen und der Folie hin- und herwandern und die Aufmerksamkeit wird nicht unnötig abgelenkt [Abb].

▷ Achten Sie darauf, ringsum etwa 2,5 cm **Rand** zu lassen, damit Sie nicht die Folie während des Vortrags auf dem Projektor hin- und herschieben müssen.

▷ Mit einem Tintenstrahl- oder Laserdrucker lassen sich Folien sehr gut am PC erstellen und ausdrucken. Das Programm PowerPoint ist speziell für diese Zwecke ausgelegt.

▷ **Handzeichnungen** können Sie auf einem weißen Blatt Papier erstellen und anschließend auf eine kopierfähige Folie übertragen. Hierfür sollten Sie aber über eine gewisse zeichnerische Begabung verfügen.

▷ Grundsätzlich sollte eine Folie übersichtlich gestaltet sein. Sie dient lediglich der Unterstützung und sollte Ihren Vortrag nicht ersetzen.

Umstellung lohnt sich!

„5 am Tag" – ganz einfach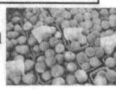

Zum Frühstück - 1 Glas Saft
Zwischendurch - 1 Stück Obst
Zum Mittagessen - 1 Portion Gemüse
Zwischendurch - 1 Stück Obst
Zum Abendessen - 1 Portion Salat

Moloch: Ernährungsbedingte und ernährungsmitbedingte Krankheiten

Im Jahr 2000 beschrieb die WHO die Adipositas erstmalig als chronische Krankheit und erklärte sie zur globalen Epidemie. Dennoch spielt Ernährungsberatung in der ärztlichen Praxis eine untergeordnete oder keine Rolle. Die Kosten, die durch Fehlernährung hervorgerufen werden, berechnete die Gesellschaft für Ernährungsmedizin und Diätetik e.V. für das Jahr 2003 auf rund 80 Mrd. €. Nach Angaben des Bundesministeriums für Gesundheit stehen 64,4 % der Todesfälle in Deutschland im Zusammenhang ernährungsbedingter und ernährungsmitbedingter Erkrankungen

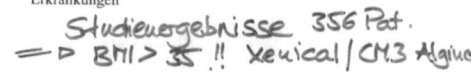

⊙ **25** Beispiele für positive und negative Foliengestaltung.

▷ Mit sog. **Flip-Frames** (Plastikhüllen mit Papprand) haben Sie die Möglichkeit, einen Teil des blendenden Projektorlichtes abzudecken und zusätzlich Notizen auf dem Folienrand anzubringen, die Sie bei Ihrem Vortrag unterstützen.

▷ Vermeiden Sie es, Overheadfolien während des Vortrages hektisch aus einem Ordner oder einer Hülle herauszukramen und sie auch wieder einsortieren zu wollen. Halten Sie alle erforderlichen Folien sorgfältig sortiert bereits vor Beginn des Vortrags bereit.

▷ Wenn Sie eine Folie aufgelegt haben, sollten Sie dem Publikum 10 bis 20 Sekunden Zeit für die Betrachtung lassen. Lesen Sie die Folie nicht vor, sondern lassen Sie Ihre Rede um den Folieninhalt kreisen, sodass die Zuhörer den Text auf der Folie als Substrat dieses Redeabschnittes mitnehmen können.

▷ Sprechen Sie immer zum Publikum, nicht zum Overheadprojektor oder Beamer.

▷ Sie können auch eine Folie erst während Ihres Vortrags beschreiben. Das hat den didaktischen Vorteil, dass der Zuhörer die Entstehung miterlebt und Ihre Gedankengänge viel direkter nachvollziehen kann. Nachteilig ist jedoch, dass es nicht einfach ist, den Vortrag auf diese Weise zu gestalten. Sie müssen bedenken, dass Sie in gebeugter Haltung bei blendendem Licht einen leserlichen und übersichtlichen Text auf die Folie bringen müssen, der nicht mehr korrigiert werden sollte. Außerdem ist es auch eine kleine Kunst, die Folie so zu beschriften, dass Sie nicht mit der Hand den Text abdecken und weiterhin alles für den Zuhörer sichtbar ist. Es ist also unerlässlich, dass Sie dies zuvor einige Male ausprobieren [Abb. 26, Abb. 27, Abb. 28, Abb. 29].

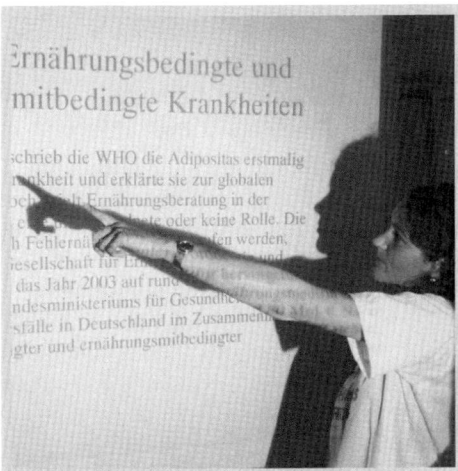

⊙ 26 So sollten Sie es nicht machen: Ein Teil des Textes wird vom Arm der Vortragenden verdeckt.

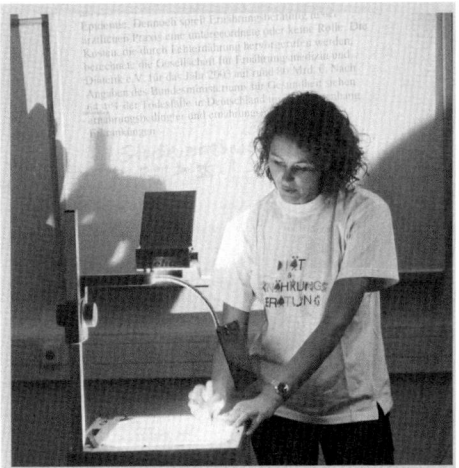

⊙ 27 Die Diätassistentin/Ernährungswissenschaftlerin liest den Folientext vor und malt recht ungeordnet mit einem Filzstift darin herum. Damit kann das Publikum nicht viel anfangen

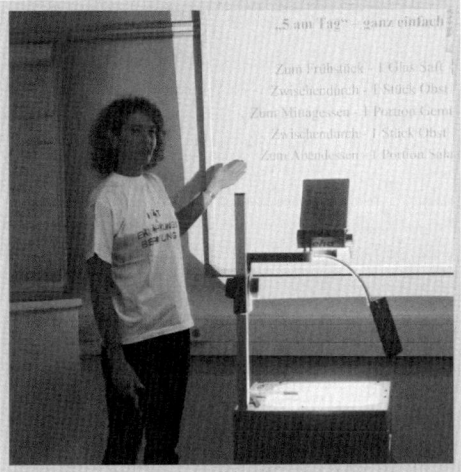

⊙ 28 So ist es richtig: Die Diätassistentin/Ernährungswissenschaftlerin steht nicht im Bild, die Folie ist knapp und übersichtlich beschriftet und beinhaltet die Essenz des Vortrags.

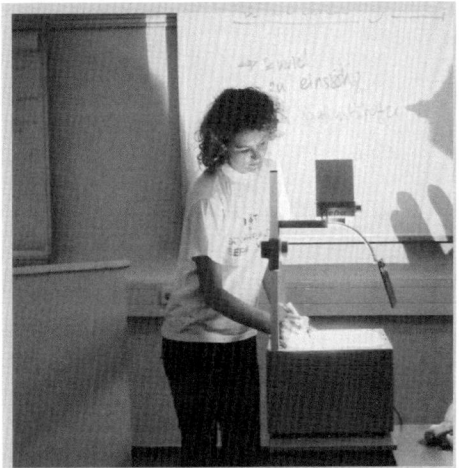

⊙ 29 Wenn Sie eine Overhead-Folie beschriften, sollten Sie sich so stellen, dass Sie möglichst nicht im Bild sind. Halten Sie den Text knapp und übersichtlich.

▷ **Das Abdecken von Folien** und die schrittweise Offenlegung werden zwar immer wieder praktiziert, doch ist dies eher als unhöfliche Bevormundung der Teilnehmer anzusehen, wenn sie bestimmte Dinge wie kleine Kinder noch nicht sehen dürfen. Eine Ausnahme ist es, wenn Sie am Ende des „Striptease" eine echte Pointe bieten können. Eleganter ist jedoch auf jeden Fall die Arbeit mit sog. **Überlegern**, also Folien, die auf eine andere aufgelegt wird und diese inhaltlich ergänzt bzw. erweitert. Bei mehr als drei Überlegern stoßen Sie jedoch an technische Grenzen.

▷ Wenn sie farbige Stifte einsetzen, können Sie die Darstellungskraft von einer gut gestalteten Folie noch verstärken. Allerdings sollten Sie hier nicht wahllos vorgehen, sondern sich im Vorfeld den Einsatz auch der Farben wohl überlegen und begründen können, sonst erzeugen Sie eher Verwirrung.

▷ Vermeiden Sie nach Möglichkeit den Einsatz von **Zeigestöcken**. Es wurden tatsächlich schon Personen verletzt. Ungünstig ist es auch, wenn Sie damit auf Personen zeigen. Bevorzugen Sie **Laserpointer**, aber stellen Sie sicher, dass er funktioniert, und halten Sie auch Ersatzbatterien bereit.

▶ Umgang mit Diaprojektoren

Diaprojektoren sind für Patientenseminare eher weniger geeignet. Sie erinnern an Urlaubsdias und der Zuschauer macht es sich bequem. Die erforderliche Dunkelheit im Raum verstärkt diesen Effekt, sodass sich jeder nur noch berieseln lässt. Außerdem werden Gedankenaustausch und Diskussionen in dieser Atmosphäre ohne Blickkontakte schwierig. Die festgelegte Reihenfolge bremst ebenfalls jede Möglichkeit, flexibel auf Teilnehmeräußerungen und Fragen einzugehen. Ganz schlecht sind dann Äußerungen wie „Die nächsten drei Dias sind nicht wichtig ...". Für Power-Point Präsentationen mit dem Beamer gelten diese Regeln ebenfalls.

▶ Umgang mit einem Flipchart

Das Flipchart ist ein hilfreiches Werkzeug für Präsentationen, Seminare und Brainstormings. Obwohl heute viele Redner sich mehr um technisch anspruchsvolle Beamer-Präsentationen bemühen, ist das Flipchart nach wie vor ein einfaches aber wirkungsvolles Medium. Der Einsatz von Hightech garantiert nicht immer auch einen hohen Präsentationserfolg. Die besten Animationen und Clip-Arts nutzen nichts, wenn die Ansprache der Zuhörer nicht funktioniert. Visualisierungen sollten Hilfsmittel für die Rede sein und nicht die ganze Präsentation ausmachen. Nur der Redner füllt die Präsentation mit Leben. Die einfachsten Visualisierungen sind oft die besten. Da Flipcharts keinen Strom benötigen, sind Sie flexibel, und wenn genügend Papier und Schreibmaterial vorhanden ist, müssen Sie sich keine Gedanken mehr um die Technik machen. Die Informationen werden direkt angeschrieben und wirken lebendig und persönlich.

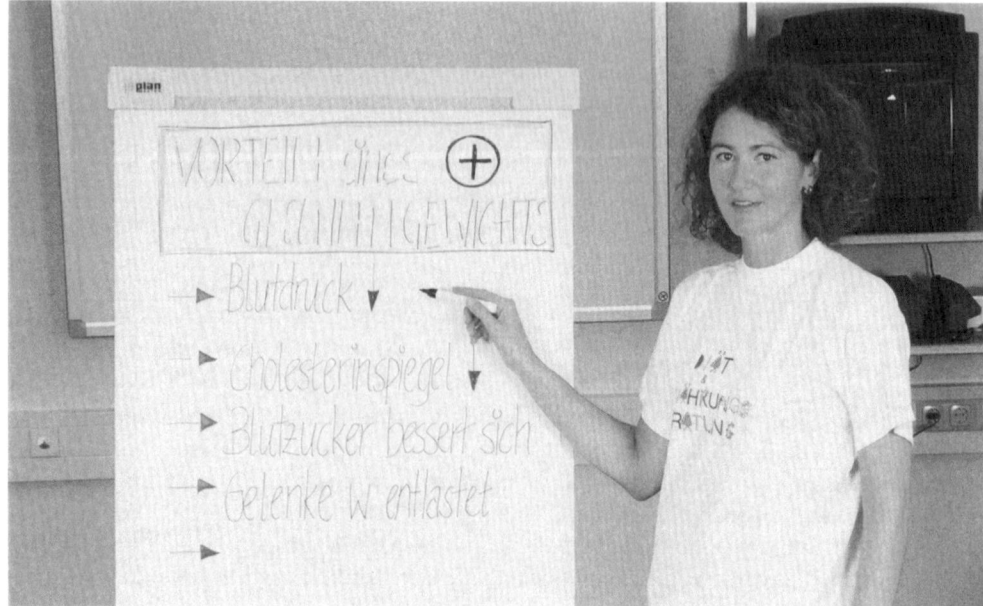

⊙ **30** Wenden Sie sich zum Sprechen der Gruppe zu und reden Sie nicht „mit dem Flipchart".

Die Zuhörer können die Entstehung der Visualisierung selbst beobachten, Veränderungen sind schnell und problemlos möglich. Am besten ist es, wenn es Ihnen gelingt, die Teilnehmer an der Entwicklung eines bestimmten Bildes auf dem Flipchart zu beteiligen, weil dadurch der Lerneffekt noch größer ist. Die entstandenen Blätter können nach dem Seminar oder nach einem Teilabschnitt im Raum aufgehängt werden und so noch eine ganze Weile als Erinnerungshilfe der Zuhörer genutzt werden.

▷ Ein Flipchart können Sie bei einer Präsentation oder Schulung auch als heimlichen Merkzettel

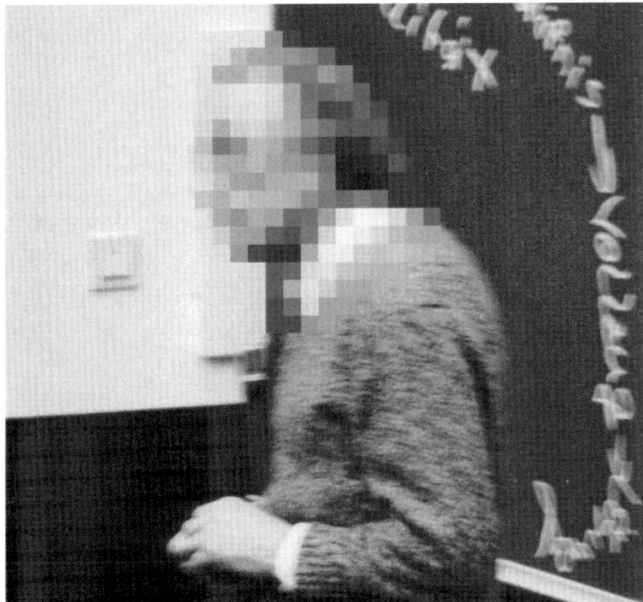

verwenden. Notieren Sie sich Stichpunkte oder während des Seminars gestellte Fragen einfach mit einem Bleistift auf dem Flipchart-Papier. Die Notizen sind für das Publikum praktisch unsichtbar und stören nicht. Sie hingegen können sie wunderbar lesen.

▷ Verwenden Sie ausreichend dicke Filzstifte und prüfen Sie, wie groß Sie schreiben müssen, damit auch die hinteren Reihen noch alles gut lesen können.

▷ Vergewissern Sie sich vor dem Beginn der Veranstaltung, dass genügend Blätter und Stifte vorhanden sind. Überprüfen Sie außerdem, ob die Stifte nicht eingetrocknet sind. Am besten nehmen Sie zur Sicherheit Ihre eigenen mit.

⊙ **31** Vielleicht arbeiten Sie auch einmal mit einer Tafel – aber bitte niemals so!

▷ Bemühen Sie sich um eine gute Schrift, am besten in Druckbuchstaben, aber nicht nur Großbuchstaben. Worte, die in Großbuchstaben geschrieben sind, lesen sich schlechter als in Groß- und Kleinbuchstaben.

▷ Reden Sie nicht „mit dem Flipchart". Wenden Sie sich erst wieder den Zuhörern zu, wenn Sie etwas sagen wollen und tun Sie dies nicht während Sie das Flipchart beschriften [Abb. 30].

▷ Verwenden Sie nach Möglichkeit liniertes oder kariertes **Papier**, damit Ihre Texte und Graphiken einigermaßen Form haben. Praktisch ist ebenfalls oben perforiertes Papier, dass wie bei einem überdimensionalen Notizblock leicht abgetrennt werden kann.

▷ Verwenden Sie nur **Stifte** mit kräftigen Farben (Schwarz, Rot, Grün, Blau). Helle Farben wie Gelb, Hellgrün oder Orange sind besonders bei ungünstigen Lichtverhältnissen kaum zu lesen und rufen nur Unmut bei den Zuhörern und Frust bei Ihnen hervor. Bei Stiften mit keilförmiger Spitze haben Sie noch Variationsmöglichkeiten hinsichtlich der Schriftstärke.

▷ Fassen Sie sich am Flipchart immer kurz. Es ist am besten geeignet, um Stichpunkte festzuhalten oder Zusammenhänge mit Hilfe von Linien darzustellen. Möchten Sie hingegen umfangreichere Sachverhalte darlegen, dann verwenden Sie besser einen Overhead-Projektor mit vorbereiteten Folien oder ein Präsentationsprogramm. Es gibt jedoch auch fertige Programme für Flipcharts, z. B. zur Diabetikerschulung.

▷ Wenn Sie bereits wissen, dass Sie bestimmte graphische Darstellungen während des Seminars aufzeichnen wollen, sollten Sie zuvor einen Entwurf im DIN-A4-Format anfertigen.

Sind die Anforderungen an die Graphik hoch (oder ist Ihr zeichnerisches Talent gering ausgeprägt), können Sie mit Bleistift und Radiergummi die Graphik vorzeichnen, um die Darstellung während des Vortrags sicher entwickeln zu können. Die Abstände zwischen den Bildelementen lassen sich bei wenig Übung auf diese Weise besser abschätzen.

▷ Als Rechtshänder bauen Sie das Flipchart links von sich auf, damit Sie es beim Schreiben weniger stark verdecken, als Linkshänder andersherum [Abb. 30].

▷ Geben Sie jeder beschrifteten Seite eine Überschrift.

▷ Bei mehr als zwanzig Zuhörern sollten Sie eventuell auf einen Overhead-Projektor oder Beamer ausweichen, was erfahrungsgemäß die Lesbarkeit für die weiter hinten sitzenden Teilnehmer verbessert.

▶ Umgang mit Beratungshilfsmitteln

▷ Sie sollten mit klinischen **Abbildungen** z. B. eines Gichttophus aus einem Gelenk vorsichtig umgehen, denn krasse und überdeutliche Darstellungen können Angst auslösen. Zu große Angst kann jedoch lähmend sein, sodass die Darstellung immer auch einen Ausweg aus der angstauslösenden Situation bieten sollte. Ein Bild von einem Dialysepatienten im Krankenhausbett nach Amputation eines Beins ist sicherlich sehr erschreckend für einen jungen Diabetiker und bewirkt eventuell das Gegenteil von dem, was Sie erreichen wollen [Abb.]. Geeigneter wäre etwa eine abstrakte Darstellung, z. B. ein gezeichnetes Bild von den möglichen Schädigungsorten durch Diabetes, z. B. ein in die Augen fahrender Blitz, schraffierte Hände und Füße als Bild für eine distal betonte Polyneuropathie usw. Für andere Patienten kann jedoch eine etwas drastischere Darstellung hilfreich sein.

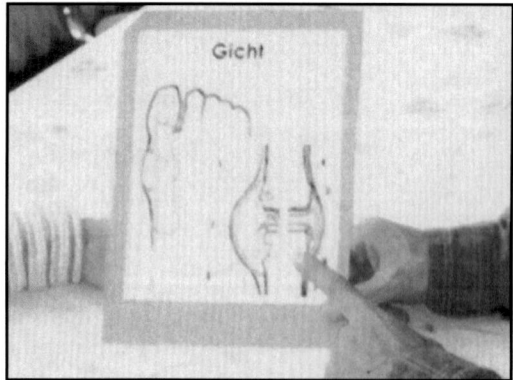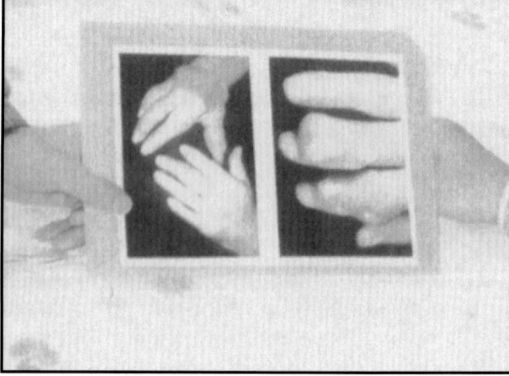

⊙ **32** Überlegen Sie sich gut, welche Form der Darstellung Sie für welchen Patienten wählen. Drastische Bilder können aufrütteln, sie können aber auch die ganze Beratung abschreckend erscheinen lassen.

▷ Geben Sie dem Patienten nur wenige, aber gut ausgewählte **Broschüren** an die Hand. Geben Sie nur Broschüren aus, die Sie zu 100 Prozent kennen und befürworten. Man lernt besser, wenn man das gehörte auch nachlesen kann. Animieren Sie ihn dabei auch dazu, sich Fragen, die er an Sie richten möchte, zu notieren. In den weiteren Beratungen können hier Schritt für Schritt aufeinander aufbauende Informationen ausgehändigt werden. Sie müssen auch sein Bildungsniveau abschätzen und daraufhin die passende Informationsschrift auswählen können. Außerdem müssen Sie im Sinne des Qualitätsmanagements Aufzeichnungen über Ihre Beratungen anfertigen, die auch beinhalten, welche Materialien Sie dem Patienten mitgegeben haben, damit es nicht zu peinlichen Dopplungen kommt.

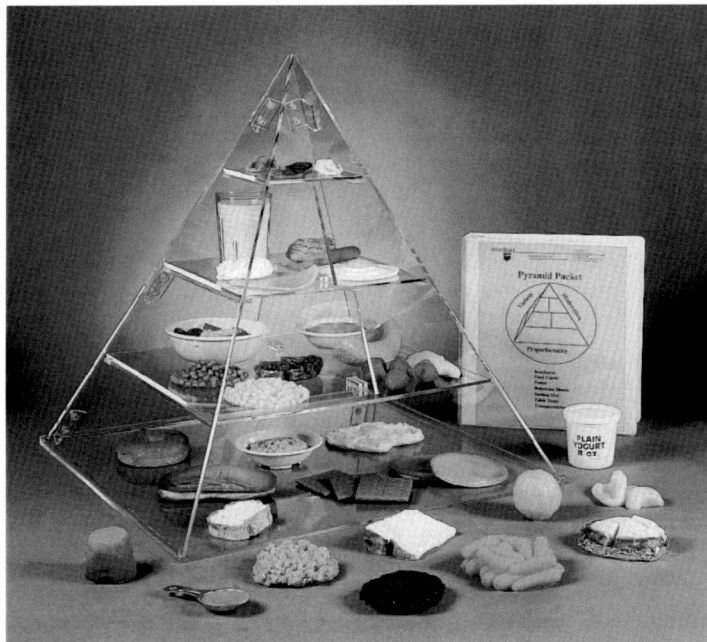

⊙ **33** Diese Ernährungspyramide aus Lebensmittelattrappen können Sie gemeinsam mit dem Patienten zusammenbauen.

Die Abbildung wurde uns freundlicherweise von der Firma VicMedic Systems GmbH, Filderstadt, www.vicmedic.de, zur Verfügung gestellt.

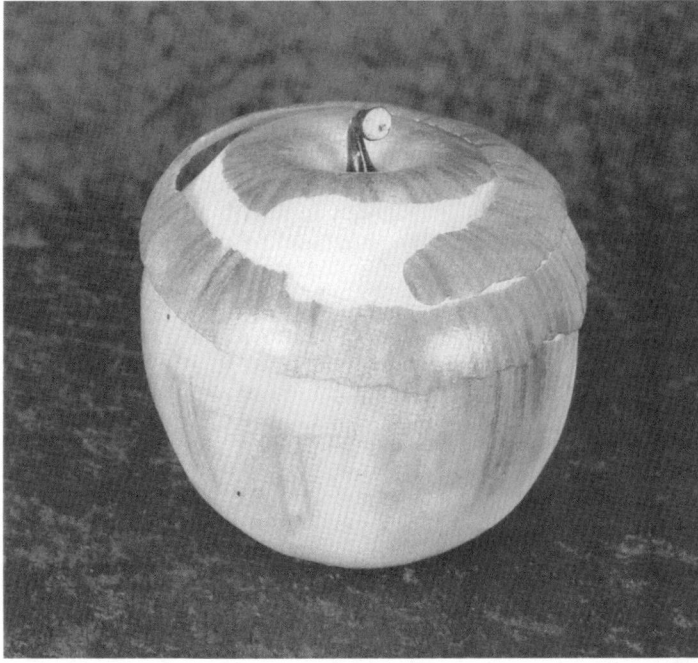

⊙ **34** Täuschend echt - Lebensmittelattrappe.

Achten Sie auch darauf, nur Broschüren auszugeben, die Sie genau kennen und die keine anderen Inhalte vermitteln als Sie selbst auch.

▷ In der Einzelberatung können Sie ein **Flip-Chart als Tischmodell** z. B. auch aus einem nach hinten überbogenen aufgeklappten Ringordner selbst herstellen. Wenn Sie die beiden Deckelhälften etwa mit einer Schnur oder einem Stück Draht verbinden und ihn aufstellen. Die Ordnermechanik nutzen Sie dann zum Umblättern.

▷ Beschaffen Sie sich **Lebensmittelattrappen**. Wenn Sie einem Patienten z. B. viele Attrappen darbieten und ihn nach Herzenslust zugreifen lassen, um sich ein Frühstück zusammenzustellen, erkennen Sie bereits, wo er zuerst hingreift. Sie können dann an den Attrappen ganz konkret regulierend auf ihn einwirken, indem Sie Teile fortnehmen oder hinzufügen und dies gleichzeitig verbal begründen. Aber: Wenn Sie etwas mitbringen, sei es in der Gruppe oder in der Einzelberatung, müssen Sie auch etwas damit tun! Gute Materialien können Sie z. B. bei Vicmedic beziehen (http://www.vicmedic.de) [Abb. 33, Abb. 34].

▷ Den Zusammenbau eines **Insulin-Pens** erlernt man nicht an einer Grafik, sondern nur durch praktische Handhabung.

E   Ernährung in bestimmten Lebensphasen

E1   Ernährung in der Schwangerschaft

Die Ernährungsweise einer Schwangeren hat einen wesentlichen Einfluss auf ihre eigene Gesundheit, die des ungeborenen Kindes sowie einen komplikationsarmen Schwangerschaftsverlauf. Daher muss die Ernährungsweise sowohl den spezifischen Veränderungen der Frau als auch den physiologischen Erfordernissen des Ungeborenen gerecht werden. Während der Schwangerschaft steigt der Bedarf an unentbehrlichen Makro- und Mikronährstoffen sowie in geringem Umfang der Energiebedarf [Tab. 24].

Während der Bedarf der Energiezufuhr nur leicht ab dem zweiten Schwangerschaftsdrittel ansteigt, ist der Bedarf an Eiweiß sowie bestimmten Vitaminen und Mineralstoffen teilweise schon ab der Anfangsphase der Schwangerschaft deutlich erhöht.

Bereits bei der Planung einer Schwangerschaft wichtig: Folsäure

Da das Risiko für schwerwiegende Missbildungen wie dem Neuralrohrdefekt durch Folsäuremangel in den ersten Wochen einer Schwangerschaft, immer noch groß ist, besteht ein hoher Aufklärungsbedarf. Die Gefahr eines Neuralrohrdefekts verringert sich signifikant, wenn vor und in den ersten Schwangerschaftsmonaten 0,4–0,8 mg (400–800 µg) Folsäure ergänzend eingenommen werden. Frauen, die vor einer Schwangerschaft orale Kontrazeptiva (Antibabypille) eingenommen haben, weisen mehrheitlich einen beeinträchtigten Metabolismus von Folsäure (Vitamin B_9) sowie Vitamin B_6, B_{12} und Vitamin C auf.

Bei einer geplanten Schwangerschaft sollten orale Kontrazeptiva daher mindestens drei Monate vor einer gewünschten Empfängnis abgesetzt (und durch eine andere Form der Empfängnisverhütung ersetzt) werden. Eine Folsäureergänzung dient dazu, die häufig vorliegende Unterversorgung mit Folsäure bei Frauen nach Einnahme oraler Kontrazeptiva vor Beginn einer Schwangerschaft zu beheben und die leeren Speicher des Vitamins aufzufüllen.

---

24 Physiologische Veränderungen während der Schwangerschaft und daraus folgende Konsequenzen und Empfehlungen.

Schwangerschaftsspezifische Veränderungen		Konsequenz, Empfehlung
Gewichtszunahme	durchschnittliche Zunahme von 12 kg (Sollwert 9–14 kg)	empfohlene Zunahme: 1. Drittel: keine Zunahme 2. Drittel: bis 250 g/Woche 3. Drittel: bis 500 g/Woche
Zunahme des Gesamtkörperwassers (Wassereinlagerungen)	Ursache: Veränderungen im Herz-Kreislauf-System, Wasser- und Elektrolytretention. Folge: Zunahme des Plasmavolumens und des Körperwassers (Schwangerschaftsödeme)	kein Grund, die tägliche Trinkmenge einzuschränken; natürliche Hilfen zur Entwässerung sind z. B. gelegentliche Reistage
Veränderung der Nierenfunktion	Ursache: erhöhte Filtrationsrate; Folge: gesteigerte Ausscheidung	häufiger Harndrang

▤ **24** Physiologische Veränderungen während der Schwangerschaft und daraus folgende Konsequenzen und Empfehlungen.

gastrointestinale Veränderungen	Darmträgheit, Verstopfung und Neigung zu Hämorrhoiden Übelkeit, Erbrechen besondere Essgelüste, Nahrungsmittelaversionen	ausreichend Ballaststoffzufuhr und Trinkmenge, beugt Verstopfungen und Hämorrhoiden vor
Erhöhung des Energiebedarfs	Mehrbedarf in der Regel ab 2. Schwangerschaftsdrittel: 300 kcal/d	Regel: keine zu hohe Energiezufuhr aber auch keine Restriktion
Erhöhung des Eiweißbedarfs	zum Aufbaus des kindlichen Organismus ab 2. Schwangerschaftsdrittel: 120 g Eiweiß täglich	fettarme Fisch-, Geflügel-, Fleischsorten, fettarme Milchprodukte
veränderter Kohlenhydratstoffwechsel	verstärkte Kohlenhydratverwertung und Glukoseproduktion. Folge: bei Übergewicht hohe Gefahr für Insulinresistenz (Gestationsdiabetes)	gesunde Kohlenhydratträger wählen (Vollkornprodukte, Gemüse, Obst), wenig Zucker
veränderter Fettstoffwechsel	gesteigerte Fettsynthese und Fettspeicherung. Folge: Anstieg von Triglyceriden, Cholesterin und Fettsäuren im Plasma	
erhöhter Bedarf an Kalzium, Eisen, Jod, Magnesium, Zink	Kalzium: Knochenaufbau des Kindes 500 mg/d Eisen: Verlust durch Schwangerschaft, Geburt 700 mg	
Mehrbedarf für die meisten Vitamine	häufigste Defizite: Folsäure, Vitamin B_1, B_{12} und C Überdosierung gefährlich: Vitamin A	

▶ ## Ernährungsempfehlungen

Es gelten für Schwangere die allgemeinen Regeln einer ausgewogenen Ernährung, die hinsichtlich bestimmter Nährstoffe, die spezielle Anforderungen aufweisen, ergänzt werden. Generell sind Fastenperioden in jedem Fall zu meiden und eine regelmäßige Nahrungszufuhr wichtig.

Energiebedarf
Obwohl der mütterliche Organismus bereits minimal mehr Energie aufgrund der vermehrten Zellteilung verbraucht, ist am Anfang der Schwangerschaft noch keine Energiezulage nötig. Ab der zweiten Schwangerschaftshälfte ist der Grundumsatz um 17–23 % erhöht, was einen Mehrbedarf von 300 kcal pro Tag

Die Energiezufuhr sollte sich wie folgt zusammensetzen
15–17 % Eiweiß
30–35 % Fett
50–55 % Kohlenhydrate

fordert. Für die Gewichtszunahme gilt die Regel: Bis zur Geburt sollte die Gesamtzunahme maximal 20 % des Idealgewichtes betragen, was etwa 12 kg entspricht. Übergewichtige und Adipöse sollten weniger zunehmen als Unter- und Normalgewichtige.

Eiweißbedarf
Zusätzliches Eiweiß wird vor allem für Aufbau und Wachstum des Fötus und der Plazenta benötigt. Die Eiweißzufuhr sollte in den ersten zwei Schwangerschaftsdritteln 0,9 g/kg kg und ab dem 6. Monat 1,5 g/kg kg betragen. Dieser Bedarf sollte zu 50 % in Form tierischen Eiweißes (Ei, Milchprodukte, Fisch) gedeckt werden, um eine hohe biologische Wertigkeit zu gewährleisten.

Fettbedarf

Der Bedarf an Fett ist bei Schwangeren nicht erhöht und wird meist problemlos gedeckt. Von zentraler Bedeutung ist die Aufnahme der mehrfach ungesättigten Omega-6- und Omega-3-Fettsäuren. Insbesondere Omega-3-Fettsäuren sollten zusätzlich zu 0,05 g im ersten, und 0,16 g täglich im zweiten und dritten Schwangerschaftsabschnitt aufgenommen werden. Während des letzten Schwangerschaftsdrittels speichert das Gehirn des Fötus langkettige Fettsäuren, insbesondere Arachidon- und Docosahexaensäure. Der Bedarf wird durch die Verwendung von pflanzlichen Ölen (wie Raps-, Lein-, Walnussöl oder Diätmargarine) gedeckt und dem Genuss von mindestens einer Fischmahlzeit pro Woche aus Kaltwasserfischen (Makrele, Hering, Thunfisch oder Lachs).

Kohlenhydratbedarf

Der Fötus deckt seinen Energiebedarf überwiegend über Glucose. Von der sich im mütterlichen Blut befindlichen Glucose werden 40 % von der Plazenta benötigt. Die Kohlenhydrate sollten überwiegend komplexer Art sein. Der Anteil an Mono- und Disacchariden sollte 10 % (40 g Zucker) der gesamten Kohlenhydrataufnahme nicht überschreiten.

Zur Deckung des Kohlenhydratbedarfs sind nahrungsfaserreiche Lebensmittel geeignet, die eine schwangerschaftsbedingte Verstopfung lindern oder verhindern können. Dabei ist auf eine entsprechende tägliche Trinkmenge von mindestens 1,5 l zur Quellung zu achten

Vitaminbedarf

Für die meisten Vitamine, insbesondere B-Vitamine, liegt in der Schwangerschaft ein Mehrbedarf vor. Durch eine ausgewogene Ernährung kann dieser gedeckt werden mit Ausnahme der Folsäure. Auftretende Defizite in der Schwangerschaft betreffen mehrheitlich die Folsäure, Vitamin B_1, B_{12} und C. Der Folsäurebedarf steigt bei schwangeren Frauen um mehr als 50 % an und liegt bei 600 mg.

Um der Bildung von Neuralrohrdefekten beim Säugling vorzubeugen, wird für die gesamte Schwangerschaftsdauer eine Folsäuresubstitution von 400 µg täglich empfohlen. Bei einem Neuralrohrdefekt findet zu Beginn der Schwangerschaft (zwischen 15. und 28. Tag) der Verschluss des Neuralrohrs unvollständig oder gar nicht statt. Aus dieser Fehlbildung kann sich eine Spina bifida („offener Rücken") entwickeln, der mehrheitlich mit körperlichen und geistigen Fehlbildungen verbunden ist. Gewarnt sei vor einer übermäßigen Aufnahme an Vitamin A (nicht Pro-Vitamin A, die Carotinoide), da dies zu Missbildungen beim Kind führen kann. Auf den Verzehr von Leber, die reichlich Vitamin A enthält, sollte während der Schwangerschaft daher verzichtet werden [Tab. 25].

▤ **25** Empfohlene Mehrzufuhr von Vitaminen bei Schwangeren (DGE).

Vitamine	Empfohlene Mehrzufuhr	Gesamtzufuhr
Vitamin A	(ab 4. Monat) 0,3 mg	1,1 mg
Vitamin E	2 mg	14 mg
Vitamin B_1	0,3 mg	1,2 mg
Vitamin B_2	0,3 mg	1,5 mg
Niacin	2 mg-Äquivalent	15 mg-Äquivalent
Folsäure	400 µg	800 µg
Vitamin B_6	1,0 mg	1,9 µg
Vitamin B_{12}	0,5 µg	3,5 µg
Vitamin C	25 mg	110 mg

Mineralstoffbedarf

Von den Mineralstoffen haben insbesondere Kalzium und Eisen eine herausragende Bedeutung für Schwangere. Zudem sind der Jod-, Magnesium und Zinkbedarf erhöht. Mineralstoffsubstitutionen werden empfohlen für Eisen, Jod und Kalzium [Tab. 26]. Zusätzliche Magnesiumgaben können bei Wadenkrämpfen, Obstipation und vorzeitigen Wehen erforderlich sein.

Der **Kalziumbedarf** für den Knochenaufbau des kindlichen Organismus benötigt zusätzlich 200 mg Kalzium pro Tag. Der Ausspruch „Jedes Kind kostet der Mutter einen Zahn" enthält damit eine plausiblen Kern, da es häufig gerade am Schwangerschaftsende zur Hypokalzämie kommen kann. Bei unzureichender Zufuhr mit der Nahrung ist eine Mobilisierung aus den Kalziumdepots der Mutter die Folge. Bei Frauen, die eine geringe Kalziumzufuhr aufweisen, ist eine Supplementierung daher sinnvoll.

Bei einem Teil der Schwangeren entwickelt sich in der Spätschwangerschaft eine Eisenmangelanämie – obwohl der **Eisenverlust** durch die Menstruation entfällt und die Eisenresorption im Darm sogar gesteigert ist. Der Gesamtbedarf an Eisen beträgt jedoch 30 mg täglich, was sich über die Nahrung in der Regel nicht gewährleisten lässt. Ein zusätzliche Eisensupplementierung ist daher notwendig.

In der Schwangerschaft liegt ein gesteigerter **Jodbedarf** infolge vermehrter Nierendurchblutung und erhöhter Jodausscheidung über den Urin vor. Für Schwangere wird daher eine Jodzufuhr von 230 µg täglich empfohlen. Da Jodmangel beim Ungeborenen zu schweren körperlichen und geistigen Schäden bishin zum Kretinismus führen kann und Deutschland zu den Jodmangelgebieten zählt, gilt (mögliche Ausnahme Nordseeküste) eine Jodsupplementierung als notwendig. Hinsichtlich Zink sind Mängel in Deutschland selten. Gefährdet sind Raucherinnen, Vegetarierinnen und Mehrlingsschwangerschaften.

▤ **26** Empfohlene Mehrzufuhr von Mineralstoffen bei Schwangeren (DGE).

Mineralstoffe	Empfohlene Mehrzufuhr	Gesamtzufuhr
Kalzium	200 mg	1200 mg
Eisen	15 mg	30 mg
Magnesium	50 mg	310–350 mg
Zink	3 mg	10 mg
Jod	50 µg	200 µg

Flüssigkeitsbedarf

Schwangere sollten täglich 2,7 l Flüssigkeit und davon mindestens 1,5 bis 2,0 l Trinkflüssigkeit aufnehmen.

▶ Zu meidende Genussmittel während der Schwangerschaft

Alkohol

Alkohol gelangt wie Nikotin über die Plazenta in den kindlichen Organismus und kann dort zu körperlichen und geistigen Entwicklungsstörungen führen.

> Da keine ungefährliche Alkoholmenge angegeben werden kann, ist Alkohol während der gesamten Schwangerschaft völlig zu meiden.

Auch gelegentlicher Alkoholkonsum (unter 20 g täglich), wie er beim Gelegenheits- oder sozialen Trinken vorkommt, kann das Zentralnervensystem des Ungeborenen schädigen. Die Folgen werden oft erst während der ersten Schuljahre in Form von motorischen Störungen in der Bewegung sowie in Verhaltens- und Lernstörungen bemerkbar.

Folgen von Alkoholkonsum während der Schwangerschaft

Das fetale Alkoholsyndrom hat folgende Auswirkungen auf das Ungeborene:
- ▶ Wachstumsretardierung
- ▶ geringes Geburtsgewicht
- ▶ Verminderung der Körperlänge
- ▶ Verminderung von Kopfumfang, Schädelvolumen und Schädelinhalt
- ▶ charakteristische Gesichtsabnormitäten: Oberkiefer und Augen verkleinert
- ▶ Gliedmaßendefekte
- ▶ Missbildungen verschiedener Organe (Nieren, Harnwege, herznahe Blutgefäße)
- ▶ verzögerte Entwicklung nach der Geburt
- ▶ intellektuelle Defizite, Hirnleistungsstörungen, Hyperaktivität

Alkohol erhöht das Risiko von Fehlgeburten (Aborte).

Nikotin und Tabak

Auch Nikotin- und Tabakgenuss ist, aktiv sowie passiv, konsequent während der Schwangerschaft zu meiden. Nikotin führt beim Embryo zu Wachstumsverzögerungen vor und nach der Geburt, die teilweise bis ins Schulalter nicht kompensiert werden können. Früh- und Fehlgeburten sowie plötzlicher Kindstod können ebenfalls durch Nikotin herbeigeführt werden.

Kohlenmonoxid im Tabakrauch führt bei einem Konsum ab 20 Zigaretten täglich zu einer mangelhaften (um 20 % erniedrigten) Sauerstoffversorgung von Mutter und Embryo.

Koffein

Koffein muss nicht gänzlich gemieden werden. Exzessiver Konsum kann jedoch zu einem niedrigeren Geburtsgewicht führen. Die Zufuhr sollte daher unter drei Tassen Kaffee maximal (= 350–400 ml oder 300 mg Koffein pro Tag liegen.

▶ Lebensmittelinfektionen

Speziell bei Schwangeren sind Infektionen eine hohe zusätzliche Belastung, die vermieden werden muss. Präventiv sollte die Nahrungsmittelwahl besonders kritisch erfolgen und auf einen hygienisch einwandfreien Zustand der Kost geachtet werden. Ein hohes Gesundheitsrisiko liefern insbesondere Toxoplasmoseerreger und Listerien (Listeriose).

Toxoplasmose

Infiziert sich eine Schwangere erstmalig während der Schwangerschaft mit Toxoplasmen (einzellige Sporentierchen), kann es zu einer Fehlgeburt oder schweren Entwicklungsstörungen des Ungeborenen, wie Erblinden, kommen. Im Rahmen der Schwangerschaftsvorsorge wird daher empfohlen, zu ermitteln, ob die werdende Mutter bereits eine Infektion hinter sich hat und dadurch einen entsprechenden Immunschutz besitzt. Ist dies nicht der Fall, existieren keine Antikörper gegen den Toxoplasmoseerreger und er kann ungehindert über die Plazenta und die Blutversorgung auf den Embryo übergehen. Folglich muss eine Erstinfektion in der Schwangerschaft ausgeschlossen werden. Meiden sollte die Schwangere deshalb unvollständig gegartes oder rohes Fleisch, unvollständig erhitzte oder rohe Eier und Speisen daraus. Auf das gründliche Waschen von Obst und Gemüse sollte im Besonderen geachtet werden.

Listerien

Der Erreger Listeria monocytogenes kann beim Embryo zu Organstörungen mit Früh- und Todgeburten führen. Listerien sind in der Mensch- und Tierwelt ubiquitär verbreitet. Potenziell gefährdende Lebensmittel sind Weichkäse mit Gelb- oder Rotschmiere (Limburger oder Romadur) oder Schimmelkäse (Weiß- und Blauschimmel). Listerien befinden sich vor allem auf der Rinde, die großzügig entfernt werden sollte. Am sichersten ist für Schwangere die Wahl von pasteurisierten Käsesorten wie Frisch-, Hart und Schnittkäse.

▶ Begleiterscheinungen der Schwangerschaft

Schwangerschaftsbeschwerden

Gegen Schwangerschaftsödeme helfen entwässernde Tage: salzarme/freie Reis-, Kartoffel-Quark-Tage.

Gegen Übelkeit und Erbrechen aufgrund der hormonellen Umstellung in den ersten drei Schwangerschaftsmonaten sind folgende Maßnahmen hilfreich:

▷ vor dem Aufstehen im Bett ein leichter Imbiss (Knäckebrot, Zwieback)
▷ häufigere kleinere Mahlzeiten
▷ Verzehr leicht verdaulicher, fettarmer Nahrungsmittel
▷ Meidung koffeinhaltiger Getränke
▷ häufiger Milchkonsum
▷ Ingwertee oder frischer Ingwer

Auftretenden Wadenkrämpfen kann mit Magnesium entgegen gewirkt werden.
Hämorrhoiden und Darmträgheit wird mit ballaststoffreicher Ernährung begegnet.

Gestationsdiabetes

Wird ein Diabetes mellitus erst in der Schwangerschaft entdeckt, so handelt es sich definitionsgemäß um einen Gestationsdiabetes, der in der Regel ein Diabetes mellitus Typ 2 ist. Mehrheitlich liegt die Glukosetoleranz nach der Entbindung wieder im Normalbereich. Weniger häufig liegt ein Diabetes mellitus Typ 1 vor, der auch nach der Entbindung insulinpflichtig bleibt. Wird dieser nicht frühzeitig erkannt oder behandelt, kann sich der Diabetes mellitus manifestieren. Das Ernährungsprinzip einer diabetischen Schwangerschaft gleicht den Richtlinien eines Diabetes mellitus außerhalb der Schwangerschaft.

E2 Ernährung in der Stillzeit

Die Muttermilch stellt in den ersten sechs Lebensmonaten in der Regel die optimale Nahrungsquelle für den Säugling dar. Wie in der Schwangerschaft, muss die Ernährungsweise der Mutter dazu bestimmt sein, dem Säugling alle notwendigen Nährstoffe zur Verfügung zu stellen.

Ernährungsempfehlungen

Der Nährstoffbedarf einer stillenden Frau ist aufgrund der Erfordernisse der Milchbildung daher erhöht [Tab. 27].

Um Nährstoffverluste bei der Mutter zu verhindern, muss der Mehrbedarf über die Nahrung ausgeglichen werden. Eine Nährstoffsupplementierung sollte, wie auch die Medikamenteneinnahme, nur nach ärztlicher Absprache erfolgen.

Energiebedarf

Für die ersten vier Monate wird stillenden Müttern eine zusätzliche Energieaufnahme von 635 kcal täglich empfohlen. Wird nach dem vierten Monat weiterhin gestillt, sinkt der zusätzliche Energiebedarf auf 525 kcal pro Tag, wird nur noch teilweise gestillt, sind 285 kcal täglich zusätzlich erforderlich.

> **Pro 100 ml Muttermilch ergibt sich ein Mehrbedarf von:**
> ▶ 85 kcal Energie
> ▶ 2,4 g Eiweiß
> ▶ Vitaminen, Mineralstoffen (v. a. Kalzium)
> ▶ 100 ml Flüssigkeit.

Eiweißbedarf

Da die Umwandlungsrate von Nahrungs- zu Milcheiweiß bei 50–70 % liegt, sind für die Synthese von 1 g Milchprotein 2 g verfügbares Nahrungsprotein notwendig. Dies erzeugt einen zusätzlichen Mehrbedarf von 15 g Eiweiß täglich, wodurch eine Eiweißzufuhr von insgesamt 63 g empfohlen wird. Eine erhöhte Eiweißzufuhr über die Nahrung steigert nicht den Eiweißgehalt der Milch.

Fettbedarf

Der Richtwert für die Fettaufnahme während der Stillzeit beträgt 30–40 % der Gesamtenergiezufuhr und liegt damit maximal 5 % über der Zufuhrempfehlung für nicht schwangere Frauen. Der Bedarf an Omega-3-Fettsäuren ist in der Stillzeit erhöht. Zusätzlich sollten 0,25 g während des Stillens ergänzt werden. Nur durch eine ergänzende Zufuhr mehrfach ungesättigter Fettsäuren, insbesondere der Docosahexaensäure (DHA), kann der Bedarf während der Stillzeit gedeckt werden.

Mineralstoff- und Vitaminbedarf

Der Bedarf an Mineralstoffen und Vitaminen liegt in der Stillzeit teilweise noch höher als während der Schwangerschaft.

Während der Vollstillzeit von vier bis sechs Monaten, sowie dem anschließenden schrittweisen Abstillen muss die Mutter zusätzlich 50 g Kalzium zur Verfügung stellen. Eine durchgehende Kalziumaufnahme von 1000 mg täglich wird daher empfohlen. Stillende Frauen unter 19 Jahren, haben einen täglichen Kalziumbedarf von 1200 mg.

Zum Ausgleich von Eisenverlusten während der Schwangerschaft und Geburt wird stillenden und nichtstillenden Frauen eine Eisenaufnahme von 20 mg täglich empfohlen. Um die in der Stillperiode über die Milch abgegebene Jodmenge zu ersetzen, erhöht sich der Bedarf auf 260 µg täglich. Eine abwechslungsreiche ausgewogene Ernährungsweise mit reichlich Obst und Gemüse reicht im Normalfall aus, um den Vitaminbedarf zu decken. Der Einsatz von Nahrungsergänzungsmitteln unter ärztlicher Kontrolle kann sinnvoll sein.

Flüssigkeitsbedarf

Der Bedarf an Flüssigkeit ist von der Milchbildung abhängig. In den ersten Monaten liegt der Bedarf bei 500–1000 ml über dem normalen Flüssigkeitsbedarf. Eine stillende Frau sollte täglich etwa 3,1 l Flüssigkeit und davon 1,7 bis 2,0 l in Form von Getränken zu sich nehmen.

Genussmittel

Die Genussmittel Alkohol, Koffein und Nikotin sind auch während der Stillzeit zu meiden, da diese Stoffe ungehindert über die Muttermilch in den kindlichen Organismus gelangen und zu Entwicklungsstörungen führen können. Alkohol befindet sich in der Muttermilch in fast der gleichen Konzentration wie im Blut der Mutter.

Sonstige Vorsichtmaßnahmen

Blähende Speisen verursachen über die Muttermilch beim gestillten Säugling Blähungen und sollten gemieden werden. Verträglichkeiten müssen individuell ausgetestet werden.

Obstsorten mit einem hohem Fruchtsäuregehalt können beim Säugling Wundwerden der Haut, Hautausschläge und Durchfall auslösen (z B. Zitrus- und Beerenfrüchte wie Orangen, Zitronen, Grapefruits, Kiwis, Ananas, Erdbeeren).

Häufig blähende Speisen für Säuglinge

Hülsenfrüchte (Linsen, Erbsen), Kohlgemüse, Sauerkraut, Zwiebeln, Knoblauch, Pflaumen, stark gewürzte Speisen (Pfeffer, Paprika).

27 Empfehlungen zur Nährstoffzufuhr in Schwangerschaft und Stillzeit (DGE).

Nährstoff	Schwangerschaft	Stillzeit
Energie (kcal/d)	+ 255	+ 635[1]/525[2]/285[3]
Fett (% der Gesamtenergie)	30–35	30–35
essentielle Fettsäuren (% der Gesamtenergie) Omega-6- Fettsäuren Omega-3- Fettsäuren	2,5 0,5	2,5 0,5
Eiweiß (g/d)	58[4]	63
Vitamin A (mg/d)	1,1[4]	1,5
Vitamin D (µg/d)	5	5
Vitamin E(mg/d)	13	17
Vitamin K (µg/d)	60	60
Vitamin B$_1$ (kcal/d)	1,2[4]	1,4
Vitamin B$_3$ (kcal/d)	1,5[4]	1,6
Vitamin B$_6$ (kcal/d)	1,9[4]	1,9
Vitamin B$_{12}$ (kcal/d)	3,5	4
Niacin (mg/d)	15[4]	17
Vitamin C (kcal/d)	110[4]	150
Biotin (µg/d)	30–60	30–60
Folsäure (µg l/d)	600	600
Pantothensäure (mgl/d)	6	6
Kalzium (mg/d)	1000	1000
Eisen (mg/d)	30	20
Magnesium (mg/d)	310	390
Zink (mg/d)	10	11
Jod (µg/d)	230	260
Selen (µg/d)	30–70	30–70
Phosphor (mg/d)	800	900
Flüssigkeit (l/d)	2,7/1,4–2,0	3,1/1,7–2,0

[1]: in den ersten 4 Lebensmonaten
[2]: nach den ersten 4 Lebensmonaten bei vollem Stillen
[3]: nach den ersten 4 Lebensmonaten bei partiellem Stillen
[4]: ab dem 4. Schwangerschaftsmonat

E3 Ernährung des Säuglings

▶ ## Besonderheiten des Säuglingsstoffwechsels

Mit der Geburt endet die Nährstoffzufuhr über die mütterliche Plazenta (Mutterkuchen). Dennoch unterscheidet sich die Ernährung, wie sie der Säugling benötigt, grundlegend von der Ernährung erwachsener Menschen, da verschiedene physiologische Funktionen im ersten Lebensjahr noch unausgereift sind. Daher müssen die in der [Tab. 28] aufgeführten Besonderheiten berücksichtigt werden.

▤ **28** Physiologische Besonderheiten von Säuglingen, die bei der Ernährung beachtet werden müssen.

Physiologische Besonderheit/ funktionelle Einschränkung	Anforderungen an die Ernährung
doppelter Grundumsatz und damit wesentlicher höherer **Energiebedarf** als bei Erwachsenen	Kost muss relativ viel Energie liefern: etwa 100–120 kcal/kg kg
hohe **Wachstumsgeschwindigkeit**; Verdopplung des Geburtsgewichts: Innerhalb von fünf Monaten	hoher Bedarf an Eiweiß, Kalzium und Eisen
Körper des Säuglings enthält einen hohen Wassergehalt bei vergleichsweise großer Oberfläche; Verdunstung und **Wasserbedarf** sind daher extrem hoch	Wasserhaushalt ist relativ labil, deshalb muss zum Ausgleich muss die Kost pro Tag 150–200 ml Wasser/kg kg liefern
eingeschränkte Verdauungsfunktion durch • unzureichende Menge an Verdauungssäften (geringe Konzentration an Salzsäure, quantitativ und qualitativ ärmer an Verdauungsenzymen) • unausgereifte Darmperistaltik	sehr leicht verdauliche Kost: anfangs völlig ballaststofffrei, da Faserstoffe die noch empfindliche Darmwand schädigen können
Der Darm ist bei der Geburt noch bakterienfrei. Die zur richtigen Nahrungsverwertung benötigte **Darmflora** wird allmählich durch die aufgenommene Nahrung gebildet.	Laktose ist wesentlicher Baustein der Ernährung, da es beim Aufbau der Darmflora hilft und vor pathogenen und fäulniserregenden Bakterien schützt
Leberfunktionen sind noch stark unterentwickelt. Folgen: • eingeschränkte Bildung von Gallensäuren • eingeschränkte Entgiftungsfunktion	• langsame Fettverdauung, Giftstoffe aus der Nahrung werden schwerer entgiftet • Eiweißgehalt darf nicht zu hoch sein, da Abbau und Ausscheidung von Ammoniak (Abbauprodukt des Eiweißstoffwechsels) durch die Leber nicht ausreichend stattfindet
unzureichend entwickelte **Nierenfunktion**, dadurch können aufgrund der geringen Konzentrationsfähigkeit Stoffwechselendprodukte, körperfremde Stoffe und Mineralstoffüberschüsse nur mit einer relativ großen Harnmenge ausgeschieden werden	hoher Wasserbedarf und schnell starke Schädigung bei Flüssigkeitsmangel

▶ ## Ernährungsempfehlungen

Energiebedarf

In der ersten Lebensphase erfolgt die relativ höchste Gewichtszunahme. Ein Geburtsgewicht von drei Kilogramm verdoppelt sich bis zum 5. Monat und verdreifacht sich im 1. Lebensjahr. Die wöchentliche Gewichtszunahme beträgt:

▷ 1. Quartal: 200 g
▷ 2. Quartal: 150 g
▷ 3. Quartal: 100 g

Die benötigte Energie pro Kilogramm Körpergewicht ist daher mit 100 bis 120 kcal so hoch wie der Bedarf eines Schwerstarbeiters und 3- bis 4-mal so hoch wie der eines „normalen" Leichtarbeiters (30 kcal/kg kg). Der relative Energiebedarf pro Kilogramm Körpergewicht nimmt mit wachsendem Gewicht ständig ab, absolut steigt der Energiebedarf dagegen: von etwa 450–500 kcal in den ersten vier Monaten auf 700–750 kcal zum Ende des 1. Lebensjahrs.

Flüssigkeitsbedarf

Säuglinge besitzen aufgrund der relativ großen Körperoberfläche und der noch nicht vollständig entwickelten Fähigkeit, Urin und Stuhl zu konzentrieren, einen erhöhten Wasserbedarf. Deshalb sollte der Säugling in den ersten vier bis sechs Monaten nur flüssige Kost erhalten, mindestens 620 ml/d. Danach kann der Säugling langsam an festere Nahrung gewöhnt werden. Über Getränke sollten lediglich 400 ml und über die Nahrung etwa 500 ml zugeführt werden [Tab. 29]. Durchfälle sowie hohe Außentemperaturen, Fieber und Erbrechen können bei Säuglingen nach kurzer Dauer bereits zu lebensgefährlicher Dehydratation führen und müssen sofort behandelt werden.

▤ **29** Beispiel: Flüssigkeitsbedarf des Säuglings (pro Tag).

Alter	Mittleres Körpergewicht	Flüssigkeitsbedarf
10 Tage	3,2 kg	400–500 ml
3 Monate	5,4 kg	750–850 ml
9 Monate	8,6 kg	1100–1250 ml
2 Jahre	11,8 kg	1350–1500 ml

Eiweißbedarf

Säuglinge benötigen pro kg Körpergewicht relativ hohe Mengen Eiweiß [Tab. 30]. Dieser Wert nimmt von 2,7 g Eiweiß pro Kilogramm Körpergewicht täglich beim Neugeborenen bis 0,8 g Eiweiß pro Kilogramm Körpergewicht im Erwachsenenalter kontinuierlich ab. Von den täglich etwa 10–12 g benötigten Eiweißbedarf werden in den ersten Lebenswochen etwa 50 % zur Neubildung von Körperzellen benötigt, die andere Hälfte wird als Proteinersatz zur Regeneration herangezogen.

▤ **30** Eiweißbedarf des Säuglings (pro Tag).

Alter	Eiweiß in g/kg kg	Gesamteiweißbedarf
0–1 Monat	2,7	12
1–2 Monate	2,0	10
2–4 Monate	1,5	10
4–6 Monate	1,3	10
6–12 Monate	1,1	10

Fettbedarf

Aufgrund des hohen Energiebedarfs muss der Fettanteil in der Säuglingsnahrung relativ hoch sein: 0 bis 4 Monate alte Säuglinge sollten 45–50 % ihrer Nahrungsenergie in Form von Fett aufnehmen. Die in der Muttermilch enthaltene Lipase (fettspaltendes Enzym) ermöglicht es, auch größere Fettmengen zu verwerten. Muttermilch enthält idealerweise 48 % Fett und einen hohen Gehalt an Linolsäure, eine unentbehrliche Omega-6-Fettsäure, die zur Ausbildung der Hirnstrukturen benötigt wird. Mit zunehmenden Alter sinkt der erforderliche Fettanteil der Nahrung. Bei Säuglingen zwischen 4 und 12 Monaten sollte der Fettanteil 35–45 % der Nahrungsenergie ausmachen.

Kohlenhydratbedarf

Der Kohlenhydratanteil der Säuglingsnahrung ist mit 40 % minimal geringer als es die Nährstoff-empfehlungen für Erwachsene vorsehen. Da Kohlenhydrate auch für den Säugling unentbehrliche Energielieferanten der Hirn- und Blutzellen darstellen und die Eigenbildung von Glucose (Gluko-neogenese) noch nicht in vollem Umfang möglich ist, sollte dieser Anteil auch nicht unterschritten werden. Die wesentliche Kohlenhydratform in der Muttermilch stellt die Laktose (Milchzucker) dar. Zudem liefert die Muttermilch Oligosaccharide, welche die Ausbildung einer gesunden und immunfördernden Darmflora beim Kind fördern und fäulnisbildende Bakterien verdrängen.

Vitaminbedarf

Beim Säugling sind die Vorräte bestimmter Vitamine nach der Geburt recht schnell verbraucht. Muttermilch sowie alternative Säuglingsnahrung aus Kuhmilch enthalten jedoch nicht ausrei-chende Mengen an einzelnen Vitaminen wie z. B. Vitamin D (Cholecalciferol).

▷ Vitamin A: Im ersten Lebensjahr werden zwischen 0,5 und 0,6 mg Vitamin A täglich benö-tigt. Durch die Muttermilch wird dieser Bedarf gedeckt. Kuhmilch enthält weniger Vitamin A als Muttermilch. Hier kann maximal die Hälfte des Bedarfs gedeckt werden. Es sollte zusätzlich Karottensaft gefüttert werden.

▷ Vitamin D: Säuglinge haben einen relativ hohen Vitamin-D-Bedarf von 10 µg. Dieser Wert ist über Nahrungsmittel nicht zu erreichen. Um Rachitis vorzubeugen, gelten tägliche Vitamin-D-Gaben von 2,5–5 µg als ausreichend. In Mitteleuropa wird die zusätzliche Gabe von 10–12,5 µg Vitamin D im gesamten ersten Lebensjahr empfohlen – unabhängig davon, ob gestillt oder bereits angereicherte Säuglingsmilchnahrung gegeben wird.

▷ Vitamin E: Ein Säugling benötigt täglich 3–4 mg Vitamin E. Die Muttermilch enthält eine ausreichende Menge, Kuhmilch hingegen nicht.

▷ Vitamin K: In den ersten vier Lebensmonaten benötigt ein Säugling täglich 4 µg Vitamin K sowie 10 µg im restlichen ersten Lebensjahr. Im Unterschied zur Kuhmilch enthält Muttermilch deutlich weniger Vitamin K. In den ersten Monaten ist dieser Gehalt noch ausreichend, später ist

> Der Vitamingehalt der Muttermilch kann variabel sein. Besonders bei vegetarischer, einseitiger oder schlechter Ernährung der Mutter kann ein Mangel an Vitamin B_6, B_{12}, Folsäure und Eisen in der Frauenmilch entstehen.

jedoch eine Beikost mit grünem Gemüse zur Deckung des Vitamin-K-Bedarfs zu empfehlen. Blutungen, die durch Vitamin-K-Mangel bedingt sind, lassen sich durch prophylaktische Gaben von 3 x 2 mg Vitamin K in den ersten Lebenstagen nach der Geburt verhindern.

▷ Vitamin B_1 (Thiamin): Säuglinge benötigen in den ersten vier Monaten 0,2 mg Thiamin und bis zum Ende des ersten Jahres 0,4 mg täglich. Die Muttermilch kann nur knapp den Bedarf decken. Kuhmilch dagegen enthält einen höheren Gehalt an Thiamin, der durch die Beigabe von Schmelzflocken noch gesteigert werden kann.

▷ Vitamin B_2 (Riboflavin): Der Riboflavin-Bedarf des Säuglings beträgt 0,3–0,4 mg pro Tag.

▷ Vitamin B_6 (Pyridoxin): Säuglinge bedürfen 0,1–0,3 mg Vitamin B_6 pro Tag. Dieser Bedarf wird durch Muttermilch oder Kuhmilch gedeckt.

▷ Vitamin B_{12} (Cobalamin): In den ersten vier Monaten liegt der Bedarf bei 0,4 µg. Bis zum Ende des ersten Lebensjahres steigt er auf 0,8 µg an. Auch dieser Bedarf wird durch Muttermilch oder Kuhmilch gedeckt.

▷ Vitamin C: 50–55 mg Vitamin C pro Tag lautet die Empfehlung für Säuglinge. Mit der Humanmilch ist der Säugling gut versorgt. Kuhmilch hingegen enthält deutlich zu wenig Vitamin C. Deswegen müssen bei einer Ernährung mit Kuhmilch rechtzeitig auch Obstsäfte gereicht werden, um genügend Vitamin C zuzuführen. Später liefern Gemüsebreie einen ausreichenden Beitrag.

Mineralstoffbedarf

▷ Eisen: In den ersten Monaten beträgt der Eisenbedarf nur 0,5 mg, da der Körper des Säuglings noch über einen Eisenvorrat verfügt, von dem er zehren kann. Danach benötigt der Säugling etwa 8 mg Eisen pro Tag, was weder Kuh- noch Muttermilch liefern können. Muttermilch ist eisenärmer als Kuhmilch, das enthaltene Eisen ist jedoch besser verwertbar. Trotzdem ist eine Beikost ab dem 5. Monat wichtig, um den Bedarf zu decken. Am besten eignen sich Obst- und Gemüsesäfte und -breie sowie Eigelb und Fleisch.

Die bisher nicht erwähnten Mineralstoffe sind in ausreichender Menge in der Säuglingsernährung enthalten. Anders als auf den Vitamingehalt wirkt sich die Ernährungsweise der Mutter auf die Mineralstoffkonzentration der Frauenmilch aus.

▷ Kalzium: Im ersten Lebensjahr wird viel Kalzium benötigt, was sich mit der hohen Wachstumsrate und Kalziumeinlagerung erklären lässt. So braucht der Säugling in den ersten 4 Monaten 220 mg Kalzium pro Tag. In den weiteren Monaten des ersten Lebensjahres steigt der Bedarf auf 400 mg pro Tag an. Milch enthält reichlich Kalzium. Kuhmilch beinhaltet zwar wesentlich mehr Kalzium als Muttermilch, dafür besitzt das Kalzium der menschlichen Milch eine höhere Verwertbarkeit. Milchmahlzeiten sollten nicht zu früh durch reichliche Obst- und Gemüsebreie ersetzt werden, um eine Unterversorgung mit Kalzium zu vermeiden.

▶ Vergleich zwischen Muttermilch (Frauenmilch/Humanmilch) und Kuhmilch

Zusammensetzung

Der Energiegehalt der Muttermilch (69 kcal) entspricht etwa der der Kuhmilch mit 3,5 % Fett (64 kcal). Der Proteingehalt der Kuhmilch ist jedoch mit 3,3 g pro 100 ml wesentlich höher als jener der Frauenmilch mit nur 1,1 g [Tab. 31]. Um eine Belastung der Nieren zu verhindern, sollte Kuhmilch anfangs daher verdünnt gereicht werden. Der Fettgehalt der Kuhmilch ist mit 3,8 g pro 100 ml gegenüber den 4,5 g der reifen Frauenmilch deutlich niedriger und enthält zudem weniger essentielle Fettsäuren wie die Linolsäure. Auch der Kohlenhydratgehalt ist in der Kuhmilch mit 4,7 g pro 100 ml niedriger als in der reifen Frauenmilch, die 7,1 g beinhaltet. Die Muttermilch enthält nahezu alle essentiellen Nahrungsbestandteile. Ausnahmen sind Eisen, Vitamin C und Vitamin D. Diese Mängel können durch Zufüttern von Obstsäften ab der 6. Lebenswoche ausgeglichen werden.

▤ **31** Zusammensetzung von Frauenmilch und Kuhmilch (pro 100 ml).

Nährstoffe	Frauenmilch	Kuhmilch
Energie (kcal)	69	64
Fette (g)	4,5	3,8
Laktose (g)	7,1	4,7
Protein (g)	1,1	3,3
Casein (g)	0,4	2,5
Laktalbumin (g)	0,4	0,25

▤ **31** Zusammensetzung von Frauenmilch und Kuhmilch (pro 100 ml).

Nährstoffe	Frauenmilch	Kuhmilch
Kalzium (g)	0,03	0,14
Phosphor (mg)	14,5	95
Kalium (mg)	52	150
Natrium (mg)	15	47
Chlorid (mg)	42	103
Magnesium (mg)	3,7	12
Eisen (mg)	30	10
Vitamin A (mg)	0,06	0,03
Vitamin E (mg)	0,24	0,06
Vitamin C (mg)	4,4	1

Vorteile von Muttermilch

Muttermilch bzw. das Stillen bietet einige deutliche Vorteile gegenüber Kuhmilchnahrung. Am bedeutendsten ist die ideal auf den Säugling abgestimmte Nährstoffzusammensetzung und die gute Eiweißverträglichkeit. Da das Nahrungseiweiß der Muttermilch vom Abwehrsystem des Säuglings nicht als Fremdeiweiß eingestuft wird, entfällt die Gefahr einer Fremdmilchallergie (Kuhmilchallergie).

Kuhmilchallergie: Rund 2 % aller Säuglinge reagieren auf den Verzehr von Kuhmilch mit einer Kuhmilcheiweißallergie, die mit Durchfall, Erbrechen, Appetitlosigkeit und Wachstumsstörungen verbunden ist. Diese Fälle erfordern eine milchfreie Spezialnahrung.

Immunglobuline: Die in der Muttermilch enthaltenen Abwehrstoffe (Immunglobuline) wirken sich förderlich auf die Entwicklung des noch unausgereifte Immunsystem aus und beugen Allergien vor [Tab. 32]. Das Risiko Atemwegserkrankungen, Magen-Darm-Erkrankungen und andere Infektionen zu entwickeln, sinkt dadurch signifikant.

▤ **32** Wichtige Abwehrstoffe der Muttermilch.

Abwehrstoff	Biologische Funktion
Immunglobulin A	• setzt sich an der Dünndarmwand des Säuglings fest und beugt Allergien vor (Antigene können sich nicht an der Darmwand festsetzen) • ist industriell nicht herstellbar
Lysozym	• beschleunigt den Auflösungsprozess der Bakterienzellwände • wirkt bakterizid
Laktoferrin (Glycoprotein)	• bindet 3-wertiges Eisen und entzieht es so eisenabhängigen Bakterien • wirkt bakteriostatisch
Laktoperoxidase	unterstützt die Infektabwehr im Darm
Granulozyten Lymphozyten und Makrophagen	„fressen" Keime auf, indem sie die Fremdstoffe in die Zelle aufnehmen und enzymatisch abbauen (Phagozytose)
Oligosaccharide	unterstützen die Ausbildung einer gesunden Darmflora, in der pathogene Bakterienstämme unterdrückt werden

Weitere Vorzüge der Muttermilch sind in [Tab. 33] aufgeführt.

🗎 **33** Vorteile von Muttermilch.

Ernährungsphysiologische Vorteile für den Säugling	Vorteile für die Mutter
Muttermilch ... • ist hygienisch einwandfrei für den Säugling. • bietet die physiologisch ideale Zusammensetzung an Nährstoffen. • enthält spezifische Abwehrstoffe (Immunglobuline), die vor Infektionskrankheiten schützen [Tab. 32]. • bietet gute Eiweißverträglichkeit (wird nicht als artfremd eingestuft und löst keine Kuhmilchallergie aus) • fördert beim Stillvorgang eine gesunde Zahnbildung • besitzt Milchfett, das feiner verteilt als in der Kuhmilch vorliegt und einen höheren Gehalt an ungesättigten Fettsäuren enthält.	Stillen ... • wirkt fördernd auf die Rückbildung der Gebärmutter • ist Zeit, Geld- und Arbeit sparend. Das Sterilisie ren von Fläschchen und Saugern, Erhitzen und Zubereitung der Baby nahrung entfällt.

Muttermilch in den verschiedenen Phasen der Stillzeit

Tag 1–3

In den ersten drei Tagen nach der Geburt des Kindes wird das sog. Kolostrum (Erstmilch) abge-geben. Dieses Sekret besitzt höhere Konzentrationen an Eiweißen und Immunglobulinen zum Aufbau der Immunabwehr. Am ersten Tag werden lediglich 50 ml abgegeben, am zweiten Tag bereits 100 ml. Die Milchmenge nimmt täglich zu, je mehr das Kind säugt. Der Saugreiz bewirkt in der Hirnanhangsdrüse der Mutter die Freisetzung der Hormone Prolactin und Oxytocin. Pro-lactin regt die Milchbildung an. Oxytocin ist für den Milchfluss zu den Brustwarzen zuständig und führt außerdem zur Rückbildung der Gebärmutter. Ein Säugling sollte etwa alle 4 Stunden oder 5–6 mal am Tag an die Brust gelegt werden. Reicht die anfängliche Milchmenge nicht aus, können dem Säugling zusätzlich geringe Kohlenhydrat-Supplemente oder andere Nahrungser-gänzungen gegeben werden.

Tag 3–14

Ab dem 3. Tag wird bereits die transistorische Milch (Übergangsmilch) abgegeben. Sie ist eine Mischung aus Kolostrum und reifer Frauenmilch und enthält weniger Proteine als das Kolostrum.

Nach Tag 14

Reife Frauenmilch wird gebildet. Diese ist im Gegensatz zum Kolostrum energiereicher, da sie einen höheren Kohlenhydrat- und Fettgehalt und dafür verminderte Eiweißkonzentrationen besitzt.

Empfehlungen zur Säuglingsernährung

Bis zum 4. Lebensmonat sollte der Säugling nur mit Muttermilch bzw. – sofern dies nicht mög-lich ist – mit Säuglingsanfangsnahrung nach Bedarf gefüttert werden. Erst ab dem 5. Monat soll-te Beikost gegeben werden. Zunächst kann eine Milchmahlzeit gegen einen Gemüse-Kartoffel-Fleisch-Brei ausgetauscht werden. Diese Portion sollte etwa 200 g wiegen. Das Fleisch sollte 15 g ausmachen. So wird für eine bessere Eisen-, Folsäure- und Vitamin-C-Zufuhr gesorgt. Spinat sollte nicht vor dem 6. Monat gefüttert werden, da das enthaltene Nitrat die Gefahr einer Blausucht mit sich bringt. Bei der Blausucht wird durch die Umwandlung von Nitrat zu Nitrit der Sauerstofftransport im Blut stark gestört. Die Vergiftung führt zu einer verminderten Sauerstoff-versorgung der Zellen, was sich in Blauverfärbung von Haut und Lippen sowie Atemnot zeigt. Das Gemüse sollte immer Feingemüse wie Möhren, grüne Erbsen, Blumenkohl und Brokkoli sein. Grobgemüse, wie z. B. Rotkohl und Wirsing, verursachen stattdessen Blähungen. Statt Kartoffeln kann auch in Wasser gekochter Reis verwendet werden. Reis ist glutenfrei und daher geeignet. Andere Getreidearten (Weizen, Gerste, Roggen und Hafer) sollten noch nicht gegeben werden (erst ab dem 7. Monat), da sie das Eiweiß Gluten enthalten und dadurch eine Zöliakie ausgelöst werden kann. Ab dem 6. Monat kann eine weitere Milchmahlzeit gegen Vollmilch-Getreide-Brei mit Kuhmilch ausgetauscht werden. Ab dem 7. Monat kann zusätzlich ein milchfreier Getreide-Obst-Brei verfüttert werden. Ab dem 10. Monat wird der Getreide-Obst-Brei am besten als zwei kleine Zwischenmahlzeiten gegeben und kann auch durch Brot, Getreideprodukte, Obst oder Obstsaft ersetzt werden. Anstatt des Vollmilch-Getreide-Breis können dem Kind Brot, Milch und Obst angeboten werden. Im Gemüse-Kartoffel-Fleisch-Brei kann statt des Fleisches 20 g Fisch eingesetzt werden.

Säuglingsnahrung und Folgenahrung

Da Kuhmilch von Natur aus für den Säugling ungenießbar ist, muss sie modifiziert werden. Das bedeutet, Kuhmilch wird an die Zusammensetzung der Muttermilch angepasst, also adaptiert [Tab. 34]. Adaptierte und Teiladaptierte Milch unterscheiden sich voneinander lediglich in ihrem Kohlenhydratanteil.

Adaptiert

Die sog. „PRE-Anfangsnahrung" ist adaptiert, d. h. die Säuglingsnahrung ist dem Nährstoffgehalt der Muttermilch angenähert. Genau wie in der Humanmilch ist als Kohlenhydrat ausschließlich Milchzucker (Laktose) enthalten.

Teiladaptiert

Produkte mit der „Ziffer 1": Es ist neben Milchzucker auch Stärke enthalten. Die Konsistenz ist dickflüssiger und sie sättigt besser als PRE-Anfangsnahrung. Bei Fehldosierung kann sie rasch zu Übergewicht führen.

34 Formen von Fertigmilch.

adaptierte Fertigmilch	• dem Nährstoffgehalt der Muttermilch angepasst • dünnflüssig • enthält Laktose
teiladaptierte Fertigmilch	• enthält neben Laktose zusätzlich Stärke • höherer Sättigungswert

Folgenahrung (Folgemilch) wird oft mit der „Ziffer 2" gekennzeichnet. Sie ist energiereicher als die Anfangsnahrung, hat einen höheren Eiweiß- und Salzgehalt und sättigt gut. Sie sollte erst ab dem 5.–6. Monat eingesetzt werden, muss aber nicht zwingend gefüttert werden. Sie ähnelt der Muttermilch noch weniger als Ziffer 1. Die Zusammensetzung ähnelt sehr der klassischen Milch: 2/3 Kuhmilch und 1/3 Wasser.

E4 Ernährung des Kleinkindes

Kleinkinder weisen eine Reihe physiologischer Besonderheiten auf, denen bei der Ernährungsweise Rechnung getragen werden sollte:

▷ körperliche Wachstumsprozesse finden statt
▷ hoher Energiebedarf (hoher Grundumsatz, hohe körperliche Aktivität)
▷ Ausbildung von Knochengerüst und Zahnapparat
▷ Ausprägung des Ernährungsverhaltens
▷ Ausbildung der Hunger-Sättigungs-Regulation
▷ Durstgefühl nicht immer ausreichend – spontane Flüssigkeitsaufnahme häufig unzureichend.

▶ Ernährungsempfehlungen

Die Ernährungsweise von Kleinkindern sollte schrittweise auf die Kost der Erwachsenen umgestellt werden. Zugleich sollte eine möglichst vielfältige Ernährungsweise praktiziert werden, damit das Vitamin- und Mineralstoffspektrum abgedeckt wird. Dafür sollte eine breite Palette an Gemüse, Obst, Eier, Milch- und Milchprodukten, Fleisch, Fisch und Getreideprodukten angeboten werden. Schonende Zubereitungsarten sollten favorisiert werden, um möglichst viele Mikronährstoffe zu erhalten.

Energiebedarf
Der relative Energiebedarf pro kg Körpergewicht nimmt ab dem Säuglingsalter kontinuierlich ab. Der absolute Bedarf an Energie nimmt jedoch durch das steigende Körpergewicht weiter zu. Im Durchschnitt benötigen Jungen von 1–4 Jahren 1123 kcal pro Tag und Mädchen 1051 kcal.

Flüssigkeitsbedarf
Kleinkinder haben verglichen mit Erwachsenen einen erhöhten Wasserbedarf. Deshalb muss auf eine ausreichende Flüssigkeitszufuhr geachtet werden. Am besten eignen sich Mineralwasser, Kräuter- und Früchtetees oder verdünnte Obstsäfte. Auch Milch und Milchprodukte sind wegen des hohen Kalzumgehalts empfehlenswert. Die Flüssigkeitszufuhr durch Getränke sollte etwa 820 ml und durch die Nahrung 350 ml betragen.

Eiweißbedarf
Kleinkinder im Alter von 1–4 Jahren benötigen 1,0 g Eiweiß pro kg
Körpergewicht, was täglich etwa 14 g Eiweiß für Jungen und 13 g für Mädchen entspricht. Der Eiweißbedarf liegt pro kg Körpergewicht immer noch höher als bei den Erwachsenen, weil viel Gewebe neu gebildet werden muss.

Fettbedarf
Der Fettbedarf liegt für Jungen und Mädchen im Alter zwischen 1 und 4 Jahren bei 30–40 % der aufgenommenen Energie. Das entspricht für Jungen mit einem Energiebedarf von 1123 kcal etwa 37–50 g Fett pro Tag. Mädchen mit einem Energiebedarf von 1050 kcal sollten ungefähr 35–48 g Fett pro Tag aufnehmen.

Kohlenhydratbedarf
Wie für Erwachsene gibt es nur einen Richtwert für die Kohlenhydratzufuhr.
Diese sollte über 50 % der Nahrungsenergie ausmachen.

Vitaminbedarf

Bei einer ausgewogenen Ernährungsweise liefern die Nahrungsmittel in der Regel alle Vitamine in ausreichender Menge. Für Vitamin B_1 (Thiamin) sowie Folsäure sind Mangelversorgungen bei Kleinkindern jedoch relativ häufig zu finden.

Mineralstoffbedarf

Eine ausreichende Kalziummenge ist besonders wichtig, weshalb täglich Milch- und Milchprodukte verzehrt werden sollten.

▶ Essverhalten bei Kleinkindern und Ernährungserziehung

Wie auch im höheren Alter sollte die Ernährungsweise immer abwechslungsreich und vielseitig gestaltet sein. Von besonderer Bedeutung ist das Essverhalten, das im Kindesalter geprägt wird. Damit ein Kind gute Essgewohnheiten entwickelt, sollten die Eltern von Anfang an auf die Ernährungserziehung achten. Speisenauswahl und Essverhalten, das im Kleinkinderalter erlernt und praktiziert wird, prägen Ernährungsgewohnheiten, Vorlieben und Verlangen, die weitgehend lebenslänglich festgelegt sind oder nur mit sehr hohem Aufwand später verändert werden können.

So werden Ernährungsgewohnheiten, geschmackliche Präferenzen, Mahlzeitenanzahl, und Speisenauswahl in hohem Maße von den Eltern als Modelle übernommen und fixiert. Starre Regeln wie den Teller grundsätzlich leer essen zu müssen, sollten ebenso vermieden werden wie Belohnungsstrategien, die mit Süßigkeiten assoziiert sind. Positiv wirken sich hingegen fest eingeplante Mahlzeiten im Familienkreis sowie die gemeinsame Zubereitung der Mahlzeiten aus [Tab. 35].

▤ **35** Was bei der Ernährungserziehung beachtet werden sollte.

- auf altersgemäße Kost achten
- vollwertiges Frühstück zu Hause einnehmen
- regelmäßige Mahlzeiten in Ruhe und möglichst als familiäres Zusammensein gestalten
- nicht vor den Mahlzeiten naschen
- Süßigkeiten nicht als Erziehungsmittel (Belohnung, Druckmittel) einsetzen
- Aufessen nicht erzwingen! Dadurch wird die natürliche Regulation der Nahrungsaufnahme gestört
- regelmäßig Milch, Milchprodukte, Gemüse, Obst und Vollkornprodukte verzehren
- auf einen vernünftigen Verzehr von fett-, zucker- und salzreichen Speisen achten; sich ausbildende Vorlieben sind überwiegend erziehungs- und gewohnheitsbedingt
- sich der eigenen Vorbildfunktion bewusst sein und eine dementsprechend vernünftige Speisen auswahl treffen

E5 Ernährung des Schulkindes und des Jugendlichen

Auch für Schulkinder und Jugendliche ist die Grundlage einer gesunden Ernährung eine abwechslungsreiche Mischkost. Der Vorbildfunktion der Eltern kommt dabei eine wesentliche Bedeutung zu. Besonders deutlich zeigt sich die Wichtigkeit einer guten Vorbildfunktion daran, dass 25 % der Schulkinder Übergewicht aufweisen.

▶ Ernährungsempfehlungen

Energiebedarf

Bei heranwachsenden Kindern steigt der Energiebedarf weiter an und erreicht bei den Jugendlichen den Höhepunkt. Die Menge an täglich verbrauchter Energie errechnet sich bei den Jugendlichen von 15–19 Jahren aus einem PAL-Referenzwert von 1,75 [Tab. 36, Tab. 37].

▦ 36 Physiologische Besonderheiten von Jugendlichen, die beachtet werden müssen.

Physiologische Besonderheiten	Anforderungen an die Ernährung
körperliches Wachstum	optimale Versorgung mit allen Nährstoffen, insbesondere Eiweiß
hohe Stoffwechselaktivität	bedarfsgerechte Energiezufuhr
Kalziumeinlagerung der Knochen (Aufbau der Knochensubstanz)	ausreichende Kalziumversorgung
Beginn der Geschlechtsreife bei Jungen bzw. der Menstruation bei Mädchen	ausreichende Eisenversorgung

▦ 37 Energiebedarf von Kindern und Jugendlichen.

Alter	Energiebedarf in kcal/d	
	Junge	Mädchen
7–10 Jahre	1900	1700
10–13 Jahre	2300	2000
13–15 Jahre	2700	2200
15–19 Jahre	3100	2500

Flüssigkeitsbedarf

Kinder und Jugendliche weisen gegenüber Erwachsenen und Senioren einen höheren Wasserbedarf pro kg Körpergewicht auf. Die folgende [Tab. 38] zeigt, wie der Wasserbedarf gedeckt werden sollte.

▦ 38 Flüssigkeitsbedarf von Kindern und Jugendlichen.

Alter	Wasser aus Getränken in ml/d	Wasser aus fester Nahrung in ml/d
7–10 Jahre	970	600
10–13 Jahre	1170	710
13–15 Jahre	1330	810
15–19 Jahre	1530	920

Eiweißbedarf

Aufgrund der Wachstumsprozesse des Organismus ist der Proteinbedarf pro kg Körpergewicht noch leicht erhöht [Tab. 39]. Kinder brauchen dennoch keine eiweißreiche Kost, um sich gut zu entwickeln. Hingegen sollte die Nährstoffdichte geringer sein, als beim Erwachsenen.

39 Eiweißbedarf von Kindern und Jugendlichen.

Alter	Eiweißbedarf in g/kg/d		Eiweißbedarf in g/d	
	Junge	Mädchen	Junge	Mädchen
7–10 Jahre	0,9	0,9	24	24
10–13 Jahre	0,9	0,9	34	35
13–15 Jahre	0,9	0,9	46	45
15–19 Jahre	0,9	0,8	60	46

Fettbedarf

Aufgrund der Wachstumsphase haben Kinder und Jugendliche in der Pubertät einen erhöhten Energiebedarf [Tab. 40]. Weil Fett mit 9 kcal pro g energiereich ist, sollte der Fettanteil der Nahrung zur Deckung des Energiebedarfs etwas höher liegen als im Erwachsenenalter.

40 Fettbedarf von Kindern und Jugendlichen.

Alter	Fettanteil der Nahrungsenergie in %
7–10 Jahre	30–35
10–13 Jahre	30–35
13–15 Jahre	30–35
15–19 Jahre	30

Kohlenhydratbedarf

Es gilt wie bei Erwachsenen ein Richtwert, nach dem etwa 50 % der Nahrungsenergie in Form von Kohlenhydraten aufgenommen werden sollte. Günstig sind komplexe Kohlenhydrate, weniger günstig hingegen Mono- und Disaccharide wie Zucker und Süßigkeiten. Vollkornprodukte sowie Gemüse und Obst sollten reichlich auf dem Speiseplan stehen.

Vitaminbedarf

Es gibt einige kritische Vitamine, deren empfohlene Werte von Kindern und Jugendlichen nicht erreicht werden. Hierauf sollte ein besonderes Augenmerk gelegt werden.
▷ Folsäure: Alle Altersgruppen nehmen zu wenig Folsäure auf. Deshalb ist unbedingt auf eine Ernährung mit viel frischem Gemüse zu achten.
▷ Vitamin D: Keine Altersgruppe schafft es, ausschließlich über die Ernährung den Vitamin-D-Bedarf zu decken. Da das „Sonnenvitamin" aber mit Hilfe von UV-Licht in der Haut synthetisiert wird und Kinder sich normalerweise oft genug im Freien aufhalten, wird das Vitamin in der Regel in ausreichenden Mengen gebildet.
▷ Vitamin E: Jungen zwischen 10 und unter 13 Jahren nehmen weniger Vitamin E auf, als für sie empfohlen wird. Eltern sollten darauf achten, gute Pflanzenöle in der Küche einzusetzen, wie Rapsöl, da diese hohe Vitamin-E-Mengen liefern. Nüsse bieten darüber hinaus eine gute Möglichkeit, den kindlichen Organismus mit Vitamin E (und Omega-3-Fettsäuren) zu versorgen.

▷ Vitamin B_1 (Thiamin): Zu wenig Vitamin B_1 nehmen Jungen im Alter von 7–15 Jahren und Mädchen von 4–10 sowie von 13–15 Jahren auf. Vitamin B_1 ist insbesondere in Fleisch, Fisch, Vollkornprodukten und Hülsenfrüchten enthalten.

▷ Vitamin B_2 (Riboflavin): Jungen zwischen 7 und 19 Jahren und Mädchen von 7–15 Jahren nehmen zu wenig Vitamin B_2 auf. Das Vitamin ist in vielen verschiedenen Nahrungsmitteln enthalten, weshalb eine ausgewogene Ernährung wichtig ist.

▷ Vitamin B_5 (Pantothensäure): Kinder und Jugendliche jeglichen Alters liegen bei der Pantothensäure-Zufuhr unter den Zufuhrempfehlungen der D_A_CH-Referenzwerte. Pantothensäure kommt häufig in Lebensmitteln vor, dafür meist in kleinen Mengen. Gute Quellen stellen Leber, Erdnüsse, und Gemüse dar.

▷ Vitamin A: Jungen im Alter von 4–19 Jahren sowie Mädchen von 10–15 Jahre liegen unter den Empfehlungen der D_A_CH-Referenzwerte.

▷ Vitamin C: Eine unzureichende Vitamin-C-Zufuhr, wenn auch nur gering, liegt bei Jungen von 15 bis unter 19 Jahren und bei Mädchen von 10 bis unter 15 Jahren vor. Der Vitamin-C-Bedarf lässt sich leicht mit Obst und Obstsäften decken.

▷ Vitamin B_6: Die empfohlenen D_A_CH-Referenzwerte werden von Jungen zwischen 13 und unter 15 Jahren nicht erreicht.

Mineralstoffbedarf

▷ Kalzium: Kinder und Jugendliche im Alter von 4–19 Jahren nehmen nicht genügend Kalzium auf. Kalzium ist wichtig für den Aufbau von Zähnen und Knochenstruktur. Deswegen sollten täglich Milch und Milchprodukte sowie Sojaprodukte verzehrt werden.

▷ Jod: Jod wird in allen Altersgruppen zu wenig aufgenommen. Seefisch sollte mindestens zweimal pro Woche verzehrt werden. Zudem sollte jodiertes und fluoridiertes Speisesalz in der Küche eingesetzt werden.

▷ Magnesium: Jungen von 15–19 Jahren sowie Mädchen von 13–19 Jahren nehmen ungenügende Magnesiummengen auf. Magnesium kommt in vielen Nahrungsmitteln wie in Vollkornprodukten, Nüssen, Milch und Milchprodukten vor.

▷ Eisen: Bei Kindern und Jugendlichen ist Eisenmangel häufig anzutreffen. Unter den Zufuhrempfehlungen liegen Jungen zwischen 4 und 13 Jahren sowie Mädchen zwischen 4 und 19 Jahren. Eisen aus tierischen Produkten kann signifikant besser verwertet werden als aus pflanzlichen Nahrungsmitteln. Zusätzlich aufgenommenes Vitamin C, z. B. in Form von Zitrusfrüchten oder Orangensaft, steigert die Eisenresorption, hingegen wirken Milchprodukte sowie Tee hemmend auf die Eisenaufnahme.

▷ Zink: Jungen zwischen 10 bis unter 13 und Mädchen zwischen 7 bis unter 10 Jahren nehmen zu wenig Zink mit der Nahrung auf. Zink aus tierischen Lebensmitteln, wie Fisch, Fleisch, Eier, Milch und Käse, kann der Körper besser aufnehmen als aus pflanzlichen Nahrungsmitteln.

▷ Phosphor: Zu wenig Phosphor führen 10–15 Jahre alte Jungen und 10–19 Jahre alte Mädchen zu. Phosphor steckt reichlich in Fleisch, Käse und Brot.

E6 Ernährung des alternden Menschen

Die Ernährungsweise trägt neben körperlicher und geistiger Aktivität wesentlich zur Erhaltung der Lebensqualität bis ins hohe Alter bei. Der Ernährungszustand älterer Menschen (65 Jahre und älter = Senioren) in Deutschland bietet jedoch ein unbefriedigendes Bild. Die Diagnose bei ärztlichen Untersuchungen von Senioren lautet nicht selten Fehl- oder Mangelernährung (= Malnutrition). Am häufigsten leiden Senioren unter folgenden Symptomen der Malnutrition:

▷ Über- oder Untergewicht
▷ Mangel an Eiweiß
▷ Mangel an Mineralstoffen (Kalzium, Eisen, Zink, Folsäure)
▷ Mangel an Vitaminen (C, D, B_1, B_2, B_6, B_{12})
▷ Flüssigkeitsmangel
▷ Mangel an Ballaststoffen
▷ besondere Anforderungen an die Ernährung
▷ altersspezifische physiologische Veränderungen.

Hauptursache für Fehlernährung bei älteren Menschen (Senioren) sind altersbedingte Veränderungen und Funktionseinschränkungen der Organe: Mit der organischen Leistungsfähigkeit nimmt auch die Bioverfügbarkeit (= Verwertbarkeit) der Nähr- und Wirkstoffe ab. Gleichzeitig bleibt jedoch der Bedarf an Eiweiß und essenziellen Mikronährstoffen bei sinkendem Energiebedarf gleich [Abb. 35].

⊙ **35** Risikofaktoren für Malnutrition im Alter.

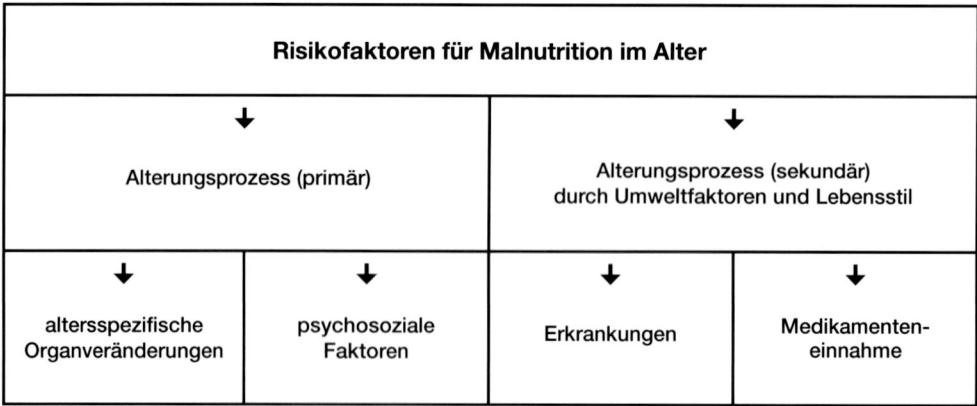

An erster Stelle dieser Veränderungen steht die nachlassende Fähigkeit zum Nahrungsaufschluss infolge einer verminderten Sekretionsleistung und Enzymproduktion (Mangel an Verdauungsenzymen wie Pepsin, Magensäure und dem Intrinsic-Faktor) sowie eingeschränkter Darmperistaltik. Zudem nehmen Geschmacks- und Geruchsempfinden sowie das Appetitgefühl bei betagten Menschen ab.
Kau- und Schluckbeschwerden (Dysphagie) bedingen eine Abnahme der Ballaststoffzufuhr und des Nahrungsmittelspektrums, was zu einer geringeren Aufnahme an Mikronährstoffen führt. Diese Alterungsprozesse stellen besondere Anforderungen an die Ernährung der Senioren [Tab. 41].

▤ **41** Physiologische Besonderheiten im Alter und Anforderungen an die Ernährung.

Besonderheiten	Anforderungen an die Ernährung
verringertes Durst-, Hunger- und Appetitempfinden	Die Speisen sollten schmackhaft, appetitanregend gewürzt und mäßig gesalzen sein.
Kauprobleme ("dritte" Zähne oft weniger funktionsfähig); behinderte Nahrungsaufnahme (Schluckstörungen, Entzündungen der Speiseröhren-/Magenschleimhaut)	Lebensmittel mit hoher Nährstoffdichte und Bioverfügbarkeit sollten gewählt werden. Flüssigkeitsreiche Nahrungsmittel mit breiiger Konsistenz (Brei, Kompott, Gemüse, Obst, Milchprodukten) sollten krümeligen, trockenen Speisen vorgezogen werden [Tab. 61, S. 259].
eingeschränkte Verdauungsfunktion (Beeinträchtigung von Darmperistaltik, Sekretionsleistung und Enzymproduktion)	Organfunktionen werden unterstürzt durch: • schwer Verdauliches meiden • dennoch nicht auf Ballaststoffe • verzichten (Verträglichkeit austesten) • häufig kleinere Mahlzeiten einnehmen • (entlasten den Verdauungstrakt und erhalten seine Funktionsfähigkeit).
schlechte Nährstoffverwertung (insbesondere von Vitaminen)	„Qualität statt Quantität" sollte die Devise sein, d. h. bei bleibendem Eiweiß- und Mikronährstoffbedarf muss auf hohe Nährstoffdichte (Vitamine und Mineralstoffe) und Bioverfügbarkeit (Eiweiß) geachtet werden.
höherer Flüssigkeitsverlust (bei geringem Durstgefühl)	Die Flüssigkeitszufuhr sollte ausreichend sein, d. h. • mind. 1,3 l Trinkmenge und • mind. 0,8 l Flüssigkeitszufuhr mit der Nahrung.
Nachlassen von Leber- und Nierenfunktionen	Die verschiedenen Organeinschränkungen sollten bei der Nahrungsmittelauswahl beachtet werden, d. h. die Ernährung sollte nach den Regeln einer ausgewogenen Kost erfolgen.
Schwächung der Pankreaszellen; Risiko: schlechtere Blutzuckerregulation	
Tendenz zu erhöhten Fett-, Cholesterin und Harnsäurewerten	
geringerer Energiebedarf	Die Nahrungszufuhr sollte am Energiebedarf ausgerichtet sein.
veränderte Knochendichte und Skelettmuskulatur; Risiko: Osteoporose (Knochenbrüchigkeit)	Zur Osteoporose-Gegensteuerung sollten die Empfehlungen in [Tab. 45] befolgt werden.

Erkrankungen

Altersmitbedingte Erkrankungen und die sog. Zivilisationserkrankungen, die sich als Resultat der Lebensführung entwickelt haben, entfalten ihre Symptome verstärkt im letzten Lebensdrittel. Beispiele für häufige Erkrankungen von Senioren, die auch auf die Ernährung Einfluss haben, sind Herz-Kreislauf-Erkrankungen (Herzmuskelschwäche, Bluthochdruck), Diabetes mellitus Typ 2, Verstopfung, Arthrose, Osteoporose, Gicht, Übergewicht/Adipositas, Alkoholismus und Inkontinenz.

Psychosoziale Faktoren

Organische Veränderungen im Alter werden in vielen Fällen von psychosozialen Einflussfaktoren begleitet, die stark prägend für Nahrungsaufnahme und Ernährungszustand des älteren Menschen sind. Häufige psychosoziale Einflüsse sind:

▷ Vereinsamung, soziale Isolation
▷ Mangel an Motivation für gesunde Speisenzubereitung
▷ Gleichgültigkeit gegenüber der eigenen Gesundheit
▷ Depressionen, Demenz
▷ Immobilität/Schwierigkeiten bei Einkauf und Nahrungszubereitung
▷ finanzielle Armut.

Medikamenteneinnahme

Viele Arzneimittel führen zu einem erhöhten Verlust an Vitaminen und Mineralstoffen, wirken sich negativ auf deren Resorption aus oder führen zu Appetitverlust und Übelkeit [Tab. 42]. Die im Alter verstärkt nötige Medikamenteneinnahme ist deshalb ein wesentlich fördernder Faktor für Fehlernährung. Rheumatika (= Rheumamittel) können z. B. zu chronischen Entzündungen des Magen-Darm-Traktes führen, Diuretika (= Entwässerungsmittel), die verstärkt bei Herz-Kreislauf-Erkrankungen eingenommen werden, können Elektrolytstörungen und einen bedrohlichen Flüssigkeitsmangel herbeiführen.

▤ **42** Häufige Nährstoff-Arzneimittel-Interaktionen.

Arzneimittel	Beeinflusste Mineralstoffe und Vitamine
• Antazida	• Kalzium, Eisen, Phosphor
• Diuretika	• Kalium, Natrium, Magnesium, Zink, wasserlösliche Vitamine
• Laxanzien	• Kalium, fettlösliche Vitamine
• Aspirin (Acetylsalicylsäure)	• Eisen
• Antirheumatika (nicht steoridal)	• Eisen
• Phenytoin	• Vitamin D, Folsäure
• Colestyramin	• fettlösliche Vitamine
• Tetrazyklin	• Kalzium, Vitamin C, Vitamin K
• Isoniazid	• Vitamin B_6
• Triamteren/Trimethoprim	• Folsäure
• Hydralazin, Levodopa	• Vitamin B_6

▶ Zufuhrempfehlungen

Energiebedarf

Im Alter nimmt der Energieumsatz eines Menschen ab. Im Durchschnitt sinkt der tägliche Energiebedarf zwischen dem 55. und 75. Lebensjahr um 300–400 kcal. Die Gründe hierfür sind schwindende Muskelmasse, abnehmende Stoffwechselrate (= sinkender Grundumsatz) sowie ein durch geringere Bewegungsaktivität bedingter abnehmender Leistungsumsatz [Tab. 43]. Bei über die Jahre unveränderter Energieaufnahme nimmt der Mensch im Alter an Gewicht zu. Da der Bedarf an Eiweiß, Fett, Vitaminen und Mineralstoffen jedoch gleich bleibt, müssen die Nahrungsmittel eine besonders hohe Nährstoffdichte besitzen.

▤ **43** Gründe für sinkenden Energiebedarf.

Rückgang stoffwechselaktiver Muskelmasse 25-Jähriger: 45 % Muskelmasse 55–70-Jähriger: 27 % Muskelmasse	Grundumsatz ↓
Rückgang der Stoffwechselrate	Grundumsatz ↓
Rückgang der körperlichen Aktivität	Leistungsumsatz ↓

Flüssigkeitsbedarf

Während des Alterungsprozesses und mit dem Muskelschwund nimmt auch der Wassergehalt des Organismus' ab und liegt bei Senioren durchschnittlich nur noch bei 50 Prozent. Dennoch ist der Flüssigkeitsbedarf im Alter aufgrund einer weniger effektiven Flüssigkeitsregulierung sowie der verringerten Konzentrationsfähigkeit der Nieren nicht geringer als bei jüngeren Menschen. Vermindertes Durstempfinden kann bis zur Dehydratation führen, was ein häufiger Grund für Hospitalisation im Alter ist. Auch da die Reservekapazität der Niere bei der Regulierung des Wasserhaushaltes enger ist, sollte die Zufuhr harnpflichtiger Substanzen (Salze, Pharmaka) möglichst eingeschränkt werden bzw. die Wasserzufuhr dem angepasst werden. Senioren sollten durch Getränke mind. 1,3 l durch feste Nahrung 0,8 l Flüssigkeit zu sich nehmen. Als Faustregel für den Wasserbedarf gilt eine Menge von 30 ml pro kg kg und Tag.

Eine sinnvolle Strategie gegen ein nachlassendes Durstgefühl ist es, die Tagesration (Flasche Mineralwasser/Tee) morgens sichtbar zu platzieren und bis zum Abend zu leeren. Auch unzureichende Salzzufuhr kann Durstmangel verursachen. Senioren sollten moderat salzen und reichlich frische Kräuter sowie Gewürze verwenden. Senioren bedürfen keiner salzarmen oder salzreduzierten Kost.

Eiweißbedarf

Mit dem Alterungsprozess werden Körperzellen abgebaut und der Eiweißstoffwechsel (Gesamt-Protein-Turnover) sowie der Proteingehalt im Organismus nehmen ab. Zu berücksichtigen ist jedoch, dass häufigere Erkrankungsphasen, Medikamenteneinnahme und verminderte körperliche Aktivität den Proteinbedarf wieder erhöhen, sodass zur Beibehaltung einer ausgewogenen Stickstoffbilanz der Eiweißbedarf insgesamt gleich bleibt (0,8–1,0 g/kg kg pro Tag), bei gebrechlichen alten Menschen jedoch ansteigt (zirka 1–1,2 g/kg kg pro Tag). Da der Energiegehalt der Nahrung gesunken ist, steigt der prozentuale Proteinanteil an der Gesamtnahrungsenergie von 8 auf 10 %. Die absolute Eiweißaufnahme sollte 55 g für Männer und 45 g für Frauen nicht unterschreiten und eine möglichst hohe biologische Wertigkeit aufweisen. Die Hälfte des Proteins sollte deshalb aus tierischen Eiweißquellen stammen, wie mageren Fisch- und Milchprodukten. Beste Ergebnisse erzielt man durch die Kombination mit pflanzlichen Eiweißlieferanten, wie Getreideprodukte und Hülsenfrüchte.

In der [Tab. 44] sind Kombinationen aufgeführt, die besonders für Senioren gut bekömmlich sind und besonders hochwertiges Eiweiß liefern.

44 Beispiele für gut bekömmliche Nahrungsmittelkombinationen mit hoher biologischer Eiweißwertigkeit.

Nahrungsmittelkombination	Beispiel
Kartoffeln & Milchprodukt	• Pellkartoffeln mit Quark • Kartoffelpüree (selbst zubereitet) • Kartoffelauflauf mit Gemüse und Käse überbacken
Kartoffeln & Ei	• Kartoffeln mit Rührei und Spinat • Kartoffelauflauf
Getreide & Milchprodukt	• Müsli • Haferflockenbrei • Milchreis • Käsebrot • Hirseauflauf
Hülsenfrüchte & Milchprodukt	• Linsensuppe mit Joghurt oder Quarkspeise als Dessert • Bohneneintopf, Hüttenkäse mit Obst als Dessert

Fettbedarf

Der Fettbedarf ändert sich mit dem Alter nicht und liegt bei 30–35 % der Nahrungsenergie. In Hinblick auf Blut-Cholesterin- und Triglyzeridwerte sollte auf die richtige Auswahl der Fette geachtet werden und pflanzliche Fette (insbesondere Rapsöl, Leinöl oder Nussöle) sowie Fischfette (reichlich ungesättigte Fettsäuren) anderen tierischen Fetten (reichlich gesättigte Fettsäuren) vorgezogen werden. Damit möglichst keine Transfettsäuren zugeführt werden, sollte Margarine anstatt Butter als Aufstrichfett empfohlen werden.

Kohlenhydratbedarf

Für die Kohlenhydratzufuhr gilt unverändert der Richtwert von 50 % der Nahrungsenergie und die übliche Empfehlung, weniger Mono- und Disaccharide, dafür mehr komplexe Kohlenhydrate zu verzehren. Dadurch wird die Funktionalität des Verdauungstraktes gefördert, und der Blutzuckerspiegel steigt nicht so rasch an.

Mineralstoffbedarf

Der Mineralstoffbedarf ist aufgrund des geringeren Energiebedarfs in etwa unverändert, jedoch sollte eine hohe Nährstoffdichte der Nahrung vorliegen. Diuretika führen zu erhöhten Mineralstoffverlusten mit dem Urin. Bei nachgewiesenem Mangel an einzelnen Mineralstoffen ist Supplementierung sinnvoll. Vitamin D fördert die Kalziumresorption.

Kalzium: Die Kalziumresorption nimmt im Alter ab. Insbesondere bei Seniorinnen ist die Kalziumzufuhr unzureichend, was mitunter am Rückgang der Östrogenproduktion nach der Menopause liegt. Um einer Osteoporose gegen zu steuern, sollten 1000 mg Kalzium pro Tag aufgenommen werden. Dies ist durch eine ausreichende Zufuhr an mageren Milchprodukten und kalziumreichem Mineralwasser auch realisierbar. Ursachen und Maßnahmen zur Vorbeugung und Verminderung von Osteoporose liefert [Tab. 45].

45 Osteoporoseursachen und Präventionsmaßnahmen bei Frauen über 65 Jahren.

Osteoporoseursachen	Maßnahmen zur Gegensteuerung
niedrige Kalzium- und/oder Vitamin-D-Zufuhr	Aufnahme von 1000 mg Kalzium/d mit der Nahrung oder mit Kalziumsupplementen
zu wenig Bewegung (Bewegung fördert Kalziumeinbau in den Knochen)	tägliche körperliche Aktivität z. B. Spaziergänge oder leichte Ausdauersportarten (Schwimmen, Walken)
wenig Aktivität im Freien (geringe Sonneneinstrahlung)	tägliche Bewegung im Freien: Sonnenstrahlung ermöglicht Vitamin D-Bildung
Rückgang der Östrogenproduktion (nach den Wechseljahren)	Hormonersatztherapie möglich
Rauchen und Alkohol (beides vermindert die Kalziumresorption)	Alkohol und Rauchen einschränken

Vitaminbedarf

Auch der Vitaminbedarf ist im Alter gleich geblieben oder hat sich minimal erhöht. Da aber weniger Energie vom Körper benötigt wird, muss die Nährstoffdichte der Lebensmittel höher sein. Deswegen sind vitaminreiche Nahrungsmittel und eine schonende Zubereitung von großer Bedeutung. Wichtig sind antioxidativ wirkende Vitamine, weil sie die normale Zellschädigung sowie einigen Krebsarten vorbeugen (Vitamine A, C, E und β-Carotin). Bei folgenden Vitaminen erreichten Senioren laut Ernährungsbericht 2004 nicht die Zufuhrempfehlungen:

▷ Vitamin D: Ältere Menschen nehmen durchschnittlich viel zu wenig Vitamin D auf. Zwar wird in der Haut mit Hilfe von UV-Licht Vitamin D gebildet, doch nicht alle Senioren halten sich ausreichend viel im Freien auf oder sind sogar bettlägerig. Schon kleine Spaziergänge jeden Tag sind für die körpereigene Vitamin-D-Synthese zuträglich. Ansonsten kann der Bedarf, der auf 10 Mikrogramm erhöht ist, kaum allein durch die Ernährung gedeckt werden, sodass Supplemente nötig sein können.

▷ Folsäure: Folsäure wird ebenfalls weitaus unzureichend aufgenommen. Eine Ernährungsweise mit reichlich Gemüse (grünes Blattgemüse) ist wichtig.

▷ Thiamin: Eine ungenügende Thiaminzufuhr ist häufig und hat Appetitmangel zur Folge. Defizite können auch infolge einer Diuretikatherapie entstehen.

▷ Pantothensäure: Das Vitamin wird von weiblichen Personen über 65 Jahren in ungenügender Menge zugeführt.

Ballaststoffbedarf

Neben einer ausgewogenen Mischkost sollte die Nahrung vor allem ballaststoffreich sein. Oft sind in der Nahrung von Senioren zu wenig Nahrungsfasern enthalten, was schnell zu Verstopfung führt. Bei ballaststoffreicher Nahrung sollte auf ausreichende Flüssigkeitszufuhr geachtet werden, um eine Verstopfung zu vermeiden. Gegebenenfalls ist auch die Verabreichung spezieller Ballaststoffkonzentrate (mit reichlich Flüssigkeit) sinnvoll. Bewährt haben sich Guarkernmehl, Pektin, Leinsamen und Plantago-ovata-Samenschalen.

Schlussbemerkung

Neben einer ausgewogenen Ernährung ist regelmäßiger (2–3-mal wöchentlicher) Ausdauer-Sport wie (Nordic) Walking, Aqua-Gymnastik, Radfahren, Wandern, Tanzen usw. förderlich und wohltuend für die Gesunderhaltung im Alter.

F Die wichtigsten Beratungen

F1 Beratung bei Adipositas

In Deutschland sind mehr als 50 % der Frauen und mehr als 65 % der Männer übergewichtig. Rund jeder Dritte ist adipös [Tab. 46]. Von Adipositas (Fettsucht) spricht man bei einem Körpergewicht von mehr als 20 % über dem Sollgewicht (BMI). Dabei handelt es sich um kein kosmetisches Problem, sondern um eine chronische Erkrankung. Mit der Diagnose Adipositas geht man auch von einer Behandlungsbedürftigkeit aus.

$$BMI = \frac{Gewicht\ in\ kg}{Größe\ in\ m^2}$$

Auch bei Übergewicht wird eine Behandlung empfohlen, wenn gleichzeitig Begleiterkrankungen auftreten. Die Beratung kann auch präventiv erfolgen, wenn sich z. B. durch Einnahme von bestimmten Psychopharmaka eine Adipositas absehen lässt. Die WHO hat im Jahr 2000 die Adipositas als eigenständige chronische Erkrankung definiert.

46 WHO-Klassifikation von Übergewicht und Adipositas (1998).

	BMI kg/(m)^2
Normalgewicht	18,5–24,9
Übergewicht	25,0–29,9
Adipositas I°	30,0–34,9
Adipositas II°	35–39,9
extreme Adipositas III°	> 40

In Deutschland gilt die Hälfte der Bevölkerung als übergewichtig (BMI > 25: 65 % der Männer, 52 % der Frauen; BMI > 30 bei 20 %). Nur 15 % der Menschen mit einem BMI > 30 haben eine normale Lebenserwartung. Ursache der Adipositas können neben der erhöhten Nahrungszufuhr auch körperliche Erkrankungen, wie z. B. hormonelle Störungen sein. Genetische Faktoren spielen für die Entstehung von Adipositas eine bedeutende Rolle (60–80 % genetische Prädisposition für Hyperinsulinismus, Insulin- und Leptinresistenz, niedriger Grundumsatz und niedrige Thermogenese), sowohl im Hinblick auf die Gewichtszunahme durch Nahrung als auch auf die Fettmasse selbst.

Für die erhöhte Nahrungszufuhr sind auch eine Reihe **psychischer Faktoren** beschrieben. Auslöser für Adipositas können z. B. Verluste wie Trennung oder ein Todesfall sein. Auch bei der Loslösung vom Elternhaus oder in langandauernden Belastungssituationen kommt es nicht selten zu vermehrtem Essen. Das Essen dient dann der Abwehr von Ängsten, Kränkungen oder Depressionen oder ganz allgemein als Überbrückung negativer Empfindungen. Häufig wird Essen als Trost- oder Belohnungsmittel eingesetzt. Hier spielen Süßigkeiten eine große Rolle. Ein solches Verhalten wird jedoch meistens bereits in der Kindheit erlernt und im Laufe der Jahre zu einem festen Wesensmerkmal. Der Bauch ist sozusagen die Suboptimale Lösung eines Problems. Die optimale Lösung wäre bei Stress eine Entspannungstechnik, bei Depressionen die Psychotherapie oder bei Langeweile ein Theaterbesuch oder die Mitgliedschaft in einem Buchclub. Suboptimal ist es, die Problematik sozusagen „aufzuessen". Das führt dann leicht zu Übergewicht.

Bei dicken Kindern ist der „Babyspeck" nicht süß oder niedlich, sondern Ausdruck einer Fehlernährung, für die die Kinder selbst am wenigsten verantwortlich sind. Von den möglichen

Folgeerkrankungen des Übergewichtes können auch Kinder schon betroffen sein oder zumindest den Grundstein für die spätere klinische Ausprägung legen, wie z. B.:

▷ Risikoerhöhung für arterielle Hypertonie, koronare Herzkrankheit, Apoplexie, Diabetes mellitus Typ 2, Gallensteine, Schlafapnoe-Syndrom, Hyperurikämie/Gicht, Gallenblasenerkrankungen u. a.

▷ Folgen mechanischer Überbelastung, z. B. Arthrosen, Rückenbeschwerden, verminderte körperliche Leistungsfähigkeit, Atemnot.

▷ psychische Probleme, soziale Isolation, Potenz- und Libidostörungen, sinkende Fertilität.

▷ Hauterkrankungen in den Hautfalten (Ekzeme, Pilzbefall).

Übergewicht und Adipositas sind eine Indikation für eine lebenslange interdisziplinäre Betreuung und Begleitung.

 ## Ernährung bei Adipositas

> **Die drei wichtigsten Beratungsinhalte bei Patienten mit Adipositas**
>
> ▶ ballaststoffreich – zur Sättigung
> ▶ relativ fettarm und fettmodiziert – zum Abnehmen
> ▶ reichlich Flüssigkeit – zur Sättigung und besseren Ausscheidung der Stoffwechselendprodukte

Auch der Proteinzufuhr kommt eine große Bedeutung zu. Die Auswertung von vielen Studien zeigt, dass eine fettreduzierte Ernährungsweise einer kohlenhydratreduzierten überlegen ist. Auch die Reduzierung auf drei Mahlzeiten ist nicht für alle Übergewichtigen optimal.

▷ Übergewicht entsteht durch ein Ungleichgewicht zwischen Energieaufnahme und Energieverbrauch. Demnach kann eine adäquate Therapie nur in der Verringerung der Zufuhr und/ oder der Erhöhung des Verbrauchs bestehen. Besonders wichtig ist es, die Muskulatur durch ausreichende Eiweißzufuhr von mindestens 1,2 g /kgKG (bezogen auf das Ist-Gewicht) zu erhalten, um einer Reduktion des Ruhe-Nüchtern-Umsatzes (Grundumsatzes) vorzubeugen.

▷ Eine ideale Möglichkeit der Gewichtsreduktion ist das proteinmodifizierte Fasten. Aktuelle Studien zeigen, dass eine Eiweißzulage im Rahmen einer Reduktionskost die Fettgewebsreduktion fördert. Während in der Vergangenheit insbesondere die Fettzufuhr insgesamt im Mittelpunkt der gewichtsreduzierenden Maßnahmen stand, ergibt sich aus epidemiologischen Untersuchungen, dass vielmehr die Zusammensetzung der Fette die größere Rolle spielt. So wird z. B. die Insulinresistenz durch gesättigte Fettsäuren gefördert und durch ungesättigte Fettsäuren gehemmt. Daher sind Butter und Schmalz zu meiden und durch Diätmargarine und hochwertige Öle wie Rapsöl zu ersetzen. Grundsätzlich sind Hyperinsulinismus und Insulinresistenz der Ausgangspunkt einer Adipositas. Es gibt ferner Hinweise darauf, dass der Austausch von LCT-Fetten gegen MCT-Fette die Thermogenese erhöht, der Absenkung des Ruhe-Nüchtern-Umsatzes entgegenwirkt und die Sättigung fördert. Außerdem werden MCT-Fette nicht in die Adipozyten eingelagert.

▷ Daneben ist es sinnvoll, Lebensmittel mit einer niedrigen Kaloriendichte zu bevorzugen, und neben dem glykämischen Index auch die glykämische Ladung zu beachten.

▷ Um die Sättigung zu fördern und die Insulinantwort zu modifizieren, sollten zur Gewichtsreduktion nur drei Mahlzeiten – und nicht viele kleine Mahlzeiten – eingenommen werden. Der adipöse Patient benötigt anfänglich einen fachgerechten Plan zur Gewichtsreduktion.

▷ Gleichzeitig müssen die Begleiterkrankungen behandelt werden. Allerdings sind auch mit der Gewichtsreduktion **Nebenwirkungen** verbunden. Nicht selten brechen unbewusste Ängste und Depressionen auf. Das Abnehmen wird als bedrohlich empfunden. Das Gefühl des körperlichen und seelischen „dicken Fells" geht verloren. Auf der rein körperlichen

Seite können starke Gewichtsreduktionen u. a. auch zu Herzrhythmusstörungen und Gallensteinen führen.

▷ Ganz entscheidend ist die Einsicht des Patienten, dass selbst die reine Befolgung der Diätempfehlungen nicht ausreichen wird, sondern dass eine grundlegende Veränderung vieler Lebensgewohnheiten erforderlich ist, um das Ziel zu erreichen und dann auch das Erreichte festzuhalten. Eine gezielte **Verhaltenstherapie** sollte immer mit thematisiert werden, um die jahrelang währende Therapie durchzuhalten.

▷ Neben der Diättherapie können auch **Medikamente** eine Gewichtsreduktion unterstützen. Sie dürfen jedoch nur unter ärztlicher Aufsicht und Kontrolle und als Bestandteil einer umfassenden Therapie eingesetzt werden. Empfehlenswert kann die Einnahme von Orlistat (z. B. Xenical) und zur Sättigungsunterstützung z. B. CM3 Alginat sein. Rezeptpflichtige Appetitzügler werden heute nur noch selten eingesetzt beziehungsweise verordnet. Manchen Fällen kann bei einer extremen Adipositas auch eine **operative Therapie** sinnvoll sein. Dabei ist aber unbedingt zu berücksichtigen, dass Adipositas eine chronische Erkrankung ist, die durch eine Operation nicht heilbar ist. Auch in diesen Fällen ist eine langfristige, über Jahre aufgebaute Therapie die einzige Erfolg versprechende Möglichkeit. Jeder Patient mit einem Magenband oder mit anderen Operationen benötigt Diätberatung.

▷ Ein weiterer zentraler Punkt ist die Verbesserung des Gesundheitsverhaltens der Betroffenen. Dazu gehört insbesondere eine Anleitung zur Steigerung der **körperlichen Aktivität in Form von Alltagsbewegung und Sport.**

Eine Übersicht der Sportarten mit ihrem jeweiligem Energieverbrauch ist im Downloadbereich (www.dkgd.de) als WORD-Dokument abgelegt, dass Sie Ihrem Patienten präsentieren können. Außerdem gibt es eine kleine Grafik, die aufzeigt, welche „Sünde" im Hinblick auf das Gewicht mit welchem Bewegungsaufwand ausgeglichen werden kann [Abb.].

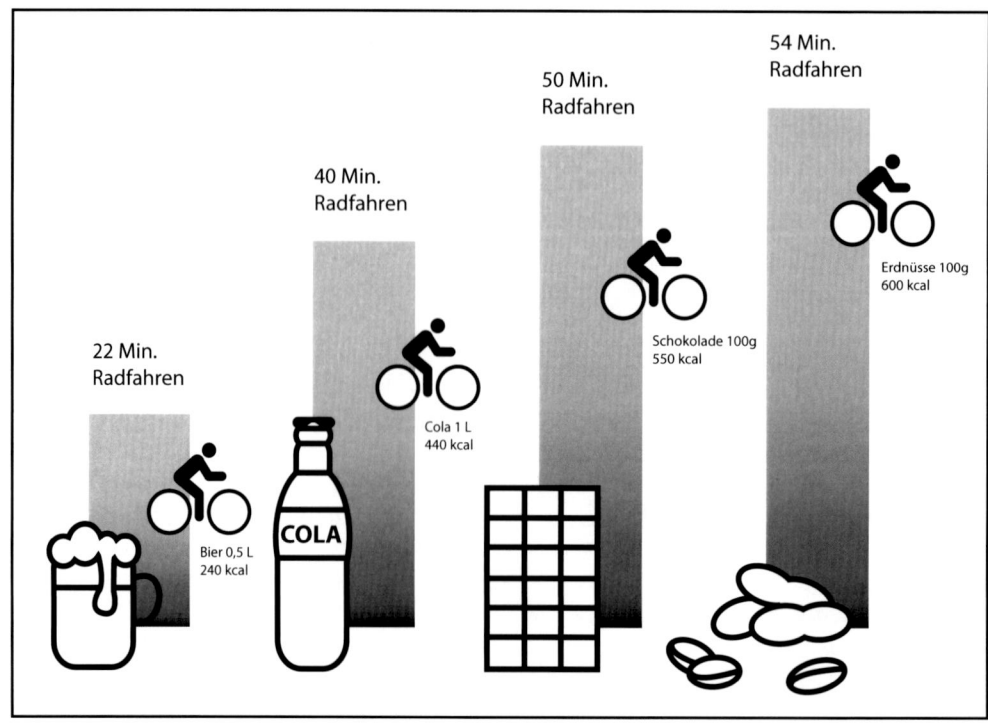

Vertrauen Sie bei der Beratung von Übergewichtigen nicht auf Modeerscheinungen (z. B. Logi-Diät, Atkinsdiät und Co.), sondern arbeiten Sie mit dem Konzept, hinter dem Sie voll und ganz stehen und das eine wissenschaftliche Anerkennung findet. Bei Adipositas sollten Sie die Leitlinie der Deutschen Adipositas Gesellschaft beachten und bei der Ernährung für Diabetiker die Leitlinie der Deutschen Diabetes Gesellschaft. Unterschätzen Sie nicht die motivierende Wirkung Ihrer eigenen Überzeugung!

 ## Umgang mit adipösen Patienten

▷ Nicht selten hat ein Patient Angst vor Ihnen als Diätassistentin oder Ernährungswissenschaftlerin, denn er weiß meist genau, dass das Gespräch zu einer einschneidenden Veränderung seiner jahrzehntealten Ernährungs- und Lebensgewohnheiten führen kann. In der Regel sind seine Befürchtungen größer als die erforderlichen Maßnahmen. Solche Veränderungen sind oft angstbesetzt und eigentlich unerwünscht. Die Angst wird dann auf Sie als Überbringerin der „schlechten" Nachricht übertragen. Ein solcher Eingriff in die Lebensgewohnheiten wie bei der Diät-/Ernährungsberatung ist vielleicht nur mit einem Eingriff in das Sexualleben des Patienten vergleichbar. Oder die Vorgabe der Atemfrequenz nach der Uhr.

▷ Die Patienten stellen in der Regel nur selten Fragen. Sie leben in der Erwartung, lediglich einschränkende Hinweise zu ihrer Lebensführung und Verbote zu hören, jedoch nichts erlaubt zu bekommen. Oder sie wollen diskutieren.

▷ Viele Übergewichtige fühlen sich zu Recht nicht ernst genommen, denn immerzu hören Sie, dass sie sich mehr bewegen und weniger Kalorien zu sich nehmen müssen. In aller Regel wissen die Klienten das, schaffen es jedoch wie ein Suchtkranker nicht, das Verhalten zu ändern. Der Bauch wird so zur suboptimalen Lösung von Problemen.

▷ Übergewichtige Patienten empfangen Sie nicht selten mit einem Satz wie: „Ich esse nichts und nehme trotzdem zu!", was die Abwehr des Patienten gegen Sie und das Beratungsgespräch deutlich macht.

▷ Sie können den adipösen Patienten auch ein positives Gefühl vermitteln, indem Sie ihn als „guten Nahrungsverwerter" darstellen, dessen Fähigkeit jedoch heute nicht mehr so gebraucht wird.

▷ Erkundigen Sie sich zu Beginn des Gesprächs bei dem Patienten danach, wie sein persönlicher Wissenstand zum Thema Ernährung bei Adipositas ist. Eine Frage nach Diäten wird wahrscheinlich dazu führen, dass der Patient Ihnen erklärt, soundsoviele Diäten bereits gemacht zu haben, von denen jedoch keine geholfen habe. Dies wird er Ihnen in den schillerndsten Farben beschreiben können, um neue Wege gar nicht erst beschreiten zu müssen und eine Entschuldigung für sich selbst zu haben. Sie haben damit einen Gesprächsstart erwischt, der mit negativen Gefühlen und Erinnerungen befrachtet ist. Wenn Sie hingegen den Patienten danach fragen, was er über Adipositas gelesen hat, wird er wahrscheinlich selbst darauf kommen, dass zu viel Fett offenbar eine wichtige Rolle bei seiner Erkrankung spielt und somit ist ein Ansatz gefunden, ohne von vornherein eine negative Grundhaltung zu provozieren.

▷ Nicht selten sind die Erwartungshaltungen von Übergewichtigen zu hoch. Fragen Sie nach den Erwartungen und zeigen Sie die realistischen Möglichkeiten auf. Bei einem Ausgangsgewicht von 93 kg wird niemand in 8 Wochen schlank, schön und erfolgreich.

▷ Häufig sind Übergewichtige kontaktfreudige Menschen, die ihre Erkrankung nicht ernst nehmen. Das Thema wird oft verleugnet oder verharmlost. In der Familiengeschichte zeigt sich nicht selten, dass die Kinder durch die Mutter überbehütet und überversorgt wurden.

▷ **Rituale** spielen auch in der Ernährung eine große Rolle. Kann es vielleicht sein, dass der Patient immer beim Kaffee etwas Süßes braucht? Würde es vielleicht schon helfen, weniger Kaffee zu trinken und somit auch weniger Süßes zu essen?

▷ Versuchen Sie, die Beratung mit etwas Positivem zu beginnen, denn der Patient wird sicherlich etwas Negatives für das Gespräch erwarten. Um so größer dürfte seine Überraschung – und damit auch seine Neugier und Motivation – sein, womit Sie seine Aufmerksamkeit gewonnen haben:
„Pflanzliche Lebensmittel sind kalorienarm – Sie dürfen so viel Obst und Gemüse essen, wie Sie brauchen, um satt zu werden. Damit sind Sie satt und nehmen ab."
„Abnehmen kann nur, wer satt is(s)t."

▷ Fragen Sie den Patienten, nach seinen Kochgewohnheiten: *„Wie kochen Sie?"* Dies reicht völlig aus. Sie können nach der Antwort gezielt auf seine Gewohnheiten eingehen. Es gilt, mehr die Bedürfnisse des Kunden zu berücksichtigen, als ihn rational zu beraten. Weniger hilfreich ist es, wenn Sie wie folgt beginnen: *„Grillen und frittieren sind für Sie keine geeigneten Garungsmethoden, da sie nicht fettarm sind. Übergewicht entsteht, wenn Sie zu viel Fett aufnehmen. Fett macht fett. Die Hay-Trennkost hilft Ihnen nicht."*
Wenn ein Klient mit der Trennkost gute Erfahrungen gemacht hat, spricht nichts dagegen. Wenn eine Ernährungsweise den Regeln einer ausgewogenen Ernährungsweise insgesamt entspricht und die medizinischen Fachgesellschaften und/oder die Deutsche Gesellschaft nicht davor warnen, ist es grundsätzlich ok und Sie müssen nicht eine weitere Ernährungsumstellung einleiten, die der Klient dann womöglich nicht mitmacht.

▷ Manchen Patienten sollten Sie vermitteln, dass die Adipositas eine anerkannte Krankheit ist, die einer umfassenden ärztlichen Behandlung bedarf und kein Grund für Schamgefühle ist.

▷ Nach den offenen Eröffnungsfragen sollten Sie für das fachliche Gespräch eher **geschlossene Fragen** wählen, auf die der Patient überwiegend mit „ja" oder „nein" antworten kann, sodass Sie die Informationen, die Sie genau haben wollen, auch bekommen. Stellen Sie also zuerst die Frage, warten Sie die Antwort ab und erörtern Sie dann die Möglichkeiten der Modifikation. Danach fragen Sie: *„Was davon können Sie umsetzen?"* Anschließend notiert der Patient die Maßnahmen und schließt so gewissermaßen einen Vertrag mit sich selbst.

▷ Wenn Sie Ihre Informationen bekommen haben, werden Sie Ihr Beratungskonzept daraus entwickeln. Um den Patienten jetzt Ihre Änderungsvorschläge zu vermitteln, muss er den medizinisch-theoretischen Hintergrund verstehen. Etwas, das er nicht verstanden hat, wird er auch nicht umsetzen. Sie sollten also jetzt versuchen, dem Patienten in seiner Sprache zu vermitteln, weshalb diese Ernährungsumstellung aus ernährungsphysiologischer Sicht sinnvoll ist und welche Möglichkeiten es gibt.

▷ Fragen Sie Übergewichtige immer danach, ob sie Sodbrennen haben. Wenn dies der Fall ist, haben Sie einen guten Ansatz, um den Patienten von der Notwendigkeit der Gewichtsreduktion zu überzeugen (siehe auch Kapitel F13, Beratung bei Refluxösophagitis).

▷ Dem adipösen Patienten muss klar sein, dass eine Veränderung seiner Gewohnheiten lebenslang sein muss. Nach einer erfolgreichen Diät darf er natürlich nicht in das alte Ernährungsmuster verfallen – „was vorher falsch war, ist nachher nicht richtig".

▷ Betonen Sie die Bedeutung der Beratung bzw. der Ernährungsumstellung für die gesamte Familie des Patienten. Wenn er von Ihren Argumenten überzeugt ist, wird er wahrscheinlich die Unterstützung seiner Familie benötigen, um die veränderte Ernährungsweise auch umsetzen zu können. Die Ehefrau wird ihren Einkaufsplan umstellen müssen, sie muss sich andere Gerichte einfallen lassen, auf den Frühstückstisch kommen Brotbeläge, die die Kinder oder die Großmutter nicht kennen. Deshalb ist es auch sinnvoll, die Angehörigen zu einem geeigneten Zeitpunkt in das Gespräch miteinzubeziehen.

▷ Bevormunden Sie den Patienten nie. Vielleicht sagt ein adipöser Patient mit schweren Gefäßschädigungen immer noch „nein" zu Ihren Vorschlägen bezüglich seiner Ernährung. Wenn er aber um die Folgen und Gefahren weiß, bleibt es seine persönliche Entscheidung, was er damit anstellt. Und Sie sollten diese Entscheidung immer mit Respekt akzeptieren. Allerdings muss dies in der Akte vermerkt werden. Außerdem werden die Ärzte und das Pflegepersonal informiert. Die ablehnende Haltung sollte im Gespräch geklärt werden. In jedem Falle sollte die Haltung des Patienten auch dokumentiert werden – ein Vermerk im Arztbrief ist sinnvoll. Denken Sie aber auch immer daran, dass man keinen Klienten zur Beratung zwingen kann.

▷ Wenn der Patient die Beratung ablehnt, sollten Sie ihn darauf hinweisen, was das für seine Zukunft bedeuten kann, wenn die Krankenkasse beispielsweise daraufhin seinen Kurantrag ablehnt. Allerdings sollten Sie keine zusätzlichen Ängste schüren oder ihn gar erpressen.

▷ Bei manchen Patienten ist übermäßiges Essen ein Mittel zur Selbstzerstörung und Ausdruck einer unterdrückten Aggression. Bei Frauen kann die Adipositas ein Symptom für die meist unbewusste Abwehr der weiblichen Rolle sein. Solche Gedanken können für Sie eine Anregung sein, eventuell über den behandelnden Arzt ein psychotherapeutisches Erstgespräch in die Wege zu leiten. Sie dürfen jedoch nicht von sich aus in die Behandlung einer solchen Thematik einsteigen, da dies Ihre Kompetenz übersteigt (sofern Sie keine psychotherapeutische Ausbildung haben). Im Gegensatz zur Bulimie (Fress-/Brechsucht) oder Anorexia nervosa (Magersucht) ist jedoch nicht jeder adipöse Mensch psychisch krank. Vielmehr gehen hier die Meinungen darüber noch auseinander, ob es sich um eine psychosomatische Erkrankung oder ein physiologisches Phänomen handelt. Häufig sind jedoch psychodynamische Komponenten festgestellt worden, die eine Beteiligung psychischer Aspekte nahelegen. Ein Automatismus besteht allerdings nicht.

▷ Ist das eigentliche Problem Langeweile, die immer wieder zum Essen verleitet, kann eine Ernährungsberatung nicht helfen. Sie können aber den Klienten dabei unterstützen, die eigentlichen Probleme dahinter zu erkennen (Einsamkeit, Unselbstständigkeit, Unausgefülltsein, berufliche Unzufriedenheit usw.) und Lösungsvorschläge aufzeigen. Fragen Sie also vorsichtig und einfühlsam auch nach Problemen abseits von Essen, Trinken und Bewegung.

▷ Bei **älteren Menschen** sollte die Lebensqualität eine besonderre Berücksichtigung bei einer individuellen Entscheidung finden. Dies gilt auch für die Ernährungstherapie und die Diätberatung. Auch in der Diabetologie werden individuelle Therapieschemata geschaffen und Therapieziele festgelegt.

▷ In **Schwangerschaft** und **Stillzeit** sollte keine Übergewichtsreduktion angestrebt werden, außer wenn Gefahr für Mutter und/oder Kind besteht und auch dann nur unter strenger ärztlicher Aufsicht. Auch bei verschiedenen Erkrankungen, die eine Gewichtsreduktion mit sich bringen, wie z. B. Tuberkulose, AIDS, COPD oder Krebserkrankungen, ist eine Behandlung von Übergewicht nicht sinnvoll.

▷ Bei **chronischen Erkrankungen** muss eine Risikoabwägung erfolgen und eine individuelle Entscheidung zur Behandlung des Übergewichts getroffen werden.

▷ Bieten Sie dem Patienten die Möglichkeit an, sich auch von anderen Kollegen aus dem Team beraten zu lassen (ohne dass Sie ihm das übel nehmen würden). Vielleicht möchte eine adipöse Frau aus Scham nicht von einem männlichen Kollegen beraten werden.

Fragen, Phrasen, Formulierungen

▷ *„Ich spreche jetzt mit Ihnen über richtige Ernährung."*
  Das bedeutet, dass der Patient sich bisher falsch ernährt hat. Das ist kein guter Start.
▷ *„Fehlernährung" ist kein geeigneter Begriff in einer Beratung.*
▷ *„Sünde"* – meint ursprünglich einen Verstoß gegen die zehn Gebote – nicht gegen Schokolade. Essen kann nicht SÜNDE sein!
▷ Unter dem Begriff *„Ernährung"* verstehen Menschen etwas anderes als unter „Essen" und „Trinken". Schließlich „isst" man einen Apfel und „ernährt" sich nicht damit.
▷ *„Das schaffe ich nie!"*
  Setzen Sie sich gemeinsam mit den Patienten Ziele, die in einer überschaubaren Zeit erreichbar sind.
▷ *„Ich esse praktisch nichts."*
  Versuchen Sie dem Patienten entgegenzukommen. Gehen Sie nicht auf Konfrontationskurs mit Bemerkungen wie etwa *„Wieso haben Sie dann soviel Übergewicht!?"*, sondern versuchen Sie es auf einem anderen Gebiet:
  „Wie sieht es bei Ihnen mit der Bewegung aus?"
▷ Der richtige **Einstand** in die Adipositas-Beratung ist wichtig. Viele Beratungen beginnen etwa so:
  „Übergewicht ist der Feind der Gesundheit. Ich zeige Ihnen, wie Sie dauerhaft erfolgreich abnehmen." – Das glaubt Ihnen niemand!
  Eine bessere Variante ist:
  „Was haben Sie in der letzten Zeit zum Thema Übergewicht gelesen oder gehört?"
  „Welche Fragen haben Sie zum Essen und Abnehmen?"
  Sprechen Sie von Lebensmitteln. Fragen Sie den Patienten nach dem Obst und Gemüse, das er gerne isst („Tomaten, Ananas, Bananen, Broccoli ..."). Bestätigen Sie ihm dann, dass er davon so viel essen kann, wie er möchte.
▷ *„Von der Hüfte abwärts wirkt sich Ihr Übergewicht auf die Knochen und Gelenke katastrophal aus."* – Mit dieser drastischen aber deshalb nicht unrichtigen Formulierung können Sie bei dem Patienten vielleicht ein besseres Gefühl für die Folgen seines Übergewichts erzeugen.
▷ *„Das Ziel des Stoffwechsels ist es, den Körper vor dem Hunger zu bewahren. Der Körper will Fett speichern."*
▷ *„Wir brauchen keine Bäuche, wir haben Kühlschränke!"*

„Ich soll mehr Spaß an mehr Bewegung haben?"- Hierfür sechs gute Gründe:

► „Sie nehmen schneller an Gewicht ab."
► „Sie werden Spaß an der Bewegung haben und Ihre Stimmung wird sich verbessern."
► „Sie verbessern ihre Gesundheit."
► „Sie lernen neue Menschen kennen."
► „Sie vermeiden Ex-Fett-Falten."
► „Sie halten das Gewicht nach einer Diät."

Patientengerechte Erklärungen wichtiger Fachbegriffe zum Thema Adipositas:	
Adipositas	„Adipositas bedeutet deutliches Übergewicht (Fettsucht). Man begreift sie heute als chronische Gesundheitsstörung."
Cholesterin	„Cholesterin ist eine Grundsubstanz des Körpers, die nicht nur zugeführt, sondern auch in der Leber hergestellt wird. Es ist ein lebenswichtiger fettähnlicher Stoff. Der Körper macht daraus Zellwände, Gallensäuren, Vitamin D und verschiedene Hormone. Die benötigte Menge kann der Körper aber ganz alleine herstellen, auch wenn Sie kein Cholesterin mehr zuführen."
BMI	„BMI steht für „body-mass-index", zu deutsch: Körpermassen-Index. Er ist zur Erfassung von Übergewicht gebräuchlich. Man errechnet ihn als Quotienten aus Körpergewicht und dem Quadrat der Körpergröße, also bei Ihnen wäre das ..."
Ballaststoffe	„Sie kommen besonders in Vollkornprodukten und Gemüse vor. Der Körper kann sie nicht vollständig verarbeiten, weshalb sie wieder ausgeschieden werden. Doch sorgen diese Bestandteile durch Aufquellen im Darm nicht nur für eine längere Sättigung sondern haben auch eine entscheidende Bedeutung für die Verdauung und den normalen Stuhlgang. Hüten Sie sich davor, Ballaststoffe nur als „Ballast" zu verstehen, den der Körper nicht braucht!"

F2   Beratung bei Diabetes mellitus

Der Typ-1-Diabetes mellitus ist seltener als z. B. die chronisch-entzündlichen Darmerkrankungen wie die Crohn-Krankheit und die Colitis ulcerosa. Wesentlich häufiger ist der Typ-2-Diabetes, der Ihnen somit weit häufiger begegnen wird. Wichtigste Ursachen des Typ-2-Diabetes sind Übergewicht, genetische Disposition und Bewegungsmangel. Eine Gewichtsreduktion auf normale Werte führt bei 90 % der Typ-2-Diabetiker zu einer Normalisierung des Blutzuckerspiegels. Diabetes Typ 2 ist im Vergleich zum Diabetes Typ 1 in den meisten Fällen heilbar. Leider wird dieser Tatsäche in Deutschland in der Regeln nicht Rechnung getragen. Der Typ-2-Diabetiker kann sich somit selbst durch eine Verhaltensänderung heilen, der Typ-1-Diabetiker nicht. Der Patient muss in einer ihm verständlichen Weise den Zusammenhang zwischen Blutzucker, Insulinwirkung und Ernährung vermittelt bekommen. Dabei helfen Begriffe wie „Hyperinsulinismus", „metabolisches Syndrom" und „Insulinresistenz" nicht sondern eher praktikable Erklärungsmodelle. Diese Erklärungsmodelle müssen physiologisch nicht völlig korrekt sein, sondern entscheidend ist, dass sie beim Patienten die gewünschte Wirkung entfalten, sodass er sich ein Bild machen kann:

„Übergewicht bewirkt, dass die Zellen verfetten. Auf den Zellen sitzen kleine Äste, die mit dem Insulin eine Verbindung eingehen müssen. Die fette Zelle überwuchert jedoch diese kleinen Äste und das Insulin kann dadurch nicht mehr mit dem Rezeptor reagieren."
„Die Nierenschwelle ist wie eine Staumauer: Wenn der Blutzucker einen bestimmten Wert erreicht, schwappt er über die Nierenschwelle und wird mit dem Urin ausgeschieden."
„Ballaststoffe kleiden den Dünndarm aus, sodass die Zuckermoleküle langsamer den Darm passieren. Wenn Sie eine Tasse mit Leinsamen zum Quellen bringen, entsteht eine leimartige Substanz. Sie können sich vorstellen, dass Zuckermoleküle hier viel langsamer durch strömen können."

Der Patient braucht für die komplizierten physiologischen Zusammenhänge solche Modelle. Denn nur was er verstanden hat, wird er auch umsetzen.

Sie sollten sich klar machen, dass es sich beim Diabetes mellitus letztlich um eine schwere und in den Folgen oftmals tödlich verlaufende Erkrankung handelt. Dies sollten Sie in dieser Form dem Patienten nicht vermitteln, allerdings sich für Ihre eigene innere Motivation immer wieder vor Augen halten. Geben Sie sich hier besonders viel Mühe, da Ihre Beratung das Leben entscheidend verlängern und auch retten kann. Sie können dafür sorgen, dass Ihr Patient vor den gravierenden **Folgeerkrankungen** wie Niereninsuffizienz, Herzinfarkt, Schlaganfall, Erblindung, Polyneuropathie und deren Folgen bewahrt wird.

 ## Ernährung des Diabetikers

Typ 1:
- Insulindosierung und –wirkung werden auf die gewünschte oder benötigte BE-Menge abgestimmt (und nicht umgekehrt).
- Die Kost ist reich an kohlenhydrat- und ballaststoffreichen Lebensmitteln.
- Die Kost ist reich an (besonders 1-fach) ungesättigten und arm an gesättigten Fettsäuren.

Typ 2:
- Der Patient muss sein Gewicht langsam reduzieren (0,5–1 kg/Woche bzw. 2–4 kg/Monat), indem er vorwiegend ballaststoffreiche Kohlenhydratträger zu sich nimmt.
- Reduktion der Körperfettmasse durch eine fettarme Kost und Bewegung.
- Der Patient berechnet Kalorien und nicht BEs, solange er noch nicht insulinpflichtig ist.

▷ Der Patient muss lernen, dass die Kohlenhydrate nicht sein Feind sondern sein Freund sind, denn abnehmen kann nur wer satt ist.

▷ Diabetiker-Kost (diätetische Lebensmittel) ist nicht automatisch fettarm, sie sorgt lediglich für einen langsameren Blutzuckeranstieg nach dem Verzehr. Der Patient wird sich also nicht durch „Diabetiker-Lebensmittel" schlank essen können.

▷ Süßstoffe sind durchaus günstige diätetische Lebensmittel, im Gegensatz zu Zuckeraustauschstoffen oder Fruchtzuckern, die sehr wohl kalorienhaltig sind. Es darf nicht übersehen werden, dass es inzwischen keine klassischen diätetischen Lebensmittel für Diabetiker mehr gibt.

▷ Diabetiker-Lebensmittel sind aus den Regalen verschwunden. Nach aktuellem wissenschaftlichem Kenntnisstand benötigen Personen mit Diabetes mellitus keine speziellen diätetischen Lebensmittel mehr, da für sie inzwischen die gleichen Empfehlungen für eine gesunde Ernährung gelten wie für die Allgemeinbevölkerung [Abb. 37]. Daher wurde von wissenschaftlichen Fachgesellschaften und dem Bundesinstitut für Risikobewertung (BfR) empfohlen, die Diätverordnung zu ändern und sie dem aktuellen wissenschaftlichen Kenntnisstand anzupassen. Das BMELV ist dieser Empfehlung gefolgt: Die Diätverordnung enthielt spezifische Anforderungen an diätetische Lebensmittel für Diabetiker. Paragraf 12 der Diätverordnung legte beispielsweise Vorgaben für die Verwendung bestimmter Zuckeraustauschstoffe und Süßungsmittel in Diabetiker-Lebensmitteln, ihren Gehalt an Fett oder Alkohol, den Brennwert von Brot für Diabetiker, den Kohlenhydratanteil in Diabetiker-Bier sowie die Zusammensetzung von Mahlzeiten für Diabetiker fest. Mit der 16. Änderungsverordnung der Diätverordnung wurden diese Regelungen aufgehoben und die Diätverordnung dem aktuellen wissenschaftlichen Kenntnisstand angepasst. Die Verordnung zur Änderung der Diätverordnung trat am 9. Oktober 2010 in Kraft. Die Übergangsfrist ist zum 9. Oktober 2012 ausgelaufen. Die nicht der Verordnung entsprechenden Lebensmittel dürfen noch bis zu ihrem Mindesthaltbarkeitsdatum abverkauft werden (Quelle: http://www.

bmelv.de/SharedDocs/Standardartikel/Ernaehrung/SpezielleLebensmittelUndZusaetze/
StreichungDiabetikerLM-DiaetVO.html). Die aktuelle Fassung der Diätverordnung können
Sie unter http://www.gesetze-im-internet.de/di_tv/ kostenlos abrufen.

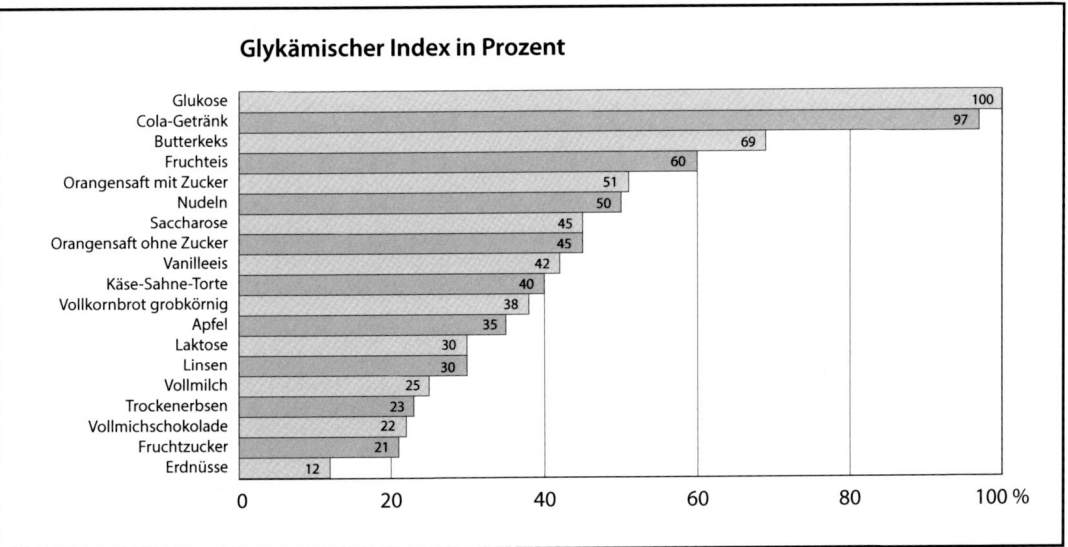

Glykämischer Index in Prozent

Glukose	100
Cola-Getränk	97
Butterkeks	69
Fruchteis	60
Orangensaft mit Zucker	51
Nudeln	50
Saccharose	45
Orangensaft ohne Zucker	45
Vanilleeis	42
Käse-Sahne-Torte	40
Vollkornbrot grobkörnig	38
Apfel	35
Laktose	30
Linsen	30
Vollmilch	25
Trockenerbsen	23
Vollmichschokolade	22
Fruchtzucker	21
Erdnüsse	12

⊙ **37** Glykämischer Index einiger ausgewählter Lebensmittel

 Umgang mit dem Diabetiker

▷ Der Patient hat sicherlich erste Informationen im ärztlichen Aufklärungsgespräch erhalten.
Bevor Sie Ihr erstes Gespräch mit dem Patienten angehen, sollten Sie sich mit dem behandelnden Arzt abstimmen, welche Informationen bereits gegeben wurden bzw. zu geben
sind. Teilen Sie auch dem Arzt mit, dass er beim Patienten keine Angst vor Kohlenhydraten erzeugen soll z. B. durch Erwähnung von „BE". Statt dessen sollte der Arzt dem
Patienten sagen, dass „BE" für ihn überhaupt keine Rolle spielen, da dies ein Thema für
den Typ-1-Diabetiker ist. Dieses Thema ist übrigens auch ein für eine Dienstbesprechung
oder Abteilungskonferenz „Moderne Diabeteskost" geeignet. Bereits in der Küche können
solche Probleme vermieden werden, wenn auf den Tabletts für die Typ-2-Diabetiker die
Kalorien angegeben sind und die BEs nur bei den Typ-1-Diabetikern.

▷ Erläutern Sie dem Patienten, dass er aufgrund von erblichen Faktoren eine verminderte
Insulinwirkung entfalten kann.

▷ Wichtig bei der Beratung des Diabetikers ist die sachliche Ebene. Er muss den Pathomechanismus der Insulinresistenz im Zusammenhang mit seinem Übergewicht verstanden
haben, um die Notwendigkeit der Gewichtsreduktion für seine Erkrankung zu erkennen.

▷ Der chronisch kranke Diabetiker sollte auch nach und nach in den medizinischen Sprach-
gebrauch seiner Erkrankung eingeführt werden. Seine Krankheit wird ihn eventuell für den
Rest seines Lebens begleiten. Er muss somit in die Lage versetzt werden, allen Fragen und
Berichten um seine Erkrankung folgen zu können. Begriffe wie „Hypoglykämie" oder „Insulin-
pflicht" sollten dem Patienten nach und nach nahegebracht und erläutert werden. Vornehmlich akademische Begriffe wie etwa „glykämischer Index" sind für den Patienten jedoch unin-
teressant. Gemeint ist die Sprache, die überwiegend in den Medien verwendet wird.

▷ Sprechen Sie nicht von „Mono-, Oligo- und Polysacchariden" in Gramm sondern sprechen Sie auch beim Diabetiker von bestimmten Lebensmitteln in haushaltsüblichen Mengen und bringen Sie Beispiele in die Beratung mit.

▷ Der Patient muss erfahren, dass er in der Regel insulinpflichtig werden wird, wenn er sein Gewicht nicht reduziert. Wichtiger ist aber, dass er durch Modifikation seines Lebensstils auch seine Blutzuckerwerte normalisieren kann, denn mit seinem Bauch reduziert er auch den Blutzucker.

▷ Eröffnen Sie dem Patienten auch die Möglichkeit, sich bei Bedarf von einer anderen Person aus dem Ernährungsteam beraten zu lassen. Dies kann z.B. bei Themen der Fall sein, bei denen der Patient intime Dinge zu besprechen hat, für die vielleicht Ihr Geschlecht eine Rolle spielt. Ein Beispiel hierfür ist das Thema erektile Dysfunktion im Rahmen einer Diabetes-Erkrankung. Vielleicht möchte der Mann darüber lieber mit einem männlichen Diätassistenten oder Ernährungswissenschaftler sprechen.

Im Downloadbereich (www.dkgd.de) finden Sie eine CT-Aufnahme mit einem Durchschnitt durch den Pankreas. Sie können dem Patienten damit einen Eindruck von dem Organ vermitteln, von dem auch viele Diabetiker gar keine rechte Vorstellung haben.

Fragen, Phrasen, Formulierungen

▷ **„Darf ich als „Zuckerkranker" denn Zucker essen?"**
Diabetiker dürfen zuckerhaltige Nahrung essen. Inzwischen gibt es auch keine speziellen diätetischen Lebensmittel für Diabetiker mehr. Laut der Deutschen Diabetes Gesellschaft sollten Diabetiker nicht mehr als 50 g freie Zucker aufnehmen. Die Leitlinie Ernährung und Diabetes können Sie unter http://www.deutsche-diabetes-gesellschaft.de/fileadmin/Redakteur/Leitlinien/Evidenzbasierte_Leitlinien/EBL_Ernaehrung_2005.pdf kostenlos herunterladen. Das Problem bei Süßigkeiten sind die meist darin enthaltenen Fette oder der extreme Blutzuckeranstieg z.B. bei zuckerhaltiger Limonade oder Produkten, die überwiegend aus Zucker bestehen wie etwa Gummibärchen. Ein nicht übergewichtiger Typ-1-Diabetiker kann durchaus Süßspeisen verzehren und auch mit Blick auf den Stoffwechsel gut vertragen. Der übergewichtige Typ-2-Diabetiker sollte wegen seiner Gewichtsreduktionsbemühungen mit Süßigkeiten zurückhaltend sein. Wenn es aber der Mitarbeit des Patienten dient, kann z.B. ein Stück Kuchen in der Woche hilfreich sein.

▷ **Beispiel zur Erklärung des Unterschied zwischen BEs und Kalorien:**
„Majonäse hat viel Kalorien und Null BE, Brot hat relativ viel BEs, aber wenig Kalorien".

▷ **„Volksweisheiten", die Sie mit dem Patienten besprechen und ausräumen sollten:**
  ▶ „Sauerkrautsaft, Pampelmusen und Bohnenschalentee senken den Blutzucker."
  ▶ „Diabetiker dürfen kein süßes Obst, insbesondere keine Weintrauben und keine Bananen essen"
  ▶ „Diabetiker sollten keine Hülsenfrüchte essen"
  ▶ „Nur saure Äpfel und unreifes Obst sind gut für Diabetiker"
  ▶ „Süßstoff macht Hunger und dick, ist gefährlich und kanzerogen"

▷ **Nützliche Phrasen:**
  ▶ „Mit dem Bauch verschwindet auch der erhöhte Blutzucker."
  ▶ „Die meisten Süßigkeiten sind auch „Fettigkeiten."

▤ **48** Formulierungen in der Diabetes-Beratung:

nicht	sondern
„Ballaststoffreich ist wichtig."	„Essen Sie abends einen Tomatensalat."
„Monoensäuren beugen der diabetogenen KHK vor."	„Nehmen Sie als Typ-1 Diabetiker täglich einen Esslöffel Rapsöl im Salat zu sich." („ ...als Typ-2 einen Teelöffel")
„Verwenden Sie reichlich sekundäre Pflanzeninhaltsstoffe und Vitamine."	„Verwenden Sie reichlich frische Kräuter und Gewürze und essen Sie viel Gemüse."
Typ 2: „Wenn Sie Ihren Diabetes nicht beherrschen, beherrscht er Sie."	Typ 2: „Sie haben die Möglichkeit, sich selbst durch eine Veränderung Ihres Verhaltens zu gesunden."
„Wenn Sie nicht weniger kalorienreich essen, dann müssen Sie spritzen."	„Die Gewichtsabnahme senkt den Blutzucker. Oft genügen bereits wenige Kilos."

▷ „Warum wirken meine Medikamente nicht mehr?"
Wenn der Patient jahrelang mit Alpha-Glucosidasehemmer (z. B. Glucobay) Metformin, Sulfonylharnstoffen (z. B. Euglucon) oder anderen oralen Antidiabetikca versorgt wird, wird sich danach keine Insulinausschüttung mehr im Pankreas provozieren lassen. Man spricht auch von „Sekundärversagen", wenn der oral eingestellte Patient aufgrund der Überforderung der ß-Zellen der Langerhanss-Inseln in der Bauchspeicheldrüse kein Insulin mehr produzieren kann und somit insulinpflichtig wird.

▤ **49** Patientengerechte Erklärungen wichtiger Fachbegriffe zum Thema Diabetes

Diabetes mellitus	„Der Begriff stammt aus dem Griechischen und Lateinischen und bedeutet soviel wie „honigsüßer (mellitus) Durchfluss (diabetes)" und weist bereits auf die beiden Symptome hin, die schon damals der Diagnose dienten: der starke Wasserverlust und der süßliche Urin."
Stoffwechsel, Metabolismus	„In der Biologie bedeutet Stoffwechsel die Gesamtheit aller Vorgänge, bei denen ein Körper Stoffe aufnimmt, abbaut, umwandelt oder ausscheidet."
Insulin	„Insulin ist ein Hormon, das den Blutzucker senkt."
Hyperinsulinämie (Hyperinsulinismus)	„Hierunter versteht man die Erhöhung des Insulinspiegels im Blut über die Norm hinaus. „Hyper" heißt „zuviel", „-ämie" bedeutet „im Blut". Sie entsteht bei insulinspritzenden Diabetikern durch eine überhöhte Insulin-Injektion und führt dann häufig zu Unterzuckerung. Bei sehr vielen übergewichtigen Menschen (auch bei vielen übergewichtigen Diabetikern) findet man häufig erhöhte Blutinsulinspiegel. Es wird wegen der dauerhaften Überernährung ständig zuviel Insulin produziert."
Insulinresistenz	„Resistenz bedeutet eigentlich „Widerstandsfähigkeit". Gemeint ist hier aber der nicht gewollte Widerstand gegen Insulin. Insulinresistenz bedeutet also eine verminderte Insulinwirkung. Bei einem übergewichtigen Diabetiker können Sie es sich bildlich etwa so vorstellen: Die Zellwände sind so dick, dass das Insulin seine Andockstellen auf den Zellen nicht mehr zu fassen bekommt."
Broteinheit/Berechnungseinheit (BE)	„Die BEs sind eine Berechnungsgrundlage zur Erfassung des Kohlenhydratgehaltes der Nahrung. 12 g verwertbare Kohlenhydrate entsprechen 1 Broteinheit. Beispiel: 1/4 l Milch = 12 g Kohlenhydrate = 1 BE." In einigen Kliniken wird auch von Kohlenhydrateinheiten (10 g KH) gesprochen.

49 Patientengerechte Erklärungen wichtiger Fachbegriffe zum Thema Diabetes

glykämischer Index	„Die Lebensmittel geben die Glukose unterschiedlich schnell ins Blut ab. So haben etwa Limonade, Cola und Honig einen hohen glykämischen Index; Haferflocken, Vollkornbrot, Nudeln oder gar Linsen, Bohnen, Reis oder Nüsse einen deutlich geringeren GI, geben also die Glukose viel langsamer ins Blut ab. Dies bedeutet für die Insulindosierung, dass die Kohlenhydrate der Limonade zu 100 % abgedeckt werden müssen (GI 100 %), die Kohlenhydrate von Nudeln nur zu 50 % (GI 50 %)."
glykämische Last	Die glykämische Last (Glycaemic load) schließt neben dem glykämischen Index auch die Portionsgröße ein und ist daher der praxisrelevante Wert.
metabolisches Syndrom	„Metabolismus bedeutet „Stoffwechsel", „Syndrom" bedeutet zusammen auftretende Krankheitszeichen. Hier sind dies: Übergewicht, Diabetes Typ II, Fettstoffwechselstörung, erhöhter Blutdruck und eventuell Gicht. Diese Kombination stellt ein erhöhtes Risiko für die koronare Herzerkrankung dar, die zum Herzinfarkt führen kann."
Kohlenhydrate	„Die Kohlenhydrate sind neben Fett und Protein (Eiweiß) der dritte Hauptnährstoff. Sie liefern Energie und werden in geringen Mengen auch als Baustoff für den Körper verwendet."

F3 Beratung beim Dumping-Syndrom

Nach einer Magen(teil)resektion – z. B. Billroth-I- und –II-OP –, bei der 2/3 des Magens (distal/ Pylorus) reseziert werden, entsteht oftmals ein so genanntes Dumping-Syndrom, das den Patienten sehr belasten kann. Der Begriff Dumping-Syndrom leitet sich vom englischen to dump = stürzen ab. Es ist nach der Magen-OP Billroth II häufiger als nach Billroth I. Das Früh-Dumping-Syndrom wird auch als „postalimentäres Frühsyndrom" und das Spät-Dumping-Syndrom als „postalimentäres Spätsyndrom" bezeichnet.

Es kommt dabei zu einer verminderten Nahrungsausnutzung, da das Reservoir für die Nahrung fehlt und zuviel konzentrierter Speisebrei in das Duodenum übertritt. Zudem liegt oftmals ein Laktasemangel vor. In diesen Fällen bewährt sich der Einsatz von Laktasepräparaten aus der Apotheke, der Drogerie oder dem Reformhaus. Bei vielen Betroffenen ist die Symptomatik im Laufe der Jahre rückläufig.

Das **Früh-Dumping-Syndrom** ist auf die speisebreibedingte (Über-)Dehnung des oberen Dünndarms zurückzuführen. Außerdem bedingt der hohe osmotische Druck einen zusätzlichen Wassereinstrom, der zur weiteren Dehnung und zur Hypovolämie führt. Das wiederum führt zur mahlzeitenbedingten Hypotonie. Dem Patienten geht es schlecht nach der Nahrungsaufnahme, er leidet unter Völlegefühl, Übelkeit, Blässe und ggf. Kreislaufkollaps, Erbrechen und Diarrhö. Es geht hier also um das Volumen und die Geschwindigkeit der Nahrungsaufnahme.

Das Ziel der Beratung beim Früh-Dumping-Syndrom ist, dass die Patienten lernen, häufig sehr kleine Mengen sehr langsam zu sich zu nehmen

Das **Spät-Dumping-Syndrom** ist auf rasch resorbierbare Kohlenhydrate (hoher glykämischer Index) zurückzuführen, die zu einer reaktiven Hypoglykämie bei übermäßiger Insulinausschüttung durch intensive Resorption führen. Hierbei geht es also um den glykämischen Index. Er ist das Maß für die Ausprägung und die Geschwindigkeit des Blutzuckerspiegelanstiegs nach der Einnahme kohlenhydrathaltiger Lebensmittel.

Das Ziel der Beratung beim Spät-Dumping-Syndrom ist, dass die Patienten keine reinen Kohlenhydrat-Mahlzeiten verzehren, sondern mit jeder Einzelmahlzeit eine Mischkost, um den glykämischen Index zu beeinflussen.

 ## Ernährung beim Dumping-Syndrom

▷ Der Patient mit Früh-Dumping-Syndrom sollte 15 min vor jeder Mahlzeit etwas trockenes Brot essen, nicht mehr als eine halbe Scheibe.

▷ Die Mahlzeiten selbst sollten stets kleinvolumig sein (100 bis 150 ml = 1 Kaffeetasse). Demzufolge muss der Patient alle 1–2 Stunden – also 8–10 mal täglich – essen.

▷ Zu den Mahlzeiten sollen bei beiden Syndromen Quellstoffe wie Guar oder Plantago ovata Samenschalen (= Resource Benefibre, Glucotard oder andere Guar-/Pektinpräparate oder Plantago ovata Samenschalen (z. B. Mucofalk)) und auch Acarbose (z. B. Glucobay) eingenommen werden.

▷ Eine Mahlzeit soll über mindestens 10 min eingenommen werden. Danach soll 20 min pausiert werden, sodass eine Mahlzeit mindestens ½ Stunde dauert. Machen Sie dem Patienten auch klar, dass Flüssigkeit schneller den Magen verlässt und deshalb zuerst eingenommen werden sollte, weil sonst die im Magen befindliche Speise regelrecht fortgeschwemmt wird.

▷ Bei zusätzlichen Fettverwertungsstörungen werden LCD-Fette durch MCT-Fette (Ceres Margarine von Dr. Schär aus dem Reformhaus oder dem Direktversand) ersetzt.

▷ Vitamin D, Kalzium und Vitamin B_{12} müssen substituiert werden. Die entsprechenden Präparate werden verordnet oder empfohlen. Eine Selbstmedikation soll der Patient nicht durchführen.

▷ Die Kost sollte laktosearm und arm an rasch resorbierbaren Kohlenhydraten sein.

 ## Umgang mit Dumping-Patienten

▷ Empfehlen Sie dem Patienten, das Essen liegend einzunehmen, wenn die Beschwerden ausgeprägt sind. Viele Patienten profitieren davon, sich zumindest nach dem Essen hinzulegen.

▷ Viele Dumping-Patienten sind unterernährt, weil sie sich in Erwartung der entstehenden Beschwerden nicht richtig trauen, etwas zu essen.

▷ Fragen Sie den Patienten nach seiner Einstellung zum Essen: „Wie fühlen Sie sich bei dem Gedanken an Essen?"

▷ Fragen Sie auch danach, was beim Essen passiert, damit Sie zwischen Früh- und Spät-Dumping-Syndrom unterscheiden können.

▷ Die Speisenmengen sollten in Volumina angeboten werden nicht in Gramm. Demonstrieren Sie z. B. anhand eines Glases wie groß der Magen noch ist und wie viel Volumen noch hineinpasst. Wenn der Patient ein Bild davon gewinnen kann, wird er sich leichter vorstellen können, wie viel er auf einmal essen kann.

▷ „Mehrere Mahlzeiten" kann auch 4–5 bedeuten. In den ersten Wochen muss jedoch eine große Disziplin eingehalten wird. Danach braucht der Patient 2–3 Monate, in denen er alle 1,5 Stunden essen soll, danach tritt eine Adaptation ein. Diese Aussicht sollten Sie dem Patienten vermitteln, damit er Hoffnung auf eine Besserung schöpft.

▷ In der ersten Phase ist eine Kaffeetasse das Maß für das Volumen (!). Demonstrieren Sie dem Patienten das sehr bildlich und stellen Sie klar, dass es um das Volumen und nicht um die Grammzahl geht.

▷ Machen Sie dem Patienten das Dumping-Syndrom so anschaulich wie möglich, aber unterschätzen Sie die Aufgabe nicht. Auch wenn Sie die physiologischen Zusammenhänge klar vor Augen haben sollten, für einen medizinischen Laien ist es nicht so einfach, das passende innere Bild von diesen Zusammenhängen zu bekommen. Er hat keine Vorstellung von Anatomie und Physiologie des Magen-Darm-Traktes und noch weniger von einer „2/3 –Resektion". Er weiß nicht, wie sich die Operation genau auswirkt, und welches Volumen normal ist. Wenn er es ein wenig verstanden hat, werden ihm die Mengenvorgaben viel plausibler sein. Verlassen Sie sich jedoch nicht auf ein „Ja, hab ich verstanden". Ohne detaillierte medizinische Fachkenntnisse ist es sehr schwierig, sich ein Bild von dem Zustand des Magens mit allen Konsequenzen zu machen.

▷ Die Patienten essen in der Regel zu viel auf einmal. Machen Sie sich klar, warum es dem Patienten so schwer fällt, wenig zu essen, und in welcher verzwickten Situation er sich befindet. Sein Essverhalten besteht wahrscheinlich schon seit mehreren Jahrzehnten, aber jetzt muss er es ganz rational, entgegen alle seine Impulse, kontrollieren. Selbst ein Übergewichtiger, der Diät hält, kann sich zumindest satt essen und noch mehr, sofern er es mit kalorienarmen Lebensmitteln tut. Der Dumping-Patient ist zudem immer von Unter- und Mangelernährung bedroht. Dies weiß er, und deshalb hat er auch das Bedürfnis, gut und reichlich zu essen, doch er darf es nur in festen Regeln und sehr engen Grenzen.

▷ Seien Sie so konkret wie möglich, was die Mengenangabe und den Zeitraum für jede Mahlzeit betrifft.

▷ Wenn die Patienten von Anfang an gut vorbereitet sind, also eventuell das Dumping-Syndrom gar nicht richtig erleiden müssen, können sie Ihre Ernährung viel besser gestalten, weil sie die Angst vor dem Essen nicht kennen gelernt haben.

▷ Sie können gemeinsam mit dem Patienten trainieren, wenig und in der richtigen Geschwindigkeit zu essen.

Fragen, Phrasen, Formulierungen

▷ **„Soll ich etwa 10 Mahlzeiten einnehmen!?"**
„Ja, das muss sein. Sie müssen unbedingt ausreichend viel essen. Wegen Ihrer Magenoperation können Sie aber zumindest eine Zeit lang nur sehr kleine Mengen verarbeiten. Deshalb ist es unbedingt erforderlich, dass Sie so viele kleine Mahlzeiten einnehmen."

▷ **„Sie können alles essen, was sie vertragen."**
Dies ist die falsche Anleitung. Empfehlen Sie dem Patienten stattdessen Lebensmittel, die er mit großer Sicherheit vertragen wird, wie z.B. Weißbrot oder Kartoffeln. Raten Sie ihm, jeden Tag z.B. ein einziges Lebensmittel hinzuzufügen, um festzustellen, was er verträgt und was nicht. Lebensmittel, die er nicht verträgt, sollte er dann natürlich weglassen.

📄 **50** Patientengerechte Erklärungen wichtiger Fachbegriffe zum Thema Dumping-Syndrom

Früh-Dumping-Syndrom	„Kurz nach der Nahrungsaufnahme kommt es zu einer sturzartigen Entleerung des nach der Operation zu kleinen Magens in den Dünndarm, der sich stark dehnen muss. Wasser strömt durch diesen Reiz aus der Blutbahn in das Darminnere, welches dann dem Kreislauf fehlt, sodass der Blutdruck fällt."

⊟ **50** Patientengerechte Erklärungen wichtiger Fachbegriffe zum Thema Dumping-Syndrom

Spät-Dumping-Syndrom	„Der rasche Eintritt der Nahrung in den Dünndarm führt zu einer sehr schnellen Resorption von Kohlenhydraten und besonders Zucker. Der Blutzuckerspiegel steigt steil an und es wird viel Insulin ausgeschüttet. Es ist dann aber zu viel Insulin vorhanden, sodass der Blutzuckerspiegel umso steiler wieder abfällt und es zu einer Unterzuckerung mit seinen gefährlichen Folgen kommen kann."
reaktive Hypoglykämie	„So nennt man die Folge des Spät-Dumping-Syndroms. „reaktiv" ist „die Reaktion auf", also in unserem Fall auf den gesamten Mechanismus des Spät-Dumping-Syndroms. „Hypo" heißt „wenig" und „glykämie" ist die Zuckermenge („glyk-") im Blut („ämie").
Billroth-Operation	„Theodor Billroth gehört als Begründer der modernen Operationstechniken und der Magen-Darm-Chirurgie zu den bedeutendsten Chirurgen des 19. Jahrhunderts."

F4 Beratung bei Essstörungen

Diätassistenten und Ernährungswissenschaftler sollten grundsätzlich in das Therapieteam von Essgestörten einbezogen sein. Aber die Diät- und Ernährungsberatung erfolgt erst sehr spät im Therapieverlauf. Oftmals ist es wichtig, die enterale- oder parenterale Ernährung und den Ausgleich von Mangelzuständen kompetent zu beherrschen. Unter Essstörungen versteht man Störungen des Essverhaltens und der Gewichtsregulation, die meist von emotionalen Problemen und Beeinträchtigungen im Sozialverhalten begleitet werden. Wegen der mit Essstörungen verbundenen suchtartigen Verhaltensweisen werden sie auch den Tätigkeitssüchten zugerechnet. Die Anorexie (gr. Appetitlosigkeit) und schwere Formen der Bulimie sind lebensbedrohliche Krankheiten. Die Essstörungen sind multifaktoriell bedingt und können fließend ineinander übergehen.

Meist besteht selbst bei vitaler Bedrohung keine Krankheitseinsicht. Der Wunsch der völligen Kontrolle über den Körper ist so ausgeprägt, dass z. B. auch mitten in der Nacht das Gewicht kontrolliert wird.

Auch wenn der Begriff der „Essstörung" zunächst nach einem Fall für die Diätberatung klingt, ist es doch eine primär psychische Erkrankung, die in erster Linie psychotherapeutisch behandelt wird. Ihnen kommt jedoch die wichtige Aufgabe zu, bei der Umsetzung, der im Rahmen der Therapie getroffenen diätetischen Absprachen zwischen Ärzten und Patient, zu helfen. Nach einem Klinikaufenthalt kann sich auch eine ambulante Weiterbetreuung der Patienten anschließen, in die Sie weiterhin einbezogen sind, denn der Patient muss sich mit dem wieder erlernten Verhalten auch im Alltag bewähren.

Anorexia nervosa

Während früher angenommen wurde, dass die Erkrankung fast ausschließlich in der Pubertät beginnt und nach dem 25. Lebensjahr selten werde, ist ein Auftreten auch über dieses Alter hinaus und auch in jüngeren Jahren häufiger beobachtet worden. Zunehmend erkranken auch Männer, wobei die Dunkelziffer höher liegt als die offiziellen Zahlen, was natürlich auch auf Frauen zutrifft.

Das Eintrittsalter kann schon im Bereich der Vorpubertät liegen. Die Gründe hierfür sind sehr vielfältig und haben im weitesten Sinne etwas mit einem geringen Selbstwertgefühl und bestimmten familiären Faktoren zu tun.

Leider existieren im Internet schon lange viele Web-Seiten zum „optimalen Hungern", Abnehmen usw. Diese sind zwar schwer zugänglich für Nichtbetroffene, doch „Insider" bekommen oft schnell Zugang. Infolge von Hungern, starker körperlicher Betätigung und/oder Missbrauch von Appetitzüglern, Abführmitteln oder Diuretika kommt es zu einer extremen Gewichtsabnahme oder zur Verhinderung der normalen Gewichtszunahme (bei jungen Patientinnen). Anorektiker unterteilen für sich ihre Lebensmittel in „verbotene" und „erlaubte". „Verboten" ist demnach alles Süße und Fettige, „erlaubt" sind z. B. Salatblätter, Gurke, Mineralwasser.

Man unterscheidet zwei Formen:

▷ restriktiver Typ: Das Gewicht wird ausschließlich durch Hungern reduziert wird. Das zu Beginn starke Hungergefühl verschwindet später.

▷ aktiver Typ: zusätzliche Gewichtsabnahme durch Selektion kalorienarmer Speisen, Erbrechen, Laxantien- und Diuretikaeinnahme, motorische Überaktivität (exzessiver Sport).

▷ Binge-Purging-Typ: Unterform mit regelmäßigen Essanfällen (binge = Gelage) und kompensatorischen Maßnahmen wie selbstinduziertem Erbrechen oder Medikamentenmissbrauch (purge = reinigen).

Das immer wieder auftauchende, quälende Hungergefühl kann zur Aufnahme großer Lebensmittelmengen mit anschließendem Erbrechen führen. Im Gegensatz zur Bulimie steht aber die Sucht, mager zu werden, im Vordergrund [Abb. 38]. Wegen der Ähnlichkeit des Ess-Verhaltens wird diese Form auch Bulimarexie genannt.

Die Prognose ist ohne Behandlung schlecht: Die Mortalität beträgt bis zu 15 %, in etwa 40 % der Fälle finden sich chronifizierte Verläufe. Durch psychotherapeutische Behandlung werden bei 40–90 % deutliche Besserungen erreicht.

Ursachen der Anorexia nervosa

1. erbliche Komponente
2. extrem ambivalente (zwiespältige) Beziehung zur Mutter mit
   a) Abwehr der weiblichen Identität durch
   b) Abwehr des Essens als Kampf gegen den ambivalenten Wunsch nach Verschmelzung mit bzw. Trennung von der Mutter
3. Kampf um Autonomie gegen eine als übermächtig und kontrollierend erlebte Mutter
4. familiäre Charakteristika
   a) Mangel an Privatsphäre
   b) überbeschützende Haltung der Familienmitglieder
   c) triebfeindliches Leistungsideal
   d) extreme „Normalitätsdarstellung" der Familie nach außen
5. Persönlichkeit
   a) reserviertes, distanziertes Verhalten
   b) schüchtern, gehemmt
   c) schon frühe Anpassung als „Musterkind"
   d) kein autonomes Ich; „Als-ob-Persönlichkeit"

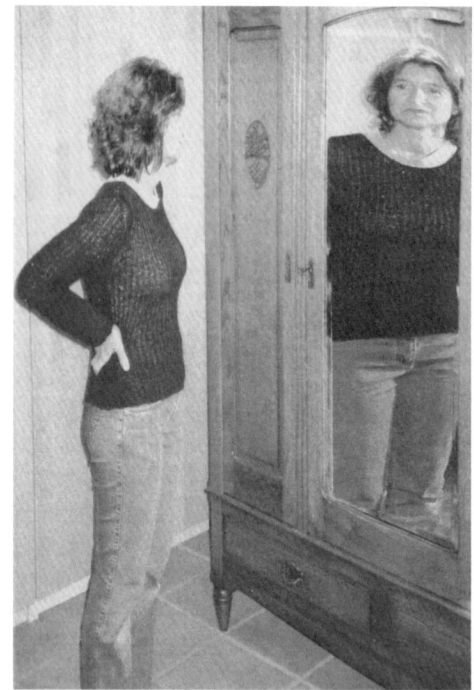

⊙ **38** Das Selbstbild kann bei der Anorexie stark gestört sein.
(Für die Bildbearbeitung herzlichen Dank an Lutz Kamieth, http://www.plan-e.de).

Bulimie (Bulimia nervosa)

Die Bulimie ist charakterisiert durch Fressattacken mit anschließendem Erbrechen. Innerhalb kurzer Zeit werden große Mengen an Lebensmitteln verzehrt (bis zu 20.000 kcal). Eine zusätzlich zugeführte extrem große Trinkmenge erleichtert das selbstinduzierte Erbrechen. Hinzu kommen der Missbrauch von Appetitzüglern, Abführmitteln – mitunter in sehr großen Mengen –, Diuretika oder Schilddrüsenhormonen.

Am häufigsten erkranken Frauen zwischen dem 20. und 35. Lebensjahr. Das Selbstwertgefühl hängt bei den Patientinnen sehr stark vom Körpergewicht und der Figur ab. Das Erkrankungsalter liegt auch hier zunehmend vor dem Pubertätsbeginn.

Dem Heißhungeranfall mit Fressattacke folgt Entsetzen und Angst vor der Gewichtszunahme, was zum Erbrechen führt, das als Tortur, Ekel und lustvolle „Erlösung" erlebt wird. Nach der Erschöpfung tauchen Verzweiflung, Leere, Scham, Schuldgefühle, Selbsthass und Depression auf. Eine kontrollierte Nahrungsreduktion mit psychischer Stabilisierung folgt. Ärger, Langeweile, Alleinsein oder Enttäuschung können einen erneuten Kontrollverlust mit Fress-Anfall auslösen.

Auf Dauer geraten manche Bulimiepatienten durch die enormen Lebensmittelmengen auch in finanzielle Not.

Wichtige Symptome der Anorexia nervosa

- ▶ selbst herbeigeführtes niedriges Körpergewicht (BMI < 17,5)
- ▶ Störung des Essverhaltens
- ▶ Angst vor Gewichtszunahme (Gewichtsphobie)
- ▶ Bradykardie und Hypotonieneigung
- ▶ Körperschemastörung – die Patientin empfindet sich als zu dick, unabhängig vom tatsächlichen Körpergewicht
- ▶ Amenorrhö
- ▶ chronische Obstipation
- ▶ sekundäre Folgen des Hungerzustandes z. B. Blutbild- und Elektrolytstörung (bes. Hypokaliämie), reduzierter Grundumsatz, erniedrigte Körpertemperatur, trockene Haut, brüchiges Haar, Haarausfall, Magenbeschwerden, Ödemneigung

---

Wichtige Symptome der Bulimie

- ▶ übersteigerte Angst vor Gewichtszunahme (Gewichtsphobie)
- ▶ Normalgewicht oder leichtes Übergewicht
- ▶ Missbrauch von Laxantien und/oder Diuretika
- ▶ Folgen des häufigen Erbrechens wie Zahnschmelzveränderungen (z. B. Karies), Ösophagitis, Elektrolytstörungen (teilweise Hypokaliämie)
- ▶ depressive Verstimmungen
- ▶ starke Selbstwertproblematik

Ursachen der Bulimia nervosa

1. starke Selbstwertproblematik mit
   a) ausgeprägter Selbstkontrolle
   b) ausgeprägter Tendenz zu Schuldgefühlen
   c) Störung des weiblichen Identitätsgefühls
2. Abwehr von Sexualitäts- und Schwangerschaftswünschen
3. ambivalente Beziehung zur Mutter
4. Familienstruktur
   a) Emotionalität verpönt
   b) Ideal eines gesellschaftlichen Weiblichkeitsstereotyps

Ernährung bei Essstörungen

▷ Die Beratung über eine „gesunde" Ernährung bedeutet bei Anorexie-Patienten natürlich nicht, Kalorien und Fett einzusparen. Das wissen die Betroffenen ohnehin ganz genau. Stattdessen ist die Aufklärung über bestimmte Nahrungsbestandteile hilfreich. Die Patienten sollen verstehen, warum sie Kohlenhydrate, Fett, Eiweiß usw. benötigen.

▷ Vitamin- und Mineralstoffe sollten anfangs über Substitution zusätzlich oder grundsätzlich verabreicht werden, um weitere Verluste und Mangelerscheinungen zu vermeiden.

▷ In schweren Fällen muss zunächst die Anhebung des Körpergewichts durch **Sondenernährung** im Vordergrund stehen. Sie erfolgt in Absprache mit den Patienten. Die vereinbarten Grenzen dürfen nicht willkürlich oder gewaltsam überschritten werden, da die Gewichtszunahme eine extreme körperliche und seelische Belastung darstellt. Der Gewichtsaufbau beginnt meist mit einer hochkalorischen Sondenernährung. Dann wird behutsam ein neues Essverhalten auf der Grundlage des Drei-Mahlzeiten-Schemas aufgebaut. Ein zu schneller, problemloser Gewichtsanstieg bei Anorektikern weist u.U. darauf hin, dass der Patient sich nicht wirklich mit der Problematik auseinandergesetzt hat. Eine offene Verweigerung der Sondenernährung kann hingegen als Zeichen für starke Autonomie ein eher gutes prognostisches Zeichen darstellen.

▷ Versuchen Sie immer, dem Patienten bei der Festlegung des Speisenplans, so weit wie möglich entgegenzukommen und eventuelle Vorlieben, die diätetisch sinnvoll sind, aufzugreifen. Wenn ein Plan festgelegt ist, muss auch das Pflegepersonal davon unterrichtet sein, damit die Patientin nicht sagen kann, „Das haben wir nicht vereinbart".

▷ Wenn es Ihnen möglich ist, sollten Sie die Teller, besonders das Mittagessen, noch einmal besonders appetitanregend garnieren.

▷ Sinnvoller sind generell viele kleine Mahlzeiten (6 bis 8), weil Sie dadurch die Portionen klein halten können. Große Portionen machen den anorektischen Patienten oft Angst, zumal sich das Fassungsvermögen ihres Magens so weit verkleinert hat, dass eine normale Portion unmöglich gegessen werden kann. Es kann sogar zu Bauchschmerzen, Krämpfen und Übelkeit kommen, wenn die Portionsgröße sich sprunghaft erhöht.

▷ Bei der Nahrungsmittelauswahl sollten sehr säurehaltige Nahrungsmittel insbesondere bei Bulimie vermieden werden, da durch das ausgeprägte Erbrechen die Schleimhaut in Mund, Rachen und Speiseröhre geschädigt sein kann.

▷ Um eine hohe Energiedichte zu erreichen, können Sie die zahlreichen kleinen Portionen z. B. mit Butter, Sahne, Creme fraiche, legieren mit Ei, Traubenzucker (statt Zucker) oder Maltodextrin anreichern. Den gleichen Effekt erzielen Sie auch mit hochkalorischen Getränken (z. B. Kakao, Kaffee mit Sahne, Obstsäfte mit Maltodextrin usw.). Betrachten Sie dies aber nicht als „Unterjubeln" von Kalorien, sondern besprechen Sie diese Anreicherungen mit dem Patienten offen. Andernfalls wird der Patient nie einen normalen Umgang mit Lebensmitteln erlernen können!

Umgang mit Essgestörten

▷ Ein gewisses Verständnis z. B. für die fehlgeleiteten Autonomieversuche zur Aufrechterhaltung des Selbstwertgefühls bei der Anorexie sollte Ihnen den notwendigen Respekt vor diesen erkrankten Menschen verschaffen.

▷ In manchen Kliniken werden zu Beginn der Behandlung Verträge abgeschlossen, in denen der Zeitraum (z. B. 3 Monate), der Umfang der Gewichtszunahme (bei ausgeprägtem Untergewicht bis zu 1,5 kg pro Woche) und die Ernährungsweise festgelegt sind. Dies kann in z. B. Form von einem Stufenschema geschehen. In einer ersten Stufe wird etwa die Zufuhr vollständig kontrolliert (Fremdkontrolle), in der zweiten Stufe werden die Patienten in den Ablauf einbezogen z. B. durch gemeinsames kontrolliertes Einkaufen, Kochen und Essen (Selbst- und Fremdkontrolle) und in der dritten Stufe soll der Patient sämtliche mit der Ernährung zusammenhängenden Vorgänge wie erlernt eigenverantwortlich ausführen können. Hier ist eine intensive Diätberatung zwingend erforderlich.

▷ Um zu vermeiden, dass die Patienten ihr Essen verstecken, verschenken oder auf eine andere Weise verschwinden lassen, sollten Sie - auch meist im Rahmen des geschlossenen „Vertrages" – für eine Zeit bei jeder Mahlzeit des Patienten anwesend sein. Sie können auch z. B. das Mittagessen tatsächlich mit dem Patienten gemeinsam einnehmen, und ihm nicht nur dabei zusehen.

▷ Bei diesen Patienten sollten Sie besonders zu Beginn nach Möglichkeit einen täglichen Besuch vereinbaren, um das wichtige Vertrauensverhältnis aufbauen zu können. Im weiteren Verlauf kann die Frequenz dann individuell angepasst werden, sollte aber immer noch höher als bei anderen Patienten sein.

▷ Der Zeitraum für die Mahlzeiten und die daran anschließenden Ruhephasen kann vollständig festgelegt und von Pflegekräften kontrolliert werden.

▷ Achten Sie darauf, dass das Wiegen der Patienten immer unter den genau gleichen Bedingungen erfolgt. Das muss nicht bedeuten „nackt" oder „nur in Unterwäsche" (z. B. „Frau Schmitz immer im Trainingsanzug", „Herr Meier immer im Bademantel"). Dennoch sollten Sie bedenken, dass die Fantasie der Patienten sehr groß ist, wenn es darum geht, das Gewicht höher erscheinen zu lassen als es ist:

▶ Gewichte in der Kleidung verstecken
▶ Gewichte am Körper befestigen
▶ Aufnahme großer Mengen Flüssigkeit vor dem Wiegen
▶ schwerere Sachen anziehen
▶ Kleidung feucht machen
▶ Bleiketten aus Gardinen in die Kleidung einnähen.

Behandlung bei Essstörungen

▶ je nach Schwere der Störung ambulant oder stationär
▶ bei stationärer Behandlung:
a. psychoanalytische Therapie zur Konfliktbearbeitung
b. Verhaltenstherapie zum systematischen Umlernen des Essverhaltens
c. begleitende Tanz-, Musik-, Maltherapie
d. Diätberatung
e. bei Lebensgefahr Sondenernährung; evtl. Intensivstation

▷ Neben der Dokumentation sollten Sie auch das Pflegepersonal möglichst in mündlicher Form über den Inhalt des Gesprächs informieren, um Fragen oder Unklarheiten direkt klären zu können..

▷ Aus der inneren Not und Widersprüchlichkeit heraus versuchen die schwerkranken Patienten manchmal, die Mitglieder des Behandlungsteams gegeneinander auszuspielen, indem z. B. behauptet wird, Sie seien die einzige Person, die Verständnis für die Patienten aufbringen würde, oder aber Sie erfahren, „die Diätassistentin/Ernährungswissenschaftlerin ist eine blöde Ziege". Bemühen Sie sich, dies weder als persönliche Auf- noch als Entwertung zu betrachten, sondern als Teil der Krankheit. Ein offener Umgang damit im Team ist hilfreich, um weiterhin (be-)handlungsfähig zu bleiben.

▷ Gegen Ende einer Therapie sollten Sie nicht etwa noch einmal damit anfangen, z. B. die Patientin einmal aufschreiben zu lassen, was sie am Tage gegessen hat. Es ist eben Teil des Behandlungsziels, dass Essen normal wird und nicht mehr Gegenstand permanenter Selbstkontrolle.

Binge Eating

Bei dieser Form der Essstörung kommt es zu wiederholten Episoden von „Fressanfällen". Dabei wird eine bestimmte Nahrungsmenge in einem abgegrenzten Zeitraum (z. B. zwei Stunden) gegessen. Die verzehrte Menge ist deutlich größer als die, welche die meisten Menschen in dieser Zeitraum unter ähnlichen Umständen essen würden.

Während dieser Zeit hat die Betroffene ein Gefühl des Kontrollverlustes über das Essen. Es wird wesentlich schneller gegessen als normal und es werden große Nahrungsmengen ohne körperliches Hungergefühl gegessen.

Aufgrund von Schamgefühlen wegen der Menge wird allein gegessen. Anschließend stellen sich Selbstekel, Niedergeschlagenheit und Schuldgefühle gepaart mit einem hohen Leidensdruck ein. Für die Diagnose werden Fressanfälle mindestens 2-mal wöchentlich über 6 Monate gefordert. Sie treten auch nicht in Kombination mit regelmäßigem kompensatorischen Verhalten (z. B. Erbrechen, Fasten) oder ausschließlich im Verlauf einer Anorexia oder Bulimia nervosa auf, sondern eher in Verbindung mit Adipositas.

F5 Beratung bei Hyperurikämie und Gicht

Die Gicht ist eine ernährungsabhängige Erkrankung. Allerdings muss auch eine gewisse erbliche Disposition hinzukommen. Die Krankheit tritt dann meistens bei Männern im mittleren Lebensalter auf. Durch eine erhöhte Konzentration von Harnsäure im Blut (Hyperurikämie) kommt es zu einer Ablagerung von Harnsäurekristallen in bestimmten Gelenken.

Harnsäure entsteht im Körper beim Abbau von Purinen. Purine sind besonders reichlich im Fleisch, besonders in Innereien, enthalten, in Gemüsen deutlich weniger, aber in Hülsenfrüchten findet sich immer noch relativ viel Purin. Der Harnsäurespiegel ist medikamentös beeinflussbar, kann aber meistens schon durch entsprechende Ernährung wieder normalisiert werden. Medikamentöse und diätetische Therapie ergänzen sich gegenseitig.

Normwerte der Harnsäure im Blut
Männer 3,5–7,0 mg/dl Frauen 2,5–5,7 mg/dl Höhere Harnsäurewerte sind therapiebedürftig. Oft reicht jedoch die diätetische Behandlung aus.

Männer erkranken überwiegend zwischen 30 und 45 Jahren, während Frauen mehrheitlich erst mit 50–60 Jahren betroffen sind, was sich vermutlich aus der schützenden Wirkung der Östrogene erklärt, die nach den Wechseljahren nicht mehr produziert werden. Der erste **Anfall** erfolgt oft nach lokaler Abkühlung, Stress, Wetterwechsel, Fasten oder Ess- und Alkoholexzesse. Am häufigsten ist das Großzehengrundgelenk betroffen. Weitere Gelenke sind das Daumengrundgelenk und in seltenen Fällen auch das Sprunggelenk oder das Kniegelenk [Abb. 38]. Die Beschwerden dauern mehrere Tage an. Meistens sind sie spätestens nach 3–4 Wochen verschwunden.

Unbehandelt wiederholen sich die Anfälle meist unter Zunahme der Schmerzen und der Dauer der Anfälle sowie der Anzahl der betroffenen Gelenke. Die Harnsäurekristalle im Gewebe werden immer größer und vom Gewebe eingekapselt. Dadurch entstehen die typischen Gichtknoten und es kommt im weiteren Verlauf zur Verformung der Gelenke. Die Harnstoffkristalle lagern sich auch in der Niere ab und schädigen sie (Harnsteine).

Die sekundäre Gicht entsteht entweder durch vermehrte Harnsäurebildung oder durch zu geringe Ausscheidung über die Nieren. Zur ersten Gruppe gehören u. a. Leukämien, Zytostatika- und Strahlentherapie bei Krebs und Hämolyse (= Auflösung der roten Blutkörperchen).

Zu verminderter Harnsäureausscheidung kommt es bei Nierenerkrankungen, als Folge von Fastenkuren oder auch Diabetes mellitus.

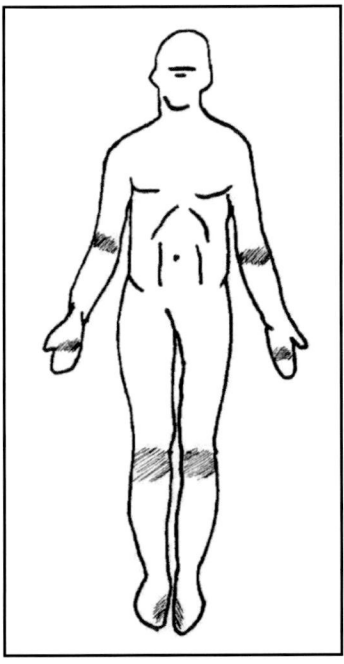

Drei Prinzipien der Ernährung bei Hyperurikämie und Gicht

▶ purinreduziert (max. 500 mg Harnsäure pro Tag bzw. maximal 3000 mg/Woche)
▶ Alkoholkarenz
▶ Meidung von Sorbit
▶ Keine Radikaldiät wie Fasten oder Nulldiät zur Gewichtsreduktion
▶ reichlich Flüssigkeit - mindestens 2 l/d, um der Bildung von Nierensteinen vorzubeugen

⊙ **39** Typische Stellen für Gichtschmerzen. Am häufigsten sind die Großzehengrundgelenke betroffen.

Im Downloadbereich (www.dkgd.de) finden Sie einen Link zu einem eindrucksvollen pathologischen Präparat eines Gichttophus nach der Entfernung aus einem Gelenk.

Ernährung bei Gicht

▷ Machen Sie sich vor der Beratung noch einmal die drei wichtigsten Beratungsinhalte klar, die Sie dem Patienten mit Gicht auf jeden Fall vermitteln wollen:

▷ Der einmalige Gichtanfall rechtfertigt noch keine medikamentöse Langzeittherapie. Hier ist zunächst die Umstellung der Ernährung erforderlich und häufig wird damit schon eine Normalisierung der Harnsäurewerte erreicht.

▷ Ein eventuelles Übergewicht soll reduziert werden. Allerdings muss ein zu rasches Tempo der Gewichtsreduktion vermieden werden, denn extremes Fasten kann Gichtanfälle auslösen.

▷ Wenn Sie dem Patienten eine Liste Purin-reicher und –armer Lebensmittel präsentieren, können Sie diese gemeinsam mit ihm bearbeiten und Lebensmittel, die der Patient ohnehin nicht zu sich nimmt, ganz herausstreichen (z. B. Sardellen, Sardinen). Die Liste wird dadurch kürzer, leichter erinnerbar und einfacher umzusetzen.

▷ Wenn Diät und Gewichtsreduktion nicht helfen, gibt es Medikamente, die die Ausscheidung von Harnsäure fördern (z. B. Benzbromaron) oder die die Bildung von Harnsäure im Organismus hemmen (z. B. Allopurinol). Auch für den akuten Gichtanfall stehen spezielle Gichtmittel, Schmerzmittel oder entzündungshemmende Präparate zur Verfügung (z. B. Indometacin, Cortison).

▷ Verschaffen Sie dem Patienten in der Beratung auch ausreichende Freiräume und positive Aspekte:

„Essen Sie weiterhin das Brot, das Ihnen am besten schmeckt. Dies hat keine Bedeutung für Ihr Harnsäure-Problem."

▷ Der Patient verlangt eventuell einen Tagesplan für seine Ernährung. Widerstehen Sie der Versuchung einen solchen Plan aufzustellen. Nur wenn der Patient verstanden hat, was das Wesen seiner Erkrankung ist und wie er damit umgehen kann, wird er seine Ernährung erfolgreich umstellen könne. Ein Plan kann dies unmöglich über Jahre hinaus leisten.

▷ Berücksichtigen Sie auch den Puringehalt pflanzlicher Lebensmittel! Eine fleischlose Mahlzeit kann bei unbedachter Auswahl etwa von Hülsenfrüchten wie Soja (und vegetarische Wurst- und Fleischersatzprodukten), Erbsen, Linsen, und weißen Bohnen ebenso viel Purin enthalten wie eine Fleischmahlzeit. Die Empfehlung, keine Wurst zu essen, führt dann oft zum Verzehr von „Fleischersatzpaste" aus Soja, was wegen des Purin-Gehalts von Soja immer noch nachteilig ist.

▷ Versuchen Sie eine Festlegung des Patienten zu erreichen, welche dieser belastenden Lebensmittel vom nächsten Tag an weggelassen werden können [Tab. 51].

▤ **51** Beispiele für Purin- und Harnsäurewerte.

Gruppe 1: Purin-/ harnsäurefrei bzw. sehr purinarm		
Menge	**Lebensmittel**	**Harnsäure in mg**
1 Glas	Trinkmilch, Buttermilch, Joghurt, 200 ml	0
1 Scheibe	Emmentalerkäse, 30 g	3
1	Ei, 60 g	3
1 mittelgroße	Tomate, 80 g	8
1	Brötchen, 50 g	20
1 mittelgroßer	Apfel, 150 g	23
1 mittelgroße	Grapefruit, 200 g	30
1 Portion	Reis, poliert und gekocht, 150 g	38
Gruppe 2: Mittlere Purin-/Harnsäuremengen		
Menge	**Lebensmittel**	**Harnsäure in mg**
1 Portion	Weißkohl, 200 g	40
1 Portion	Spargel, 200 g	50
1 Portion	Lauch, 200 g	80
1 Portion	Spinat, 200 g	100
1 Portion	Schollenfilet, 200 g	130
1 Portion	Fleisch (Huhn, Rind, Schwein, Kalb; roh) 100 g	140-170
Gruppe 3: Große Purin-/Harnsäuremengen		
Menge	**Lebensmittel**	**Harnsäure in mg**
1 Portion	Makrele, geräuchert, 100 g	170
1 Portion	Hähnchen, gegrillt, 100 g	240
1 Portion	Innereien (Leber, Nieren), 100 g	210-360
1 Portion	Ölsardinen, 100 g	350
1 Portion	Sprotten, 100 g	500
1 Portion	Kalbsbries, 100 g	900

> Vergessen Sie nicht darauf hinzuweisen, dass der Alkohol weniger wegen seines Purin-Gehalts als vielmehr wegen seiner hemmenden Wirkung auf die Harnsäureausscheidung weggelassen werden soll!

Umrechungshilfe

1 mg Harnsäure = 0,42 mg Purine
1 mg Purine = 2,4 mg Harnsäure

Umgang mit Gicht-Patienten

▷ Ein Patient mit Hyperurikämie erfordert eine andere Ansprache als einer mit manifester Gicht. Ein hyperurikämischer Patient kann durch Ihre Beratung davor bewahrt werden, eine Gicht mit allen dazugehörigen Symptomen und Schmerzen zu entwickeln.

▷ Bei dieser chronischen und nicht primär schmerzhaften Erkrankung sollten Sie ggf. mit der medizinischen Seite des Themas beginnen. Viele Patienten haben von ihren Ärzten die Begriffe „Hyperurikämie" und „Gicht" genannt bekommen, ohne die Mechanismen und das Wesen der Erkrankung eigentlich verstanden haben. Bieten Sie dem Patienten folgende Erklärung an, die leicht verständlich ist und nicht zu viel Zeit in Anspruch nimmt:
„Fleisch enthält sehr viele Zellen. In den Zellen befindet sich viel Purin. Wenn Purine bei Ihnen abgebaut werden, entsteht Harnsäure. Bei zu viel Harnsäure bilden sich in Ihren Gelenken und in der Niere Kristalle, die das Gelenk und die Nieren schädigen und Ihnen Schmerzen bereiten. Es ist also besser für Sie, wenn Sie Käse statt Wurst essen, denn Käse enthält keine Zellen aus denen schließlich Harnsäure wird."

▷ Wenn der Patient den physiologischen Zusammenhang verstanden hat, sollten Sie dazu übergehen, mit ihm seine mögliche neue Ernährungsweise zu erarbeiten. Beginnen Sie dazu, das bisherige Ernährungsverhalten detailliert zu erfassen. Der Patient muss verstanden haben, dass bei seiner Erkrankung die Diättherapie das Wichtigste ist. Die medikamentöse Therapie kommt in schweren Fällen hinzu und ersetzt nicht die Diät. Vermeiden Sie den Eindruck, dass der Patient die Wahl zwischen ein paar Tabletten und einer Diättherapie habe, für die er seine liebgewonnenen Essgewohnheiten umstellen muss.

▷ Sie sollten versuchen, plakativ und bildhaft zu formulieren:
„Sie benötigen eine fleischreduzierte Kost."
„Essen Sie nur das halbe Schnitzel. Schneiden Sie es in der Mitte durch und geben Sie die andere Hälfte Ihrer Frau/Ihrem Mann."

▷ Lassen Sie den Patienten regelmäßig, das von Ihnen Gesagte mit seinen eigenen Worten wiedergeben. So erfahren Sie leicht, ob er alles verstanden hat:
„Bitte geben Sie mir noch einmal mit Ihren eigenen Worten wieder, wodurch es zu einem hohen Harnsäurespiegel im Blut kommt."

Fragen, Phrasen, Formulierungen

▷ **Begriffe und Formulierungen, die Sie in der Beratung unbedingt meiden sollten:**
„Können Sie das verstehen?"
„Das haben Sie sicherlich verstanden."
„Wie Sie sicher wissen ..."
„Das diätetische Therapiekonzept bei Gicht sieht vor ..."
„ ...Harnsäureäquivalent"
„ ...Milligramm Purin"
„ ...streng Purin-arme Kost"

▷ **„Wenn Sie weiterhin so viel Fleisch essen, kriegen Sie eine Gicht, die schmerzhaft für Sie sein wird."** - Mit einem solchen Satz machen Sie dem Patienten direkt einen Vorwurf, der eventuell eine Abwehrhaltung provoziert. Sie laufen daraufhin mit Ihren Vorschlägen zur Ernährungsumstellung ins Leere. Versuchen Sie dies von vornherein positiv zu formulieren.

▷ Sprechen Sie nie in Grammzahlen oder Abkürzungen.

▷ Mögliche Hilfsmittel:
  ▶ Tabelle der Normalwerte für Harnsäure
  ▶ Abbildung von Harnsäurekristallen und Tophi

▤ **52** Patientengerechte Erklärungen wichtiger Fachbegriffe zum Thema Gicht:

Purine	„In jeder einzelnen Zelle ihres Körpers ist die Erbinformation in Form von chemischen Verbindungen gespeichert. Zu diesen Verbindungen gehören die Purine. Auch die Tier- und Pflanzenwelt ist aus den gleichen Bausteinen aufgebaut. Dabei gilt: je höher ein Lebewesen entwickelt ist, desto mehr Erbsubstanz in den Zellen ist notwendig, um alle Informationen zu speichern. Bei Pflanzen sind das deshalb nicht so viele, wie z. B. bei hochentwickelten Tieren. Deshalb nimmt man auch bei stark fleischhaltiger Ernährung deutlich mehr dieser Bausteine, den Purinen, zu sich."
Harnsäure	„Der Mensch produziert ständig Harnsäure in allen seinen Körperzellen. Sie entsteht beim Abbau der Purine in den Zellen und wird über die Nieren („mit dem Harn") ausgeschieden."
Hyperurikämie	„Das ist ein erhöhter Harnsäuregehalt des Blutes. Wenn er länger besteht, bilden sich dadurch Harnsäurekristalle in den Gelenken, welche die Gicht-Symptome auslösen."
Harnstoff	„Harnstoff entsteht in der Leber als Abfallprodukt der Verwertung von Eiweiß. Er wird dann wie auch die Harnsäure über die Nieren mit dem Urin ausgeschieden."
Eiweiß/Protein	„Eiweiß bedeutet in der Medizin nicht das Weiße vom Ei, sondern es steht für Proteine. Ohne Proteine ist Leben, so wie wir es kennen, nicht denkbar. Unsere ganze Erbinformation wird in Proteinen umgesetzt, die dann für den Zusammenbau des Körpers sorgen."

F6   Beratung bei Hyper- und Dyslipoproteinämien

Fettstoffwechselstörungen, auch als Hyper- und Dyslipoproteinämien bezeichnet, gelten als ein zentraler Risikofaktor für die Entstehung von Herz-Kreislauferkrankungen. Ursache ist eine Störung im Fettstoffwechsel, die mit einer vermehrten Bildung und/oder einem verminderten Abbau von Lipoproteinen einhergeht. Ein Alarmsignal sind die erhöhten Blutfette. Orientieren Sie sich bei der Bewertung der Laborparameter allerdings immer an denen in Ihrem Hause geltenden Normwerten und weniger an den offiziellen, da diese von Haus zu Haus bzw. Labor zu Labor zum Teil deutlich abweichen können.

Therapieziele für alle Hyper- und Dyslipoproteinämien sind möglichst normale Werte von LDL-Cholesterin, HDL-Cholesterin und Triglyceriden unter Berücksichtigung des individuellen kardiovaskulären Risikos. Darüber hinaus müssen auch Blutzucker und Blutdruck normal sein, um Folgeschäden am Herz-Kreislaufsystem vorzubeugen.

Behandlungsgrundlage jeder Fettstoffwechselstörung mit Übergewicht ist die Ernährungsumstellung. Das gilt auch, wenn kein Übergewicht vorliegt. Sie hat zum Ziel, den Stoffwechsel des Betroffenen zu entlasten. In manchen Fällen ist eine zusätzliche Behandlung mit Arzneimitteln notwendig. Die Bereitschaft dauerhaft etwas zu ändern, ist bei den Hyperlipoproteinämien höher, als bei zahlreichen anderen Erkrankungen. Offenbar hat sich hier die Erkenntnis durchgesetzt, dass eine dauerhafte Änderung unumgänglich ist, um auch dauerhaft von Gefäßerkrankungen verschont zu bleiben. Hierzu gehört bei allen Fettstoffwechselstörungen auch tägliche Bewegung, wobei das Ausmaß der körperlichen Belastung mit dem Arzt abgesprochen werden muss, weil die günstige Puls-Ober- und Untergrenze individuell unterschiedlich ist.

In mindestens 2/3 der Fälle reicht ein veränderter Lebensstil aus. Diät- und medikamentöse Therapie ergänzen sich zusätzlich sinnvoll.

Ernährung bei Hyperlipoproteinämie

Drei Punkte zur Hypercholesterinämie

- ▶ Gewichtsnormalisierung
- ▶ Reduktion der Gesamtfettaufnahme auf 30–35 Energieprozent; hierbei werden ein- und mehr fach ungesättigte Fettsäuren bevorzugt, gesättigte und Transfettsäuren gemieden. Die Cholesterinzufuhr liegt bei < 200 mg/d
- ▶ ausreichende Aufnahme wasserlöslicher Ballaststoffe
- ▶ Zufuhr von Phytosterinen über Lebensmittel wie Sesamsamen oder Spezialprodukte (z. B. Becel pro Activ)

Drei Punkte zur Hypertriglyzeridämie

- ▶ Reduktion der Gesamtfettaufnahme auf max. 35 % Energieprozent; hierbei werden ein- und mehrfach ungesättigte Fettsäuren bevorzugt (bes. Omega-3-Fettsäuren über Fisch oder Spezialpräparate)
- ▶ möglichst wenig Zucker, Fruchtzucker und Zuckeraustauschstoffe, statt dessen Süßstoffe
- ▶ Alkoholabstinenz - Alkohol begünstigt aufgrund seines hohen Energiegehaltes die Entstehung von Übergewicht, hemmt die Lipolyse und führt zu einem Anstieg der Triglyceride im Serum

▷ Die Basisdiät zur Hyperlipoproteinämie (HLP) ist vielfach ausreichend.

▷ Das Ziel ist es, Lebensmittel, die den Fettstoffwechsel belasten, zu reduzieren:
- ▶ gesättigte Fettsäuren und Trans-Fettsäuren, gehärtete Fette
- ▶ Zucker/Fructose
- ▶ Alkohol
- ▶ Cholesterin.

▷ Menschen mit erhöhten Blutfettwerten sollten möglichst wenig Transfettsäuren aufnehmen, die in Butter enthalten ist, jedoch nicht in Diätmargarine.

▷ Gewichtsreduktion senkt das LDL- und erhöht das HDL-Cholesterin. Eine gesunde Lebensführung mit ausreichend körperlicher Aktivität, Rauchverzicht und möglichst wenig Alkohol muss die Ernährungstherapie ergänzen. Niacin und Bewegung heben den HDL-Spiegel an.

▷ Omega-3-Fettsäuren senken in erster Linie die Triglyceride deutlich und erst nachfolgend reaktiv das LDL.

▷ Cholesterin ist Bestandteil aller tierischen Fette. Eine verminderte Zufuhr dieser Fette führt somit gleichzeitig zu einer verminderten Cholesterinzufuhr. Es gibt jedoch keinen Grund, die Patienten vor dem Konsum von Hühnereiern zu warnen, denn keine Studie konnte bisher belegen, dass der Konsum von Hühnereiern den Cholesterinspiegel oder das Herzinfarktrisiko erhöht. Im Gegenteil belegen Untersuchungen, dass das im Ei enthaltene Lecithin den Cholesterinspiegel senkt. Lediglich Diabetiker sollten nach der aktuellen Studienlage die Empfehlung zu nicht mehr als 1 Ei täglich erhalten.

▷ Die **Ballaststoffzufuhr** wird durch Vollkornbrot und Vollkornprodukte, Kartoffeln (besonders mit Schale), Gemüse und Obst auf > 30 g/d erhöht.

▷ Die Kost entspricht weitgehend der Idealform einer Vollkost. Die Empfehlungen für die o.g. Nährstoffe ist jedoch etwas strenger.

▷ Das meiste Fett, das der Patient zu sich nimmt, stammt nicht aus den Streichfetten. 2/3 der aufgenommenen Fette sind „versteckte" Fette und die meisten versteckten Fette bestehen aus gesättigten Fettsäuren (Ausnahme Nüsse und Samen). Sie müssen deshalb erfahren, was genau der Patient isst, um auf seine Ernährungsgewohnheiten eingehen zu können.

Sie dürfen also keinen Standard-Ernährungsplan „HLP-Kost" erstellen oder verwenden, sondern müssen Ernährungsgewohnheiten berücksichtigen.

▷ Meidung von Transfettsäuren. Diese werden insbesondere über Butter, Rinderfett und Backwaren sowie Frittiertes aufgenommen. Diätmargarine und Öle wie Rapsöl, Leinöl und Nussöle sind transfettsäurefrei.

▷ Die veränderte Zusammensetzung der Fette bedeutet in der Praxis eine geringere Zufuhr von gesättigten Fettsäuren, die (sichtbar und unsichtbar) besonders in Lebensmitteln tierischer Herkunft vorkommen [Tab. 53]. Gleichzeitig soll die Zufuhr von einfach ungesättigten Fettsäuren (z.B. Rapsöl) und mehrfach ungesättigten Fettsäuren (z.B. Leinöl, Nussöle) und daraus hergestellten Streich- und Kochfetten erhöht werden. Ideal ist eine phytosterinhaltige Margarine (z.B. Becel pro aktiv). Rapsöl enthält auch die wertvollen Omega-3-Fettsäuren.

Preiswerte Olivenöle sollten nicht empfohlen werden, da sie in der handelsüblichen Form ernährungsphysiologisch eher minderwertig sind. Grundsätzlich ist Olivenöl reich an gesättigten Fettsäuren, frei von Omega-3-Fettsäuren und arm an mehrfach ungesättigten Fettsäuren und Vitamin E. Eine Ausnahme machen – meist relativ teure – hochwertige kaltgepresste Olivenöle, die nach Olivenöl riechen, schmecken und möglichst kräftig gefärbt sind. Diese sind ausschließlich kalt zu verwenden und dürfen nicht erhitzt werden.

▷ **Fettfische**, besonders Makrele, Tunfisch, Hering und Lachs, bis zu zweimal wöchentlich sind günstig, da sie reichlich Omega-3-Fettsäuren enthalten. Sie senken in relativ hoher Dosierung Triglyceride und in geringerem Maße auch Cholesterin im Blut.

▷ **Fischöl-/Algenölkapseln** sollten nur unter ärztlicher Kontrolle eingenommen werden.

▷ Denken Sie auch an die medizinischen Zusammenhänge erhöhter Blutfette. Wenn der Patient nicht in jeder Hinsicht auf seinen Stoffwechsel untersucht worden ist, kann es auch sein, dass er zusätzlich erhöhte Blutzuckerwerte aufweist, denn eine Hypertriglyceridämie ist oft das „Symptom" eines unerkannten Diabetes mellitus.

53 Verbesserte Fettsäureverteilung in der Ernährung.

gesättigte Fettsäuren	< 1/3
einfach ungesättigte Fettsäuren	> 1/3
mehrfach ungesättigte Fettsäuren	< 1/3

Umgang mit Patienten mit Hyperlipoproteinämie

▷ Um dem Patienten etwas von seiner Angst zu nehmen, könnten Sie die Beratung gut pathophysiologisch angehen und einige Begriffe sowie die Bedeutung des Cholesterins erklären.

▷ Wenn es Ihnen gelingt, die Beratung mit einem unerwarteten Gebot – statt eines Verbots – zu eröffnen, werden Sie leichter die Aufmerksamkeit des Patienten erhalten:
„Sie essen gerne Salat/Gemüse? Essen Sie jeden Tag davon soviel Sie möchten!"
„Können Sie sich vorstellen, warum Diätmargarine besser als Butter ist?"

▷ Ein erhöhter Cholesterin-Spiegel wird wesentlich aufmerksamer vom Patienten registriert, als etwa ein erhöhter Blutzucker. Wegen seiner starken Präsenz in den Medien im Hinblick auf die Risiken, die ein erhöhter Cholesterinspiegel darstellt, haben Sie es als Diätassistentin/Ernährungswissenschaftlerin in der Beratungssituation normalerweise leichter.

▷ Wichtig bei diesen Patienten ist die verbreitete Angst vor einem Herzinfarkt. (Die Angst vor einem Herzinfarkt ist gerade ein Deutschland sehr groß und die Zahl der verordneten Herzmedikamente europäische Spitze. In Frankreich bezieht sich eine vergleichbare Angst auf die Leber, ohne dass sich diese Phänomene in den Krankenzahlen widerspiegeln würden.

▷ Es ist hier wichtig, dass der Patient Ihre Erklärungen zu den Fetten versteht. Wenn Sie „Fett" meinen, nennen Sie es auch „Fett" und vermeiden Sie dann Begriffe wie „Triglyzeride" oder „Neutralfette".

▷ Um die Bereitschaft zur Mitarbeit und zur Beschäftigung mit dem Thema zu erhöhen, sollten Sie für die zweite und weitere Beratungen „Hausaufgaben" aufgeben:

▶ *„Führen Sie ein Ernährungsprotokoll, aus dem ersichtlich wird, was genau Sie während des Tages essen und trinken."*

▶ *„Führen Sie ein Gewichtsprotokoll."*

▶ *„Schreiben Sie Ihre fünf Lieblingsgerichte auf."*

▶ *„Schreiben Sie auf, was Sie in der Speisekammer haben."*

▶ *„Was befindet sich in Ihrer Süßigkeiten-Schublade?"*

▶ *„Bringen Sie mir bitte Ihr Lieblingsrezept mit."*

Wenn der Patient diese Aufgaben gemacht hat, ist es gut. Sie müssen die Aufzeichnungen immer ansehen und gegenüber dem Patienten kommentieren und würdigen. Wenn Sie sie leichtfertig abtun, wird er sie kaum fortführen.

Wenn der Patient sie nicht gemacht hat, sollten Sie ihn jedoch nicht ausschimpfen. Vermitteln Sie statt dessen, dass er diese Aufgaben für sich selbst macht. Sie dürfen ihn nicht bloßstellen. Er soll begreifen, dass er sich die Aufzeichnungen selbst ansehen soll, um die Entwicklung beobachten zu können. Dies dürfen Sie jedoch nicht schon bei der Mitteilung der Aufgaben äußern, da er dann wahrscheinlich nicht mitmachen wird.

▷ Die Beratung sollte an den individuellen Vorlieben ausgerichtet sein: Wie schaffen Sie es, dass der Patient auch weiterhin sein Leibgericht essen kann?

▷ Der Patient sollte ein Gewichtsprotokoll führen, in dem er regelmäßig alle zwei Wochen sein Gewicht einträgt. Klären Sie den Patienten jedoch darüber auf, dass das Gewicht auch mal nach oben gehen kann, ohne dass er sich gleich als Versager fühlen muss. Vielleicht können Sie ihm ein schönes Beispielprotokoll zeigen oder mitgeben, in dem auch Ausschläge nach oben vorkommen.

Im Downloadbereich (www.dkgd.de) können Sie einige eindrucksvolle Bilder zum Thema Arteriosklerose, Hirnschlag und Herzinfarkt herunterladen, um sie dem Patienten zu demonstrieren.

Fragen, Phrasen, Formulierungen

▷ *„HDL rauf und LDL runter, hält Herz und Gefäße munter."*

▷ Bei dieser Erkrankung spielt der **Alkohol** eine nicht geringe Rolle. Bei der Alkoholanamnese wird auf eine neutrale Frage wie „Wie viel Alkohol trinken Sie?" oft mit „Keinen" geantwortet. Die Chancen auf eine ehrliche Aussage erhöhen sich durch Fragen wie: *„Wie viele Flaschen Bier trinken Sie zum Abendbrot?"*

▷ *„Der Alkohol schützt meine Gefäße."* Ein leider hartnäckiger Irrglaube, der eher auf Wunschdenken und die hohe Zahl von Alkoholabhängigen zurückgeht als auf wissenschaftliche Forschung. Nach dieser gibt es keine gesunde Untergrenze für Alkohol, der damit der radioaktiven Strahlung ähnelt, für die auch keine sicheren Grenzwerte existieren. Außer dem subjektiven Genuss gibt es keinen Nutzen durch Alkohol. Die vagen Hinweise auf eine eventuelle Senkung des Herzinfarkt- oder Schlaganfallrisikos bei über 50-jährigen ohne Herzrhythmusstörungen, Bluthochdruck oder Stoffwechselstörungen stehen in keinem Verhältnis zu der Schädigung aller anderen Organe und des erhöhten Krebsrisikos.

⊞ **54** Patientengerechte Erklärungen wichtiger Fachbegriffe zum Thema Hyperlipoproteinämie:

Hyperlipoproteinämie, Dyslipoproteinämie	„ ... bedeutet, dass zu viele (hyper) von den Eiweißen, die die wasserunlöslichen Fette transportieren (Lipoproteine), im Blut (-ämie) vorhanden sind." („Dys" bedeutet „Fehl")
Omega-3-Fettsäuren	„Omega-3-Fettsäuren sind mehrfach ungesättigte Fettsäuren, die u. a. einen günstigen Einfluss auf bestimmte Blutfette haben. Bestimmte Pflanzenöle und Fettfische wie Makrele, Lachs, Hering und Thunfisch (aber nicht der Karpfen) sind besonders reich an diesen Fettsäuren."
Cholesterin	„Cholesterin ist ein wichtiger Baustoff bei der Herstellung von Hormonen und Gallensäure, wodurch es z. B. die Verdauung fördert. Von den benötigten Mengen wird der größte Teil in der Leber gebildet. Der weitaus kleinere Teil wird über die Nahrung aufgenommen."
HDL/LDL	„Blut besteht überwiegend aus Wasser - Cholesterin dagegen ist fettlöslich, würde also auf dem Wasser schwimmen. Damit es dennoch mit dem Blut überall in den Körper gelangen kann, braucht das Cholesterin Trägersubstanzen wie das HDL und das LDL. Das HDL (= high density lipoprotein) enthält viel Eiweiß und wenig Fett, das LDL (=low density lipoproteins) wenig Eiweiß und viel Fett. Das HDL transportiert Cholesterin in die Leber, wo es verarbeitet und abgebaut wird. Das LDL bringt das Cholesterin über das Blut zu den Organen. Menschen mit mehr HDL scheinen besser vor Arteriosklerose geschützt zu sein." oder „HDL ist das gute Fett, welches hilft, das Cholesterin aus dem Blut zu transportieren, damit es sich nicht an den Gefäßwänden ablagern kann. LDL ist das schlechte Fett, das die Anhäufung von Cholesterin im Blut unterstützt und damit auch die Arterienverkalkung fördert."
Triglyzeride/ Neutralfette	„Lassen Sie sich nicht verwirren. Natürlich vorkommende Fette werden auch als Neutralfette oder Triglyceride bezeichnet. Sie dienen dem Körper als Energiespeicher. Ein Teil des Zuckers und Alkohols, den wir mit der Nahrung aufnehmen und nicht direkt abbauen, wird in Triglyceride umgewandelt und als Fettdepot und Energiespeicher abgelegt."
essenzielle Fettsäuren	„Im Gegensatz zu den anderen Fetten können essenzielle Fettsäuren vom Körper nicht selbst gebildet werden (essenziell =lebensnotwendige Stoffe, die zugeführt werden müssen). Achten Sie beim Kauf von Fetten und Ölen auf diese Bezeichnungen. Am Besten sind kaltgepresste Öle."
gesättigt/ungesättigt	„Die Unterscheidungen in gesättigte und ungesättigte Fettsäuren sind wichtig: • gesättigte Fettsäuren (z. B. in Butter oder Kokosfett) • einfach ungesättigte Fettsäuren (z. B. Raps-, Oliven- oder Erdnussöl) • mehrfach ungesättigte Fettsäuren (z. B. Leinöl oder Fischöle)

F7 Beratung bei Hypertonie

In Deutschland leiden bis zu 20 Millionen Bürger unter erhöhtem Blutdruck. Die Hypertonie (Bluthochdruck) ist nicht schmerzhaft und der Patient hat keine oder nur geringe Beschwerden. Er ist eher aktiv. Deshalb wird die Hypertonie oft auch jahrelang nicht bemerkt. Dann werden – vielleicht sogar zufällig - die dauerhaft zu hohen Werte entdeckt und eine Therapie wird eingeleitet, durch die sich der Patient dann nicht selten schlechter fühlt als zuvor. Die eingesetzten Medikamente senken zwar meist gut den Blutdruck, führen dadurch aber oft zu unerwünschten Nebenwirkungen wie Müdigkeit, Abgeschlagenheit, Mundtrockenheit, gastrointestinalen Störungen, Verschlechterung einer prädiabetischen oder diabetischen Stoffwechsellage und verstärkter Hypoglykämieneigung (Symptome verschleiert), um nur einige zu nennen.

Die Bereitschaft des Patienten, jetzt auch noch seine Kost umzustellen, ist demnach nicht selten gering. Der Patient ist sich vielfach dieser Zusammenhänge gar nicht bewusst, weil er darüber nicht informiert wurde.

Die gesundheitlichen Risiken bei dauerhaft erhöhtem Blutdruck sind jedoch erheblich: Hirnschlag, Herzinfarkt, Herzschwäche, Sehschwäche, Nierenschädigung u. a.

Sehr wirkungsvoll – und ohne Nebenwirkungen - sind die selbst durchgeführten Maßnahmen, die die Risikofaktoren des erhöhten Blutdrucks bekämpfen.

Risikofaktoren für eine Hypertonie

- ▶ Fettstoffwechselstörungen
- ▶ Rauchen
- ▶ Übergewicht
- ▶ andauernder Stress
- ▶ Bewegungsmangel
- ▶ Magnesium-/Kaliummangel
- ▶ Fehlernährung
- ▶ Alkoholabusus
- ▶ Mangelhafter Konsum von Gemüse und Obst
- ▶ sehr salzreiches Essen
- ▶ Diabetes mellitus

Eine weitere wichtige Ursache ist die Veranlagung, die jedoch nicht wie die anderen Parameter beeinflussbar ist.

Besonders bei einer grenzwertigen Hypertonie ist die Veränderung dieser Punkte schon die eigentliche Therapie, und die oft unerwartet stark wirkenden Medikamente müssen nicht oder in geringerer Dosierung eingenommen werden. Die Veränderung eines einzigen Parameters ist jedoch nicht ausreichend.

Bei bereits länger bestehender manifester Hypertonie ist eine rein medikamentöse Therapie mitunter nicht ausreichend. Der Patient kann dann durch eine konsequente Ernährung Medikamente einsparen und somit auch potenzielle Nebenwirkungen vermeiden. Durch eine konsequente Ernährungsumstellung sind die Blutdruckwerte sicher um 10-30 mmHg systolisch und diastolisch und auch darüber hinaus zu reduzieren.

Metabolisches Syndrom

- ▶ Hypertonie
- ▶ Übergewicht (androide Fettverteilung)
- ▶ pathologische Glukosetoleranz/ Diabetes mellitus Typ 2
- ▶ Fettstoffwechselstörung
- ▶ Hyperurikämie/Gicht

Die arterielle Hypertonie steht oft in Zusammenhang mit dem so genannten **metabolischen Syndrom**, bei dem eine typische Kombination verschiedener stoffwechselabhängiger Erkrankungen besteht:

Zur Symptomatik gehören die bauchbetonte Fettleibigkeit, eine charakteristische Konstellation der Blutfette (niedriges HDL, hohes LDL; Triglyzeridämie mit hohem VLDL), arterielle Hypertonie und ein erhöhter Nüchtern-Blutzuckerwert. Hinzukommen können eine Hyperurikämie (evtl. Gicht), Mikroalbuminurie und gelegentlich auch Blutgerinnungsstörungen.

Eine wichtige Rolle spielt der Circulus vitiosus (Teufelskreis) aus Hyperinsulinismus und Insulinresistenz (siehe auch Kapitel F1 und F2 Beratung bei Adipositas bzw. Diabetes).

 ## Ernährung bei Hypertonie

▷ Eine Mahlzeit sollte immer alle Geschmacksrichtung abdecken, wodurch der Appetit bis zur nächsten Mahlzeit vermindert wird. Der Körper braucht die Möglichkeit zur Lipolyse, was unter einem, hohen Insulinspiegel nur schwer möglich ist. Deshalb ist dem adipösen Hypertoniker mit drei sättigenden Mahlzeiten mehr gedient, als mit 6 kleinen (bei gleichem Kaloriengehalt).

▷ Alkohol erhöht den Blutdruck, sodass Hypertoniker sich hier deutlich einschränken sollten. Die Kalium-/Magnesiumzufuhr sollte erhöht werden, da dadurch die Diurese angeregt wird. Deshalb sollte der Hypertoniker viel Gemüse und Obst zu sich nehmen (so viel, wie er will!).

Bei Übergewicht steht die Gewichtsreduktion um 10 % im Vordergrund. Dieser Wert scheint nach neuestem Erkenntnissen ausreichend und sehr vorteilhaft zu sein

> **Drei Prinzipien der Ernährung bei Hypertonie**
>
> ► kalium-/magnesiumreich
> ► reich an Gemüse und Frischobst
> ► alkoholabstinent
> ► Gewichtsreduktion (10 %, wenn es gehalten wird); bei Normalgewicht: fettmodifiziert (Omega-3-Fettsäuren – möglichst 2–3-mal wöchentlich Fettfisch verzehren)
> ► Nicht mehr als 5–6 g Salz täglich

▷ Bei Adipositas ist es fast immer ausreichend, das Gewicht um 10 % zu reduzieren, d. h. von 120 kg auf 108 kg – bei bleibendem Wert. Diese Reduktion ist auch vorteilhafter, als eine Gewichtsabnahme auf z. B. 90 kg, wenn das Gewicht nicht gehalten werden kann und wieder auf z. B. 110 kg ansteigt.

▷ Die **Omega-3-Fettsäuren** scheinen einen regulierenden Effekt auf den Blutdruck zu haben. Deshalb sollten Hypertoniker vermehrt entsprechenden Fisch zu sich nehmen (Lachs, Makrele, Hering). Gesättigte Fettsäuren sollen hingegen reduziert werden. Statt Butter sollte z. B. Rapsöl und Diätmargarine verwendet werden.

▷ Bei der Frage nach dem **Kochsalz** sollten Sie nicht automatisch die Einfuhr senken, sondern zunächst feststellen, ob überhaupt eine zu große Menge (> 6 g/d) an Kochsalz zugeführt wird (z. B. durch hohen Konsum von Fastfood-Produkten, Knabbergebäck usw.). Die früher empfohlene Kochsalzrestriktion („natriumarme Kost") konnte in ihrer Wirkung nicht bestätigt werden. Zudem liegt die durchschnittlich aufgenommene Menge bei 5–7 g/d, was nur minimal über der Empfehlung liegt, und nicht wie immer noch oft behauptet bei 10 g oder mehr. Der Effekt einer Kochsalzrestriktion ist dann auch zu minimal, um dafür auf die wichtige Geschmackskomponente zu verzichten. Sie bringt jedoch viel negative Assoziationen („Jetzt soll ich nicht nur weniger essen, sondern es darf auch nicht schmecken ..."). Mehr bringt eine kaliumreiche Kost bei gleichzeitiger Gewichtsreduktion.

Umgang mit Hypertonikern

▷ Viele Patienten mit Hypertonie gehen mit dem Bild in die Beratung, dass sie nur noch wenig essen dürfen, was zudem fade schmeckt. Gehen Sie von Beginn an gegen diese Vorstellung vor. Es lässt sich einiges ändern, ohne dass das Leben mit Bluthochdruck fortan von massiven Einschränkungen geprägt ist. Dazu ist vor allem eine ausreichende Information notwendig.

▷ Bedenken Sie, dass der medikamentös eingestellte Patient mit Hypertonie, sich zuerst einmal schlecht fühlt, was gewissermaßen ein Gradmesser der erfolgreichen Therapie ist. Jetzt kommen Sie auch noch mit der vermeintlich geschmacksarmen Kost daher ...

▷ Für den Hypertoniker ist in der Regel auch eine Veränderung seines Lebensstils wichtig. Der Begriff **„Sport"** lässt aber manchen Patienten an das Stemmen von Gewichten im Fitness-Studio denken. Wichtiger ist die möglichst tägliche Bewegung ohne übertriebene Belastung mit idealer Pulsfrequenz.

▷ Wichtig beim Thema **Bewegung** ist die Frage nach früher betriebenen Sportarten. Es gibt auch eine Seniorenmannschaft ...:
„Was für einen Sport haben Sie denn früher gemacht? Was für Sport macht Ihnen Spaß?"
„Früher waren Sie oft tanzen? Gehen Sie doch wieder in einen Tanzsportclub ..."

▷ Versuchen Sie Lust an der Bewegung zu wecken.

▷ Fragen Sie den Patienten, was er im Urlaub gerne isst, z. B. in Südeuropa. Vielleicht Salat? Mit großen Tomaten, Oliven usw. ...? Fragen Sie ihn dann, warum er so etwas nicht auch zu Hause isst.

▷ Bei der Frage nach dem **Alkoholkonsum** müssen Sie das Thema entkrampfen, um ehrliche Antworten zu erhalten. Formulieren Sie nicht: „Trinken Sie Alkohol?" sondern besser: *„Wie viel Bier (Wein, Schnaps) trinken Sie täglich?"*
Mit dem „täglich" signalisieren Sie, dass Sie sich vorstellen können, täglich mehr oder weniger viel Alkohol zu trinken. Geben Sie ruhig auch Ihren Alkoholkonsum zu (wenn er denn vertretbar ist). Wenn Sie selbst von einem hohen Konsum ausgehen, fällt es dem Patienten leichter einen geringeren Wert anzugeben, der offenbar unter Ihren Erwartungen liegt, aber dafür wahrscheinlich umso ehrlicher ist. Oft genug werden Sie aber auch mit der Frage bereits auf die richtige Menge abzielen. Wenn Sie außerdem nur nach „Alkohol" ganz allgemein fragen, bekommen Sie oft ein „Nein" zur Antwort, weil mit „Alkohol" nicht selten nur scharfe, hochprozentige Alkoholika assoziiert werden, statt Bier und Wein. Inzwischen gibt es eine Vielzahl von alkoholfreien Bieren, Weinen und Sektarten. Es darf aber nicht vergessen werden, dass diese relativ energiereich sind und einen hohen glykämischen Index aufweisen.

▷ Weisen Sie den Patienten unbedingt darauf hin, dass seine Hypertonie eine chronische Erkrankung ist und die Therapie demnach lebenslang erfolgen muss.

▷ Wenn der Patient sehr unter den Medikamentennebenwirkungen leidet, sollten Sie diesen Umstand unbedingt didaktisch umsetzen, indem Sie dem Patienten die Reduktion der Medikamente durch Umstellung der Lebens- und Ernährungsweise in Aussicht stellen. Weisen Sie männliche Hypertoniker auch ganz allgemein darauf hin, dass diese Medikamente auch zu **Erektionsstörungen** führen können. Es reicht völlig aus, wenn Sie einem männlichen Patienten gegenüber diese Möglichkeit ganz allgemein erwähnen. Sie müssen gar nicht explizit nachfragen – er wird diese Bemerkung mit Sicherheit besonders registrieren, ob er nun bereits betroffen ist oder nicht.

▷ Erinnern Sie den Patienten daran, mindestens einmal pro Jahr eine **24-Stunden-Blutdruckmessung** durchführen zu lassen.

▷ Unterstützen Sie die ärztlicherseits verordneten Dosierungen. Weisen Sie den Patienten auch darauf hin, die Medikamente auf keinen Fall mit Alkohol einzunehmen.

▷ Schauen Sie sich das **Hypertonie-Tagebuch** des Patienten an. Halten auch Sie ihn zu Selbstmessungen an und begutachten und kommentieren Sie die Eintragungen.

▷ Es gibt **Hypertoniker-Schulungsprogramme**, die Sie mit ausnützen können, um beratend tätig zu werden. Sie können auch selbst die Initiative ergreifen und solche Seminare ausrichten (siehe auch Kapitel D5, Gruppenberatung und Gruppenschulung).

▷ Zur richtig duchgeführten Blutdruckmessung und zu den Normalwerten (siehe auch Kapitel H1, Blutdruckmessung).

 ## Fragen, Phrasen, Formulierungen

▷ *„Ich messe doch immer schon mit meinem Handgerät. Warum denn noch mit dem großen Gerät?"*
Die Messgeräte für Handgelenk und Finger liefern z. T. ungenaue bzw. stark voneinander abweichende Ergebnisse. Das Sprechen, das Bewegen der Hand/Finger und andere kleine Störungen während der Blutdruckmessung verursachen bereits Fehlmessungen. Der Patient kann dies selbst testen, indem er sich zweimal hintereinander den Blutdruck in Ruhe misst und dann die Ergebnisse miteinander vergleicht. Auch wenn der Blutdruck selbst deutlichen

Schwankungen unterliegt, sollten zumindest die einzelnen Messungen zuverlässig sein. Deshalb vertrauen die Ärzte mehr den regelmäßig gewarteten und geeichten Geräten.

▷ *„Ich habe keine Zeit zu frühstücken." oder „Ich habe keine Zeit zum Sport."*

Diese oft vorgebrachten Einwände des Patienten sind bei etwas näherer Betrachtung meist nicht aufrecht zu erhalten. Sie sollten dem Patienten klar machen, dass es z. B. nur um eine Viertelstunde geht, die für ein geruhsames Frühstück oder für mehr Bewegung aufgebracht werden soll. Oft reicht ein einfaches

▷ *„Warum nicht?"*

Der Patient wird vielleicht bereits während seiner Erklärungsversuche schon selbst bemerken, dass eine Viertelstunde sehr wohl zu ermöglichen ist. Stellen Sie ihn jedoch nie bloß. Wahrscheinlich wissen Sie selbst, wie schwer es oft ist, Gewohnheiten zu ändern.

▷ *„Ich will aber nicht bei jedem Festessen nur Salat essen."*

Wichtig ist, dass nach einem fettreichen oder süßen Essen ein Ausgleich erfolgt. Erarbeiten Sie einen Diätplan, der auch solche „Ausrutscher" berücksichtigt. So können Sie der Patient auf Leckereien freuen, ohne dabei Reue empfinden zu müssen. Machen Sie ihm die „Dosisabhängigkeit" deutlich.

55 Patientengerechte Erklärungen wichtiger Fachbegriffe zum Thema Hypertonie:

Hypertonie	„"Hyper" bedeutet „zu viel" und „tonus" heißt „Spannung". Insgesamt bedeutet es „Bluthochdruck"."
Natriumchlorid	„ ... ist ganz normales Kochsalz, wie Sie es auch im Hause haben. Es besteht aus den beiden Mineralien Natrium und Chlorid"
Systole/ Diastole	„Die Systole (gr., Zusammenziehung) ist die Kontraktionsphase des Herzmuskels, wenn das Blut in den Kreislauf gedrückt wird. Stellen Sie sich eine Kunststoffflasche vor, aus der Sie eine Flüssigkeit herausspritzen lassen. Die Diastole (gr., Ausdehnung) ist die Erschlaffungsphase Herzmuskels, während der sich die Herzkammern wieder mit Blut füllen. Dies entspricht der Phase, wenn Sie die Flasche wieder locker lassen und wieder Luft eingesogen wird. Sowohl das Zusammenziehen als auch die Erschlaffung führen zu Druckwellen im Gefäßsystem, welche dann als „systolischer" und „diastolischer" Blutdruck gemessen werden können"

F8 Beratung bei Krebs

Alle Patienten, die an Krebs erkrankt sind, benötigen eine individuelle Diätberatung. Bei Patienten, die bereits an Krebs erkrankt sind, wird immer die Frage im Vordergrund stehen „Was kann ich selbst tun beim Kampf gegen den Krebs?". Die Ernährung bietet den Patienten dazu eine gute Möglichkeit. Dabei muss immer klar herausgestellt werden, dass durch eine Diättherapie alleine eine Krebserkrankung nicht geheilt werden kann. Es gibt aber auf der anderen Seite keine Phase der Erkrankung, in der eine individuell abgestimmte Ernährung nicht dazu beitragen könnte, das Wohlbefinden und damit auch die Widerstandskraft des Patienten zu verbessern. Der Begriff „Krebs" umfasst eine Vielzahl unterschiedlicher Erkrankungen – je nachdem, welches Organ betroffen ist. Entsprechend unterschiedlich sind auch die Beschwerden, Therapien und auch die Ernährungsprobleme. Es gibt also nicht die Ernährungsempfehlung für den Tumorpatienten, sondern ganz verschiedene Ernährungsempfehlungen.

Im Laufe der Behandlung leidet etwa die Hälfte der Patienten an mehr oder weniger ausgeprägten Ernährungsproblemen, die eine „gesunde" Ernährung erschweren:
▷ mangelnder Appetit
▷ Übelkeit
▷ Schmerzen
▷ Geschmacksveränderungen
▷ Schluckbeschwerden u.v.m.

Dann steht in jedem Fall der Patient mit seinen Wünschen und Bedürfnissen im Vordergrund. Was nützt die gesündeste Ernährung, wenn ein Patient Sie nicht essen kann oder will. Hier gilt das Motto: gesund ist, was schmeckt und bekommt.

Eine gesunde und angepasste Ernährung kann
▷ einer Mangelernährung vorbeugen
▷ den Allgemeinzustand und die Lebensqualität verbessern
▷ das Immunsystem stärken
▷ die Selbstheilungskräfte unterstützen
▷ die Wirksamkeit der medizinischen Therapie erhöhen
▷ Nebenwirkungen und Beschwerden lindern.

Die Ernährungstherapie bei Krebs verfolgt mehrere Ziele. Zum einen soll sie den Therapieerfolg möglichst unterstützen. Therapien werden in der Regel besser vertragen, wenn der Körper optimal mit Nährstoffen versorgt ist. Auch lassen sich Nebenwirkungen gezielt lindern und das persönliche Wohlbefinden steigern.

Ein besonders wichtiges Ziel ist es, einer Mangelernährung vorzubeugen oder sie zu mindern. Dafür ist es wichtig, schon zu Beginn der Therapie im Gespräch mit Arzt und Patient eine begleitende Ernährungstherapie einzuleiten.

Oft ist ein ungewollter Gewichtsverlust ein erstes Anzeichen einer bereits bestehenden Krebserkrankung, da durch die Erkrankung der Energie- und Nährstoffbedarf erhöht wird. Durch medizinische Therapiemaßnahmen werden die Essprobleme häufig noch verstärkt.

Bedenken Sie dabei, dass eine Mangelernährung das Immunsystem schwächt, die Wundheilung verschlechtert, die Infektanfälligkeit erhöht, Müdigkeit und Erschöpfung hervorruft und das Allgemeinbefinden verschlechtert.

Im schlimmsten Fall kann sich eine sog. Tumorkachexie (Auszehrung) entwickeln. Drohen Gewichtsverlust und Mangelernährung, dann raten Sie dem Patienten ruhig zu kalorienreichen Lebensmitteln, die sonst eher abgelehnt werden. Üppige Milch-Shakes und industrielle Trinknahrung (z. B. Meritene oder Fortimel) können dann besser sein als Kräutertees, Kuchen oder Pralinen sind besser als Obst zum Nachtisch und das Gemüse darf gerne mit Butter verfeinert werden. Es darf nicht übersehen werden, dass die **Tumorkachexie** mehr Todesfälle bei Krebspatienten bedingt, als das Tumorleiden selbst. Die meisten Krebspatienten verhungern regelrecht.

> Eine unbeabsichtigte Gewichtsabnahme von mehr als 1 kg pro Woche oder 3 kg im Monat weist auf eine konsumierende Erkrankung wie Krebs hin.

Es muss also bei der Ernährungsberatung immer die Erkrankungsform und das Erkrankungsstadium des Patienten berücksichtigt werden.

 Im Downloadbereich (www.dkgd.de) finden Sie einen Anamnesevordruck zum Thema Malnutrition.

Ernährung bei Krebs

▷ Empfehlen Sie eine wohlschmeckende, abwechslungsreiche, vitamin- und mineralstoffreiche energiereiche Mischkost.

▷ Auch in der Klinik sollte eine „Wunschkost" zubereitet werden; Appetit, Vorlieben, Aversionen, Unverträglichkeiten und individuelle Essgewohnheiten sollten berücksichtigt werden

▷ Gewichtsverluste sollen möglichst vermieden werden. Kontrollieren Sie regelmäßig die Nahrungsaufnahme und das Körpergewicht. Wenn Sie eine bestimmte Kalorienzufuhr verordnen, bedeutet das nicht automatisch, dass der Patient auch seinen Teller vollständig leer isst und vielleicht eben doch unter der empfohlenen Menge bleibt.

▷ Empfehlen Sie häufige kleine Mahlzeiten sowie energie- und eiweißreiche Zwischenmahlzeiten (Mixgetränke, Trinknahrungen).

▷ Weisen Sie auf eine ausreichende Flüssigkeitszufuhr hin, die auf den Bedarf des Krebspatienten zugeschnitten ist. Auch hier müssen Sie immer wieder hinterfragen, wie viel tatsächlich getrunken wird.

▷ Bei Gewichtsverlusten sollten Sie rechtzeitig eine hochkalorische Zusatznahrung einplanen. Sprechen Sie mit dem behandelnden Arzt über die Möglichkeiten. Informationen bekommen Sie von den entsprechenden Pharmaunternehmen, die Außendienstmitarbeiter beraten Sie in der Regel gerne.

Ernährung bei Beschwerden

▷ Chemotherapie, Strahlentherapie und Operation sind die Standardtherapien in der Onkologie. Sie sind einerseits mit allgemeinen Nebenwirkungen verbunden, können aber auch spezifische Organschäden verursachen, die zu einer Beeinträchtigung der Nahrungsaufnahme und –verwertung führen. Dadurch sind Mangelernährungszustände möglich. Weisen Sie die Patienten darauf hin, dass die meisten dieser Beschwerden nur vorübergehend sind. Oftmals sind sie dann leichter zu ertragen.

▷ Bei Beschwerden sollten die Lebensmittel ganz individuell ausgewählt und zubereitet werden. Was nützt einem Patienten mit Schluckbeschwerden das schönste Vollkornbrot, wenn er es nicht essen kann. Ideal ist es, möglichst viel auszuprobieren, damit der Patient so lange wie möglich noch normal essen kann. Es gibt keine strenge Reglementierung, an erster Stelle steht die Lebensqualität. Raten Sie dem Patienten ein Ernährungstagebuch zu führen, wo er notiert was er gegessen hat und wie es ihm bekommen ist. So können Sie mit ihm gemeinsam eine individuelle Ernährung zusammenstellen, die schmeckt und gut verträglich ist.

▷ Meist wird während der Therapie eine so genannte leichte Vollkost empfohlen. Sie unterscheidet sich von der „normalen" Vollkost dadurch, dass schwer verträgliche Lebensmittel und Zubereitungsmethoden gemieden werden. Problematisch sind oftmals fette Gerichte, grobes, frisches Brot, alles Blähende, Alkohol, Getränke mit viel Kohlensäure, scharfe Gewürze und unreifes Obst. Die Zubereitung sollte möglichst schonend sein.

Gefürchtete Nebenwirkungen der Standardtherapien bei Krebs

▸ Appetitlosigkeit
▸ Übelkeit
▸ Erbrechen
▸ Verdauungsprobleme
▸ Infekte
▸ Schleimhautentzündungen
▸ Pilzbefall mit Candida albicans (Soor)
▸ Geschmacksveränderungen
▸ Kau- und Schluckbeschwerden und Mundtrockenheit.

Scharf Angebratenes ist eher ungünstig. Pürieren ist bei Kau und Schluckbeschwerden oft eine sehr gute Erleichterung. Trotzdem sollte der Brei dann appetitlich angerichtet werden, damit die Freude am Essen nicht zu kurz kommt. Grundsätzlich sollte während der Therapien nicht gefastet werden. Wenn der Patient etwas zunehmen möchte, dann empfehlen Sie häufige kleine Zwischenmahlzeiten.

▷ Wird durch die Medikamente die Immunabwehr stark geschwächt, dann muss auf besondere Keimarmut in der Küche geachtet werden. Gekochte Lebensmittel sollten bevorzugt werden, Obst und Gemüse werden möglichst geschält, auf Rohmilch und Rohmilchkäse sowie Edelschimmel-Käse (z. B. Camembert) verzichtet.

Beispiele für häufige Beschwerden unter Chemotherapie

▷ **Lebensmittelaversionen**: Eine ausreichende Versorgung mit hochwertigem tierischem Eiweiß bereitet aufgrund der entstehenden Aversionen häufig Probleme. Während Fleisch am Stück häufig abgelehnt wird, wird es in kleinen Stücken in den Eintopf geschnitten oftmals noch toleriert; gleiches gilt für Wurst. Schinken- und Schnittwurst wird abgelehnt, während Streichwurst noch gegessen wird.

▷ **Geschmacksveränderungen/Geschmacksverlust**: Ein häufig geäußertes Problem sind auch Geschmacksverlust (Ageusie) und Geschmacksveränderungen (Dysgeusie). Brot schmeckt zum Beispiel „wie Pappe" oder „alles schmeckt metallisch".

> Hinter einer plötzlichen Fleischaversion kann eine Krebserkrankung stecken.

Diese Störungen sind zwar meist zeitlich begrenzt, können aber noch wochenlang nach der Chemotherapie anhalten und die Nahrungsaufnahme beeinträchtigen. Dadurch wird die erhoffte Besserung des Allgemeinbefindens und eine Gewichtszunahme nach der Entlassung aus dem Krankenhaus erschwert oder verhindert. Häufig verkennen Tumorpatienten derartige Ernährungsprobleme, da sie mit dem nach Hause gehen automatisch auch eine Besserung ihres Essvermögens verbinden, die dann oft nicht eintritt. Dabei sind die Geruchs- und Geschmacksstörungen oft einfach auf einen Zinkmangel zurückzuführen.

Ist die Geschmacksschwelle für Süß erhöht, lehnen viele Tumorpatienten Süßspeisen ab, was besonders ungünstig ist, da viele Zusatznahrungen (Trinknahrungen) in süßer Geschmackvariante angeboten werden. Es gibt aber auch neutrale und pikante Varianten. **Formuladiäten** sind aber eine wichtige Hilfe bei der Optimierung der Ernährung von Tumorpatienten. Fragen Sie bei den entsprechenden Firmen nach, welche Möglichkeiten und Geschmacksrichtungen es gibt. Häufig stellen die Firmen auch Kostproben zur Verfügung.

▷ **Mundtrockenheit**: Ein weiteres Problem stellt die Mundtrockenheit (Xerostomie) dar, die als Folge des verminderten Speichelflusses mit einem herabgesetzten Geschmacksempfinden verbunden sein kann. Brot scheint „zur zähen Masse" zu werden und „klebt im Mund", sodass es nicht geschluckt werden kann. Milch, oft lange noch akzeptiert, führt zu vermehrter Schleimbildung, Cremesuppen und gebundene Saucen kleben. Gleiches gilt für Brei, der bei Ernährungsproblemen häufig als das noch vermeintlich einzig Essbare bestellt wird.

▷ **Schleimhautentzündungen**: Bei Entzündungen der Schleimhäute brennen heiße, saure, salzige und scharfe Speisen, aber auch kohlensäurehaltige Mineralwässer. Harte Brotrinden schmerzen und können zu Verletzungen führen. Krümeliges, wie trockene Kekse, kann in offenen Stellen im Mund hängen bleiben.

▷ Veränderungen des **Geruchs- und Geschmackssinns** sind oft auf eine unzureichende Zinkversorgung des Organismus zurückzuführen.

▷ **Magen-Darm-Beschwerden**: Bei Magen-Darm-Beschwerden reizen süße, saure und scharfe Speisen und koffeinhaltige Getränke. Eine Milchzuckerunverträglichkeit (Laktoseintoleranz) kann Bauchschmerzen, Blähungen und Durchfälle hervorrufen, sodass auf den Einsatz von Milch verzichtet werden muss. Gesäuerte Milchprodukte wie z. B. Joghurt (mit lebenden Milchsäurekulturen insbesondere probiotische Produkte) und Hartkäse werden meist besser vertragen. Bei der Auswahl der Trinknahrung muss ebenfalls auf den Laktosegehalt geachtet werden. Es gibt aber eine reiche Auswahl an laktosearmen bzw. laktosefreien Zubereitungen. Oftmals nicht vertragen werden bei Magen-Darm-Beschwerden Vollkornprodukte, Hülsenfrüchte und fette Speisen.

▷ **Die Nebenwirkungen der Radiotherapie** hängen von mehreren Faktoren, wie Bestrahlungsregion, Dosis und Dauer der Bestrahlung ab. Bei Bestrahlungen des ZNS kommt es fast immer zu Übelkeit und Erbrechen. Im Mund und Halsbereich kommt es zu Schluckbeschwerden, Pilzbefall, Mundtrockenheit und Anorexie. Im Speiseröhrenbereich können schmerzhafte Schluckbeschwerden, Appetitlosigkeit und Übelkeit entstehen. Bei Bestrahlungen des Magen-Darmtraktes treten neben akuten Entzündungen im gesamten Darmbereich ausgesprochen schmerzhafte Blasenentzündungen sowie langanhaltende Diarrhöen auf, die die Patienten erheblich belasten. Im schlimmsten Fall kommt es zu Stenosen, Perforationen und zur Fistelbildung, wodurch mehrfache Operationen und möglicherweise eine parenterale Langzeiternährung notwendig werden.

▷ Durch Strahlen-und Chemotherapie, postoperative Zustände und Phasen parenteraler Ernährung geht oft die Darmflora zugrunde, was negative Folgen nicht zuletzt in Form einer bakteriellen Translokation hat. Krebspatienten sollten täglich Probiotika aufnhemen. Dazu eignen sich neben speziellen Präparaten wie E.coli-Stamm Nissle auch Joghurt, Kefir oder Brottrunk.

56 Ernährungstipps zur Linderung therapiebedingter Essstörungen (nach Leitzmann u. a. 1996; Leitzmann u. a. 2001).

Appetitlosigkeit	• mehrere kleine Mahlzeiten (auch nachts) • starke Essensgerüche vermeiden • nur zwischen den Mahlzeiten trinken • appetitlich anrichten (auch passierte Kost) • appetitanregende Getränke
	• Lebensmittel nach Lust nicht nach gesundheitlichen Aspekten aussuchen
Übelkeit/Erbrechen	• starke Essensgerüche vermeiden • langsam essen und trinken • gründlich kauen • viele kleine Mahlzeiten • sehr fetthaltige und süße Lebensmittel meiden • trockene Lebensmittel wie Toast, Knäckebrot oder Kekse essen (morgens vor dem Aufstehen besonders gut) • Oberkörper beim Essen hochlagern • nach dem Essen Zähne putzen oder Pfefferminztee trinken) • Flüssigkeits- und Elektrolytverluste ausgleichen
Kau- und Schluck-beschwerden	• kühle Speisen können Schmerzen lindern • krümelige Lebensmittel meiden oder einweichen • gut geeignet sind weiche, milde Lebensmittel (Cremesuppen, Joghurt) • Butter/Sahne im Essen erleichtert das Schlucken • Bittere und saure Lebensmittel meiden • Speisen fein pürieren • Kohlensäurehaltige Getränke meiden
Mundtrockenheit	• wasserhaltige Lebensmittel bevorzugen (Obst, Suppen, Milchprodukte) • schluckweise trinken • Pfefferminz- und Zitronentee regen den Speichelfluss an • saure Bonbons oder Zitrusfrüchte zwischendurch

56 Ernährungstipps zur Linderung therapiebedingter Essstörungen (nach Leitzmann u. a. 1996; Leitzmann u. a. 2001).

Durchfall	• reichlich Flüssigkeit trinken (2,5–3 l)
	• fette/blähende Kost meiden
	• Obst und Gemüse mit wasserlöslichen Ballaststoffen essen
	  (z. B. Pektin oder Guar)
	• gut sind Reis- und Haferschleim, schwarzer Tee (5 Minuten gezogen)
	• kaliumreiche Lebensmittel (Bananen, Aprikosen, Trockenobst) essen
	• Sauermilchprodukte sind hier besser als frische Milch, aber nicht optimal
	• Speisen und Getränke nach Möglichkeit bei Zimmertemperatur oder
	  mundwarm zu sich nehmen
	• bei Lactoseintoleranz auf Sojamilch zurückgreifen
	• Möhren-Apfelbrei
	• Alkohol, Kaffee und kohlensäurereiche Getränke meiden

Verstopfung	• viel trinken • ballaststoffreiche Lebensmittel bevorzugen • bei isolierten Ballaststoffen (Guar, Plantago ovata Samenschalen, Leinsamen) unbedingt auf ausreichende Flüssigkeitszufuhr achten • körperliche Bewegung • vorsichtige Bauchmassagen

 Umgang mit Krebsatienten

▷ Für jeden Menschen ist die **Diagnose „Krebs"** zunächst ein Schock. Ängste, Wut und Niedergeschlagenheit sind verständliche Reaktionen. Auch Essen macht dann häufig keine Freude mehr, sodass der Körper nicht mehr ausreichend mit Energie, Nährstoffen, Vitaminen und Mineralstoffen versorgt wird. Dieses Erscheinungsbild wird als Anorexie bezeichnet. Die Anorexie ist gekennzeichnet durch sinkenden Appetit, es besteht kein Verlangen mehr zur Nahrungsaufnahme und der Patient magert in der Folge sichtbar ab.

▷ Ganz wichtig ist zu Beginn der Beratung das Zuhören. Wo sind die Probleme, mit welchen Ängsten quält sich der Patient, hat er vielleicht Schmerzen, die ihm den Appetit nehmen? Mit Hilfe einer individuellen Beratung soll vor allem die Freude am Essen vermittelt werden. Häufig hören Krebspatienten die reichlich banale Empfehlung: „Sie können alles essen, worauf Sie Lust haben." oder „Probieren Sie aus, was Ihnen bekommt.". Natürlich stehen Genuss und Freude am Essen im Vordergrund. Aber gerade Krebs-Patienten sind häufig hochmotiviert, ungünstige Ernährungsgewohnheiten umzustellen. Erklären Sie also die Grundzüge einer leichten Vollkost. Gehen Sie gemeinsam mit dem Patienten sein Ernährungstagebuch durch. Wo können „gesunde" Lebensmittel eingebaut werden? Wann treten welche Beschwerden auf? Wie können diese gelindert werden? Oft sind Patienten sehr dankbar, wenn Sie einen Handzettel bekommen, auf dem Tipps für die jeweiligen Beschwerden zusammengefasst sind.
Individuelle Beratung bedeutet also, gemeinsam mit dem Patienten ein Ernährungskonzept zu erarbeiten, das seiner Situation angepasst ist und die Freude am Essen nicht verdirbt.

▷ Wenn ein Patient die Beratung ablehnt, sollten Sie nicht versäumen, ihn auf die Möglichkeit hinzuweissen, dass Sie später einmal wiederkommen, oder er sich bei Bedarf bei Ihnen meldet. Eventuell entspringt seine Ablehnung nur einer momentanen Hoffnungslosigkeit.

▷ Selten kann es vorkommen, dass Sie eine Beratung bei einem Patienten durchführen, der wegen eines Krebsleidens eine entstellende HNO-Operation erlitten hat. Den Erstbesuch bei solchen Patienten sollten Sie nie unvorbereitet angehen, sondern zuvor mit den Pflegekräften sprechen, um sich eine Vorstellung von einer eventuellen Entstellung des Patienten machen zu können, damit Sie auch angemessen auf das Erscheinungsbild reagieren können.

Es wäre völlig unnatürlich, wenn Sie dem Patienten, der sich ja meist in einem Zwischenstadium zwischen Operation und plastischer Wiederherstellung befindet, nicht mit einem gewissen Entsetzen gegenübertreten würden. Es hilft jedoch schon, wenn Sie sich sofort klar machen, dass der Patient kurze Zeit vorher noch ein normales Gesicht gehabt hat.

 Fragen, Phrasen, Formulierungen

▷ *„Gibt es die „Krebsdiät"?"*
„Nein. Allerdings lässt sich durch eine gute Ernährungsberatung das Wohlbefinden verbessern. Auch können durch eine gezielte Ernährungstherapie Beschwerden und Nebenwirkungen gelindert werden. Es gibt einige Untersuchungsergebnisse, die für Krebspatienten eine eher kohlenhydratarme Ernährungsweise nahelegen."

▷ *„Ich habe stark abgenommen. Bedeutet das, dass die Erkrankung sehr schnell fortschreitet?"*
„Eine ungewollte Gewichtsabnahme kann zwar ein erstes Anzeichen einer bereits bestehenden Krebserkrankung sein. Dennoch hängt die Gewichtsentwicklung nicht in jedem Falle mit dem Krankheitsstadium zusammen. Im Laufe der Erkrankung und der Therapie wird es häufiger zu Gewichtsschwankungen kommen, wobei die Gründe dafür individuell bewertet werden müssen."

> Aktuelle Studien zeigen, dass möglicherweise einige Tumorformen vor allem durch Kohlenhydrate vom Glucosetyp wachsen und eine fett- und proteinreiche Ernährungsform (ähnlich einer Atkins-Diät) einen therapeutischen Effekt besitzt. Untersuchungen von J. Coy stützen die sog. Warburg-Theorie.

▷ *„Mit welcher Ernährung kann ich meine Immunabwehr stärken?"*
„Es gibt viele Inhaltsstoffe in Lebensmitteln, die dazu beitragen, das Immunsystem zu stärken. Vor allem pflanzliche Lebensmittel (Gemüse, Obst, Vollkornprodukte) enthalten viele dieser so genannten bioaktiven Substanzen (sekundäre Pflanzenstoffe). Deshalb sollten Sie – wenn möglich – reichlich davon essen. Im Laufe der Therapie wird es aber vielleicht nicht immer möglich sein, sich „gesund" zu ernähren. Sie sollten dann das essen, was Sie gerne mögen und gut vertragen. Denn gesund ist dann, was gut tut."

▷ *„Kann ich den Tumor aushungern?"*
Wenn es um das Thema Ernährungstherapie und Krebs geht, kommt häufig die Frage auf, ob eine besonders nährstoffreiche Ernährung nicht auch das Tumorwachstum fördert. Oder würde sich ein Tumor nicht sogar aushungern lassen? Dazu lässt sich grundsätzlich sagen: Fasten schadet nicht dem Tumor, sondern dem Menschen! Die schnell wachsenden Tumorzellen ernähren sich ganz unabhängig von der Ernährung des Betroffenen. Wird keine Nahrung mehr zugeführt, entzieht der Tumor dem Organismus des Patienten die notwendigen Nähr-/Wirkstoffe. Es kommt also zu einer Verschlimmerung der Mangelernährung und damit zu den oben genannten Folgen.

▷ *„Soll ich Vitaminpräparate einnehmen?"*
Im Verlauf der Erkrankung wird es immer wieder Phasen geben, in denen eine gesunde Ernährung nicht ausreicht, um den gesteigerten Bedarf zu decken. Auch ist eine normale Ernährung manchmal nicht möglich. Dann ist es sinnvoll, Präparate einzunehmen. Megadosen einzelner Vitamine und Minerlstoffe bzw. unkontrollierte Kombinationen verschiedener Präparate sind ungeeignet und können sogar gefährlich werden. Empfehlungen zu Supplementen sollten grundsätzlich mit dem behandelnden Arzt abgesprochen werden, denn in bestimmten Therapiephasen sind Mikronährstoff-Therapien kontraindiziert. Mangelerschei-

nungen sollte natürlich trotzden vorgebeugt werden. Fragen Sie auf jeden Fall immer nach, was der Patient sich bereits selbst „verordnet" hat. Oftmals kommen erstaunliche Mengen und Präparate zum Vorschein.

F9 Beratung zur Krebsvorbeugung

Krebs ist eine in vielen Fällen vermeidbare Erkrankung. Zur Krebsvorbeugung gehört auch eine ausgewogene Ernährungsweise. Etwa 30 % der Krebserkrankungen wären bei optimaler Ernährungsweise vermeidbar. Seit langem ist bekannt, dass Krebs und Ernährung miteinander im Zusammenhang stehen. Hier einige Beispiele:

Übersicht der wichtigsten diätetischen Empfehlungen zur Krebsvorbeugung [Abb.]

▶ Steigerung des Verzehrs an Gemüse und Obst
▶ bevorzugen komplexer Kohlenhydrate (z. B. Vollkornprodukte)
▶ Fettreduktion auf 35 % der Gesamtnahrungsenergie
▶ verminderter Verzehr von geräucherten und gepökelten Lebensmitteln
▶ meiden von Alkohol und Zigaretten
▶ Senkung der Kochsalzzufuhr
▶ meiden schimmeliger Lebensmittel
▶ Einschränkung von gegrillten, geräucherten und gepökelten Lebensmitteln
▶ erzielen eines gesunden Körpergewichtes
▶ moderate körperliche Betätigung

▷ **Übergewicht** gilt als Risikofaktor v.a. für die Entwicklung von Gebärmutterkrebs, aber auch für Krebserkrankungen der Brust, der Niere und vermutlich auch des Dickdarms und der Gallenblase.

▷ Ein **hoher Fettverzehr** scheint das Krebsrisiko für Lunge, Brust, Dickdarm, Gebärmutter und Schilddrüse zu erhöhen.

▷ **Omega-3-Fettsäuren** in Fischöl wird eine Schutzwirkung gegenüber Dickdarmkrebs, Brustkrebs und eventuell auch anderen Krebserkrankungen zugeschrieben.

▷ Ein Zuwenig an **Eiweiß** kann die Abwehrkräfte schwächen und damit die Krebsentstehung fördern. Ein sehr hoher Konsum – vor allem in Form von rotem Fleisch – lässt aber möglicherweise das Risiko für Dickdarmkrebs steigen. Geflügel- und Fischkonsum haben keinen Einfluss.

▷ Ein hoher **Alkoholkonsum** begünstigt die Entstehung einiger Krebserkrankungen. Mund-, Rachen und Speiseröhrenkrebs werden vor allem durch hochprozentige Alkoholika gefördert. Auch Brustkrebs scheint davon betroffen zu sein. Durch den gleichzeitigen Konsum von Zigaretten steigt das Risiko noch einmal erheblich an.

Ernährung zur Krebsvorbeugung

▷ Weisen Sie Ihre Klienten immer darauf hin, dass eine krebsvorbeugende Ernährung nur dann erfolgreich ist, wenn sie regelmäßig und **dauerhaft** eingehalten wird. Es ist allerdings nie zu spät, mit einer gesunden Ernährungsweise anzufangen. Manche Dinge sollten in der Ernährung ganz einfach zur Gewohnheit werden. Empfehlen Sie Ihren Patienten z. B. jeden Morgen ein Glas Saft zu trinken, oder vor der warmen Mahlzeit grundsätzlich einen Salat zu essen.

▷ Denken Sie immer daran, eine **schrittweise Umstellung** zu empfehlen. Auch der Umstieg auf Vollkornprodukte sollte langsam aber stetig erfolgen. Ansonsten können Unverträglichkeitsreaktionen auftreten, die schon so manche Ernährungsumstellung zunichte gemacht haben.

▷ Verzichten Sie darauf, den Klienten starre Diätpläne zu geben, auch wenn Sie sicherlich häufig danach gefragt werden. Eine Woche lang macht es dann Spaß, die neuen Rezepte zu probieren und danach fallen die meisten wieder in ihr altes Essverhalten zurück. Die

Ernährung zur Krebsprävention ist aber kein kurzfristiges „Diätprogramm", sondern soll zu einer dauerhaft gesunden Ernährung führen. Viel besser funktioniert es, wenn Patienten ein **Ernährungsprotokoll** führen (mindestens 3 Tage, besser 7 Tage, immer 1 Tag Wochenende dabei), das Sie dann gemeinsam durchgehen. Schrittweise Veränderungen am eigenen Speiseplan werden leichter akzeptiert und eher dauerhaft durchgehalten.

▷ Streichen Sie **„ungesunde" Lebensmittel** nicht gleich völlig aus dem Plan, sonst haben die Klienten Angst, zu viel Lebensqualität zu verlieren. Sicherlich kennen Sie die Einwände: „Wenn ich am Nachmittag mein Stück Kuchen nicht bekomme, dann habe ich gar nichts mehr Gemütliches." Oder: „Den Rotwein am Abend brauche ich zur Entspannung. Den können Sie mir doch nicht wegnehmen!".

Die Diät- und Ernährungsberatung steht leider in dem Ruf „Alles was schmeckt ist verboten!". Wenn Sie erst einmal in dieser Schublade gelandet sind, wird es sehr schwer, überhaupt noch etwas zu erreichen.
Aber die Menschen essen heute anders, als sie sich ernähren sollten. „Ernährung" ist für den Klienten nicht das gleiche wie „Essen" (Wer „ernährt" sich schon mit einem Apfel!?). Wenn unsere Klienten essen, denken wir an Ernährung und Ernährungsweise. Und das steht einem Dialog im Wege.
Also: Formulieren Sie da, wo es möglich ist, moderat und vergessen Sie niemals den Faktor Lust beim Essen.

Empfehlen Sie also, anstelle von 2 Gläsern Wein nur eines zu trinken und anstelle der Sahnetorte ein Stück Obstkuchen zu essen. So haben Sie einen Schritt in die richtige Richtung getan und der Patient fühlt sich nicht zu stark eingeschränkt.

Lebensmittel

▷ *„Essen Sie eine vorwiegend pflanzliche Kost mit verschiedenem Gemüse, Obst, Hülsenfrüchten und stärkereichen Grundlebensmitteln, die möglichst wenig verarbeitet sind."*

▷ *„Essen Sie täglich mindestens 5 Portionen (800 g) Gemüse oder Obst. Bevorzugen Sie dabei Gemüse. Ein Glas Gemüse- oder Obstsaft darf eine Portion ersetzen. Das Gemüse sollte abwechselnd roh und gekocht gegessen werden."*

▷ *„Verringern Sie den Fleischverzehr auf maximal 2–3 Portionen pro Woche bzw. 80 g pro Tag. Bevorzugen Sie dabei Geflügel. Gepökeltes Fleisch möglichst ganz meiden."*

▷ *„Essen Sie zweimal pro Woche Fisch. Fertige Fischgerichte in der Tiefkühltheke helfen bei der Zubereitung. Geräucherten Fisch sollten Sie meiden."*

▷ *„Essen Sie täglich 7 Portionen (600–800 g) Getreideprodukte, Brot, Kartoffeln, Nudeln oder Reis, am besten als Vollkornvarianten. Schränken Sie den Verzehr von raffiniertem Zucker bzw. Süßigkeiten ein."*

▷ *„Essen Sie fettarme Milchprodukte um ausreichend Calcium aufzunehmen."*

▷ *„Reduzieren Sie Ihren Fettverzehr auf die Hälfte (35 % des Energiebedarfs), indem Sie magere Lebensmittel bevorzugen. Besonders Fette tierischer Herkunft sollten Sie einschränken. Bevorzugen Sie dabei Öle mit einfach ungesättigten Fettsäuren, z.B. Rapsöl, Olivenöl (1 Teelöffel pro Portion)."*

▷ *„Verwenden Sie Margarine anstatt Butter. Aktuelle Untersuchungen zeigen, dass Butter reichlich Transfettsäure enthält und Margarine praktisch frei von Transfettsäure ist."*

▷ *„Verwenden Sie maximal 6 g fluoridiertes (Jod-)Salz pro Tag. Das entspricht einem Teelöffel. Greifen Sie jedoch wenn möglich lieber auf Kräuter und Gewürze zurück."*

Lebensstil

▷ *„Halten Sie Ihr Körpergewicht im Normbereich (BMI = 19–25 kg/m²); vermeiden Sie Gewichtsschwankungen von mehr als 5 kg im Erwachsenenalter."*

▷ *„Betätigen Sie sich körperlich. Wenn Sie eine sitzende Tätigkeit, sollten Sie sich täglich 1 Stunde leicht belasten, z. B. ein Spaziergang, und eine Stunde in der Woche stark, z. B. Jogging auf Waldboden, ausdauerndes Schwimmen oder Radfahren."*

▷ *„Das Rauchen sollten Sie auf jeden Fall aufgeben. Jede Zigarette weniger zählt. Auch beim Alkohol gibt es keine ungefährliche Menge. Keinesfalls sollten Sie mehr als eine Flasche Bier oder ein Glas Wein am Tag trinken. Trinken Sie nichts Hochprozentiges und trinken Sie nicht täglich."*

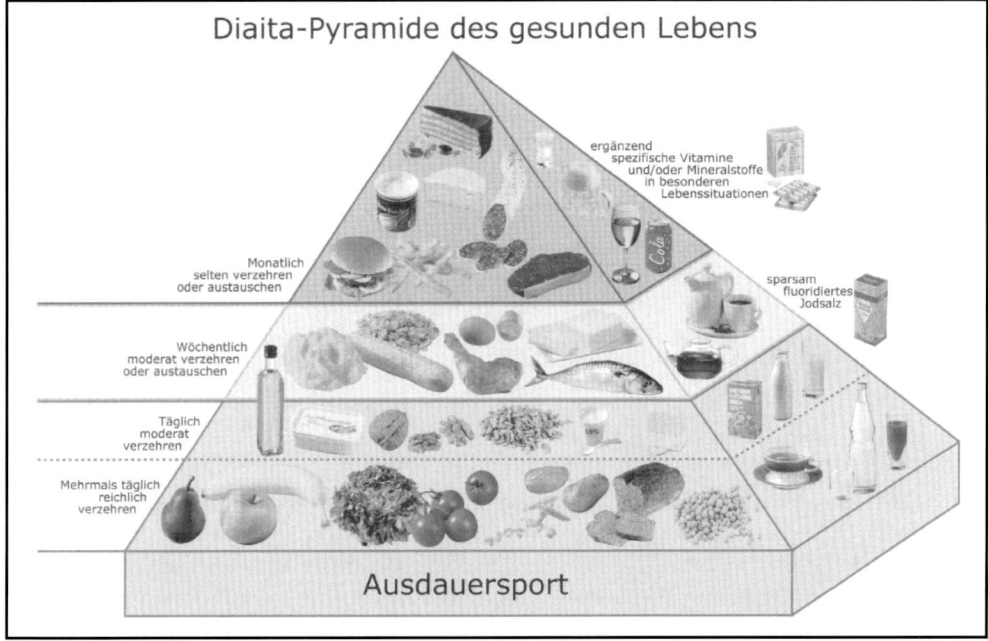

⊙ **40** Ernährungspyramide (mit freundlicher Genehmigung der Gesellschaft für Ernährungsmedizin und Diätetik).

Umgang mit Lebensmitteln

▷ *„Essen Sie keine Lebensmittel, die lange bei Zimmertemperatur gelagert worden sind, insbesondere keine sichtbar verschimmelten Lebensmittel. Vor allem bei Nüssen sollten Sie aufpassen. Die braune Samenhaut von Erdnüssen sollten Sie entfernen."*

▷ *„Verderbliche Lebensmittel werden im Kühlschrank aufbewahrt oder eingefroren.*

▷ *„Gemüse, Salat und Obst immer gründlich waschen. Entfernen Sie die äußeren Blätter, reiben Sie die Schale zusätzlich mit einem trockenen Tuch ab."*

▷ *„Essen Sie nur selten in direkter Flamme gegrilltes Fleisch, wie z. B. Gyros, sowie gepökeltes oder geräuchertes Fleisch. Bereiten Sie Fleisch und Fisch bei geringen Temperaturen zu, verkohlte Lebensmittel werden grundsätzlich nicht gegessen."*

▷ *„Erhitzen Sie Fette nicht lange und nicht über 180 °C. Wenn das Fett in der Pfanne „verraucht", sollten Sie es verwerfen. Das Fett ist heiß genug, wenn Sie einen feuchten Holzstab in das Fett halten und sich kleine Perlen am Holz niederschlagen. Entfernen Sie immer alte Fettreste aus der Pfanne. Verwenden Sie keine Öle mit vielen mehrfach ungesättigten Fettsäuren zum Braten, sondern lieber Rapsöl mit einfach ungesättigten Fettsäuren."*

Fragen, Phrasen, Formulierungen

▷ *„Wenn ich ausreichend Vitaminkapseln einnehme, kann ich mir doch das ganze Grünzeug sparen."*

„Eine gesunde Ernährung kann niemals durch irgendwelche Kapseln ersetzt werden. Es scheint vor allem das Zusammenspiel der einzelnen Lebensmittelinhaltsstoffe zu sein, das eine krebsvorbeugende Ernährung ausmacht. Auch die sekundären Pflanzenstoffe, wie z.B. Farbstoffe, Aromastoffe, pflanzeneigene Schutzstoffe usw., liefern einen wichtigen Beitrag, allerdings fehlt uns hier noch einiges an Wissen, um genaue Empfehlungen auszusprechen. Was wir aber sicher wissen: Eine Ernährung, die reich an Gemüse und Obst ist, hat vorbeugende Wirkung."

▷ *„Ich habe gelesen, Süßstoff sei krebserregend und macht dick."*

„In normalen, verzehrsüblichen Mengen ist Süßstoff für Erwachsene nicht krebserregend. Das haben langjährige Untersuchungen in verschiedenen Krebsforschungseinrichtungen weltweit ergeben. Süßstoffe können die Gewichtsreduktion unterstützen. Es gibt keine Studie, die nachweist, dass Süßstoff dick macht."

▷ *„Mein Heilpraktiker sagt, Zucker ist ein Vitaminräuber und dadurch krebserregend."*

„Der Verdacht, dass Zucker ein Vitaminräuber ist kam auf, als man annahm, dass der Körper zum Zuckerabbau Vitamin B_1 verbrauchen würde. Richtig ist, dass Vitamin B_1 zum Zucker- bzw. Kohlenhydratabbau benötigt wird. Das Vitamin wird dabei aber nicht verbraucht. Allerdings ist Zucker ein „leerer" Energieträger, d. h. er trägt nicht zur Vitamin-B_1-Versorgung bei, wie es andere Kohlenhydratträger wie Brot, Kartoffeln und Hülsenfrüchte tun."

F10 Beratung bei chronischer Niereninsuffizienz

Diätassistenten und Ernährungswissenschaftler gehören in jeden therapeutisches Team, das chronisch Niereninsuffiziente behandelt. Natürlich auch in jedes Dialysezentrum. Leider ist das in Deutschland nicht immer der Fall. Ziel der diätetischen Therapie bei chronischer Niereninsuffizienz ist es, den Patienten in einem guten Ernährungszustand zu halten und ihn vor Mangelernährung und Untergewicht zu bewahren, die zum Abbau von Körperproteinen (Muskulatur) und damit zu einem Anstieg

> Bei kaum einem Krankheitsbild ist Ihre Arbeit oft von so schnell sichtbarem Erfolg gekrönt.

harnpflichtiger Substanzen führen würde. Außerdem kann dadurch die Progression positiv beeinflusst und eine Urämieproblematik verhindert werden. Auch bei der Ernährung muss berücksichtigt werden, wie leistungsfähig die Nieren noch sind.

Während man früher glaubte, die Progression einer chronischen Niereninsuffizienz sei diätetisch zu beeinflussen, weiß man heute, dass dies nur in einem sehr begrenzten Umfang oder gar nicht möglich ist. Eine Verlangsamung des Verlaufs ist nur in den ersten beiden Stadien möglich.

Ernährung bei chronischer Niereninsuffizienz

▷ Der Patient muss rechtzeitig zur Dialyse kommen. Die Idee der extrem eiweißreduzierten Kost stammt noch aus der Zeit, als es nicht genügend Dialyseplätze gab. Heute ist das nicht mehr notwendig. Eine tägliche Zufuhr von weniger als 0,5 Eiweiß/kgKG ist nicht gut für den Patienten und führt zum Abbau von Körpereiweiß. Die ideale Proteinzufuhr liegt zwischen 0,5 und 1 g Eiweiß/kgKG. Die biologische Wertigkeit muss beachtet werden.

Die Kombination aus tierischen und pflanzlichen Eiweißen kombinieren sich zu einer hohen biologischen Wertigkeit.

▷ Die sog. Schwedendiät mit Verabreichung von essenziellen Aminosäuren und die Kartoffel-Ei-Diät sind obsolet, weil es das Fortschreiten der Niereninsuffizienz fördern kann, denn der Körper greift auf sein eigenes Eiweiß zurück. Außerdem schmeckt das Essen nicht mehr. So werden auch weniger Kohlenhydrate und Fette eingenommen, sodass die zugeführten Eiweiße doch noch in den Energiestoffwechsel geraten.

▷ Der Patient muss reichlich **trinken**, um überhaupt noch harnpflichtige Substanzen ausscheiden zu können, da die Konzentrationsfähigkeit der Nieren immer weiter abnimmt. Normalerweise sollte die Urinmenge 2-2,5 l/d betragen. Dafür müssen also etwa 3 l Flüssigkeit eingenommen werden. Gerade im Krankenhaus muss darauf geachtet werden, da die Patienten mit der normalerweise zugeteilten Menge nicht auskommen. Dies muss jedoch in enger Abstimmung mit den Ärzten erfolgen, um keine Überwässerung zu erzeugen. Cola (Phosphate) und Obst- und Gemüsesäfte (kaliumreich) sollten jedoch ebenso gemieden werden wie Milch und Milchprodukte (eiweißreich).

▷ Bei Neigung zur Katabolie kann **Limonade** (zuckerreich) empfohlen werden, sofern keine diabetische Nephropathie vorliegt.

▷ Beim **nephrotischen Syndrom** empfahl man früher die eiweißreiche Kost. Heute gibt man hier eine normale oder leicht eiweißreduzierte Kost. Zusätzlich zugeführtes Protein gleicht den Eiweißverlust nicht aus, sondern beschleunigt im Gegenteil noch die vermehrte Ausscheidung. Bei normaler Eiweißmenge (0,8 g/kgKG) wird der Zustand zumindest nicht verschlechtert.

▷ Der fortschreitende Untergang funktionstüchtiger Nephrone hängt offenbar auch vom **Phosphatgehalt der Nahrung** ab. Bei phosphatreicher Ernährung wird die Progression gefördert. Eine Restriktion von Phosphat ist sinnvoll, aber bei proteinreduzierter Kost ohnehin gegeben, da beides meist zusammen aufgenommen wird. „Phosphatbomben" wie Schmelzkäse, Kochkäse oder Wiener Würstchen sollten gemieden werden. Es darf nicht übersehen werden, dass die Bioverfügbarkeit von verschiedenen phosphathaltigen Lebensmitteln unterschiedlich ist. Die Bioverfügbarkeit aus Haferflocken ist sehr gering, die aus Wurst relativ hoch. Pflanzliche Phosphatquellen belasten also weniger als tierische.

▷ Die **Kaliumrestriktion** spielt erst im fortgeschrittenen Stadium eine Rolle. Bei unerwartet hohem Kalium-Spiegel muss eventuell ärztlicherseits nur die respiratorische Azidose ausgeglichen werden.

▷ **Natrium** wird nicht reduziert, da meist eine Hyponatriämie besteht. Die Speisen sollten normal bis gut gesalzen sein.

 ## Umgang mit Patienten mit chronischer Niereninsuffizienz

▷ Der Patient mit chronischer Niereninsuffizienz hat in der Regel eine schlechte Prognose. Hier hilft also kein „Auf-die-Finger-klopfen" und Mahnen. Ihre Beratung ist ein wesentlicher Bestandteil zur Erhaltung des Zustandes.

▷ Bei der Beratung eines Patienten mit chronischer Niereninsuffizienz kommt es sehr genau auf die Einhaltung der von Ihnen berechneten Mengen an. Der Plan ist schwierig zu erstellen und erschöpft sich nicht in „weniger Fett, weniger Zucker"

▷ Stellen Sie mit jedem Patienten individuell einen Plan auf. Besprechen Sie sich auch mit ihm regelmäßig. Es ist ja nicht unbedingt gewährleistet, dass die ausgerechnete Speisenmenge auch aufgegessen wird. Geben Sie ihm eine Austauschliste, die nach dem Ampelprinzip aufgebaut ist.

▷ Sie können versuchen, dem Patienten zu erklären, dass sowohl zu viel als auch zu wenig Eiweiß schlecht ist, aber versuchen Sie es nicht zu sehr. Es erfordert schon ein großes medizinisches Wissen, alle pathophysiologischen Zusammenhänge zu verstehen, die die chronische Niereninsuffizienz mit sich bringt. Machen Sie dem Patienten jedoch unmissverständlich klar, dass eine präzise Einhaltung Ihrer Vorgaben wichtig ist. Geben Sie ihm zu verstehen, dass „Eigeninitiative" in seinem Fall fatale Konsequenzen haben kann, wenn er z. B. gar kein Eiweiß zu sich nimmt oder etwa unter „eiweißarm" lediglich das Weglassen von Eiern versteht. Er muss Ihnen glauben, dass er keinen Ermessensspielraum hat, nicht alle Zusammenhänge verstehen kann und dass seine scheinbar „logischen" Folgerungen nicht richtig sein müssen.

▷ Versuchen Sie nach Möglichkeit, den Partner oder die Familie mit einzubeziehen, damit die komplizierten Ernährungsvorschriften besser im Alltag umgesetzt werden.

▷ Die Patienten benötigen immer eine **Nährwerttabelle** (z. B. Nährwert-Kalorien-Lexikon). Empfehlen Sie jüngeren Patienten auch ein entsprechendes PC-Programm (siehe auch Kapitel D2, Ernährungsanamnese).

57 Patientengerechte Erklärungen wichtiger Fachbegriffe zum Thema Niereninsuffizienz:

Glomerulonephritis	„Damit bezeichnet man eine Nierenentzündung („nephritis"), bei der die vielen einzelnen Filterstationen der Niere („Glomeruli") betroffen sind."
Insuffizienz	„Das bedeutet Unzulänglichkeit oder Unvermögen und bezeichnet die Leistungsschwäche eines Organs."

F11 Beratung bei Obstipation

Die chronische Obstipation (Stuhlverstopfung oder erschwerte Stuhlentleerung) ist eine typische Zivilisationskrankheit und auf Grund von „western diet", Bewegungsmangel und Laxantienabusus besonders in den westlichen Industrienationen häufig. Die „Western Diet" ist gekennzeichnet durch einen Reichtum von rasch verwertbaren Kohlenhydraten, Ballaststoffarmut, den Genuss von zahlreichen Fertigprodukten und Softdrinks.

Drei grundlegende Ursachen der Obstipation

▸ Verweildauer des Stuhls im Darm zu lange
▸ Konsistenz des Stuhls zu hart
▸ Stuhlvolumen zu gering.

In Deutschland leiden etwa 30–60 % der Bevölkerung an Obstipation. Klassische Obstipationen sind häufig bei alten Menschen, chronisch Kranken, Diabetikern, Immobilen, Schwangeren und Kindern. Frauen sind etwa doppelt so oft betroffen wie Männer, ältere Menschen häufiger als jüngere.

Hinzu treten Probleme beim Stuhlgang selbst. Bevor mit einer Ernährungsumstellung einer Obstipation begegnet wird, müssen schwere medizinische Ursachen ausgeschlossen sein, wie z. B. die nicht seltene **diabetische Polyneuropathie**, die u. a. auch die autonomen Nerven des Gastrointestinaltraktes betrifft und zu einer beeinträchtigten Peristaltik führt, oder auch das **Kolonkarzinom**.

Millionen Menschen fühlen sich obstipiert, die meisten jedoch, obwohl sie es vom medizinischen Standpunkt her nicht sind. Auch die Beruhigung „Es ist nicht krankhaft, wenn Sie regelmäßig nur jeden dritten Tag Stuhlgang haben" hilft den Menschen nur selten, weil sich das subjektive Empfinden der Patienten dadurch nicht ändert. In der Medizin wird heute davon ausgegangen, dass dreimal täglicher Stuhlgang genau so normal sein kann wie dreimal wöchentlicher. Unter einer gesunden ballaststoffreichen Diättherapie stellt sich allerdings meist eine Stuhlfrequenz von zweimal täglich bis alle zwei Tage ein.

Vor dem Einsatz von Laxantien sollte zunächst mit allgemeinen Maßnahmen wie etwa Ernährungsumstellung, regelmäßiger Bewegung, Toilettenkonditionierung und Stressabbau versucht werden, den trägen Darm wieder in Schwung zu bringen.

Die **chronische Obstipation** ist die häufigste Form. Oft haben sich die Betroffenen damit abgefunden, nehmen regelmäßig abführende Medikamente ein und machen sich keine weiteren Gedanken darüber. Dass der regelmäßige Gebrauch von **Abführmitteln** – medikamentös oder auch „pflanzlich" wie Rhabarberwurzel, Aloe, Faulbaumrinde und Sennerblätter – zu einer Gewöhnung führt und den Darm von deren Zufuhr

> Die idiopathische Obstipation kann auch als Ballaststoffmangelerkrankung angesehen werden.

abhängig macht, ist vielen Menschen nicht bewusst. Sie finden sich plötzlich in einem Teufelskreis wieder, aus dem ein Entrinnen nur schwer ist: Laxantieneinsatz führt zum Kaliumverlust, Kaliumverlust führt zu einer verminderten Peristaltik, eine verminderte Peristaltik führt zu Obstipation und zum Einsatz von Laxantien.

Die Hauptursache für Verstopfung in den westlichen Industrieländern ist die ungenügende **Ballaststoffzufuhr**. Sie liegt bei 18-22 g/d, sollte jedoch mindestens 30 g/d betragen. Es wird zu wenig pflanzliche Kost und zu viel tierische Nahrung zu sich genommen. Hinzu kommen oft mangelnde Bewegung sowie Stress, der einen regelrechten Stuhlgang verhindert. Die Obstipation ist in vielen – aber nicht allen – Fällen eine klassische Ballaststoffmangelkrankheit.

Ernährung bei Obstipation

▷ Vor der Beratung steht die **Stuhlanamnese**:
- ▶ Aussehen
- ▶ Frequenz
- ▶ Konsistenz
- ▶ Farbe
- ▶ Blutbeimengungen oder –auflagen
- ▶ Schleim.

> **Drei Punkte zur Ernährung bei Obstipation**
>
> - ▶ mehr trinken - mindestens 2–2,5 l täglich (besonders beim Einsatz von Ballaststoffkonzentraten; 1 EL Weizenkleie/Leinsamen/Pektin/Plantago-ovata-Samenschale fordert ein großes Glas Wasser zusätzlich)
> - ▶ mehr Bewegung - tägl. mindestens 15 min Ausdauerbelastung
> - ▶ ballaststoffreiche Ernährung (evtl. Ballaststoffkonzentrate wie Guar oder Plantago ovata Samenschalen; ggf. Milchzucker)

▷ Eine **Ernährungsumstellung** bei Obstipation auf Ballaststoffe sollte immer einschleichend erfolgen, eventuelle Laxantien werden ausgeschlichen. Die zu rasche Umstellung auf eine ballaststoffreiche Ernährung kann zu starken Flatulenzen, Schmerzen und Unwohlsein führen, was den Patienten wenigstens so sehr belasten kann wie die Obstipation. Bürden Sie dem Patienten nicht die gesamte Austauschliste auf einmal auf.

▷ Empfehlen Sie **ungeschrotete (goldgelbe) Leinsamen**, weil die nicht verwertet werden können und die Patienten also keine Angst vor Gewichtszunahme haben müssen. Außerdem hält er sich länger, wird nicht so schnell ranzig und es besteht kaum eine Blausäurebelastung.

▷ Hafer- oder Weizenkleie sollten die Patienten immer in kleinen Mengen kaufen, da sie auf Grund ihres Fettgehalts schneller ranzig werden.

▷ **Ernährungsmedizinisch sinnvolle Hausmittel:**
  ▶ Pflaumensaft (2 Schnapsgläser/d)
  ▶ Sauerkrautsaft (250–500 ml/d)
  ▶ gesäuerte Milchprodukte (z. B. Buttermilch) (> 250 ml/d)
  ▶ Milchzucker (1–4 Esslöffel/d)
  ▶ Guar/Pektin oder Plantago ovata Samenschalen
  ▶ vor dem Frühstück ein kaltes Getränk (z. B. Mineralwasser).

▷ Neben den Hausmitteln zum Einnehmen gibt es eine Reihe **weiterer Maßnahmen**, die zunächst für den Patienten banal klingen mögen, doch in ihrer Wirkung nicht unterschätzt werden dürfen. Sie können also dem Patienten die folgenden Punkte empfehlen, sofern kein anderer Grund oder eine Erkrankung dagegen sprechen:
  ▶ Fußweg statt Auto
  ▶ Treppe statt Aufzug
  ▶ Fahrrad statt Bus
  ▶ sportlicher Feierabend statt Fernseher
  ▶ keine Unterdrückung des Defäkationsreizes („keine Zeit")
  ▶ genügend Zeit zum Essen nehmen und ausreichend kauen
  ▶ eventuell Entspannungstraining.

▷ Zur Entwöhnung von einem Abführmittel muss dieses ausgeschlichen werden. Gleichzeitig werden Ballaststoffe eingeschlichen.

▷ Gerade bei der Ernährungsumstellung machen Sie sich wenige Freunde. Deshalb sollten Sie den Patienten „dort abholen, wo er ist". Gehen Sie also auf seine Möglichkeiten und seine Bedürfnisse ein:
„Sie essen ja täglich einen Apfel. Es wäre gut für Ihre Verdauung, wenn Sie zwei essen würden. Ist das möglich?"
„Welche Möglichkeiten Sehen Sie, noch mehr Ballaststoffe aufzunehmen."

Umgang mit obstipierten Patienten

▷ Gerade im Falle der Obstipation ist die grundlegende **Verhaltensänderung** das entscheidende therapeutische Mittel. Nach der Vermittlung des Problems und der Akzeptanz durch den Patienten steht die Verhaltensänderung an, also die Änderung jahrelang eingefahrener Gewohnheiten. Auch wenn der Patient den ersten Schritt schafft, nämlich seine Ernährungsgewohnheiten umzustellen, muss er noch den zweiten, schwierigeren Schritt vollziehen: die Aufrechterhaltung dieser Änderung. Rückfälle sind hier häufig. Sie müssen den Patienten ermutigen und weiter beraten. Ein Rückfall in die alten Gewohnheiten darf nicht zu übersteigerten Frustrationen und Versagensgefühlen beim Patienten (und Therapeuten) führen. Vielmehr gilt es, zu analysieren, unter welchen Umständen das alte Muster wieder durchgebrochen ist und wie dem beim nächsten Mal begegnet werden kann. Rückfall und Neuanfang sollten als natürliche Bestandteile eines auf dauerhafte Veränderung ausgelegten Prozesses betrachtet werden.

▷ Nach den Infos beginnen Sie das Beratungsgespräch mit:
„Was glauben Sie, was die Ursache Ihrer Obstipation ist?"
„Was könnten Sie denn als erstes ändern?"

▷ Anweisungen wie „mehr trinken" und „mehr bewegen" sollten ebenfalls Schritt für Schritt erfolgen und denkbar konkret sein:

„Trinken Sie jeden Tag 2 Liter Mineralwasser."
Die gleichzeitige Umstellung beider Punkte kann den Patienten überfordern, wodurch letztlich nichts erreicht wird. Sie müssen entscheiden, welche Maßnahme für den Patienten zunächst am geeignetsten ist. Bei einem weiteren Termin sollten Sie dann die Instruktionen für den nächsten Schritt folgen lassen. In der Beratung ist prinzipiell „weniger" mehr.

> Sie sollten dem Patienten keinen Diätplan geben, in dem Einnahmezeiten, Rezepte und Mengen genau angegeben werden, auch wenn die Patienten Sie immer wieder darum bitten. Vielfach dienen solche Pläne nur als Alibi für den Patienten. Ein 50-jähriger hat in seinem Leben weit über 50.000 Mahlzeiten zu sich genommen. Es ist ein wenig hilfreiches Unterfangen, hier eine ganz neue Regel einführen zu wollen.

▷ Meistens sind die Ursachen einer **akuten Obstipation** in den persönlichen Lebensumständen der Betroffenen zu suchen. Die Beschwerden gleichen denen der chronischen Verstopfung, müssen aber unbedingt medizinisch untersucht werden.

▷ Bedenken Sie stets, dass die Obstipation meist von einer Reihe unangenehmer und das Wohlbefinden sowie die Gesundheit beeinträchtigender **Begleiterscheinungen** begleitet wird, wie z.B.:

▶ Blähungen
▶ seelische Belastungen
▶ Hautprobleme
▶ Divertikulose/Divertikulitis
▶ Hämorrhoiden
▶ Karzinome im Dickdarmbereich
▶ Bildung von Kotsteinen
▶ Schmerzen im Unterbauch
▶ Druck- und Völlegefühl.

▷ **Abführmittel** werden - wenn überhaupt - nur bei akuter Obstipation und immer bei ärztlicher Aufsicht verordnet! Die Komplikationen dauerhaft eingenommener „sanfter" Abführhilfen können gravierend sein. Sie sollten grundsätzlich nur über einen kurzen Zeitraum eingenommen werden (1 Woche, maximal 2!). Auch Abführmittel sind Medikamente, deren Einnahme nur auf ärztlichen Rat hin erfolgen sollte. Kinder und schwangere Frauen sollten überhaupt keine Abführmittel einnehmen.

Die Einnahme von Abführmitteln über einen langen Zeitraum kann ernste Folgeschäden nach sich ziehen:

▶ Darmlähmung und Darmwandausdünnung
▶ gravierende Elektrolytstörungen mit Muskelkrämpfen und Herzrhythmusstörungen
▶ Gewöhnung - Immer höhere Dosierungen werden nötig, um abzuführen.

Grundsätzlich kann festgehalten werden, dass Laxantien nur nach ärztlicher Empfehlung eingenommen werden sollten.

▷ Vielen Menschen ist es unangenehm über ihre Verdauungsprobleme zu sprechen. Vielfach ist überdies die diätetische Therapie bei weitem nicht so wirksam wie der Einsatz normaler Laxantien und die Wirkung stellt sich erst viel später ein.

▷ Viele Patienten haben das Gefühl, der Darm sei nicht völlig entleert. Sie fühlen sich dann unwohl, weil sie glauben, dies führe zu einer „Selbstvergiftung". Versuchen Sie ggf. diesen Irrglauben zu korrigieren.

▷ Wenn der Patient weiter Laxantien nehmen will, können Sie ihn davon nicht immer abbringen. Das ist vergleichbar mit dem Rauchen. Der Patient muss selbst von den

Laxantien abkommen wollen. Wenn der Patient aber erkennt, dass er selbst weiß, was er tun muss, fällt es ihm oft leichter, dies umzusetzen, als wenn Sie es ihm erklärten.

▷ **Laxantien führen nicht zur Gewichtsreduktion**, weil sie an einer Stelle im Darm ansetzen, an der ohnehin keine Nährstoffe mehr resorbiert werden. Das sollte insbesondere jungen (essgestörten) Frauen vermittelt werden, die Laxantien zur Gewichtsreduktion einsetzen wollen und dabei nicht selten ihre Gesundheit sehr gefährden.

▷ Die Erwartung der Patienten bei einer Ernährungsberatung wegen Obstipation ist üblicherweise hoch und nicht wenige wundern sich, wenn die Behandlung ihrer Obstipation nicht schon nach zwei Tagen erfolgreich war.

▷ Wenn Sie – wohldosiert - Begriffe verwenden, die heute schon zum „Lifestyle" gehören und dem Patienten wahrscheinlich vertraut sind, können Sie manche Ernährungsempfehlungen „schmackhafter" machen (z. B. „probiotisch", „präbiotisch", „Darmflora").

 ## Fragen, Phrasen, Formulierungen

▷ **Wählen Sie eine bildhafte Sprache:**
„Weißbrot ist Ernährungsmüll, denn die wertvollen Ballaststoffe sind alle weg und es enthält weniger Vitamine, Mineralstoffe und andere wertvolle Bestandteile."

▷ **Sie sollten stets das Positive Ihrer Aussage voranstellen:**
„Essen Sie doch Vollkornbrot statt des Weißbrotes."
und nicht: „Statt des Weißbrotes sollten Sie Vollkornbrot essen."

▷ **„Warum kann ich auf einmal nicht mehr täglich Stuhlgang haben?"**
Diese Frage wird häufiger von älteren Menschen gestellt. Sie müssen zunächst danach fragen, ob sich eventuell die Essmenge verringert hat. Denn dann ist der Dickdarm nicht so voll und es dauert länger, bis die Defäkation erforderlich wird. Aber auch ein (latenter) Diabetes mellitus kann wegen einer autonomen Polyneuropathie dahinter stecken.

▷ **Mit folgenden Aussagen können Sie populären Missverständnissen begegnen:**
▶ „Es gibt keine innere Vergiftung durch Obstipation."
▶ „Es macht wenig Sinn, sich erst nach dem Stuhlgang zu wiegen, da das Gewicht einer normalen Defäkation bei ca. 100–150 g liegt."
▶ „Laxantien entschlacken den Körper nicht."
Das theoretische Konzept der „Schlacke" im menschlichen Körper wird gerne von angeblich naturheilkundlich orientierten Medizinern bemüht, doch entbehrt es jeder Grundlage. Es gibt keinen Hinweis auf „Schlacke" im menschlichen Körper im Wortsinne und auch keine Ablagerungen von „altem Fett". Wie die meisten Zellen im Körper erneuern sich auch die Fettzellen regelmäßig.

▷ Es ist üblich geworden, Ballaststoffe als „förderlich" für die Verdauung zu beschreiben. Dies klingt jedoch danach, als funktioniere die Verdauung auch ohne Ballaststoffe. Der Patient muss jedoch, um die Bedeutung der Ballaststoffe richtig einzuordnen, von ihrer grundlegenden Bedeutung überzeugt sein. Das Wort „Ballaststoff" klingt eher nach „Belastung" und damit negativ, statt positiv oder gesund. Formulieren Sie also besser:
„Ihre Verdauung hängt ganz entscheidend von den Pflanzenfasern ab."

> Die Verstopfung ist nicht die chronische Unterversorgung mit Abführmitteln.

▷ Möglich sind zur Veranschaulichung auch eine rote und eine grüne Seite der Austauschliste (siehe auch Kapitel G6, Rezepte erstellen).

▤ **58** Patientengerechte Erklärungen wichtiger Fachbegriffe zum Thema Obstipation:

Obstipation	„Von Obstipation spricht man erst ab einer Stuhlfrequenz von unter drei mal wöchentlich. Es treten noch weitere Symptome hinzu, wie harter Stuhl, das Gefühl einer unvollständigen, Stuhlentleerungen unter großer Anstrengung und oft auch ein geblähter Bauch sein. In den meisten Fällen ist eine Verstopfung harmlos; sie kann jedoch auch Symptom einer anderen Krankheit sein."
Ballaststoffe	„Ballaststoffe sind unverdauliche pflanzliche Nahrungsbestandteile, die absolut entscheidend für eine funktionierende Darmtätigkeit sind. Gemüse, Vollkornbrot und Obst sind besonders reich an Ballaststoffen und müssen deshalb immer in ausreichender Menge gegessen werden. Es gilt die Regel von 5 Portionen täglich."

F12 Beratung bei Osteoporose

Bei der Osteoporose (heißt patientengerecht übersetzt „poröser Knochen") handelt es sich um eine systemische Skeletterkrankung, d. h. sie kann sich an verschiedenen Abschnitten des Skeletts manifestieren, was mit einer Verminderung von Knochenmasse, -struktur und -funktion einhergeht. Damit verbunden ist ein erhöhtes Frakturrisiko besonders an Lendenwirbelsäule, Hüfte, Oberschenkelhals und unterer Speiche. Besonders betroffen sind Frauen nach den Wechseljahren. Ohne präventive Maßnahme würde bei jeder dritten bis vierten Frau im Alter bis 70 Jahren mindestens eine osteoporotische Fraktur auftreten. Aber auch bei ca. 10 % der Männer über 50 Jahre wird eine Wirbelkörperfraktur diagnostiziert und Männer erleiden ungefähr 20–30 % aller Hüftfrakturen, die im Alter auftreten. Ihre Aufgabe besteht darin, den Patienten von der Möglichkeit der Prävention der Osteoporose zu überzeugen.

Die Osteoporose ist nicht nur durch Ernährung zu beeinflussen, sondern kann auch durch Ernährungsstörungen in ihrer Entstehung begünstigt werden. Dazu gehören Diäten, Fasten und Essstörungen. Ernährung kann die Entstehung der Osteoporose begünstigen. Diese Erkrankung entsteht oft multifaktoriell bedingt. In der Therapie die Ernährung „nur" ein Baustein von vielen.

Im Downloadbereich (www.dkgd.de) können Sie zur Demonstration für den Patienten ein anschauliches Bild eines osteoporotischen Knochens im Vergleich zu einem normalen herunterladen und ausdrucken.

Ernährung bei Osteoporose

▷ Wichtig sind die Zufuhr von Faktoren, die zu einer Beeinflussung der endogenen Steroidhormonsynthese (Östrogene, Glukokortikoide) führen sowie die adäquate Kalziumzufuhr mit der Nahrung. Die Östrogensubstitution ist heute wieder sehr umstritten. Der Nutzen und die Erfolge sind nicht eindeutig, dafür scheinen die Nebenwirkungen mit einem erhöhten Risiko für Schlaganfall, Herzinfarkt und Mamma-, Ovarial- und Endometriumkarzinom einherzugehen.

▷ Es geht nicht darum, die Kalziumzufuhr zu maximieren. 1000 bis maximal 1500 mg sind ausreichend. Es darf nicht vergessen werden, dass sich diese Menge auf Ernährung und Substitution bezieht. Viele Osteoporose-Patienten nehmen gefährlich viel Kalzium auf. Bei der oben angegebenen Menge ist die Phophatzufuhr zweitrangig. Sie muss also nicht reduziert werden. Eine geringere Phosphatzufuhr fördert die Osteoporose. Eine zu geringe Phosphatzufuhr fördert die Entstehung der Osteoporose!

▷ Personen mit **Laktoseintointoleranz** sollten in besonderem Maße auf ihre Kalziumversorgung achten. Laktosehaltige Lebensmittel führen bei dieser Gruppe aufgrund einer reduzierten [beta] β-Galaktosidase-Aktivität im Dünndarm zu Flatulenz, Krämpfen und Diarrhö. Gereifte Käse sind praktisch laktosefrei. Besonders probiotischer Joghurt wird in der Regel gut vertragen. Des Weiteren besteht die Möglichkeit, gleichzeitig zu laktosehaltigen Produkten ein Laktasepräparat einzunehmen. Solche Präparate gibt es in der Apotheke, dem Reformhaus und auch in jedem Drogeriemarkt. Hierdurch erfolgt auch bei Laktoseintoleranten ein enzymatischer Laktoseabbau in oberen Darmabschnitten.

▷ **Vitamin D** fördert die aktive Kalziumabsorption aus dem Darm und ist für die Regulation der Kalziumhomöostase und des Phosphatstoffwechsels erforderlich. Bei adäquater UV-B-Exposition ist eine alimentäre Vitamin-D-Zufuhr nicht notwendig. Insbesondere im Alter tritt ein Vitamin-D-Mangel aufgrund einer verminderten Fähigkeit zur Vitamin-D-Bildung in der Haut sowie eines geringen Aufenthalts im Freien jedoch bei einem Teil der Senioren (z. B. Bewohner von Pflegeheimen) gehäuft auf. Während ein ausgeprägter Vitamin-D-Mangel zur Osteomalazie führt, trägt eine suboptimale Versorgung zur Entstehung der Osteoporose bei. Eine adäquate Vitamin-D-Versorgung ist bei regelmäßigem Aufenthalt im Freien (30 min/d) gewährleistet. Insbesondere in den Wintermonaten, d. h. bei geringer UV-B-Einstrahlung, sowie bei Heimbewohnern ist eine orale Vitamin-D-Zufuhr notwendig. Senioren sollten in diesem Fall mindestens 10 μg Vitamin D/d aufnehmen. Gegebenenfalls muss die Vitamin-D-Versorgung durch die Einnahme von Vitamin-D-Präparaten sichergestellt werden. Für eine optimale Vitamin-D-Wirkung ist eine adäquate **Kalziumzufuhr** notwendig.

> ### Drei Prinzipien der Ernährung bei Osteoporose
>
> ▸ kalziumreich (täglich Milchprodukte)
> ▸ normale Energiezufuhr
> ▸ ausreichende Vitamin D-Zufuhr, besonders Vitamin D3 (z. B. Seefisch, Meeresfrüchte, Eier, Margarine; wenn über die Nahrung nicht möglich durch Ergänzungspräparate)
> ▸ täglich ausreichend Bestrahlung mit Sonnenlicht (erzeugt in der Haut das Vitamin aus einer Cholesterinform)
> ▸ ausgewogene Ernährungsweise (neben Kalzium und Vitamin D haben eine Vielzahl von Mikronährstoffen eine Wirkung auf den Knochen – z. B. Vitamin K, Phosphat oder Fluorid)

▷ Bei Senioren und weiblichen Jugendlichen gibt es häufig eine unzureichende Proteinaufnahme, was die Bildung der organischen Knochenmatrix beeinträchtigen kann.

▷ Ein mäßiger Konsum von **Kaffee** und **Alkohol** (3–4 Tassen/d bzw. 1 Glas Wein oder 0,3 l Bier/d) stellt bei ansonsten adäquater Ernährung keinen Risikofaktor für Osteoporose dar. Auch konnten bisher negative Wirkungen des Rauchens (> 15 Zigaretten/d) auf den Knochenmineralgehalt und das Osteoporoserisiko nicht eindeutig belegt werden.

Umgang mit Osteoporosepatienten

▷ Essstörungen wie **Magersucht** stellen einen Risikofaktor für einen geringen Knochenmineralgehalt dar. Bereits in jungen Jahren ist das Frakturrisiko erhöht.

▷ **Reduktionsdiäten** können auch die Synthese der genannten Steroidhormone ungünstig beeinflussen und sollten nur bei medizinischer Indikation durchgeführt werden. Das häufig in der Werbung suggerierte Schönheitsideal von schlank bis sehr schlank ist abzulehnen.

▷ Zur Optimierung der Kalziumversorgung eignen sich vor allem Milch und Milchprodukte. Gereifte Käse haben aufgrund des geringeren Wassergehaltes einen besonders hohen Kalziumgehalt.

▷ Bei **älteren Menschen** sollten Sie die erhöhten Anforderungen an die Nährstoffdichte berücksichtigen. Dies ist einerseits die Folge der im Vergleich zu jüngeren Erwachsenen erhöhten Zufuhrempfehlung für Kalzium und andererseits auf den im Alter reduzierten Energiebedarf zurückzuführen.

▷ In der Praxis ist auch die Verzehrsmenge zu beachten. Küchenkräuter wie Petersilie und Brunnenkresse liefern ungeachtet des hohen Kalziumgehaltes pro 100 g nur einen geringen Beitrag zur Bedarfsdeckung. Außerdem weisen Lebensmittel wie Spinat und Sesam eine geringe Bioverfügbarkeit für Kalzium auf bei gleichzeitig relativ hohem Kalziumanteil.

▷ Aus praktischer Sicht ist die Verteilung der Kalziumzufuhr auf 5–6 Mahlzeiten über den Tag sinnvoll, um eine optimale Kalziumausnutzung zu erzielen, wobei auch eine kalziumreiche Spätmahlzeit nicht vergessen werden sollte. Falls Kalziumpräparate zur Sicherung der Versorgung eingenommen werden, sollte dies stets während einer (kalziumarmen) Mahlzeit erfolgen, da die Verlängerung der Magenpassage eine kontinuierlichere Kalziumanlieferung im Dünndarm bewirkt und somit die Ausnutzung erhöht. Die Notwendigkeit zur Einhaltung eines bestimmten Kalzium-/Phosphor-Verhältnisses in der Kost besteht nicht.

Fragen, Phrasen, Formulierungen

„Die Osteoporose können Sie sich übersetzen als das „Poröswerden" der Knochen (Osteo-)."

▷ **„Soll ich Jogurt wegen der hohen Säurewerte meiden?"**
„Nein, denn Joghurt zählt wie Milch und andere Milchprodukte zu den wichtigsten Kalziumquellen. Joghurt sollte wie auch Käse ebenfalls täglich auf dem Speisezettel stehen. Sauermilchprodukte sind in der Regel sogar besser verträglich, wenn z. B. eine Milchzuckerunverträglichkeit vorliegt."

▷ **„Sollte ich auf Fleisch wegen des hohen Phosphatgehaltes ganz verzichten?"**
„Fleisch und Wurst enthalten recht viel Phosphat, wodurch über einen komplizierten Mechanismus die Kalziumaufnahme aus dem Darm gehemmt werden kann. Wennn Sie aber nicht öfters als zwei Mal wöchentlich Fleisch essen, besteht für ein ausgewogenes Verhältnis zwischen Kalzium und Phosphat keine Gefahr. Es darf nie vergessen werden, dass auch Phosphat Bestandteil der Knochen ist"

▷ **„Muss ich auf Kalziumtabletten setzen, wenn ich mich veganisch ernähre?"**
„Bei veganischer Ernährung sind Kalziumpräparate unerlässlich. Dennoch sollten Sie pflanzliche Kalziumquellen wie Grünkohl, Brokkoli, Fenchel, Lauch, Petersilie aber auch Beeren und Nüsse nutzen. Sojaprodukte sind ebenfalls eine gute Kalziumquelle und enthalten zusätzlich Phytoöstrogene, die ganz ähnlich wie das körpereigene Östrogen wirken. Um Ihr „Knochenkonto" aufzufüllen, können Sie auch mit Kalzium angereicherte Fruchtgetränke oder kalziumreiches Mineralwasser trinken."

F13   Beratung bei Refluxösophagitis

Bei der Refluxösophagitis handelt es sich um eine typische Volkskrankheit, die, im Gegensatz zu vielen anderen, gut medikamentös und diätetisch zu behandeln ist. Die Refluxkrankheit entsteht oft durch eine Schwäche des Schließmuskels zwischen der Speiseröhre und dem Magen, der sog. Kardia. Dieser Muskel verhindert normalerweise den Rückfluss (Reflux) der Säure bei entsprechenden Körperhaltungen oder zu hohem abdominellem Druck, wie er bei Adipositas auftritt. Auf Dauer führt dieser erhöhte Druck zu einer Schwächung der Kardia und es kommt immer häufiger zum Rückfluss der aggressiven Magensäure, die die empfindlichere Speiseröhrenschleimhaut schädigt. Eine Entzündung entsteht. Ursachen für eine „Übersäuerung" des Magens ist oftmals eine Infektion mit dem Helicobacter pylori, die durch eine bestimmte Therapie durch den Arzt geheilt werden kann. Die Refluxösophagitis ist auf Dauer nicht nur wegen des entstehenden **Sodbrennens** sehr lästig und schmerzhaft, sondern kann auch ernste Konsequenzen haben. Die anhaltenden Entzündungen führen zu einer Umwandlung der Schleimhaut, die auch ein Entartungsrisiko birgt. Eine effektive Behandlung ist deshalb auf lange Sicht auch aus vorbeugenden Gründen unerlässlich. Sie lässt sich medikamentös am besten durch eine Blockade der Säurebildung realisieren. Am effektivsten sind die so genannten **Protonenpumpenhemmer** (z. B. Omeprazol, Lanoprazol, Esomeprazol), die die Magensäureproduktion auf ein Minimum reduzieren, sodass kaum noch Säure in die Speiseröhre zurücklaufen kann. In 95 % der Fälle heilen die Veränderungen der Ösophagusschleimhaut dadurch innerhalb weniger Tage ab, wobei aber eine hohe Rezidivgefahr besteht. Auch wenn sich diese Wirkstoffgruppe zunehmend auch zur Langzeittherapie eignet, bietet die Diätetik eine wirksame nichtmedikamentöse Möglichkeit, die Beschwerden durch eine veränderte Ernährung und ggf. auch Lebensweise dauerhaft auszuschalten. Eine Abklärung der Beschwerden durch einen Gastroenterologen muss jedoch zuvor erfolgt sein.

 ## Ernährung bei Refluxösophagitis

Die wichtigsten Punkte bei der Beratung:

- ▶ zwei Stunden vor dem Schlaf keine Mahlzeiten mehr zu sich nehmen
- ▶ keine großen Portionen, statt dessen viele kleine (maximal 500 ml Volumen!)
- ▶ nicht-diätetische Empfehlungen:
- ▶ nach dem Mittagessen nicht hinlegen
- ▶ Schlafen mit Oberkörperhochlagerung (10–20 cm) auch beim kurzen Nickerchen
- ▶ keine abdominell beengende Kleidung (und Gürtel)
- ▶ Meidung von vornüber gebeugten Körperhaltungen

▷ Der Patient soll vor dem Schlafengehen keine größeren Mahlzeiten zu sich nehmen.

▷ Eine eiweißreiche und fettarme Diät ist angezeigt. Kaffee, Alkohol und Nikotin erhöhen das Risiko. Der Alkohol, vor allem hochprozentiger, schädigt zusätzlich selbst bereits die Schleimhaut. Nikotin lässt die Schleimhautdefekte schlechter heilen.

▷ Häufigere kleinere Mahlzeiten reduzieren die Gefahr von zurückfließendem Magensaft.

▷ Wichtige negative Einflussfaktoren auf die Kardiafunktion sind:
- ▶ beengende Kleidung, Gürtel
- ▶ kohlensäurehaltige Getränke, weil sie den intraabdominellen Druck durch die Gasbildung erhöhen
- ▶ Alkoholika (hochprozentige, und geringprozentige mit hohem Kohlensäureanteil)
- ▶ (Kakao-)Schokolade, Pralinen und Süßigkeiten/Kuchen mit Kakao oder Schokolade

- ► Kakao als Getränk oder als Zutat
- ► übergroße Mahlzeiten, weil auch hierdurch der Druck auf die Kardia zu groß wird
- ► fettreiche Mahlzeiten, denn viel Fett bedeutet eine lange Verweildauer im Magen
- ► Röststoffe (Kaffee – reizstoffarmer Kaffee wie Idee-Kaffee ist in der Regel gut verträglich, koffeinfreier Kaffee ist dagegen genauso schlecht verträglich wie koffeinhaltiger, an- und verbrannte Lebensmittel, Gyros, Grillgut)
- ► individuelle Unverträglichkeiten.

Umgang mit Patienten mit Refluxösophagitis

▷ Fragen Sie den Patienten nach seiner bisherigen „Magen"-Medikation. Säurebindende Mittel (Riopan, Maaloxan, Renni) haben keinen guten Effekt auf die Refluxsymptomatik. Protonenpumpenhemmer, die die Salzsäureproduktion im Magen blocken, wirken effektiv gegen Refluxösophagitis und können auch langfristig eingenommen werden. Solche Präparate gibt es inzwischen freiverkäuflich in jeder Apotheke. Das Problem ist also, den Patienten trotzdem zur Diätetik zu bewegen.

▷ Sensibilisieren Sie den Patienten für die Erkrankung, die mehr ist, als „ein bisschen Brennen".

▷ Viele Patienten mit Sodbrennen glauben, einen empfindlichen Magen zu haben und nehmen deshalb nur noch eine Schonkost nach ihrem Verständnis zu sich. Selbst wenn diese Kost den Magen schont, hat dies nicht automatisch einen Einfluss auf den Pathomechanismus der hinter der Refluxösophagitis steht.

▷ Besonders vorsichtig müssen die Patienten bei Festen und Buffets sein, weil dort oft in kurzer Zeit zu viel gegessen wird, wozu dann in der Regel noch Alkohol getrunken wird. Zusätzlich sind die Speisen oft stark gewürzt und/oder gebraten (Röststoffe).

▷ Die Patienten sollen ein Ernährungs- und Beschwerdeprotokoll führen.

▷ Die Beschwerden müssen bei längerem Bestehen medizinisch abgeklärt werden. Nicht zuletzt weil die Symptomatik einer Angina pectoris auch einmal wie Sodbrennen aussehen kann.

Im Downloadbereich (www.dkgd.de) finden Sie einige eindrucksvolle endoskopische Bilder der Refluxösophagitis und ihrer Folgen.

Fragen, Phrasen, Formulierungen

▷ **Populäre Missverständnisse zur Refluxösophagitis:**
- ► „Wenn ich Beschwerden habe, esse ich ein Stück trockenes Brot." - Trockenes Brot bindet keine Säure.
- ► „Ich trinke bei Sodbrennen ein Glas Milch, weil es die Säure bindet." Milch bindet keine Säure sondern lockt Säure.
- ► „Aber ich nehme doch schon Schonkaffee ..." - Koffeinfreier Kaffee verhindert keine vermehrte Säureproduktion, da die Röststoffe nach wie vor enthalten sind. Gut geeignet ist beispielsweise „Idee-Kaffee".

▤ **59** Patientengerechte Erklärungen wichtiger Fachbegriffe zum Thema Refluxösophagitis:

Reflux	„Reflux" heißt „Rückfluss" und bezieht sich auf die Magensäure, die fälschlicherweise in die Speiseröhre zurückläuft.
Ösophagitis	„Der Ösophagus ist die Speiseröhre und „-itis" ist die Endung, die „Entzündung" bedeutet. Es handelt sich also um eine Speiseröhrenentzündung."

F14 Ernährungstherapie von Patienten unterschiedlicher Religionsgemeinschaften

Im Krankenhaus treffen viele Menschen aufeinander. Neben ihrer Individualität bringen Patienten ihre kulturellen und religiösen Hintergründe mit. Darauf müssen Diätassistenten und Ernährungswissenschaftler vorbereitet sein. Neben der Sprache gibt es in vielen Religionsgemeinschaften spezielle Speisevorschriften. Damit begegnen Sie anderen Normen, die das Verhalten des Einzelnen prägen. Eine wichtige Voraussetzung im Umgang mit ausländischen Patienten anderer Kulturkreise ist es, dieser Andersartigkeit offen gegenüberzustehen und diese gelten zu lassen.

Wir haben die Ernährungsgebräuche für die drei Religionsgemeinschaften beschrieben, denen Sie bei Ihrer Arbeit am ehesten begegnen: Katholiken, Moslems und Juden.

Allerdings ist eine Ernährung, wie sie z.B. bei einem strenggläubigen Juden erforderlich wäre, im Klinikalltag nicht zu leisten. Gerade aus diesem Grund ist es wichtig, diese Besonderheiten hier etwas ausführlicher darzustellen.. Eine patientengerechte Kost kann durchaus gewährleistet werden, indem die Familie oder die Gemeinde mit einbezogen wird. Sind diätetische Maßnahmen zu berücksichtigen, sollte hier ein intensiver Austausch mit den Angehörigen, die die Mahlzeiten zubereiten, erfolgen.

 ### Kost der Katholiken

▷ Im Gegensatz zum jüdischen und muslimischen Glauben ist es Christen nicht untersagt Schweinefleisch zu essen.

▷ Wein als Bestandteil der Messfeiern ist ebenfalls nicht verboten. Er sollte jedoch nur in Maßen genossen werden.

▷ Das religiöse **Fasten**, also der freiwillige Verzicht auf Lebensmittel, wird kaum noch ausgeübt.

▷ Bei der **Abstinenz** geht es um den freiwilligen Verzicht auf Fleisch warmblütiger Tiere und anderer Genüsse. So verzichten gläubige Katholiken am Aschermittwoch und während der Dauer der 40-tägigen Osterfastenzeit sowie freitags auf Fleisch und Fleischprodukte. An diesen Tagen kann Fisch oder ovolactovegetabile Kost gereicht werden. Zuletzt wird jedoch eher der Verzicht bei Süßigkeiten und Alkohol geübt.

 ### Jüdische Kost

Aus ernährungswissenschaftlicher Sicht ist jüdische, koschere Kost eine variationsfähige, jegliches Übermaß meidende Mischkost, die durch unterschiedliche nationale Verzehrgewohnheiten geprägt wird. Koschere Kost ist in der Regel fettarm und kohlenhydratreich und lässt eine bedarfsgerechte Energie-, Nähr- und Wirkstoffversorgung zu. Es sind jedoch umfangreiche Regeln zu beachten. Eine koschere Kost bedeutet eine reine Kost, die sich auf die Reinheit vor Gott und dem jüdischen Gesetz bezieht. Hierbei ist besonders die Trennung verschiedener Speisen zu beachten.

Anhand der unten aufgeführten Besonderheiten wird erkennbar, dass es kaum möglich ist, einen jüdischen Patienten nach seinen Vorstellungen zu ernähren. Manchmal wird eine lactovegetabile Kost akzeptiert. In den meisten Fällen wird der Patient jedoch von seiner Familie ernährt, die koschere Speisen von zu Hause mitbringen muss. Bei Patienten, die eine Diättherapie erhalten, ist eine Rücksprache mit Ihnen unerlässlich, um den Therapieerfolg nicht durch „falsche" Speisen zu gefährden.

Orthodoxe, also streng gläubige Juden essen nur eine glatt (streng) koschere Kost. Falls sie außerhalb Israels auf Reisen gehen, nehmen sie meist ausreichend Konserven und Lunch-Pakete mit. Bei Ankunft in ihrem Reiseland setzen sie sich mit der dort ansässigen jüdischen Gemeinde und dem nächsten Rabbiner in Verbindung, um von ihren Glaubensbrüdern mit koscheren Mahlzeiten versorgt zu werden. Diese würden dann auch bei einem unvorhergesehenen Aufenthalt in einem Krankenhaus für die Mahlzeiten sorgen. Über die Israelische Fluggesellschaft lassen sich ebenfalls in Notfällen koschere Speisen beziehen.

Die wichtigsten Regeln

▷ **Schächten:** Für Juden ist das Schächten (rituelle Schlachtung) die einzige erlaubte Schlachtmethode, die nur einem Schlachter unter Aufsicht eines Rabbiners erlaubt ist. Unter besonderen rituellen Vorschriften wird dafür gesorgt, das der Tierkörper vollkommen ausbluten kann. Denn der Verzehr von Blut als Sitz der Lebenskraft ist für den Verzehr nicht erlaubt. Darum darf auch ein Ei, in dem ein Blutstropfen enthalten ist, nicht gegessen werden.

▷ **Einweichen und Salzen; Grillen:** Damit das Fleisch gründlich ausbluten kann, wird es nach gründlichem Waschen und Einweichen mit Salz eingerieben und für ca. 1 Stunde auf ein Brett oder eine perforierte Unterlage gelegt. Dadurch kann koscheres Fleisch einen hohen Natriumchloridgehalt aufweisen, was bei Hypertonie, chronischer Nieren- (insbesondere dialysepflichtige Patienten) und Leberinsuffizienz (insbesondere, wenn ein Aszites vorliegt) relevant ist.

Wird das Frischfleisch beim Metzger nicht innerhalb von 72 Stunden nach dem Schächten verkauft, muss es für eine halbe Stunde in einem speziellen Gefäß mit zimmerwarmen Wasser eingelegt werden. Damit soll das Austrocknen und Gerinnen des restlichen Blutes verhindert werden.

▷ Soll aus medizinischen Gründen die Salzzufuhr reduziert werden, kann auf das Grillen auf dem Rost zurückgegriffen werden. Zuerst wird auch hier das Fleisch gewaschen. Während des Erhitzens wird es leicht gesalzen. Wenn das Fleisch gar ist, wird es nochmals mit kaltem Wasser abgespült, um wirklich alle Blutreste zu beseitigen. Da die Leber völlig mit Blut gesättigt ist, ist das Grillen hier die einzige Möglichkeit einer koscheren Zubereitung.

▷ **Reine und unreine Tiere:** Generell verboten ist der Verzehr von Muskelfleisch aus dem Hüftgelenk (z.B. Hüftsteaks), Fettstücken (außer von Hausgeflügel und Fisch) und durch die Jagd erlegte Tiere.

Reine, essbare Säugetiere müssen gleichzeitig Wiederkäuer und Paarhufer sein, z.B. Rind, Ziege, Schaf, Reh, Hirsch.

Reine Vögel: Hausvögel wie Ente, Gans, Hühner, Taube, Pute; Waldvögel wie Wachtel, Rebhuhn, Fasan, wenn keine Knochenbrüche vorliegen.

Reine Fische: Sollen gleichzeitig Schuppen und Flossen haben und sich durch Laichen vermehren; Fische dürfen nur in Öl eingelegt werden. Beim Zerteilen von Fisch muss ein Messer verwendet werden, dass nur mit reinen Wassertieren in Kontakt gekommen ist.

Unreine Tiere:

► Pferd, Schwein, Kamel

► Vögel: Aasfresser, Raubvögel

► Fische: Aal, Tintenfisch, Muscheln, Krebse

► Reptilien, Insekten und Kriechtiere (außer den drei Heuschreckenarten des Orients).

▷ **Milchiges und Fleischiges:** Die Lagerung, Zubereitung und der Verzehr von Speisen die Milch- bzw. Fleischprodukte enthalten, muss völlig getrennt sein. Nach dem Verzehr von Fleischspeisen darf man für mindestens vier Stunden keine Milchspeisen verzehren.

Umgekehrt darf man bereits nach einer halben Stunde nach dem Verzehr von Milchspeisen etwas „Fleischiges" verzehren.

Die Zubereitung und der Verzehr von Milch- und Fleischgerichten erfolgt in getrennten, koscheren Geschirren. Dies bedeutet, dass Ess- und Kochgeschirr in einem Haushalt zweimal vorhanden sein muss. Des weiteren muss beim Abwasch darauf geachtet werden, dass das Geschirr in getrennten Einsätzen gespült wird. Bei Einsatz einer Spülmaschine ist es notwendig, die Geschirre getrennt darin zu spülen.

Als Bindeglied zwischen reinen und unreinen Lebensmitteln gelten die neutralen Produkte wie z. B. Obst, Gemüse, Eier, Pflanzenöle und -fette, Zucker, Honig, Sirup, Kaffee, Tee, Kakao, Brot, Milchersatzprodukte auf rein pflanzlicher Basis (z. B. Soja).

▷ **Brot:** Zum Brotbacken dürfen nur koschere Zutaten verwendet werden. **Mazza** bzw. **Matzen** ist ein spezielles ungesäuertes Brot, das zur Passahzeit (jüdisches Osterfest) verzehrt wird. Es besteht nur aus Wasser und Mehl.

Die in Backwaren, Brotaufstrichen, Fertigsuppen, Margarine, Nachspeisen, Süßspeisen etc verwendeten deklarierten und nichtdeklarierten Bestandteile müssen ausschließlich aus koscheren Produkten hergestellt werden. (Anmerkung: In Deutschland gilt, dass bei Fertigprodukten, die aus unterschiedlichen Zutaten zusammengesetzt sind, die Inhaltsstoffe erst ab einem Anteil von 25 % des Gesamtgerichts auf der Zutatenliste erscheinen müssen.)

▷ **Koschere und nicht koschere Getränke:** Traubensaft und Wein darf vor der Abfüllung nur von Juden berührt werden, sonst darf er von einem gläubigen Juden nicht getrunken werden. Hilfsstoffe und Zusatzmittel, die zur Weinherstellung verwendet werden, müssen alle koscher sein. Gleiches gilt für Spirituosen und Essig, die aus Wein hergestellt werden. Aus anderen Früchten und Samen hergestellte Weine dürfen auch von Nichtjuden gekeltert werden. Apfelwein, Bier, Kaffee, Tee sind somit koscher.

Am Passahfest dürfen keine aus Getreide gewonnen Spirituosen konsumiert werden.

▷ **Mittagessen am Sabbat:** Am Samstag, dem Sabbat, ist es Juden verboten, ein Feuer anzuzünden. Deshalb werden warme Speisen bereits am Freitag zubereitet. Diese werden sehr langsam gegart und bleiben über Nacht im heißen Ofen stehen

▷ **Pessach oder Passahfest:** Zu Pessach wird der Auszug der Kinder Israels aus dem ägyptischen „Sklavenhaus" begangen. In Israel feiern die Juden Pessach sieben Tage lang. In anderen Ländern wird noch ein Tag hinzugefügt, damit sichergestellt ist, das alle Juden zur gleichen Zeit das Fest abhalten.

Zum Passahfest sind Weizen, Roggen, Gerste, Hafer, Dinkel außer für die Herstellung von Mazza verboten, denn es dürfen zu dieser Zeit in Speisen keine Gärmittel enthalten sein. Um eine Gärung vollständig zu vermeiden, dürfen Kuchen nur mit feingemahlener Mazza gebacken werden. Auch Hülsenfrüchte dürfen zu dieser Zeit nicht verzehrt werden.

Da Teller aus Steingut, Porzellan und Keramik eine absorbierende Oberfläche haben, müssen sie während des Festes ausgewechselt werden.

Hâlâl-Kost, Kost der Moslems

Durch die weite Verbreitung des Islams in Deutschland werden Sie auch häufig Patienten dieser Glaubensrichtung im Krankenhaus antreffen. Aus ernährungswissenschaftlicher Sicht handelt es sich um eine variationsfähige Mischkost, die durch unterschiedliche nationale Verzehrgewohnheiten geprägt wird. Ein gemeinsames Merkmal ist das Meiden von Schweinefleisch. Die nachfolgend aufgeführten Regeln lassen eine ausreichende Energie-, Nähr- und Wirkstoffversorgung zu. Die Gebote für die Ernährung eines moslemischen Patienten beruhen nicht auf medizinischen oder hygienischen Ratschlägen, sondern sollen rein religiösen Ursprungs sein.

Die meisten Krankenhäuser bieten bereits eine schweinefleischlose Vollkost bzw. leichte Vollkost an. Neben den unten aufgeführten Besonderheiten der moslemischen Kost bestehen noch viele regionale Unterschiede in den Verzehrsgewohnheiten. Um abschließend eine gesicherte Aussage über die ernährungswissenschaftliche Wertigkeit der Kost machen zu können, ist eine Ernährungsanamnese notwendig.

Die wichtigsten Regeln

> **Die drei Grundbegriffe der Hâlâl-Kost, deren Auslegung durch den Koran erfolgt:**
>
> ▶ Al-halal - das Erlaubte: Es entspricht dem islamischen Gesetz.
> ▶ Al-makruh - das Verabscheute: Es besteht kein direktes Verbot, jedoch eine ablehnende Haltung.
> ▶ Al-haram - das Verbotene: Wird das Verbot nicht eingehalten, droht eine Strafe nicht nur im Diesseits sondern auch im Jenseits

▷ **Haram:** Strikter Ausschluss von (Wild-)Schweinefleisch und aus Schwein hergestellten Produkten (z. B. Gelatine, Brühe). Ebenfalls verboten ist das Fleisch von Pferd und Esel, Raubtieren (z. B. Bären, Löwen, Tiger), Raubvögeln, Hunden, Affen, Amphibien (z. B. Frösche, Krokodile), Schnecken, Insekten (z. B. Ameisen, Bienen) sowie Blut. In einigen moslemischen Ländern ist Kamelfleisch verboten, in anderen ist es erlaubt. Auch tierische Backfette und gelatinehaltige Süßigkeiten, Backwaren oder Nachtische usw. sind nicht erlaubt. Götzen geweihtes Fleisch darf ebenfalls nicht verzehrt werden.

▷ **Alkohol:** Bei Moslems gilt ein generelles Alkohol- und Drogenverbot. Der Verzehr von Alkohol ist jedoch nicht haram sondern makruh. Einige Moslems beziehen dies nur auf den Wein. Fromme Moslems lehnen jedoch Alkohol in jeder Form ab, sogar der Besuch von Orten, an denen Alkohol getrunken wird, ist ihnen verwehrt.

▷ **Schlachten/Schächten:** Die richtige Schlachtung ist die Voraussetzung dafür, dass das Fleisch von einem gläubigen Moslem auch verzehrt werden darf. Mittels eines schnellen Schnitts durch Speise-, Luftröhre und Hauptschlagader soll das völlige Ausbluten des Tieres gewährleistet sein. Dabei ist der Name Allahs mit Blick nach Mekka zu rufen. Im Gegensatz zum jüdischen Schächten darf hier jeder gläubige Moslem das Schlachten vornehmen. Lebt ein Moslem in einem Land in dem das Schächten nicht erlaubt ist, darf er auch das Fleisch verzehren, das nach Regeln einer monotheistischen Religion (z. B. dem Christentum) geschlachtet wurde. Ein streng gläubiger Moslem verzehrt jedoch nur Fleisch, das geschächtet wurde. Im Jahre 2002 wurde das Tierschutzgesetz in das Grundgesetz aufgenommen. Nun müssen neue dauerhafte Regelungen für das Schächten in Deutschland gefunden werden.

▷ **Halal:** Alle Seetiere, Pflanzen und Pflanzenteile sind erlaubt, wenn sie keine berauschende Wirkung haben. Kaffee, Tee und Nikotin unterliegen nicht dieser Einschränkung und sind erlaubt.

▷ **Ramadan:** Eine der fünf Säulen des Islams ist das Fasten. Jedes Jahr im Monat Ramadan findet das einmonatige Fasten statt. Dies ist der neunte Monat des islamischen Mondkalenders. Im Gegensatz zum Christentum bedeutet das Fasten jedoch keine vollständige Nahrungskarenz, sondern es wird nur vom Sonnenaufgang bis zum Sonnenuntergang gefastet. Während dieser Zeit darf weder Wasser noch flüssige oder feste Nahrung zugeführt werden. Kranke (beispielsweise Diabetiker), menstruierende Frauen, Schwangere, Stillende, Kinder unter zehn Jahren, Reisende (ab einer Reise über 42 km), Schwerarbeiter und Hitzearbeiter sind von dieser Fastenregel ausgenommen.

▷ **Diabetes mellitus:** Ob es einem strenggläubigen moslemischen Diabetiker erlaubt werden kann zu fasten, hängt von seinem behandelnden Arzt ab. Denn es ist weder ein Recht noch eine Pflicht als moslemischer Diabetiker zu fasten. Vielmehr ist dies als Privileg anzusehen, das nur durch den (moslemischen) Arzt erteilt werden kann. So kann sich der Abbau von

Stress, der mit dem Fasten und Meditieren einhergehen sollte, durchaus positiv auf den Blutzuckerspiegel auswirken. Nur wenn sowohl Arzt als auch Patient alle Gefahren kennen, die durch das Fasten von Sonnenauf- bis Sonnenuntergang bestehen, kann eine Erlaubnis erteilt werden. Der Patient muss in der Lage sein, Warnsignale seines Körpers wie Dehydration, Unterzuckerung und Komplikationen zu erkennen und einzuschätzen. Weitere Kriterien, die es einem Diabetiker untersagen zu Fasten, sind: Schwangerschaft und Stillzeit, Infekte, weitere medizinisch behandlungspflichtige Erkrankungen (z. B. Hypertonie, KHK, Nierensteine, Emphyseme, COPD) sowie starkes Unter- bzw. Übergewicht.

▷ **Buchtipp:** Der Muslim lebt nicht vom Brot allein; Speisen und Gesundheit der islamischen Völker; Abu-r-Rida' Muhammad ibn Ahmad Ibn Ranoul; Islamische Bibliothek ISDN 3-8217-0209-5.

▷ **Internet:** http://www.halal.de

▷ Bei der Verbraucherzentrale Hamburg erhalten Sie eine Übersicht über tierische Produkte in Lebensmitteln und E-Nummern-Produkten.

F15 Beratung bei rheumatischen Erkrankungen

Etwa jeder zehnte Erwachsene leidet unter den Symptomen von Erkrankungen des rheumatischen Formenkreises. Rheuma ist eine Sammelbezeichnung für über 100 unterschiedliche Erkrankungen. Allen gemein ist der Schmerz der Bewegungsorgane und eine eingeschränkte Beweglichkeit der Gelenke. Zudem kommt es zu Schwellungen und u. U. zum teilweisen oder vollständigen Funktionsverlust der betroffenen Körperregionen. Die diesen Erkrankungen zu Grunde liegenden immunologischen Mechanismen sind nur unzureichend bekannt und Bestandteil der medizinisch-wissenschaftlichen Forschung. Neben erblichen Faktoren, die sowohl bei den entzündlichen als auch den degenerativen rheumatischen Erkrankungen eine wesentliche Rolle spielen, gelten bakterielle Infektionen, Stress sowie chemische und physikalische Einwirkungen als wichtigste Auslöser. Für die Reaktionen, die bei entzündlichen rheumatischen Erkrankungen auftreten, sind die so genannten Eikosanoide und Zytokine als Vermittler der Entzündung (= Entzündungsmediatoren) wesentlich mitverantwortlich. Gerade entzündliche Erkrankungen des rheumatischen Formenkreises sind einer Ernährungstherapie zugänglich!

Ernährung bei Rheuma

▷ Grundsätzlich lässt sich feststellen, dass Patienten, die unter einer primär chronischen Polyarthritis leiden, **ihre** Beschwerden verringern und ggf. Medikamente einsparen können, wenn sie die wichtigsten diätetischen Empfehlungen einhalten.

▷ **Arachidonsäure** wird ausschließlich über tierische Lebensmittel zugeführt. Alle pflanzlichen Lebensmittel sind arachidonsäurefrei. Die Angaben über den Arachidonsäuregehalt in älteren Nährwerttabellen und Nährwertberechnungsprogrammen sind oftmals falsch. Unter http://fett-falle.de/?v=50-Arachidonsaeure&h=Hintergrund oder der Rheuma-Ampel finden Sie eine gute Übersicht über den Arachidonsäuregehalt verschiedener tierischer Lebensmittel. Zu berücksichtigen ist dabei auch der gleichzeitige Gehalt etwa an entzündungshemmender Eicosapentaensäure, der sich wiederum positiv auswirken kann. Aber: Je mehr Arachidonsäure zur Verfügung steht, desto mehr entzündungsfördernde Eikosanoide werden gebildet. Aus Arachidonsäure wird der Entzündungsmediator Leukotrien B4 gebildet. Unter **Fasten**, wie es oftmals im akuten Rheumaschub empfohlen wird, kommt es zum starken Abfall der Arachidonsäurekonzentration und dadurch zu einer verminderten Bildung von Leukotrien B4. Dadurch gehen die Entzündung und der Schmerz zurück.

▷ Bei einer vegetarischen Ernährung wirkt sich neben der Arachidonsäurearmut der hohe Gehalt an der mehrfach ungesättigten Linolsäure positiv aus. Reich an Linolsäure sind die pflanzlichen Fette Leinöl, Rapsöl und Sojaöl. Auch daraus hergestellte Margarinen (insbesondere Diätmargarine) und Fischölkapseln (in Arzneimittelqualität aus der Apotheke! Omega-3-Fettsäuren können auch aus Algen oder Krill gewonnen werden) sind für Rheumatiker empfehlenswert.

> **5 Prinzipien der Ernährung bei Rheuma:**
>
> ▸ vorwiegend pflanzliche Lebensmittel
> ▸ wenig fettreiche tierische Lebensmittel
>   (zur Verringerung der Arachidonsäure), aber
>   fettarme Milchprodukte für die Kalzium-Zufuhr
> ▸ reichlich Fisch
>   (mindestens 3- bis 4-mal wöchentlich)
> ▸ Substitution von antioxidativen Vitaminen
>   (C, 600–1000 IE α-Tocopherol) und Mineralstoffen
>   (Zink, Selen)
> ▸ Substitution von Omega-3-Fettsäuren
>   (25–35 mg/kgKG Ist-Gewicht)

▷ Eine Kost, die arm an Arachidonsäure und reich an Omega-3-Fettsäuren ist, hemmt die Entzündungsreaktionen. Es kommt zu Schmerzverminderung, geringerer Morgensteifigkeit der Gelenke, größerer Griffstärke und niedrigerer Zahl schmerzhafter und geschwollener Gelenke. (Nicht nur für die Gelenke, sondern auch bei chronisch-entzündlichen Darmerkrankungen, Encephalomyelitis disseminata (früher: Multiple sklerose und anderen entzündlichen Erkrankungen und u. U. auch bei Migräne wird eine solche Ernährungsweise als wirksam beschrieben.)

▷ Eine optimale Versorgung des Körpers mit den Vitaminen E und C sowie den Spurenelementen Selen und Zink vermindert die Bildung von Entzündungsmediatoren.

▷ Patienten mit entzündlichen rheumatischen Erkrankungen können ihre Therapie mit einer laktovegetabilen Ernährung (Milch, Milchprodukte und vegetarische Lebensmittel), die Fisch einschließt und reich an Kalzium, antioxidativen Vitaminen, Mineralstoffen und Omega-3-Fettsäuren ist, aktiv und wirksam unterstützen. Mit einer solchen Ernährung werden dem Körper nur rund 50 mg Arachidonsäure zugeführt, während eine herkömmliche Kost zwischen 200 und 400 mg täglich enthält. Die Ernährungstherapie bei entzündlichen rheumatischen Erkrankungen muss, um erfolgreich sein zu können, dauerhaft eingehalten werden. Wird die Kost wieder auf eine herkömmliche, arachidonsäurereiche Kost umgestellt, stellen sich die Symptome wieder ein.

Umgang mit Rheumapatienten

▷ Achten Sie bereits beim Händereichen darauf. Meist werden Sie zu fest drücken und dem Rheumatiker Schmerzen bereiten.

▷ Rheuma-Patienten haben oft besonders starke Schmerzen. Stellen Sie sich darauf ein, dass Ihr Patient eventuell sehr verzweifelt ist.

▷ Rheumapatienten nehmen viele und stark wirksame Medikamente mit teilweise schweren Nebenwirkungen ein (nichtsteoridale Antirheumatika, Kortison und sog. Basistherapeutika). Nicht selten greifen wegen dieser starken Wirkungen auch die Kontraindikationen, sodass der Patient sie gar nicht einnehmen darf. Dies ist Ihre Chance, um mit der Aussicht auf eine geringere Medikamenteneinnahme die Bereitschaft zur Ernährungsumstellung zu erhöhen.

▷ **Fasten** bringt Patienten mit chronischer Polyarthritis oft eine überraschende Besserung. Das Fasten wird meist als Nulldiät (ohne Kalorienzufuhr) bei einer täglichen Flüssigkeitszufuhr (kalorienfrei) von mindestens 2,5 l durchgeführt. Sinnvoller ist ein proteinmodifiziertes Saftfasten (1–2 l Gemüse oder Fruchtsaft + 50 g biologisch hochwertiges Protein aus fettarmem Milchprodukt wie etwa Magerquark). Eine Besserung stellt sich in der Regel innerhalb weniger Tage bis zwei Wochen ein. Wird im Anschluss an das Fasten normal gegessen, verschlechtert sich der Zustand wieder. Wird stattdessen eine fettarme vegetarische Ernährung mit Milchprodukten und Fisch eingehalten, bleiben die entzündlichen Prozesse und somit auch die Schmerzsymptomatik reduziert. Bevor Sie jedoch den Patienten zum Fasten auffordern, sollten Sie mit ihm eingehend die Nebenwirkungen dieser Maßnahme diskutieren (Stimmungsschwankungen, gereizte Stimmung, Schwäche).

▷ Rauchende Polyarthritiker weisen doppelt so oft einen positiven Rheumafaktor und mehr Gelenkdestruktionen auf als Nichtraucher.

▷ Setzen Sie visuelle Hilfsmittel zur Erläuterung der physiologischen Zusammenhänge zwischen Ernährung und Entzündung/Schmerz, damit der Patient wirklich versteht, worum es geht.

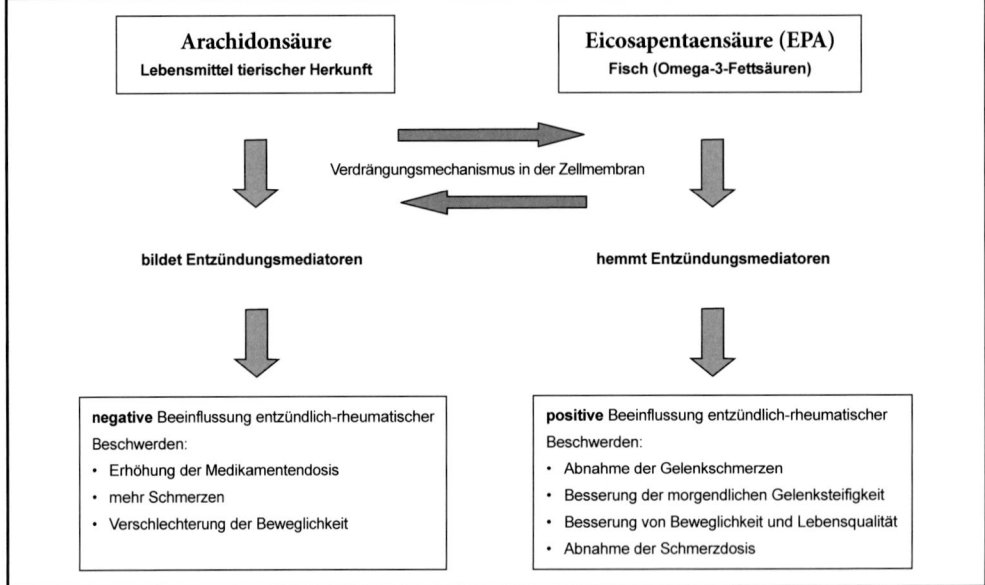

⊙ **41** Biochemie der Schmerzvermittlung.

Fragen, Phrasen, Formulierungen

▷ **„Mein Arzt hat gesagt, es gibt keine „Rheuma-Diät"**

„Ihr Arzt hat Recht: Es gibt nicht „das Rheuma" und es gibt auch keine „Rheuma-Diät". Es ist aber möglich durch die Ernährung auf Entzündungen und Schmerzen einzuwirken. Eine Vielzahl wissenschaftlicher Studien zeigt, dass die Erkrankung durch eine angepasste Ernährungsweise gelindert werden kann. Ich spreche gerne mit Ihrem Arzt, um das zu klären."

F16 Beratung bei Schluckstörungen

Schluckstörungen oder Schluckbeschwerden werden auch als Dysphagie bezeichnet. Die Fähigkeit zu schlucken ist eine physiologische Funktion, die in erster Linie für die Lebenserhaltung und damit die Versorgung des Körpers mit Energie von wesentlicher Bedeutung ist. Essen besitzt eine Schlüsselfunktion für wichtige Aspekte des Lebens in der Gesellschaft. Essen bedeutet Genuss, Freude, vermittelt Gemeinschaftsgefühl und ist Teil unserer Lebensqualität. Deshalb können sich Kau- und Schluckstörungen auch nachteilig auf das Leben der Betroffenen auswirken. Bei einer Parese der Zunge nach einem Schlaganfall bleiben z. B. oft **faserige und krümelige Speisen** (z. B. Ananas, Spargel, Tomate, Zitrusfrüchte oder Hackfleischbolognese) zwischen den Zähnen hängen, da die Zunge ihre Reinigungs- und Kontrollfunktion nicht mehr richtig ausüben kann. Ebenso können glatte Konsistenzen wie z. B. **Götterspeise** nicht richtig geführt werden. Für diese Patienten birgt jeder Schluckakt die Gefahr des Verschluckens.

Schluckstörungen sind keine Seltenheit. Bis zu 7 % der Bevölkerung in Deutschland sind davon betroffen, darunter insbesondere ältere Personen. 45 % der Senioren über 75 leiden an Dysphagie-Symptomen. Die Dysphagie ist auch oft Ursache der Aspirationspneumonie (Lungenentzündung nach „Verschlucken"), die nicht selten tödlich endet.

Dysphagie-Zeichen während oder nach dem Essen

▶ häufiges Husten und Räuspern
▶ raue, gurgelnde oder heisere Stimme
▶ gurgelndes Atemgeräusch
▶ verstärkte Schleimbildung
▶ Speichelkontrollverlust
▶ langsames Essen
▶ Kurzatmigkeit
▶ häufiges Trinken zwischen den einzelnen Schluckvorgängen
▶ Klagen über Brustschmerzen beim Schlucken

Schluckstörungen treten in verschiedenen Abstufungen auf, von leichten Beschwerden bis zur völligen Schluckunfähigkeit. Häufig sind neuromuskuläre Störungen z. B. nach einem Schlaganfall die Ursache. Patienten mit Dysphagie-Symptomen essen meist nur kleine Portionen einer insgesamt nicht bedarfsdeckenden Kost. Die Beschwerden führen dazu, dass der Patient unbewusst die Nahrungsaufnahme verkürzt oder sogar völlig vermeidet. Besonders Trinken bereitet Probleme beim Schlucken, da sich Flüssigkeiten nur schwer im Mundraum kontrollieren lassen. Im Allgemeinen trinken Senioren viel zu wenig, da das Durstgefühl abnimmt, das Trinken vergessen oder aufgrund von Inkontinenzproblemen vermieden wird. Bei Dysphagie wird noch weniger getrunken. Ein Nährstoff- und Flüssigkeitsmangel mit Gewichtsverlust und reduzierter Abwehr ist vorprogrammiert. Dysphagie-Betroffene müssen daher als Menschen mit einem besonders hohen **Mangelernährungsrisiko** betrachtet und entsprechend behandelt werden.

Bei der Versorgung dysphagischer Patienten müssen zwei Grundsätze gelten:
▷ Sicherstellung der Ernährung zur Vermeidung von Unter- und/oder Fehlernährung (Gewichtsverlust) und Dehydratation (Austrocknung)
▷ Schutz der Atemwege zur Vermeidung einer Aspirationspneumonie (Lungenentzündung infolge Aspiration).

Aus der aufmerksamen Beobachtung des Patienten können sich Hinweise auf eine Schluckstörung ergeben. Ein wichtiger Parameter ist z. B. die Menge der aufgenommenen Nahrung im Vergleich zur dafür benötigten Zeitspanne.

Viele Betroffene bewerten Dysphagie als Behinderung und Einschränkung, weil sie ein normales Leben in vielerlei Hinsicht einschränkt. Die Begleiterscheinungen der Erkrankung können emotionale Folgen wie Scham, Unsicherheit oder Angst beim Essen in Gesellschaft oder öffentlichen Einrichtungen, soziale Isolation oder ein vermindertes Selbstwertgefühl sein. Bisher werden Dysphagie-Patienten praktisch nicht ernährungstherapeutisch behandelt. Sprechen Sie darüber einmal mit Ihrer neurologischen Abteilung oder mit der Stroke Unit. Günstig ist auch die Zusammenarbeit mit Logopäden, da sie mit den Patienten üben und die Möglichkeiten bei der Kostzusammenstellung besser einschätzen können. Gerade in diesem Bereich ist die Diätküche und die Diätberatung gefordert und auch die ambulante Betreuung durch Diätassistenten und Ernährungswissenschaftler.

Hinweise zum Umgang mit schluckgestörten Patienten

▷ Für Dysphagie-Patienten ist die Veränderung der Flüssigkeits- und Nahrungskonsistenz die Therapie erster Wahl.

▷ Reagiert der Patient auf Geschmacksstimulation mit einem sicheren Schluckreflex, kann vorsichtig mit einer geringen Nahrungsaufnahme (½ Teelöffel) begonnen werden. Breiige Konsistenzen lassen sich am Anfang besser schlucken. Daher sind Apfelmus, Götterspeise oder Joghurt meist die ersten Speisen der Betroffenen. Fetthaltige Nahrung und fette Flüssigkeiten, wie beispielsweise Sahneerzeugnisse oder Fleischbrühe sollten gemieden werden, bis der Patient als aspirationsfrei gilt.

▷ Zur **Anregung der Speichelproduktion** werden am Anfang vorsichtig dünnflüssige, saure Säfte gegeben. Anschließend wird in der Regel dickflüssige oder breiige Konsistenz verabreicht. Diese Konsistenz lässt sich leichter im Mund kontrollieren und schlucken als feste Speisen oder dünnflüssige Getränke. Pfefferminztee, Grüner Tee mit Zitronensaft oder Säfte aus Zitrusfrüchten fördern den Speichelfluss.
In der Akutphase ist jedoch das Schlucken von Flüssigkeiten problematisch, da sie im Mundraum nur schwer kontrollierbar sind. Sie breiten sich durch die schnelle Fließgeschwindigkeit schnell im Rachen aus und verursachen einen verzögerten Schluckreflex. Getränke sollten gerade in der Anfangsphase mit Dickungsmitteln angedickt werden, um dem Patienten das Schlucken zu erleichtern. Verschiedene Firmen stellen Dickungsmittel her, die in der Apotheke erhältlich sind, z. B. Quick & Dick (Pfrimmer Nutricia) oder ThickenUp (Novartis Nutrition). Konsistenzänderungen von Flüssigkeiten sind ebenso wichtig, um sicherzustellen, dass Dysphagie-Patienten ihren Flüssigkeitsbedarf ausreichend decken. Inzwischen gibt es eine Vielzahl von diätetischen Spezialprodukten.

▷ Auch die Sensorik wie z. B. Temperatur oder Geschmack spielen bei der Nahrungsaufnahme eine Rolle:

- ▶ **Kalte Speisen** werden deutlicher wahrgenommen als lauwarme.
- ▶ **Angedickte Obst- und Gemüsesäfte** oder ein Buttermilchmix werden besser geschluckt als Suppen gleicher Viskosität.
- ▶ **Heiße Speisen** können bei gestörter Sensorik zu Verbrennungen führen.
- ▶ **Dünnflüssige, kohlensäurehaltige Getränke** sind bei Schluck- und Sensibilitätsstörungen im Mund-Rachen-Raum ungeeignet.
- ▶ **Gut gewürzte, gesalzene, saure oder süße Speisen** lösen einen deutlicheren Schluckreiz aus als Speisen, die nur schwach gewürzt sind oder kaum Eigengeschmack besitzen.
- ▶ **Saure Speisen** regen die Produktion eines dünnflüssigen, serösen Speichels an, der das Schlucken unterstützt. Es wird außerdem empfohlen, die Mahlzeit mit einem sauren Geschmackszusatz wie etwa Zitrone zu servieren, um den Schluckmechanismus auszulösen.
- ▶ **Herbe oder bittere Getränke** reduzieren die Speichelproduktion und führen zu Mundtrockenheit und verstärken die Problematik.
- ▶ **Süße und milchige Speisen** führen zu einem dickflüssigen, zähen, mukösen Schleim, der das Schlucken eher behindert.
- ▶ **Klebrige Lebensmittel** wie beispielsweisefrische frisches Weißbrot oder Schmelzkäse, die am Gaumen haften bleiben, sollten gemieden werden.

▷ Auch das Aussehen und der Geruch der Mahlzeiten sind wichtig, daher sollte der Patient immer die Möglichkeit bekommen, sein Essen zu sehen oder zu riechen. Wichtig ist, dass der Patient auf das Essen vorbereitet wird, damit er besser den Schluckvorgang einleiten kann. Günstigerweise bekommt der Betroffene das Besteck in die Hand, auch wenn er nicht in der Lage ist, es selbstständig zum Mund zu führen.

▷ Zur Signalisierung, dass sich Nahrung im Mundraum befindet, wird mit dem Löffel ein leichter Druck auf die Zunge ausgeübt. Zur **Einleitung des Schluckvorgangs** kann durch leichtes Streichen des Zeigefingers am Mundboden die Bewegung der Zunge unterstützt werden. Beim Schlucken kann es hilfreich sein, den Kopf leicht nach vorne zu beugen (langen Hals/Nacken machen). Fordern Sie nach dem Schlucken den Patienten durch eine Frage zum Sprechen auf, um den Stimmklang zu überprüfen.

▷ Die Nahrungsaufnahme sollte in ruhiger Atmosphäre stattfinden und der Patient muss Zeit zum Essen haben. Isst der Patient hastig, sollten Sie ihn bremsen. Bringen Sie also für die Begleitung einer Mahlzeit ausreichend viel Zeit mit.

▷ Zur Überprüfung der Therapie ist es günstig, Essensprotokolle zu führen, da sich so Veränderungen im Essen schnell festhalten und Verbesserungen gut nachvollziehen lassen. Außerdem geben sie Auskunft über die qualitative und quantitative Nahrungsaufnahme und helfen, Mangelernährung zu vermeiden.

▷ Als spezielle diätetische Lebensmittel für die an das Beschwerdebild des Patienten angepasste Konsistenz stehen Dickungsmittel aus der Apotheke von verschiedenen Firmen zur Verfügung (z. B. Quick & Dick, ThickenUp, Thick & Easy oder Clinutren). Nestargel und Biobin wurden früher eingesetzt. Sie haben den entscheidenden Nachteil, dass sie nachdicken, sodass beim langsamen Essen die Ausgangskonsistenz nicht erhalten bleibt. Die Menge des Dickungsmittels richtet sich nach der zugrunde liegenden Störung und wird in der Regel ausprobiert und dann im Protokollbogen festgehalten.

▷ Verschiedene Firmen bieten auch verzehrsfertige bzw. halbfertige Produkte für Patienten mit Kau- und Schluckstörungen an, die teilweise hochkalorisch und mit Vitaminen und Mineralstoffen angereichert sind: z. B. Thickened Drink, Resource Instant Menue, Resource Instant 7-Korn Brei, Clinutren Dessert, Fortifresh oder Ensure Pudding oder auch spezielles Eis.

▷ Für mangelernährte, untergewichtige Patienten sollten energiereiche, geschmacksneutrale, leicht lösliche Supplemente (Protein oder Kohlenhydrate) in Pulverform (beispielsweise Protein 88, Duocal, Caloreen, Maltodextrin) in Getränke oder Speisen eingerührt werden.

▷ Führen Veränderungen der Getränke- und Speisenkonsistenz nicht zum Ziel einer ausreichenden Nahrungsaufnahme und ist Schlucken dennoch unmöglich, ist die frühzeitige enterale Sondenernährung angezeigt.

▷ Künstliche Ernährung über **Trink- und Sondennahrung** bietet Menschen, die sich nicht mehr bedarfsdeckend oral ernähren können, eine optimale Versorgung mit Nährstoffen, insbesondere Proteinen, Vitaminen und Mineralstoffen. Sie erholen sich nach einer Operation oder von einer Krankheit, nehmen an Gewicht zu und der Ernährungszustand bessert sich. In leichten Fällen reichen Zusatznahrungen (früher als „Astronautenkost" bezeichnet, z. B. Fortimel oder Meritene) aus der Apotheke. Es besteht die Möglichkeit, sie für den Verzehr anzudicken oder den Speisen zuzugeben. Sind die Betroffenen stark untergewichtig oder mangelernährt, ist die Anlage einer Ernährungssonde (PEG) notwendig.

▷ Die Versorgung von Menschen, die auf künstliche Ernährung angewiesen sind, ist heute auch im häuslichen Bereich durch Home-Care-Teams möglich, sodass sie nicht zu diesem Zweck ins Krankenhaus müssen.

▷ Im Alter nimmt die Wahrnehmung über die Geschmacksknospen ab (Appetitlosigkeit), was bei der Rehabilitation zu berücksichtigen ist [Tab. 60, Tab. 61].

🗎 **60** Nahrungsaufbau bei Schluckstörungen.

Indikation	Geeignete Lebensmittel/Speisen	Ungeeignete Lebensmittel/Speisen
Phase I: Feinpürierte Kost		
Erste Essversuche bei schweren Störungen des Kauens, der oralen Boluskontrolle, verzögerter Reflexauslösung, eingeschränkter pharyngealen Kontraktion, eingeschränkter Speisenröhrenöffnung	• Kartoffelpüree aufgeschlagen, feiner, nicht klebriger Grießbrei • gekochte, feinpürierte Möhren oder anderes Gemüse wie z. B. Sellerie, Schwarzwurzel, Blumenkohl, junger Kohlrabi, Zucchini • gekochtes, ohne Schale und Kerne feinpüriertes Obst oder Obsterzeugnisse wie z. B. Äpfel, Birnen, Aprikosen, Pfirsiche, Bananen püriert und gesiebt, Götterspeise ohne Fruchtstücke • gekochtes, püriertes, gesiebtes Kalb-, Hühner- und Schweinefleisch, evtl. mit dicker Sauce gereicht • Naturjoghurt, aromatisierter Joghurt (ohne Fruchteinlage), aufgeschlagener Quark, Pudding, Mousse.	• körnige, faserige oder klebrige Konsistenzen, z. B. Teigwaren, Reis, Spargel, Kohlgemüse, Brechbohnen, Beeren mit Kernen, Ananas, Zitrusfrüchte, Rhabarber, Weintrauben, rohes Gemüse oder rohe Früchte, gemahlene Nüsse oder Hülsenfrüchte mit Schalenanteilen, Küchenkräuter
Phase II: Pürierte Kost		
Nach erfolgreichen Schluckversuchen der Phase I wird möglichst schnell auf die normal pürierte Kost übergegangen	• Grießbrei, Schmelzflocken, ausgequollener Reisbrei, weiche Polenta, Kartoffelpüree • gekochtes, püriertes Gemüse aus Phase I, zusätzlich Fenchel, Schnittbohnen, Spinat, Wirsing • gekochtes oder rohes Obst, ohne Schale und Kerne, püriert oder gerieben. Obst aus Phase I, zusätzlich Erdbeeren, Kiwi • Püriertes Kalb-, Hühner-, Schweinefleisch evtl. mit sämiger Bratensauce vermischt • Milchprodukte aus Phase I, zusätzlich Fruchtjoghurt und Fruchtquark verrührt ohne Stückchen	• körnige, faserige oder klebrige Konsistenzen, z. B. Nudeln, Reis, Spargel, Porree, Weißkohl, Rotkohl, Rosenkohl, Grünkohl, Rhabarber, Zitrusfrüchte, Pflaumen, Ananas, Weintrauben, Beeren mit Kernen oder Hülsenfrüchte mit Schalenanteilen, Küchenkräuter
Phase III: Weiche Kost		
Eine weiche Kost eignet sich für Patienten mit mittleren Störungen der oralen Vorbereitungs- und oralen Phase, sowie mittelgradigen Beeinträchtigungen der pharyngealen Phase	• Nahrung aus Phase I und II • zusätzlich Weißbrot, Toastbrot leicht getoastet, Graubrot ohne Rinde und Körner, gut ausgequollene Nudeln, eingeweichte Weißbrotstücke oder Cornflakes in Tee, Milch oder Kaffee • Kartoffelpüree, weichgekochte Kartoffeln, weichgekochtes Gemüse, beispielsweise Möhren, Sellerie, Schwarzwurzeln, Blumenkohl, Brokkoli, Zucchini, Gurken, Tomaten ohne Haut und Kerne • sehr weiches Frischobst, z. B. Banane, Erdbeeren, reife Pfirsiche, reife Melone, Fruchtgelee, Pflaumenmus, Marmelade ohne Kerne, eingemachte Früchte ohne Kerne, Grütze mit Früchten • Gehacktes, Kalbsbrät, Hackbraten ohne Kruste, Pasteten, Leberwurst, Teewurst • Kochfische aus weichem Fleisch, ohne Gräten • Milchprodukte aus Phase I und II; zusätzlich Schmelzkäse, Frischkäse, Butter, Margarine, Quarkauflauf ohne Kruste, Käsesahnetorte	• grobkörnige, krümelige, faserige oder klebrige Konsistenzen, z. B. Brot mit krustiger Rinde, Faden- oder Sternchennudeln, Spargel, Porree, Rosenkohl, Weißkohl, Rotkohl, alle Blattgemüse und -salate, Rhabarber, Ananas, Zitrusfrüchte, Beeren mit Körnern, trockenes Fleisch (Wild), zähes Fleisch (Rind), Fleisch/Fisch paniert oder scharf gebraten, grob vermahlene Leber- oder Teewurst, Produkte mit vermahlenen Körnern oder hohem Schalenanteil

▤ **60** Nahrungsaufbau bei Schluckstörungen.

Phase IV: Übergangskost		
Leichte Störungen der oralen/und oder pharyngealen Phase	• Nahrung aus Phase I bis III • zusätzlich Brötchen, Schwarzbrot ohne Körner oder Schrot, Nudeln, Semmelklöße, weichgekochter Reise, Spätzle, Aufläufe ohne Kruste, weiche Kuchen ohne Nüsse, Rosinen, Orangeat oder Zitronat • gekochte Kartoffeln, schwach geröstete Kartoffeln, Kartoffelklöße, Kartoffelgratin ohne Kruste • Gemüse: zusätzlich gekochte rote Beete, Spargel, Pilze, evtl. Blattgemüse und –salate • Obst: zusätzlich alle eingemachten Früchte, evtl. reife Ananas, Zitrusfrüchte, Marmelade • Fleisch: zusätzlich gedünstetes oder ohne harte Kruste gebratenes, weiches Kalb-, Geflügel- und Schweinefleisch, Wurstaufschnitt ohne Stückchen • Fisch: Bratfische mit weichem Fleisch, ohne Gräten • Milchprodukte: zusätzlich Camembert, Brie, Schnittkäse	• grobkörnige, krustige, klebrige oder zähe Konsistenzen, beispielsweise Brot mit harter Kruste, Kuchen mit Nussstückchen, rohe Karotten, Sellerie usw., Beeren mit Körnern, sehr trockenes Fleisch (Wild), zähes Fleisch (Rind), Fleisch/Fisch paniert oder krustig angebraten, Produkte mit unvermahlenen Körnern oder hohem Schalenanteil
Phase V: Normalkost		
Die letzte Phase entspricht bezüglich der Konsistenzen einer völlig normalen Kost.		

[modifiziert nach Bartalome G. et al. Schluckstörungen – Diagnostik und Rehabilitation, Urban & Fischer Verlag, 2. Auflage 1999]

▤ **61** Geeignete und ungeeignete Lebensmittel bei Schluckstörungen.

Lebens-mittelgruppe	Gut geeignet, homogen, bietet Kauanreiz	Geeignet nach Austestung, bietet Kauanreiz	Ungeeignet, faserig, krümelig
Fleisch	Geflügel, feine Bratwurst, Würstchen, Leber, Frikassezubereitungen	Kalbfleisch, Schweinefleisch, Hackfleisch gekocht (Klops)	trockenes Fleisch (Wild), zähes Fleisch (Rind), krümelige Zubereitungen (Bologneses), Paniertes, scharf Gebratenes
Wurst	sehr fein gecutterte Wurst ohne stückige Zusätze, Fleischwurst, Pasteten	gekochter Schinken, Bratenaufschnitt, Putenfleisch	Wurst mit stückigen Zusätzen (Fleischstückchen, Pistazien) grobe Leberwurst, Corned Beef
Fisch, grätenfrei	Kochfische mit weichem Fleisch, Schollenfilet, Matjesfilet, Kabeljau, Forelle	mehlierte Bratfische mit weichem Fleisch	trockenes, faseriges Fischfleisch, Lengfilet, Sprotten, Sardinen (mit Haut und Gräten), panierter Fisch (Stäbchen)
Käse	junge, saftige Schnittkäsesorten (Gouda, Edamer, Butterkäse usw.), Frischkäse, halbfeste Schnittkäse, Camembert	Schmelzkäse (klebt am Gaumen)	trockene Sorten (alter Gouda, Emmentaler), Käse mit Nußstückchen oder grobem Pfeffer, Kräuterquark

61 Geeignete und ungeeignete Lebensmittel bei Schluckstörungen.

Eier	frisch zubereitetes, feuchtes Rührei	weichgekochte Eier, weiches Spiegelei ohne Bräune	hartgekochte Eier, kross gebratenes Spiegelei, trockenes Rührei
Süßspeisen	Cremes, Pflaumenmus, Gelee, glatte Flammeris, Grütze, Götterspeise; Eis, Konfitüre aus geeigneten Obstsorten, saure Drops, die nicht splittern	Honig (kratzt im Rachenraum)	Nussnougatcreme (klebt am Gaumen), Pralinen mit harter Füllung, Krokant, Schokolade (schleimt)
Getreide- produkte Nährmittel	Toastbrot, Graubot ohne Rinde, abgelagertes Weißbrot, Weizen- vollkornbrot, große Nudeln (aldente), Grieß, Schmelzflocken, gut ausgequollener Milchreis	zarte Haferflocken, feinvermahlenes Vollkornbrot, Bisquittorte mit Sahne oder Zitronencreme	grobe Haferflocken, grobes Vollkornbrot
Kartoffeln	Salzkartoffeln	Kartoffelpürree, Kartoffelschnee	Bratkartoffeln, Pommes Frites, Kartoffelchips
Gemüse	Kohlrabi, Möhren, Blumenkohl, Spinat, Sellerie, Broccoli, Gurkenfleisch, eingelegte Gurkenhappen, Tomatenfleisch, Rote Beete, Kürbis, Schwarz- wurzeln, Zuchini, feine junge Prinzeßbohnen, Champingons, Butterkohl	Weißkohl, Paprika, Pilze, Blattsalate, junger Rosenkohl	Spargel, Poeree, Brech- bohnen, Rharbarber, Hülsenfrüchte Mais, Küchenkräuter, Sauerkraut, Rotkohl, Krautsalat, Grünkohl
Obst	Apfel, Birne, Pfirsich, Nektarine, Aprikose, ohne Haut/Schale,	Mango, Kiwi, Wasser- melone, Banane,	Ananas, Zitrusfrüchte, Beeren mit kleinen
	Avocado, Honigmelone, Papaya	Kirschen	Kernchen, Pflaumen, Weintrauben
Milch und Milchprodukte	Milch, Buttermilch, Milchmixgetränke, Kefir, Joghurt, Quarkspeisen mit geeignetem Obst (feimverrührt oder mit großen Fruchtstücken)		Joghurt und Quarkspei- sen mit ungeeigneten Obstsorten (z. B. Himbeeren)
Getränke	Milchgetränke, Obstsäfte, Gemüsesäfte, Fruchtsaft mit Nestargel angedickt	kohlensäurearmes Mineralwasser, Kaffee, Tee, säurearmer Weiß- wein (z. B. Ruländer)	kohlensäurereiche Getränke, hochprozentige Alkoholika, Bier
Gewürze	süß, säuerlich, salzig		scharf, bitter

F17 Beratung in der Schwangerschaft

Mit einer Schwangerschaft beginnt ein neuer Lebensabschnitt, der die zukünftigen Eltern herausfordert. Die Gefühle der werdenden Eltern schwanken zwischen Vorfreude aber auch Unsicherheit sowie zwischen Glück und Sorge, ob mit dem heranwachsenden Baby alles in Ordnung ist. Solange die Schwangere keine Probleme hat, ist dies alles völlig normal. Schwie- rig wird es allerdings dann, wenn sie Hilfe benötigt. Verwandte, Freunde, Bekannte haben oft gut gemeinte Ratschläge parat, die oft sehr unterschiedlich sind und dadurch verunsichernd wirken. Hier sind Sie nun besonders gefragt. Oft hilft Zuhören und Beruhigen mehr als weitere „gute Ratschläge". Oft ist der werdenden Mutter nur daran gelegen, dass Sie ihr bestätigen, alles weitgehend richtig gemacht zu haben oder sie verbessern, wenn sie mit ihren Vermutungen falsch liegen sollte.

Grundsätzlich passt sich der Stoffwechsel der schwangeren Frau an die neue Situation an. Daneben beeinflusst der Umfang der körperlichen Aktivitäten den Kalorienbedarf in der Schwangerschaft. Eine Sport treibende, aktive Schwangere benötigt mehr Kalorien, als eine Schwangere, die meistens sitzt oder liegt und sich nur geringfügig bewegt. Auch die unterschiedlichen Berufstätigkeiten bewirken einen individuellen Kalorienverbrauch. So verbrennt eine Schwangere mit einem Bildschirmarbeitsplatz weniger Kalorien im Vergleich zu einer diplomierten Fachpflegefrau im Stationseinsatz.

Auch der Ernährungsstatus einer Frau zu Beginn der Schwangerschaft ist ein wichtiger Faktor. Schlanke Frauen benötigen meistens mehr Kalorien, um sich einen Fettspeicher anzulegen, als übergewichtige Frauen. Das wirkt sich oft auch auf die Gewichtszunahme während der Schwangerschaft aus [Tab. 62]. Übergewichtige Frauen nehmen meist langsamer und weniger an Gewicht zu, als schlanke Frauen.

62 Gewichtszunahme während der Schwangerschaft.

Ausgangspunkt (BMI)		Gewichtszunahme während der Schwangerschaft
niedrig:	< 19,8	12,5–18,0 kg
mittel:	19,8–26,0	11,5–16,0 kg
hoch:	> 26,0	7,0–11,5 kg

Hierbei handelt es sich um eine wünschenswerte Gewichtszunahme. Der Frauenarzt kann daran erkennen, ob sich die Schwangere ausreichend ernährt.

Wichtig ist eine sorgfältig zusammengestellte Auswahl an täglichen Lebensmitteln, um durch ausreichende Energieaufnahme, ein ausgewogenes Wachstum des Feten zu sichern, ohne dass das mütterliche Gewebe zur Aufrechterhaltung der Schwangerschaft in Anspruch genommen wird. Prinzipiell kann eine Unterversorgung an wichtigen Nährstoffen beim Kind zu Erkrankungen führen. Eine ausgewogene Mischkost führt bei bleibender körperlicher Aktivität ohne große Veränderung der Ernährung zu einem normalen Schwangerschaftsverlauf bei ausreichender Gewichtszunahme und gesunden Neugeborenen. Im Gegensatz dazu nehmen chronisch unterernährte Frauen, die zudem körperlich schwer arbeiten und denen keine ausreichende ausgewogene Ernährung zur Verfügung steht, kaum an Gewicht zu. Sie gebären häufig Kinder mit niedrigen Geburtsgewicht und massiven Anzeichen von Mangelernährung.

Unter normalen Bedingungen beginnt die Speicherung von Fett schon zu Anfang der Schwangerschaft. Dieser Fettspeicher wird angelegt, um einen späteren Bedarf an zusätzlicher Energie, zum Beispiel in der Stillzeit, zu decken. Von daher wird empfohlen, während der gesamten Zeit für eine gleichmäßige Energiezufuhr zu sorgen.

 ## Ernährung in der Schwangerschaft

▷ Im ersten Drittel der Schwangerschaft entspricht die Kalorienzufuhr der einer Nichtschwangeren. Ab etwa dem 4. Monat erhöht sich die Zufuhr um ca. 300 kcal/d.

▷ Die Eiweißzufuhr sollte ebenfalls erst ab dem 4. Monat erhöht werden. Dann erfolgt im letzten Drittel der Schwangerschaft eine weitere Erhöhung, um Wachstum und Entwicklung des Ungeborenen zu gewährleisten.

▶ 1. – 3. Monat: 60–80 g Eiweiß
▶ 4. – 6. Monat: 75–80 g Eiweiß
▶ 6. – Entbindung: 90–100 g Eiweiß

Werden Mehrlinge erwartet, steigt der Eiweißbedarf pro Kind noch einmal um 20–30 g an.

▷ Die Fettzufuhr ändert sich nicht. Hochwertige ungesättigte Fetten sollen bevorzugt werden.

▷ Die Kohlenhydratzufuhr sollte 320–380 g betragen. Je nach körperlicher Aktivität und Ernährungszustand der Schwangeren wird eine Erhöhung der Energiezufuhr von 200–300 kcal pro Tag empfohlen (z. B. bei untergewichtigen Frauen ist darauf zu achten, dass sie die Kalorienzufuhr etwas erhöhen).

▷ Normalerweise genügt eine gesunde und ausgewogene Ernährung, um das Ungeborene auch ausreichend mit Vitaminen und Nährstoffen zu versorgen. Zur Vorbeugung von Fehlgeburten und Missbildungen werden jedoch verschiedene Vitamine und Mineralstoffe substituiert (u. a. Eisen, Folsäure, Jod, Magnesium, evtl. Kalzium, Vitamin C, A, B_6). Oft verschreibt der behandelnde Frauenarzt ein speziell auf die Bedürfnisse der Schwangeren abgestimmtes Multivitamin-/Mineralstoffpräparat, um einem möglichen Mangel vorzubeugen. So führt etwa Eisenmangel zu Minderdurchblutung und Sauerstoffmangel, Folsäure-Mangel kann zu Störungen in der ZNS-Entwicklung (z. B. Spina bifida), zu Störungen der Augenfunktion und auch zur Fehlgeburt führen, Kalzium und Vitamin-D-Mangel verursachen Knochenentwicklungsstörungen. Leider nehmen noch nicht alle Frauen Folsäure (…) ein. Dies ist nach Einschätzung von führenden Wissenschaftlern schon präkonzeptionell sinnvoll und notwendig.

Drei Punkte zur Ernährung in der Schwangerschaft

▶ 5–6 ausgewogene, kleine Mahlzeiten täglich
▶ gesunde Mischkost aus frischen und gekochten Lebensmitteln
▶ mindestens 1,5–2 l Flüssigkeit täglich

▷ Viele Schwangere entwickeln einen Gestationsdiabetes. Bei allen Schwangeren sollte ein oraler Glukosetoleranztest durchgeführt werden, um die Diagnose rechtzeitig stellen zu können und auch eine Therapie einleiten zu können.

▷ Übelkeit und Erbrechen in der Frühschwangerschaft sind auf die hormonelle Umstellung des Körpers zurückzuführen. Dauern Übelkeit und besonders Erbrechen an und werden im Verlauf schwerer, sollte auf jeden Fall der Frauenarzt aufgesucht werden. Einige Frauen leiden während der gesamten Schwangerschaft unter leichter Übelkeit. Hier verordnet der Arzt meist ein pflanzliches Mittel., wie das oft gut wirkende Ingwer als Tee oder in Kapselform. Studien weisen nach, dass Ingwer hervorragend gegen die Übelkeit von Schwangeren wirkt. Spezielle Präparate sind erhältlich.

Auf diese Lebens- und Genussmittel sollte die Schwangere verzichten

▶ Alkohol (immer)
▶ Nikotin (auch Passivrauchen vermeiden)
▶ rohes Fleisch/-erzeugnisse (zur Prävention einer Toxoplasmose)
▶ roher Fisch/-erzeugnisse (z. B. Sushi)
▶ Rohmilch/-produkte (zur Prävention einer Toxoplasmose)
▶ chininhaltige Lebensmittel und Getränke (Chinin wirkt wehenfördernd)
▶ rohe Eier (zur Prävention einer Toxoplasmose)
▶ Innereien (aufgrund der Schadstoffbelastung)
▶ koffeinhaltige Getränke (ein bis drei Tassen Kaffee pro Tag sind möglich)

▷ Früher wurde Müttern vermittelt, dass jede Schwangerschaft und das Stillen eines jeden Kindes einen Zahn der Mutter kostet. Dem kann durch eine ausreichende Kalziumzufuhr und eine angepasste Zufuhr an Fluorid und Vitamin D entgegengewirkt werden. Außerdem ist es möglich durch bestimmte Lebensmittelkombinationen, die Ausnutzung von Vitaminen und Mineralstoffen positiv zu beeinflussen:

  ▸ Vitamin-C-haltige Lebensmittel in Verbindung mit Eisenlieferanten ermöglichen eine bessere Resorption des Eisens

  ▸ schwarzer Tee hemmt die Eisenresorption

  ▸ Milch und Milchprodukte ohne Zusätze, wie z.B. mit Frucht oder Kakao, ermöglichen eine bessere Kalzium-Resorption als Milchprodukte mit diesen geschmacklichen Veränderungen.

Umgang mit Schwangeren

▷ Schwangere und Stillende sind in der Regel gesund. Sie will eher einen Weg finden, um mit den vielen Ratschlägen zurechtzukommen, die aus der Familie und von Fachkräften, wie z.B. Hebammen oder Kinderkrankenschwestern, an sie herangetragen werden. Handeln und beraten Sie dementsprechend. Das „Netzwerk junge Familien" bietet einheitliche Handlungsempfehlungen.

▷ Erklären Sie einer Schwangeren oder Stillenden alles in einfachen Worten, nach Möglichkeit mit zu Hilfenahme von Bildern/Zeichnungen, um zu gewährleisten, dass die Frau die Informationen aufnehmen, speichern und anwenden kann..

▷ Bemühen Sie sich stets um positive Formulierungen und Aussagen.

▷ Verstricken Sie sich nicht in Wortspielereien. Achten Sie auf klare und nachvollziehbare Informationen und holen Sie sich ein Feedback ein, dass ihnen widerspiegelt, was die Frau verstanden hat.

▷ Verwenden Sie keine Aussagen, die eine Schwangere verängstigen oder bedrohlich wirken könnten, wie etwa: „Wenn Sie nicht genug Fleisch essen, dann haben Sie zu wenig Eisen und das führt wiederum zu einer Unterversorgung des Säuglings, der dann unter Sauerstoffmangel leiden wird." Besser ist es, wenn Sie auf diese Art von Fragen warten, die natürlich auch eine Schwangere oder Stillende beschäftigen. Eventuell weisen Sie die Ratsuchende dezent und vorsichtig auf eventuelle Mängel hin, die jedoch immer eines Nachsatzes bedürfen:

„Wenn Sie zu wenig Fleisch essen, kann es möglicherweise zu einem Eisenmangel führen, sowohl bei Ihnen als auch dann später beim Kind. Doch um dem vorzubeugen, bekommen Sie ja schon von Ihrem Frauenarzt entsprechende Präparate, sodass Sie sich in dieser Hinsicht keinerlei Sorgen machen müssen."

▷ Bei der Beratung einer Schwangeren ist es aufgrund der besonderen Lebenssituation wichtig, auf folgende Punkte einzugehen, die das Wohlbefinden beinträchtigen können und von daher eine Schwangere zusätzlich belasten:

  ▸ Die **Geruchs und Geschmackswahrnehmung** ist bei vielen verändert. Dies kann die Essgewohnheiten verändern und Heißhunger auf andere Lebensmittel und Getränke auslösen, sowie auch Übelkeit und Abneigung gegen bisher Gewohntes. Das kann aber auch Parfum, Raumdüfte u. a. betreffen.

  ▸ **Aufstoßen und Sodbrennen** nach üppigen Mahlzeiten kann durch kleine Portionen vorgebeugt werden.

  ▸ Wenn die Schwangere unter **Blähungen** leidet, sollten natürlich blähende Lebensmittel und Kohlensäure-haltige Getränke gemieden werden. Manchmal hilft warmer Fencheltee, die Beschwerden zu lindern.

▶ **Verstopfung und Darmträgheit** sind während der Schwangerschaft nicht selten. Hier hilft ebenfalls eine gesunde ballaststoffreiche Mischkost mit ausreichend Vollkornprodukten, Gemüse, Salat und Obst. Dabei gilt zu beachten, dass eine eventuelle Umstellung einschleichend erfolgt, um den Darm an die veränderte Ernährung zu gewöhnen. Wichtig ist dabei das reichliche Trinken. Bewegung fördert in diesem Zusammenhang ebenfalls die Darmtätigkeit. Wenn Eisen-Präparate eingenommen werden, sind diese oft die Ursache für eine Obstipation.

▶ Um der **Übelkeit** etwas entgegenzuwirken, kann die Schwangere morgens zunächst langsam eine Tasse warmen Ingwertee trinken und eventuell auch im Bett mit viel Ruhe frühstücken. Auch nach dem Frühstück sollte sie etwas ruhen und erst dann den Tag angehen.

▶ Die **Gewichtszunahme** sollte nicht dazuführen weniger zu essen, da hierbei die Gefahr der Unterversorgung des Kindes besteht. Eine Gewichtsreduktion oder ein bewusster Gewichtsstillstand sollte in der Schwangerschaft nur auf ärztliche Anordnung hin erfolgen.

▷ Eine erhöhte **Sorge um die Gesundheit** des Kindes und die eigene Gesundheit können dazu führen, dass Schwangere zu viel des Guten tun. Eine gesunde, ausgewogene Mischkost versorgt in der Regel Mutter und Kind optimal.

▷ Es konnte nicht belegt werden, dass eine präventive **allergenarme Ernährung in der Schwangerschaft** das Allergierisiko des Kindes senkt. Solche Diäten führen eher zu einer Unterversorgung mit den entsprechenden Nährstoffen (z. B. Milch/-produkte, Eier, Nüsse, evtl. Obst- und Gemüsesorten) und sind nicht zu empfehlen. Die beste Allergie-Prophylaxe beginnt nach der Entbindung, indem die Mutter 4-6 Monate ausschließlich stillt.

▷ Bei bekannten Nahrungsmittelallergien der Mutter ist es sinnvoll, diese Nahrungsmittel auch in der Schwangerschaft weiterhin nicht zu essen und stattdessen andere Produkte zu sich zu nehmen. Bei einer Laktoseintoleranz kann Kalzium z. B. auch über Sesam oder Brokkoli zugeführt werden.

▷ Wenn Ihnen Fragen gestellt werden, die außerhalb Ihrer Qualifikation liegen, wäre es gut, wenn Sie Antworten geben könnten. Im Zweifelsfalle sollten Sie jedoch immer gewissenhaft sein und beim Fachpersonal nachfragen.

▷ Die Schwangere wird wahrscheinlich auch nach der **Toxoplasmose** fragen. Empfehlen Sie, in erster Linie auf rohes Fleisch/-produkte (einschließlich roher Wurstwaren) zu verzichten, was der wichtigste Übertragungsweg des Erregers (Toxoplasma gondii) ist. Auch Katzen sind Überträger, allerdings reicht es aus, wenn z. B. der Partner die Reinigung der Katzentoilette übernimmt und die üblichen Hygienemaßnahmen einhält. Auch Listerien stellen eine Gefahr dar. Daher sollten Schwangere von der Diätassistentin oder Ernährungswissenschaftlerin darüber aufgeklärt werden.

▷ Viele Schwangere sind gerne bereit, ihre Nahrung umzustellen und zusätzlich Vitamine und Mineralsstoffe zu sich zu nehmen, wenn es keinen enormen zusätzlichen Aufwand bedeutet. Achten Sie auf einfach umzusetzende und in den täglichen Ernährungsplan integrierbare Empfehlungen.

▷ Genutzt werden kann die große Neugier auf all das, was die physischen und psychischen Veränderungen der Schwangerschaft mit sich bringt, um der Schwangeren die Bedeutung einer gesunden und ausgewogenen Ernährung nahe zu bringen.

▷ Bei jeder Ernährungsberatung sollten Sie auf individuelle und kulturelle Lebensmittelvorlieben achten und daraus eine Empfehlung zusammenstellen, die von der Schwangeren gut umgesetzt werden kann.

▷ Ein genaues Hinschauen auf die täglichen Mahlzeiten hilft Ihnen, die notwendigen Ergänzungen zu finden und einen individuellen Ernährungsplan zusammenzustellen, um die Grundbedürfnisse der Mutter und des Ungeborenen zu erfüllen.

▷ Seien Sie nicht enttäuscht, wenn die zukünftige Mutter nicht alle oder sogar keinen Ihrer Hinweise umsetzen kann oder will. Aufgrund der veränderten Körpersituation ist es zudem nicht immer möglich, eine in Ihren Augen vollkommen gesunde Ernährung zu gewährleisten.

Fragen, Phrasen, Formulierungen

▷ *„Führt ein salzreiches Essen dazu, dass sich Ödeme bilden?"*
„Nein, denn prinzipiell ist der Salzbedarf in der Schwangerschaft erhöht. Eine vermehrte Natriumaufnahme bewirkt, dass Wasser im Blutstrom gespeichert wird. Natrium ist notwendig, um Wasser im Blutstrom zu halten, das Blutvolumen zu erhöhen und somit eine bessere Durchblutung zu fördern. Ein Mangel an Natrium kann zu Wassereinlagerungen im Gewebe (Ödem) führen."

▷ **„Führen Reis- und Obsttage dazu, überschüssiges Wasser im Körper auszuscheiden und einer EPH-Gestose vorzubeugen?"**
„Nein. Natrium und Albumin sind für die Regulierung des Flüssigkeitshaushalts verantwortlich. Beide Substanzen binden die Flüssigkeit im Blutstrom und verhindern eine Wassereinlagerung im Gewebe. Durch die Zunahme des Blutvolumens und einer Verbesserung der Durchblutung wird einer Unterversorgung der Plazenta und des Kindes entgegengewirkt. Der erhöhte Bedarf sollte mit einem zusätzlichen Teelöffel Jodsalz pro Tag gedeckt werden."

▷ **„Was versteht man unter einer EPH-Gestose?"**
„Die EPH-Gestose ist eine Schwangerschaftserkrankung, die sich bemerkbar macht durch drei Symptome:
▶ Edema: Ödeme und Wasseransammlungen im Gewebe
▶ Proteinurie: Eiweißausscheidung im Urin
▶ Hypertension: erhöhte Blutdruckwerte – über 140/90
Ausgelöst wird die EPH-Gestose durch eine Stoffwechselstörung der Schwangerschaft aufgrund einer Mangel- und Fehlernährung (Eiweiß- und Natriummangel).
Mehr Informationen erhalten Sie bei der Arbeitsgemeinschaft Gestose-Frauen e.V. Kapellenerstraße 67a, 47661 Issum, Tel. 02835-2628; info@gestose-frauen.de, www.gestose-frauen.de.

▷ **Volksweisheiten, die sie mit der Schwangeren besprechen und ausräumen sollten:**
„Eine Schwangere muss für zwei essen."
„Obst- und Reistage helfen einer übermäßigen Gewichtszunahme entgegenzuwirken."
„Eine Schwangere muss sich schonen und darf keinen Sport mehr treiben."
„Eine Schwangere soll wenig Salz essen."
„Eine Schwangere soll auf Konsumgüter verzichten und nur noch gesund essen. Schokolade, Torte usw. sind zu meiden."

▷ **Nützliche Phrasen:**
▶ „Ihr Körper weiß instinktiv, wo ein Mangel besteht. Geben Sie Schwangerschaftsgelüsten nach bestimmten Lebensmitteln nach."
▶ „Süßigkeiten beinhalten oft stimmungshebende Substanzen. Zwei Riegel Schokolade, zwei Eiskugeln oder 1 Stück Obstkuchen können helfen, diese Gelüste zu befriedigen."
▶ „Sattessen durch eine vollwertige Mischkost hilft, den Mehrbedarf ausgewogen zu decken. Essen Sie häufiger kleine Mahlzeiten und achten Sie auf eine ausreichende Eiweiß- und Salzzufuhr."

63 Schlechte und gute Formulierungen zur Ernährung der Schwangeren:

nicht	sondern
„Sie müssen nun für zwei essen"	„Sie benötigen in der Schwangerschaft ab dem 4. Monat täglich 200 – 300 Kalorien mehr. Essen Sie zusätzlich ein belegtes Brot oder ein Müsli. Achten Sie aber mehr auf die Qualität als auf die Quantität."
„Alkoholische Getränke und Rauchen sind absolut verboten."	• „Das Ungeborene trinkt und raucht durch den Stoffaustausch in der Plazenta mit. Es gibt keine ungefährliche Menge Alkohol. In der Regel werden aber vereinzelte, geringe Mengen vom Fetus toleriert. Wenn Sie aber sicher gehen wollen, trinken Sie gar keinen Alkohol. Jeder wird dafür Verständnis haben. Insbesondere in der Frühschwangerschaft wurden bei Ungeborenen durch exzessiven Alkoholgenuss Frühschäden festgestellt." • „Versuchen Sie in der Schwangerschaft nicht zu rauchen und meiden Sie verrauchte Räumlichkeiten, da auch das passive Rauchen dem Kind schadet. Das Kind teilt Ihr Blut und somit auch alle Giftstoffe." (**Anmerkung**: Es ist psychologisch unklug Alkohol und Nikotin komplett zu verbieten, weil dies ein Verlustgefühl hervorruft. Wichtiger ist es das Bewusstsein dafür zu schärfen, dass Ausnahmen von kleinen Mengen möglich sind. Eine Kettenraucherin, die ihren Nikotinabusus auf 4-5 Zigaretten reduziert, hat schon einen großen Beitrag für das Ungeborene geleistet. Besser ist der absolute Verzicht, aber ihr gebührt auch Achtung, wenn sie es durchhält. Genauso verhält es sich mit dem Alkohol. Auch wenn kleinste Mengen oft toleriert werden, gibt es keine unschädliche Menge).
„In der Schwangerschaft sind nur Vollwertprodukte sinnvoll."	„Eine ausgewogene Mischkost, eine Mischung des Speiseplans mit Vollwertprodukten und anderen, verteilt auf 5-6 Mahlzeiten, liefert ausreichend Energie."
„Sie müssen täglich mindestens 1 - 2 Gläser Vollmilch trinken, um den Kalziumbedarf zu decken."	„Der Kalziumbedarf in der Schwangerschaft ist erhöht. Achten Sie darauf, dass sie täglich kalziumhaltige Nahrungsmittel zu sich nehmen. Ein Stück Allgäuer Emmentaler liefert mehr Kalzium als ein Glas Milch."

▶ Schwangerschaftsdiabetes (Gestationsdiabetes)

Immer häufiger leiden Schwangeren an einem so genannten Gestationsdiabetes (=Schwangerschaftsdiabetes). Allerdings sind die Untersuchungsmethoden heute auch wesentlich genauer als noch vor 10 oder 15 Jahren, sodass der Gestationsdiabetes früher bzw. überhaupt erkannt wird. Als Ursachen für eine Zunahme werden u. a. Umwelteinflüsse, fortgeschrittenes Alter der Schwangeren, L-Carnitin-Mangel oder Stress in der Schwangerschaft verantwortlich gemacht. All dies ist jedoch wissenschaftlich wenig begründet.
Als gesichert gilt lediglich, dass die hormonelle Umstellung des Körpers diese Stoffwechselentgleisung begünstigt. Meist geschieht dies im zweiten oder dritten Trimenon. Blutglukosesteigernde Hormone (Human placental lactogen = HPL, Östrogene, Gestagene, Kortisol) werden gebildet, die dem Insulin entgegen arbeiten. Wünschenswert wäre, dass der oGTT (oraler Glucosetoleranztest) in die Reihe der Vorsorgeuntersuchung etwa in der 24.–28. SSW aufgenommen würde. Zu diesem Zeitpunkt manifestiert sich der Gestationsdiabetes häufig (siehe H5, Normalwerte unter OGT bei Verdacht auf Gestationsdiabetes).

Der Schwangerschaftsdiabetes sollte auf jeden Fall behandelt werden, da es sonst zur Gefährdung von Mutter und Kind kommen kann, weil das Kind Insulin produziert. Darauf lagert der Organismus des Ungeborenen vermehrt Nährstoffe ein, sodass das Baby sehr groß und schwer wird. Aber die Organgrößen, insbesondere die Lungenreife entsprechen dann nicht der Körpergröße des Babys. Wenn dies bei einer Ultraschalluntersuchung auffällt, ist dies oft der Auslöser für einen oralen Glukosetoleranz-Test. Generell bedeutet ein Schwangerschaftsdiabetes eine Risikoschwangerschaft. Die werdende Mutter sollte über eine Entbindung in einem Krankenhaus nachdenken, das eine Neugeborenen- und Kinderklinik hat. Es besteht die Möglichkeit der Unterzuckerung des Säuglings nach der Geburt und dies kann in einem solchen Haus problemlos behoben werden. Die Therapieempfehlungen sind aber nicht einheitlich. Sinnvoll ist es mit Sicherheit, die Schwangere über die erforderliche Ernährungsumstellung und die Blutzuckerkontrollen aufzuklären. Meistens ist dies ausreichend.

Sofortige Insulininjektionen sind in der Regel nicht indiziert. Heutzutage versucht man zwar, den Blutzucker zunächst über die Ernährung zu regulieren, doch sind nach maximal 1–2 Wochen die Werte nicht in Ordnung, erfolgt die Umstellung auf eine Insulintherapie. Dabei wird die zu injizierende Insulinmenge entsprechend der Blutzuckerwerte angepasst. Alle zwei Wochen wird zusätzlich der HbA1c-Wert kontrolliert, der bei Schwangeren bei 5,4–5,6 % liegen sollte.

Ernährung bei Gestationsdiabetes

▷ Die Grundregeln des Diabetes gelten hier ebenso wie die Grundregeln der Ernährung in der Schwangerschaft (siehe oben und Kapitel F2, Beratung bei Diabetes).

▷ Mehrere kleine Mahlzeiten über den Tag verteilt sind für die Schwangere besonders sinnvoll, was im letzten Drittel der Schwangerschaft aufgrund des körperlichen Zustandes leicht fällt.

▷ Besonders wichtig ist die Spätmahlzeit für die Schwangere. Zwischen Abendessen und Frühstück liegt der längste Zeitabschnitt ohne essen. Deshalb kann es in der Nacht zu einer unbemerkten Hypoglykämie kommen, was sich erst am Morgen in zu niedrigen oder zu hohen Blutzuckerwerten äußert. Zu hohe Werte können durch das Gegensteuern des Körpers bei Hypoglykämie entstehen, wenn die Glukosereserven aus Muskeln und Leber freigesetzt werden, um den Blutzucker wieder zu steigern. Nun fehlt aber die entsprechende Menge an Insulin zur Gegenregulation. Das Ergebnis sind dann zu hohe Werte am nächsten Tag.

Umgang mit einer Schwangeren mit Gestationsdiabetes

▷ Beruhigen Sie zu Beginn der Beratung die Schwangere, da sie sich wahrscheinlich um das Wohl des Kindes sorgt. Erklären Sie ihr daher möglichst genau die Pathophysiologie des Schwangerschaftsdiabetes.

▷ Erklären Sie ihr auch, dass der Schwangerschaftsdiabetes nichts mit der bisherigen Ernährung zu tun hat. Meist sind die werdenden Müttern in dieser Hinsicht verunsichert und geben sich die Schuld an der Erkrankung.

▷ Beschreiben Sie mit einfachen und klaren Worten die Ernährung unter Berücksichtigung der individuellen Eigenheiten (Uhrzeit für die Mahlzeiten, Arbeit und Arbeitszeit der Schwangeren usw.).

▷ Konzentrieren Sie sich in der Beratung nur auf das Wesentliche, aber sorgen Sie dafür, dass diese Punkte genau verstanden werden. Vermeiden Sie dabei den Eindruck, dass Sie etwas verbergen, da die werdende Mutter darauf wahrscheinlich sehr beunruhigt reagieren wird, denn Sie sollen Ängste abbauen, nicht schüren.

▷ Wenn keine Insulininjektionen erforderlich sind, sollten Sie der Schwangeren auch nicht die BE-Berechnung erklären. Eine Erläuterung zum Thema Kohlenhydrate erscheint jedoch sinnvoll, damit die Schwangere versteht, worauf es ankommt und warum die Ernährungsumstellung sinnvoll ist.

▷ Erklären Sie, dass sich nach der Entbindung der Stoffwechsel wieder normalisieren wird, es aber trotzdem noch nötig ist, den Blutzucker weiter zu kontrollieren. Weisen Sie auch darauf hin, dass aufgrund familiärer Disposition eine Schwangerschaft der Auslöser für einen manifesten Diabetes sein kann, ohne sie damit in Angst und Schrecken zu versetzen. Machen Sie deutlich, dass es sich lediglich um ein erhöhtes Risiko handelt, das allerdings der ärztlichen Kontrolle bedarf.

Umgang mit einer Schwangeren mit Gestationsdiabetes

▷ Beruhigen Sie zu Beginn der Beratung die Schwangere, da sie sich wahrscheinlich um das Wohl des Kindes sorgt. Erklären Sie ihr daher möglichst genau die Pathophysiologie des Schwangerschaftsdiabetes.

▷ Erklären Sie ihr auch, dass der Schwangerschaftsdiabetes nichts mit der bisherigen Ernährung zu tun hat. Meist sind die werdenden Müttern in dieser Hinsicht verunsichert und geben sich die Schuld an der Erkrankung.

▷ Beschreiben Sie mit einfachen und klaren Worten die Ernährung unter Berücksichtigung der individuellen Eigenheiten (Uhrzeit für die Mahlzeiten, Arbeit und Arbeitszeit der Schwangeren usw.).

▷ Konzentrieren Sie sich in der Beratung nur auf das Wesentliche, aber sorgen Sie dafür, dass diese Punkte genau verstanden werden. Vermeiden Sie dabei den Eindruck, dass Sie etwas verbergen, da die werdende Mutter darauf wahrscheinlich sehr beunruhigt reagieren wird, denn Sie sollen Ängste abbauen, nicht schüren.

▷ Wenn keine Insulininjektionen erforderlich sind, sollten Sie der Schwangeren auch nicht die BE-Berechnung erklären. Eine Erläuterung zum Thema Kohlenhydrate erscheint jedoch sinnvoll, damit die Schwangere versteht, worauf es ankommt und warum die Ernährungsumstellung sinnvoll ist.

▷ Erklären Sie, dass sich nach der Entbindung der Stoffwechsel wieder normalisieren wird, es aber trotzdem noch nötig ist, den Blutzucker weiter zu kontrollieren. Weisen Sie auch darauf hin, dass aufgrund familiärer Disposition eine Schwangerschaft der Auslöser für einen manifesten Diabetes sein kann, ohne sie damit in Angst und Schrecken zu versetzen. Machen Sie deutlich, dass es sich lediglich um ein erhöhtes Risiko handelt, das allerdings der ärztlichen Kontrolle bedarf.

F18 Beratung in der Stillzeit

Muttermilch ist einzigartig und enthält alles was ein Säugling in den ersten Lebensmonaten benötigt, um sich gesund entwickeln zu können. Die Inhalte in der Muttermilch sind auf den Bedarf des Säuglings abgestimmt. Zudem erleben Mutter und Kind eine körperliche und seelische Nähe und Verbundenheit, wie später nie wieder. Stillen bedeutet für das Baby nicht nur Nahrungsaufnahme, sondern auch ein Nähren der Seele. Mutter und Kind können über das Stillen und die körperliche Nähe die enge Beziehung, die sie in der Schwangerschaft aufbauen konnten, fortsetzen. Die Muttermilch als Nahrungsmittel bietet viele Vorteile:
- Alle notwendigen Nährstoffe, die das Kind für Wachstum und Entwicklung in dieser Phase dringend braucht sind vorhanden. Der Bedarf an Nährstoffen wird den Ressourcen der Mutter entnommen. Deshalb ist eine ausgewogene und vielseitige Mischkost zur Erhaltung des Ernährungszustands wichtig. Im Extemfall kann sich der Ernährungsstatus verschlechtern. Beispielsweise kann eine massive Unterernährung, die eher in Notstandsgebieten anzutreffen ist, im Einzelfall zu einer Verringerung der Milchmenge führen. In Deutschland hingegen ist die Ver-

sorgung mit den täglichen Lebensmitteln ausreichend und eine massive Unternährung könnte hier eher auf eine krankhafte Mangelernährung hinweisen, ausgelöst etwa durch eine Anorexia nervosa, einen akuten Schub einer chronischen Erkrankung (z. B. Crohn-Krankheit) oder einen schlecht eingestellten Diabetes mellitus.

Muttermilch ist leicht verdaulich und passt sich den Bedürfnissen des Kindes automatisch an. Die enthaltenen Abwehrstoffe und Antikörper stärken das Immunsystem und schützen gleichzeitig besonders vor Magen-Darm-Infektionen und Atemwegserkrankungen. Bei ausschließlichem Stillen über 6 Monate sinkt des Allergierisikos des Säuglings. Das Saugen an der Brust fördert die Entwicklung des kindlichen Kiefers und beugt Zahnfehlstellungen vor. Das Wichtigste aus ernährungsphysiologischer Sicht ist, dass die Muttermilch jederzeit verfügbar, richtig temperiert und hygienisch einwandfrei abrufbar ist. Stillen ist zudem arbeits-, zeit- und kostensparend und von großer psychologischer Bedeutung für Kind und Mutter. In den 1980er Jahren wurde die Rückstandsbelastung der Muttermilch häufig diskutiert. Durch aktiven Umweltschutz ist die Konzentration von Schadstoffen in der Muttermilch in den letzten Jahren weitgehend rückläufig. Die Wahl der Nahrungsmittel z. B. aus biologischem Anbau kann die Schadstoffspeicherung in den mütterlichen Fettdepots reduzieren. Eine Gewichtsreduktion der Stillenden führt zur Ausschwemmung von Schadstoffen aus ihren Fettdepots über die Muttermilch Von daher wird von gewichtsreduzierenden Diäten während der Stillzeit abgeraten. Eine Gewichtsreduktion von ca. 500 g pro Monat ist akzeptabel. Eine extreme Gewichtsreduktion führt aber nicht zur Mangelernährung bei der Mutter, sondern auch zur Acidose. Daher sollten extrem kalorienarme Diäten nicht während der Schwangerschaft praktiziert werden.

Ernährung der Stillenden

▷ Die stillende Frau deckt ihren Mehrbedarf an Kalorien einerseits durch mehr essen, andererseits durch die Mobilisation von Energie aus den eigenen Fettreserven. Die Grundnahrung wird wie in der Schwangerschaft aus den verschiedenen Lebensmittelgruppen zusammengestellt. Dabei muss berücksichtigt werden, dass eine Stillende sogar etwas mehr Kalorien und Nährstoffe benötigt als eine Schwangere. Eine Substitution von Vitaminen und Mineralstoffen ist jedoch nicht unbedingt notwendig. Lediglich Jod sollte weiter in Tablettenform substituiert werden.

▷ Der Energiebedarf wird individuell eingeschätzt. Bei ausgewogen ernährten Frauen liegt der Kalorienbedarf in den ersten Monaten bei 400–500 kcal. 200 kcal werden in den ersten drei Monaten über die in der Schwangerschaft angelegten Fettreserven der Mutter gedeckt. Schlanke Frauen und Frauen, die wenig Gewicht während der Schwangerschaft zugenommen haben, benötigen zum Erhalt ihrer Fettreserven eine tägliche Zufuhr von ungefähr 600–700 kcal.

> **Drei Punkte zur Ernährung in der Stillzeit**
>
> ▶ 5-6 ausgewogene, kleine Mahlzeiten pro Tag
> ▶ mindestens ein Glas pro Stillmahlzeit trinken; empfohlen werden mindestens 2 l
> ▶ gesunde Mischkost aus frischen und gekochten Lebensmitteln

▷ Beim Stillen spielt die hormonelle Situation des Körpers eine Rolle. Die Mutter sollte auf Hunger- und Durstgefühle achten. Körper achten. Heißhungergefühle geben manchmal einen Hinweis auf einen Mangel an Nahrung, Gelüste weisen auf bestimmte Lebensmittel hin, die der Körper nun besonders benötigt und das Durstgefühl gibt zudem einen Hinweis darauf, wie viel Flüssigkeit der Körper benötigt.

▷ Die Mutter kann in der Regel das essen, worauf sie Appetit hat. Die Nahrungsmittel spiegeln sich nur selten in der Muttermilch wieder. Geschmackstoffe sind in der Muttermilch nachweisbar. Das Baby lernt durch eine ausgewogene Ernährung der Mutter verschiedene Geschmacksrichtungen kennen. Dies dient einer idealen Vorbereitung auf spätere feste Kost. Nur wenige Nahrungsmittel (z. B. Spargel) verändern den Geschmack der Muttermilch so, dass das Baby die Muttermilch ablehnt (siehe dazu auch Kapitel F17, Beratung in der Schwangerschaft).

▷ Bei stark allergiegefährdeten Säuglingen kann die Mutter auf bestimmte Lebensmittel verzichten (z. B. Hühnerei, Fisch, Nüsse, Kuhmilch). Dies ist jedoch nur selten erforderlich, sehr belastend für die Frau und deren Familie und bietet überdies keine Gewähr dafür, dass das Kind später keine Allergie bekommt.

▷ Wundsein des Säuglings kann durch zuviel säurehaltiges Obst verursacht werden. In diesem Fall sollten saure Obstsorten etwas eingeschränkt werden. Ein genereller Verzicht auf bestimmte Obstsorten ist jedoch nicht sinnvoll, denn Obstvielfalt sichert auch eine umfassende Zufuhr wertvoller Vitamine auf natürliche Weise.

▷ Der vermutete Zusammenhang zwischen blähendem Gemüse und auftretenden Blähungen beim Kind konnte wissenschaftlich nicht bestätigt werden. In der Regel verträgt das Kind all die Nahrungmittel, welche die Mutter gut verträgt und häufig verzehrt. Dies können kulturell bedingt ganz unterschiedliche Nahrungsmittel sein.

▷ Eine mangelnde Kalorien- und Nährstoffversorgungversorgung kann sich negativ auf die Milchbildung auswirken, weshalb Heilfasten, Hungerkuren und Blitzdiäten unterbleiben müssen. Eine langsame Gewichtsreduktion verbunden mit einer Gewichtsabnahme von 500 g pro Monat kann durchgeführt werden. Andere Diäten sollten nur unter ärztlicher Aufsicht erfolgen, um erhöhte Schadstoffkonzentrationen in der Milch und andere Nebenwirkungen zu verhindern.

▷ **Trennköstler:** Bei einer ausgewogenen Zusammenstellung der Lebensmittel ist die Trennkost im Grunde unbedenklich, da hier keine Reduktion, sondern eine sehr gezielte Auswahl der Lebensmittel erfolgt.

▷ **Teilzeitvegetarier, Laktovegetarier:** Eine Mangelversorgung ist hierbei nicht zu erwarten, da die Zufuhr von Eier- und Milchprodukten eine Versorgung mit potenziell kritischen Nahrungsbestandteilen gewährleistet, besonders wenn sich die Mutter bereits vor der Schwangerschaft so ernährte. Ein Einstieg in diese Ernährungsweise sollte nicht gerade während der Stillzeit erfolgen.

▷ **Veganer und Makrobiotiker:** Hier kann es zu einer massiven Unterversorgung der Mutter und natürlich auch des Kindes in Bezug auf Eiweiß, Kalzium, Jod, Magnesium, Vitamin D, Vitamin B_{12}, Vitamin B_2 und Eisen kommen, um nur einige zu nennen. Eine solche Unterversorgung wirkt sich dann natürlich auch auf die Muttermilch aus und erfordert eine medikamentöse Substitution. Deshalb ist von diesen Ernährungsformen abzuraten.

Umgang mit Stillenden

(siehe auch Kapitel F17, Beratung in der Schwangerschaft)

▷ Wie eine stillende Mutter sich ernähren darf und worauf sie achten muss, wird ihr wie schon in der Schwangerschaft von vielen Seiten vermittelt. Die Ernährungsempfehlungen für stillende Mütter sind häufig überlieferte Ammenmärchen aus verschiedenen Generationen und Kulturen. Das hat in den vergangenen Jahrzehnten dazu geführt, dass sich stillende Frauen aus Sorge um das Wohl des Kindes an restriktive Stilldiäten hielten und die Lebensqualität damit erheblich einschränkten.

▷ Einige **kulturelle Widersprüche**:

- In Neuseeland wird den Müttern empfohlen auf Tomaten zu verzichten, in Italien hingegen sollen Mütter Gerichte mit Tomaten verzehren.
- In Afrika essen stillende Mütter Kidney-Bohnen und dicke weiße Bohnen, in Deutschland werden diese Lebensmittel als blähend eingestuft und nicht empfohlen. Eine Leibspeise der Niederländer ist ein Gericht aus braunen Bohnen mit Apfelmus.
- Vom Verzehr von Knoblauch wurde in Deutschland Frauen abgeraten, da Kinder die Geschmacksveränderung in der Muttermilch ablehnen würden. Eine Studie aus Amerika belegte das Gegenteil: Gestillte Kinder nahmen mehr Muttermilch auf, wenn diese einen Knoblauchgeschmack hatte.
  Was sich daraus generell ableiten lässt ist: Eine stillende Frau soll in der Stillzeit all das essen, was sie schon immer gegessen und ihre Esskultur in der Familie geprägt hat. Babys konsumieren schon im Mutterleib Anteile der mütterlichen Nahrung hauptsächlich über die Plazenta.
- Stillende Frauen vergessen manchmal im Tagesverlauf zu essen und zu trinken, weil sie sich noch mit der neuen Situation auseinander setzen müssen. Von daher ist es wichtig sie zu motivieren, sich einen „Tagesplan" zu erstellen und sich am Morgen bewusst Zwischenmahlzeiten und Hauptmahlzeit vorzubereiten. Zu jeder Stillmahlzeit sollte sie sich ein Getränk bereitstellen.

Fragen, Phrasen, Formulierungen

▷ **„Was darf ich essen, wenn ich stille, und was nicht?"**
„Grundsätzlich sollten Sie während der Stillphase alles das essen, was sie schon immer gegessen und vertragen haben. Eine Ausnahme sind Lebensmittelallergien, die bei Ihnen oder dem Vater des Kindes bekannt sind. Bei einer solchen Veranlagung kann es eventuell sinnvoll sein, das bestimmte Lebensmittel vom Speiseplan zu streichen."

▷ **„Verursacht meine Ernährung Koliken beim Kind?"**
„In seltenen Fällen können Kinder auf bestimmte Lebensmittel reagieren. Kinderärzte führen die Hauptursachen für Koliken aber eher auf das Stillverhalten zurück: Bemühen Sie sich beim Stillen um innere und äußere Ruhe. Das Kind sollte gestillt werden, wenn es Anzeichen von Hunger zeigt und noch nicht vor Hunger brüllt. Das beugt Luft schlucken und hastigem Saugen vor. Es gibt keine Lebensmittelverbote aufgrund von Koliken."

▷ **„Steigt die Milchmenge wenn ich mehr trinke?"**
„Richten Sie sich nach ihrem Durstgefühl."

▷ **„Darf ich während der Stillzeit abnehmen?**
„Eine Diät, bei der Sie sich einseitig ernähren und die zu Ihrer Unterversorgung führt, müssen Sie vermeiden. Ein radikaler Fettabbau führt zur Ausschwemmung von Stoffwechselendprodukten und Schadstoffen über die Muttermilch."

- „Stellen Sie ihre Ernährung nicht abrupt um. Eine ausgewogene Mischkost sorgt für eine ausreichende Versorgung und eine gute Qualität der Muttermilch. Essen Sie das, was Sie auch in der Schwangerschaft gegessen und gut vertragen haben. Essen Sie all das, was sie schon immer täglich oder häufig gegessen haben."
- „Trinken Sie nach Durst bzw. besser wäre es, wenn Sie sich die zu trinkende Menge morgens fertig auf den Tisch stellen. Dann wissen Sie genau, ob Sie ausreichend getrunken haben."
- „Orientieren Sie sich bei der Zusammenstellung der Lebensmittel an der Ernährungspyramide. Genussmittel und Süßigkeiten in kleinen Mengen können wichtig sein, um ihr Wohlbefinden zu steigern."

⊟ **64** Schlechte und gute Formulierungen zur Ernährung in der Stillzeit:

schlecht	gut
„Bei zu wenig Milch müssen Sie mehr trinken. Mehr Trinken macht mehr Milch!"	*„Sie sollten darauf achten, immer dann zu trinken, wenn sie Durst verspüren. Der Flüssigkeitsbedarf ist von Frau zu Frau unterschiedlich. Stellen Sie sich ein Getränk bereit damit sie, sobald sie Durst verspüren, etwas zu trinken haben."*
„Trockene Weine reduzieren die Milchmenge."	*„Regelmäßiger Alkoholkonsum wirkt sich negativ auf die Milchmenge aus und ist zu vermeiden. Grundsätzlich sollte Alkohol wie auch während der Schwangerschaft vermieden werden."*
„Um Koliken zu vermeiden, dürfen sie keine Vollkornpro- dukte, kein frisches Obst, keine kohlensäurehaltigen Produkte und kein grünes Gemüse zu sich nehmen."	*„Es gibt kein generelles Lebensmittelverbot, da Koliken andere Ursachen haben. Sprechen Sie zuerst mit dem Kin- derarzt, ob eine Ausschlussdiät sinnvoll ist. Wenn ja, lassen Sie aber immer nur ein Lebensmittel weg. Bei bekannten Lebensmittelallergien sollten Sie die allergieauslösenden Lebensmittel aber meiden."*
„Scharfe Gewürze und zu viel Süßigkeiten sind zu meiden."	*„Sie sollten das essen, was für Sie normal ist. Daran sind sie gewöhnt und auch das Kind ist daran gewöhnt. Au- ßerdem signalisieren Gelüste einen Bedarf an bestimmten Lebensmitteln, dem sollten sie nachgeben."*

F19 Beratung für Sportler

Die Ernährung von Leistungs- und Hochleistungssportlern muss grundsätzlich von der des Ge- sunden Normalbürgers unterschieden werden. Hier sind Diätassistenten und Ernährungswissen- schaftler gefordert. In den letzten Jahrzehnten haben verbesserte Trainingsmethoden aufgrund neuer Erkenntnisse aus den Bereichen Sportmedizin und Trainingswissenschaften erheblich dazu beigetragen, dass die Leistungskurve in nahezu allen Sportarten sprunghaft angestiegen ist. Natürlich ist der Erfolg eines Sportlers in erster Linie vom körperlichen Training abhängig. Aber auch eine gezielte Ernährung trägt wesentlich zur optimalen Ausschöpfung der physiolo- gischen Leistungsfähigkeit bei. Dabei ist eine leistungsgerechte Ernähung auf jeder Stufe des Erfolges wichtig: im Training, zur Vorbereitung und während des Wettkampfes sowie zur Re- generation, d. h. zur Wiederherstellung der Leistungsfähigkeit nach einem sportlichen Einsatz.
Ernährungsprobleme (Mineralstoffe wie Natrium, Kalium, Kalzium, Eisen und Zink sowie B-Vita- mine) treten eher bei Leistungs- als bei Breitensportlern auf, wobei Frauen häufiger betroffen sind. Am anfälligsten für eine Mangelernährung sind Athletinnen und Athleten in Sportarten, in denen ein niedriges Gewicht von Vorteil ist (z. B. Tänzerinnen, Kunstturnerinnen, Skispringer). Hier sind auch häufiger Essstörungen anzutreffen.
Grundsätzlich gilt, dass es bei alltäglichen sportlichen Belastungen keiner besonderen Ernäh- rung bedarf. Wer als Breitensportler nur drei bis vier Stunden pro Woche trainiert, kann sei- nen leicht erhöhten Energie- und Nährstoffbedarf problemlos mit einer ausgewogenen und abwechslungsreichen Mischkost decken.

Ernährung von Sportlern

▷ Eine angepasste Ernährung im Training ist der Schlüssel für den Erfolg im Wettkampf. Dies sollten Sie den Sportlern immer wieder ganz deutlich machen, da viele meinen, eine vernünftige Ernährung am Wettkampftag wäre ausreichend. Kein noch so toller Sportdrink kann am Wettkampftag die Fehler einer mangelhaften und nicht rechtzeitigen Ernährungsvorbereitung wettmachen.

▷ Ganz besonders wichtig im Rahmen der Sporternährung ist das **Trinken**. Schon geringe Wasserverluste senken das Leistungsvermögen erheblich. Deshalb lautet eine der wichtigsten Regeln im Sport: „Trinken, bevor der Durst kommt!".

▷ Ernährung am Aktionstag: Direkt am Wettkampftag stehen neben der guten Verträglichkeit vor allem das Timing von Essen und Trinken und besonders der Ausgleich von Flüssigkeitsverlusten im Vordergrund.

  ▸ 3 h vor dem Wettkampf die letzte größere Mahlzeit; gut geeignet sind Weißbrot/Toast mit Honig oder Konfitüre, gesüßter Tee, Bananen

  ▸ die persönliche Verträglichkeit und leichte Verdaulichkeit hat Vorrang; keine Experimente, wenn es darauf ankommt!

  ▸ 1–1,5 h vor dem Wettkampf noch einmal ein Sportriegel (mit hohem Kohlenhydratanteil) oder eine Banane

  ▸ möglichst viel trinken, wegen der fehlenden Ausgleichsmöglichkeiten im Wettkampf

▷ Ernährung **im Wettkampf**: Es sollte immer getrunken werden, bevor der Durst kommt, um die Verluste möglichst lange möglichst gering zu halten (alle 15 Minuten 150 ml bei hoher Intensität; bis 250 ml bei geringer Intensität). Bei hoher Intensität kann der Magen-Darm-Trakt nicht so viel Flüssigkeit aufnehmen (obwohl mehr natürlich besser wäre). Es sollten auch regelmäßig Kohlenhydrate zugeführt werden (Sportgetränk mit 60–80 g Kohlenhydrate pro Liter; Energieriegel oder Bananen). Auf jeden Fall sollte dabei immer getrunken werden. Außerdem muss die Verträglichkeit im Training getestet werden. Nutzt man ein Sportgetränk zur Kohlenhydratzufuhr, dann ist natürlich keine weitere Flüssigkeit notwendig.

▷ Ernährung **nach dem Wettkampf**: Nach dem Wettkampf steht ein Ausgleich der verlorenen Flüssigkeit an erster Stelle (Regenerationsgetränk mit 60–80 g Kohlenhydrate und 400–600 mg Natrium). Aber auch die Kohlenhydratspeicher in Leber und Muskulatur füllen sich in der ersten Stunde nach der Belastung besonders effektiv. Nach neueren Erkenntnissen scheint es außerdem von Vorteil zu sein, auch

---

Empfehlungen für eine gesunde Basisernährung

▸ kohlenydratreich und fettbewusst (Vollkornbrot, Vollkornmüsli, Vollkornreis, Vollkornnudeln, Kartoffeln mit Schale)
▸ Gemüse und Obst (5 Portionen am Tag; am besten 3 x Gemüse und 2 x Obst)
▸ fettarme Milch und Milchprodukte
▸ mehr Fisch, Fleisch nur 2–3 x/Woche, keine Wurst
▸ „Fettbomben" wie Kuchen, Schokolade oder Chips nur selten zum Genuss

---

etwas Eiweißhaltiges zu essen, um die Regeneration zu beschleunigen und das Immunsystem möglichst zu unterstützen (Müsli mit Joghurt, Kartoffeln mit Ei oder Quark, Brot mit Käse). Auf keinen Fall sollte Alkohol getrunken werden, weil er die Erholungszeit verlängert.

▷ Immer wieder kommt es bei Wettkämpfen zu plötzlichem intensiven Harndrang oder zu Durchfällen. Liegt kein medizinisches Problem vor, können folgende Ernährungstipps helfen:

  ▸ in den letzten 24 Stunden vor dem Wettkampf ballaststoffreiche Nahrung vermeiden

  ▸ am Wettkampftag auf Flüssigpräparate zurückgreifen (unbedingt im Training testen)

- ▶ 2–3 Stunden Zeit zur Verdauung nach der letzten Mahlzeit
- ▶ Zuckeraustauschstoffe wie Sorbit meiden (häufig in zuckerfreien Kaugummis und Süßigkeiten), ebenso Aspirin und ähnliche Medikamente sowie Kaffee
- ▶ nicht weniger trinken, um häufigen Harndrang zu vermeiden, aber auf den Kochsalzgehalt achten (mindestens 400 mg/l Natrium).

Trinkempfehlungen für Sportler

- ▶ täglich grundsätzlich 2 Liter Flüssigkeit trinken (Mineralwasser, Saftschorlen, ungesüßte Früchtetees oder grünen Tee)
- ▶ Ausgleich des zusätzlichen Flüssigkeitsverlusts, der durch Schwitzen entsteht
- ▶ bereits vor der Belastung ausreichend trinken
  - 300–500 ml etwa 2 Stunden vor der sportlichen Aktivität
  - 150–300 ml kurz vor Beginn
- ▶ bei Ausdaueraktivitäten (> 30 min) stets Getränke mitnehmen; alle 15–20 min kleine Mengen trinken (150–300 ml).
- ▶ immer daran erinnern: Trinken bevor der Durst kommt
- ▶ Die richtige Getränketemperatur liegt bei 5–10 °C - auch im Sommer!
- ▶ sofort nach dem Sport 300–500 ml trinken, am besten eine Saftschorle oder ein Sportgetränk, um die Flüssigkeits- und die Kohlenydratspeicher wieder aufzufüllen

---

F20 Häufige Fragen und Antworten in der Beratung

▶ Auflistung der Fragen in diesem Kapitel

1. „Wie kann ich nach dem Abnehmen mein **Gewicht halten**?"
2. „Was passiert, wenn ich es nicht schaffe, mein **Gewicht** zu **halten**?"
3. **„Wie schnell soll ich abnehmen?"**
4. **„Wie soll ich abnehmen?"**
5. „Was ist mein **Idealgewicht**?"
6. **„Meine Freundin isst viel mehr** als ich und ist schlank, ich aber bin dick. Das ist doch nicht gerecht."
7. „Muss ich **auf Genuss verzichten**, um schlank zu bleiben?"
8. **„Welche Reduktions-Diät** ist die beste?"
9. „Was ist **„Functional Food"**?
10. „Ist brauner **Zucker** gesünder als weißer Zucker?"
11. „Können Speisen aus der **Mikrowelle** gefährlich sein?"
12. „Was sind **Zusatzstoffe**? Sind sie gefährlich? Lösen Sie Allergien aus?"
13. „Macht **Bier** dick?"
14. „Ist Margarine gesünder als **Butter**?"
15. „Ist **vegetarische** Ernährung gesund?"
16. „Ist **Honig** gesünder als Zucker?"
17. „Gibt es eine spezielle Diättherapie gegen das **Altern**?"
18. „Kann ich mit **Kleie** meine Verdauung verbessern?"
19. „Kann ich einer **Osteoporose** vorbeugen, wenn ich keinen Milchzucker vertrage?"
20. „Ich habe gelesen, dass **Rotwein** gut für die Gefäße sei. Wie viel **Alkohol** kann ich denn trinken?"

21. „Ich soll viel Vollkornbrot und Rohkost essen, aber ich kann diese Sachen nicht gut **kauen**. Was kann ich tun?"
22. „Ich weiß, dass ich zu wenig trinke, aber ich habe einfach **keinen Durst**. Was kann ich tun?"
23. „Ist **tiefgefrorenes Gemüse** eine Alternative zu frischem Gemüse?"
24. „Muss ich Lebensmittel mit viel **Cholesterin** meiden?"
25. „Ich muss in der **Kantine** essen. Wie kann mich da richtig gesund ernähren?"
26. „Ich habe zu **keiner Kantine Zugang**, aber irgendetwas muss ich doch tagsüber essen. Haben Sie einen Vorschlag?"
27. „Mein **Kind** will einfach kein Obst und Gemüse essen. Was kann ich tun?
28. „Wie kann ich wirklich **weniger Fett** zu mir nehmen?"
29. „Was halten Sie von **Appetitzüglern**?"
30. „Kann ich mit Ernährung einer **depressiven Stimmung** begegnen?"
31. „Ich nehme ein Medikament gegen **Schilddrüsenüberfunktion**. Darf ich weiterhin jodiertes Speisesalz verwenden?"
32. „Warum soll ich auf einmal so viel mehr **trinken**? Ich bin mein Leben lang mit weniger Flüssigkeit ausgekommen."
33. „Wenn es so kalt ist wie jetzt, mag ich gar nicht so **viel trinken**. Offenbar brauche ich dann auch nicht so viel, oder?"
34. „Stimmt es, dass **Süßstoff** Heißhunger macht?"
35. „Stecken in Margarine **Transfettsäuren**?"
36. „Ist **„light"** schlecht?"
37. „Schmeckt **Stevia** besonders gut?"
38. „Sind **Vitamin-/Mineralstoffpräparate** wirklich unsinnig?"

1. „Wie kann ich nach dem Abnehmen mein Gewicht halten?"
„Das Gewicht zu halten funktioniert nur, wenn Sie es schaffen, die veränderte Ernährungsweise, durch die Sie abgenommen haben, fortzuführen und zwar für immer. Sie sollten bei Annäherung an Ihr Wunschgewicht die Geschwindigkeit des Abnehmens immer weiter absenken. So können Sie genau den Rhythmus beim Essen und die passende Kombination von Kohlenhydraten, Eiweiß und Fett finden, mit der Sie die Energiezufuhr und den Verbrauch - und somit Ihr Gewicht - halten können."

2. „Was passiert, wenn ich es nicht schaffe, mein Gewicht zu halten?"
„Wenn Sie das Gewicht nicht halten können, trainieren Ihren Körper zu einem noch besseren Futterverwerter. Der Körper weiß noch nicht, dass er zukünftig mit weniger bzw. anderer Nahrung auskommen soll. Er „denkt", es handle sich um einen vorübergehenden Mangel. Wenn es plötzlich wieder mehr gibt, wird das besonders wirkungsvoll gespeichert, damit beim nächsten „Mangel" noch mehr Reserven vorhanden sind."

3. „Wie schnell soll ich abnehmen?"
„Zu rasches Abnehmen belastet den Körper und auch die Psyche. Alle Organe und Systeme in Ihrem Körper müssen sich an die veränderte Verteilung von Nährstoffen gewöhnen. Das braucht Zeit, aber dem Körper gelingt es. Je langsamer Sie abnehmen, desto leichter wird es, das Gewicht zu halten. Eine Abnahme von etwa ½ kg in 2 Wochen ist in Ordnung."

4. „Wie soll ich abnehmen?"
„Das Abnehmen gelingt am besten durch Aufnahme von weniger Fett und Zucker sowie durch reichlich Bewegung."

5. „Was ist mein Idealgewicht?"

„Diese Frage ist nicht so leicht zu beantworten. Was wirklich ideal ist, lässt sich gar nicht pauschal sagen, denn es ist abhängig vom Körperbau und vielen anderen Faktoren wie Alter, Geschlecht, Lebensweise, Muskelmasse usw. Als Anhaltspunkt wird heute der BMI = Body Mass Index verwendet. Er wird folgendermaßen errechnet:

BMI = Gewicht in kg / (Größe in m) x (Größe in m)
Beispiel: Bei 76 kg Gewicht und 1,60 m Körpergröße ist der BMI 29,69.

Ein BMI über 30 gilt als gesundheitlich bedenkliches Übergewicht.

Wichtig ist aber auch, dass Sie sich in Ihrem Körper wohl fühlen, sich selbst als leicht, voller Energie, gesund, attraktiv und beweglich empfindet und das kann man mit der passenden Ernährung und Sport erreichen. „Das weiß ich doch, aber ich schaffe es nicht, eine Diät durchzuhalten und Sport mag ich sowieso nicht" werden Sie vielleicht sagen. Aber ich sage Ihnen: „Man kann lernen, sich selbst zu motivieren und spielend eine neue Ernährungsweise erlernen. Ungeeignete innere Einstellung lassen sich verändern."

6. „Meine Freundin isst viel mehr als ich und ist schlank, ich aber bin dick. Das ist doch nicht gerecht."

„Wahrscheinlich hat Ihre Freundin einen höheren Energieverbrauch als Sie und muss deshalb mehr Kalorien zu sich nehmen, um sich zu erhalten. Das, was Ihnen als Nachteil erscheint, war in der Vorzeit oder in einem armen Land ein überlebenswichtiger Vorteil. Also freuen Sie sich an Ihrem leistungsfähigen Körper, statt die „Verheizer" in Ihrer Umgebung zu beneiden. Sie sind ein guter Nahrungsverwerter!

Wenn Sie aber trotzdem schlanker sein wollen, passen Sie Ihre Ernährung und sportlichen Aktivitäten diesem Ziel an ... und lernen, diese Veränderungen zu mögen! Schließlich hat es neben dem Aussehen auch viele gesundheitliche Vorteile, denn alt wurden die guten Futterverwerter auch in der Vorzeit nicht."

7. „Muss ich auf Genuss verzichten, um schlank zu bleiben?"

„Nein, Sie müssen nicht auf den Genuss verzichten, denn Genuss ist nicht nur eine Frage der Menge. Genuss ist beim Abnehmen das A und O. Wenn Sie die Lust am Essen verlieren und sich nur noch durch die Diät quälen, wird auch der Erfolg auf sich warten lassen. Sie dürfen ja weiterhin alles essen, allerdings in veränderten Mengen. Was wir beim Essen gemeinhin als Genuss empfinden, ist oft nicht mehr als eine Gewohnheit, die Sie verändern können, sodass Sie etwas anderes als Genuss empfinden."

8. „Welche Diät ist die beste?"

„Die Diäten aus den Medien zielen in der Regel darauf ab, mit starker Nahrungseinschränkung oder einseitiger Ernährung eine rasche Gewichtsreduktion zu erreichen, was auch gelingen kann. Allerdings sind diese Effekte nur vorübergehend. Der Körper baut bei stark gedrosselter Nahrungseinschränkung vorrangig Muskeln ab und scheidet Wasser aus. Der Fettgewebsverlust ist eher gering. Sie fühlen sich müde und haben keine Lust auf Bewegung. Außerdem führt kein Weg daran vorbei, die eingeschränkte Ernährung auch fortzusetzen, was aber meist verschwiegen wird. Die Folge ist in der Regel, dass das Gewicht steigt. Der Körper ist auf Mangel eingestellt und verbessert seine Nahrungsverwertung. Der Grundumsatz ist durch den Verlust von Muskelmasse erniedrigt. Außerdem führen die auf vorübergehenden Verzicht ausgelegten Diäten dazu, sich anschließend für die erbrachte Willensanstrengung „belohnen" zu wollen, wozu nicht selten auf Süßigkeiten (mit viel Fett!), Alkohol und Fastfood zurückgegriffen wird.

Das Ergebnis können Sie sich ausmalen … Günstiger ist eine lebenslange Umstellung auf eine sättigende, ballaststoffreiche und kalorienreduzierte Mischkost mit drei Mahlzeiten täglich."

9. „Was ist „Functional Food"?

„Das sind „funktionelle Lebensmittel", die mit gesundheitsfördernden und -erhaltenden Wirkungen werben. Die Wirkungen müssen nachgewiesen sein, wie es z. B. bei „Becel pro aktiv" der Fall ist. Auch die Definitionen, was denn nun „Functional Food" ist, schwanken. Dazu gezählt werden Vitamine, Mineralstoffe und spezielle Fette wie Phytosterine und Omega-3-Fettsäuren."

10. „Ist brauner Zucker gesünder als weißer Zucker?"

„Nein, die Unterschiede sind gering. Die Kariesentstehung begünstigen beide gleichermaßen, und beide sind im rechten Maß nicht schädlich, sondern guter „Brennstoff" für den Körper. Lediglich der Mineralstoff- und Vitamingehalt ist bei braunem Zucker minimal höher."

11. „Können Speisen aus der Mikrowelle gefährlich sein?"

„Nein, keinesfalls! Allerdings gilt bei allen Arten der Erhitzung von Lebensmitteln, dass die Veränderungen mit der Temperatur und der Erhitzungsdauer zunehmen. Diese Veränderungen sind zum Teil wichtig und zum Teil schädlich. Es kommt auf die richtige Dosis an. Das krebsvorbeugende Beta-Karotin in Möhren etwa oder der herzgesunde Farbstoff Lycopin in Tomaten werden erhitzt verarbeitet weitaus besser vom Körper verwertet als roh und unverarbeitet."

12. „Was sind Zusatzstoffe?"

„Zusatzstoffe sind Substanzen, die den Lebensmitteln zugegeben werden, um bestimmte Wirkungen zu erzielen, wie z. B. verbesserte Haltbarkeit, Geschmacksverstärkung oder Erzeugung einer bestimmten Konsistenz. Farbstoffe, Süßstoffe, Konservierungsstoffe und Stabilisatoren gehören dazu. Manche Produkte sind aber auch ohne solche Zusatzstoffe gar nicht herzustellen. Ohne die Zugabe von Zitronensaft würde z. B. Ihr Apfelmus aus dem Glas so schnell braun, dass Sie ihn nicht mehr essen wollten. Oft sind es natürliche Stoffe. Die Zusatzstoffe werden mit den E-Nummern gekennzeichnet. Zusatzstoffe werden nur zugelassen, wenn sie gesundheitlich unbedenklich und einen Nutzen für die Ernährung haben."

13. „Macht Bier dick?"

„Ja, aber weniger wegen seines Kaloriengehaltes, der dem von Apfelsaft entspricht und unter dem von Milch und Wein liegt, als mehr wegen der Menge, die oft vom Bier getrunken wird. Der größte Anteil geht auf den Alkohol zurück, weshalb alkoholfreies Bier auch weniger dick macht."

14. „Ist Margarine gesünder als Butter?"

„Ja. Butter enthält relativ viel Cholesterin, während Margarine frei von Cholesterin ist. Außerdem enthält Butter mehr gesättigte und weniger ungesättigte Fettsäuren als Margarine. Auf der anderen Seite ist Butter leichter verdaulich als Margarine. Zum Abnehmen empfiehlt sich Halbfett-Margarine. Eine Diätmargarine kann durch ihren Gehalt an ungesättigten Fettsäuren einer Fettstoffwechselstörung vorbeugen, wenn sie im Rahmen einer fettreduzierten Kost gegessen wird. Aktuelle Untersuchungen zeigen, dass Butter reichlich gesundheitsschädliche Transfettsäure enthält. In Margarine kommen Transfettsäuren praktisch nicht vor. Personen mit einem erhöhten Cholesterin-Spiegel profitieren von der täglichen Zufuhr einer phytosterinhaltigen Halbfettmargarine wie „Becel pro aktiv" (und anderer mit Phytosterinen angereicherten Lebensmitteln), die den Cholesterin-Spiegel um bis zu 15 % senken kann. Weil Diabetiker ein extremes KHK-Risiko haben, sollten sie ausschließlich „Becel pro aktiv" als Aufstrichfett verwenden. Es ist nicht anzuraten, eine übermäßige Zufuhr von Phytosterinen zu erreichen. Die Dosierungsempfehlungen sollten exakt eingehalten werden. Margarine liefert deutlich mehr Omega-3-Fettsäuren als Butter."

15. „Ist vegetarische Ernährung gesund?"

„Jein. Bei richtiger Lebensmittelauswahl ist eine vegetarische Ernährung vollwertig und gesund. Empfehlenswert unter den vegetarischen Ernährungsformen ist die „ovo-lakto-vegetabile" Kost, in der neben pflanzlichen Lebensmitteln auch Milch, Milchprodukte und Eier erlaubt sind.

Bei streng vegetarischer, sog. veganer Kost, bei der auf sämtliche tierische Lebensmittel verzichtet wird, muss man sich schon sehr gut auskennen, um die Ernährung annähernd vollwertig zu gestalten. Diese so genannte vegane Kost kann ohne Ergänzungsstoffe zu Mangelerscheinungen führen. Die kritischen Nährstoffe sind unter anderem Eiweiß, Vitamin B_{12}, Jod, Kalzium, Zink und Eisen."

16. „Ist Honig gesünder als Zucker?"

„Nein. Honig hat zwar ein gutes Image, nicht zuletzt weil es den meisten Menschen so gut schmeckt. Er besteht aber hauptsächlich aus Zucker und hat auch ähnlich viel Energie wie dieser. Honig fördert ebenso wie Zucker die Kariesbildung, was durch die zähflüssige Konsistenz noch verstärkt wird. Kaltgeschleuderter Honig enthält eine Reihe gesundheitsförderlicher Substanzen."

17. „Gibt es eine spezielle Diät gegen das Altern?"

„Nein, eine spezielle Altersdiät, sog. „Anti-Aging-Diät", gibt es nicht. Allerdings sollten die Empfehlungen für eine vollwertige Ernährung besonders sorgfältig umgesetzt werden. Essen Sie viel Vollkornbrot, Kartoffeln, Nudeln, Reis und Gemüse und wenig Fleisch. Trinken Sie mindestens 2 Liter Flüssigkeit pro Tag und sparen Sie an Fett, Zucker und Alkohol. Die Zufuhr aller Vitamine und Mineralstoffe sollte die Empfehlungen abdecken. Zur Versorgung mit gesundheitsförderlichen sekundären Pflanzenstoffen werden 5 Portionen Gemüse und Obst täglich empfohlen. Im Alter ist Über- und Untergewicht schädlich. Die beste Maßnahme des Anti-Aging sind die Gewichtsreduktion bei Übergewicht, eine gesunde Ernährung und reichliche Bewegung an frischer Luft."

18. „Kann ich mit Kleie meine Verdauung verbessern?"

„Ja. Dabei ist jedoch entscheidend, dass Sie dabei immer reichlich Flüssigkeit zu sich nehmen, besonders, wenn Sie die Kleie zusätzlich essen. Die Kleie kann im Darm sonst nicht aufquellen und die Verdauung fördern. Nehmen Sie pro Esslöffel Kleie mindestens 1 Tasse Flüssigkeit zu sich. Besser geeignet als Kleie sind Guar, Plantago ovata Samenschalen oder Milchzucker."

19. „Kann ich einer Osteoporose vorbeugen, wenn ich keinen Milchzucker vertrage?"

„Ja. Wenn Sie keine Milch vertragen, sollten Sie Sauermilchprodukte wie z. B. probiotischen Joghurt probieren, da der Milchzucker hierbei durch die Säuerung abgebaut wurde. Ansonsten können kalziumreiches Mineralwasser (mind. 150 mg Kalzium pro Liter), Brokkoli und Lauch die Kalziumversorgung verbessern, oder Sie fragen Ihren Arzt, ob Sie ein Präparat benötigen. Dieses sollte gleichzeitig Vitamin D enthalten, damit die Kalzium-Aufnahme gefördert wird."

20. „Ich habe gelesen, dass Rotwein gut für die Gefäße sei. Wie viel Alkohol kann ich denn trinken?"

„Es gibt Hinweise dafür, dass Alkohol bei bestimmten Personen und in geringen Mengen das Risiko für Krankheiten der Herzkranzgefäße (z. B. für Herzinfarkt) verringern kann. Das ist aber auf keinen Fall ein Freibrief für alkoholische Getränke. Alkohol erhöht das Risiko für einen Schlaganfall und für Krebskrankheiten der Speiseröhre, des Magens und der Leber. Außerdem schädigt Alkohol beinahe jedes Organ des Menschen einschließlich des Gehirns. Am besten nehmen Sie überhaupt keinen Alkohol zu sich. Wenn Sie aber Alkohol trinken, dann nur mäßig und nicht regelmäßig. Männer sollten maximal 20 g Alkohol am Tag trinken. Das entspricht etwa 0,5 l Bier oder 0,25 l Wein. Da Frauen empfindlicher auf Alkohol reagieren als Männer, sollten sie höchstens die Hälfte dieser Menge konsumieren. Diese Begrenzung gilt nicht, weil der Alkohol erst darüber hinaus schädlich sei, sondern weil die Schädlichkeit dieser Mengen vom Körper in der Regel verkraftet wird."

21. „Ich soll viel Vollkornbrot und Rohkost essen, aber ich kann diese Sachen nicht gut kauen. Was kann ich tun?"

„Sie können fein gemahlenes Vollkornmehl zu sich nehmen. Es müssen nicht immer das grob geschrotete Mehl oder die ganzen Körner sein. Rohkost sollten Sie sehr fein raspeln oder zermahlen. Gedünstetes Gemüse ist viel besser als gar kein Gemüse, das gleiche gilt für Obst. Eventuell können Sie zusätzlich Ballaststoffkonzentrate wie Guar, Leinsamen oder Plantago ocvata Samenschalen mit viel Flüssigkeit einnehmen."

22. „Ich weiß, dass ich zu wenig trinke, aber ich habe einfach keinen Durst. Was kann ich tun?"

„Stellen Sie sich jeden Tag 1–2 Flaschen Mineralwasser und/oder 1 Kanne Früchte- oder Kräutertee bereit, die Sie über den Tag verteilt austrinken. Dann wissen Sie am Abend, dass Sie genug getrunken haben. Planen Sie auch wasserreiche Lebensmittel wie Melonen, Äpfel, Birnen, Tomaten, Gurken oder Zucchini vermehrt in Ihren Speiseplan ein. Besonders im Alter ist häufig ein Salzmangel für das geringe Durstgefühl verantwortlich. Wenn Sie z. B. zu jeder Mahlzeit eine Prise fluoridiertes Jodsalz mehr verwenden, ist das ganz unschädlich, fördert aber Ihren Durst. Sie können Ihr Mineralwasser auch mit Zitronen- oder Limettensaft verfeinern. Das ist besonders im Sommer sehr erfrischend."

23. „Ist tiefgefrorenes Gemüse eine Alternative zu frischem Gemüse?"

„Ja, Tiefkühlgemüse kann eine gute Alternative zu frischem Gemüse sein und ist ein wenig besser als Konservengemüse. Gemüse, das frisch zubereitet wird, enthält jedoch reichlich nützliche Nähr- und Wirkstoffe. Der Vitamingehalt mancher Gemüse verringert sich bei der Lagerung durch Einflüsse wie Sauerstoff, Wärme und Licht und Luft. Das Tiefgefrieren ist aber die schonendste Art der Haltbarmachung von Lebensmitteln. Wenn Sie das Tiefkühlgemüse bei mindestens -18 °C aufbewahren und schonend zubereiten, ist es fast so vitaminreich wie frisches Gemüse aus dem Garten und enthält auch mehr als länger gelagertes „frisches" Gemüse."

24. „Muss ich Lebensmittel mit viel Cholesterin meiden?"

„Jein. Das meiste Cholesterin produziert der Mensch selbst, weil dieser Stoff eine wichtige Vorstufe für verschiedene Hormone und Gallensäuren ist. Die Aufnahme über die Ernährung macht in aller Regel einen kleineren Teil der Gesamtmenge aus. Ein gesunder Mensch mit einem normalen Cholesterinspiegel kann das anfallende Cholesterin gut verwerten und muss es nicht grundsätzlich vermeiden. Wenn Sie aber einen zu hohen Cholesterinspiegel haben, muss er gesenkt werden, um das Arterioskleroserisiko zu reduzieren, und das geht am besten durch eine veränderte Ernährung. Die meisten Cholesterin-„Bomben" enthalten auch reichlich gesättigte Fettsäuren. Im Rahmen einer cholesterinarmen Ernährung ist jedoch auch das tägliche Frühstücksei ein wertvolles Lebensmittel, das zu den wenigen „fast vollwertigen" Lebensmitteln gehört."

25. „Ich muss in der Kantine essen. Wie kann mich da richtig gesund ernähren?"

„In den meisten Kantinen finden Sie heutzutage ein abwechslungsreiches und vollwertiges Essen. Für Kantinen gibt es Richtlinien, die der Küchenchef nur einhalten kann, wenn er vorzugsweise fettarme Gerichte anbietet. Also Pell-, Salz- oder Folienkartoffeln statt Pommes frites. Leichte Salatsoßen aus Joghurt, Dickmilch oder Buttermilch statt fetter Mayonnaise usw.

Wenn Sie keine Auswahlmöglichkeiten haben, viel Fleisch und nur wenig Gemüse und Salate serviert bekommen, sollten Sie vielleicht einmal mit Ihrer Verwaltung oder mit dem Küchenchef sprechen."

26. „Ich habe zu keiner Kantine Zugang, aber irgendetwas muss ich doch tagsüber essen. Haben Sie keinen Vorschlag?"

„Doch, da habe ich ein paar Vorschläge zu machen:

▷ Versuchen Sie, Ihr Frühstück in zwei Etappen einzunehmen. Wenn Sie morgens nur wenig essen können, verschieben Sie ein geschmackvolles Müsli auf eine spätere Pause. Wenn Sie aber ein guter Frühstücker sind, nehmen Sie später nur eine leichte Zwischenmahlzeit ein, wie etwa Obst oder Joghurt.

▷ Nehmen Sie im Laufe des Tages kleinere Zwischenmahlzeiten aus Obst, fettarmen Milchprodukten oder dünn belegten Broten zu sich. Die können Sie in einer Tasche mit sich führen. So vermeiden Sie Leistungstiefs und erhalten Ihre Konzentrationsfähigkeit. Außerdem werden die Verdauungsorgane und der Kreislauf weniger belastet, Heißhungerphasen treten gar nicht erst auf.

▷ Essen Sie stets während einer kleinen Pause und nicht nebenbei.

▷ Fastfood ist nicht „giftig". Sie müssen allerdings das Zuwenig an Vitaminen, Mineral- und Ballaststoffen und das Zuviel an Fett, Salz und gesättigten Fettsäuren später durch Obst, Gemüse, Vollkorn- und Milchprodukte ausgleichen. Wenn Sie beim Kochen aber regelmäßig eine Portion einfrieren oder am nächsten Tag mit zur Arbeit nehmen, sparen Sie nicht nur Geld, sondern haben auch die ganze Mittagspause fürs Essen übrig, statt die Hälfte der Zeit in der Warteschlange zu verbringen. Sie könnten auch nachfragen, ob Sie etwa ein Mikrowellengerät im Pausenraum aufbauen dürfen.

▷ Garnieren Sie Ihre Brote mit Gurkenscheiben (Schlangengurke, Gewürzgurke), kleine Tomaten, Radieschen u.ä. Auch Salat können Sie mit sich führen. In einer Tupperdose bleibt er frisch, wenn Sie ihn erst vor dem Essen mit einer Soße mischen.

Sie sehen, es gibt viele Möglichkeiten, sich auch ohne Kantine tagsüber gut zu ernähren, ohne immer auf Fastfood zurückgreifen zu müssen."

27. „Mein Kind will einfach kein Gemüse und Obst essen. Was kann ich tun?

„Ihr Kind erlernt seine Essgewohnheiten von Ihnen, Sie sind auch bei der Ernährung das Vorbild. Wenn Gemüse und Obst in all seinen verschiedenen Formen selbstverständlicher Bestandteil Ihrer Hauptmahlzeiten ist, wird es auch für Kinder zur Gewohnheit, regelmäßig davon zu essen. Es ist wichtig, bereits in jungen Jahren auf eine ausgewogene und abwechslungsreiche Ernährung zu achten, denn schon im Kindesalter können bei einseitiger und zu fettreicher Ernährung Gefäßablagerungen entstehen, die später zu Herz-Kreislauf-Erkrankungen führen. Sie sollten ihm jedoch nicht 5-mal täglich Gemüse und Obst aufzwingen, weil es gesund ist. Viel wichtiger ist, dass Sie es vorleben. Es gibt praktisch keine Kinder, die alle Gemüse- und Obstsorten ablehnen. Aber das Kind muss auch nicht unbedingt alle Obst- und Gemüsesorten essen, die Sie mögen. Setzen Sie sich mit Ihrem Kind zusammen und erarbeiten Sie eine Liste der Sorten, die ihr Kind mag. Das sind unter Umständen zunächst nur ein oder zwei Sorten, doch mit der Zeit können weitere Sorten hinzukommen, wenn Sie Ihr Kind neugierig und offen halten. Sie können auch das Gemüse und Obst attraktiver gestalten, lustige Gemüsegesichter auf dem Teller anordnen, das Obst in Stückchen aufschneiden, sodass es schneller verzehrt wird als ein ganzes Stück. Oder beziehen Sie Ihr Kind in die Zubereitung mit ein. So lernt es damit umzugehen und möchte vielleicht auch davon essen."

28. „Wie kann ich wirklich weniger Fett zu mir nehmen?"

„Ganz einfach: Das Fett muss weg vom Teller! Sie sollten am Tag maximal 75 g zu sich nehmen. Eine Currywurst mit Pommes hat schon mehr als die Hälfte davon.

Nehmen Sie nicht mehr als 30 Gramm als Streich- und Kochfett.

Kaufen Sie ihre fetthaltigen Lebensmittel wie Käse, Wurst, Milch und Joghurt alle eine Stufe leichter – das reicht oft schon aus, ohne auf Genuss verzichten zu müssen.

Statt Creme fraiche nehmen Sie lieber saure Sahne oder 4 %ige Kondensmilch.

Essen Sie sich satt an kohlenhydratreichen Lebensmitteln wie Kartoffeln (mit Schale), Vollkornnudeln, Vollkornreis und Vollkornprodukten. Diese stärkereichen Lebensmittel sind praktisch fettfrei, haben mehr Volumen und sättigen gut.

Nehmen Sie fünf Portionen buntes frisches Gemüse und Obst zu sich. So bekommen Sie täglich die wichtigsten natürlichen Vitamine und positiven Vitalstoffe.

2- bis 3-mal Fleisch in der Woche sind nicht problematisch. Sie sollten aber unbedingt die Fettränder abschneiden.

Süßigkeiten sind nicht tabu. Allerdings sollten Sie statt Schokolade (1 Tafel hat 35 g Fett) z. B. lieber fettfreie Weingummis oder Russisches Brot nehmen.

Setzen Sie sich keine starren Verbote. Wenn Sie sich vornehmen, nie mehr Süßes zu essen, werden Sie nur um so mehr daran denken. Es ist eine Frage der Dosis. Planen sie ruhig etwas Schokolade oder ein paar Kekse ein. Vollständiger Verzicht führt nur zum Misserfolg und der macht schließlich dick und krank."

29. „Was halten Sie von Appetitzüglern?"

„Appetitzügler greifen in die Hunger-Sättigungs-Regulation des Gehirns ein. Weil sie viele Nebenwirkungen haben können, sind sie rezeptpflichtig. In Deutschland ist z. B. Reduktil zugelassen. Sinnvoller sind jedoch Medikamente, die die Fettverwertung hemmen wie etwa Xenical, das nur im Darm und nicht im ganzen Körper wirkt. Solche Arzneimittel gibt es inzwischen auch ohne ärztliche Verordnung."

30. „Kann ich über die Ernährung einer depressiven Stimmung begegnen?"

„Ja. Kohlenhydrate, Omega-3-Fettsäuren und Vitamine gelten als Stimmungsaufheller. Es spricht auch einiges für einen Zusammenhang zwischen Depressionen und einer unzureichenden Folsäureversorgung. Ebenfalls stellte man fest, dass eine Behandlung mit Folsäure die Stimmungslage von Patienten mit Depressionen verbessern kann. Lebensmittel, die viel Folsäure enthalten, sind z. B. grünes Blattgemüse, verschiedene Kohlsorten, Hülsenfrüchte und Vollkornbrot. Im Zweifelsfall können Sie auch Folsäure in Form eines Nahrungsergänzungsmittel einnehmen. Auch eine optimale Versorgung mit Aminosäuren hat Einfluss auf das psychische Befinden. Studien zeigen, dass eine optimale Aminosäurezufuhr sogar bei Depressionen positive Effekte haben kann."

31. „Ich nehme ein Medikament gegen Schilddrüsenüberfunktion. Darf ich weiterhin jodiertes Speisesalz verwenden?"

„Ja, Sie können sich weiter ausgewogen ernähren und auch jodiertes Speisesalz verwenden. Größere Mengen Jod können zwar die Wirksamkeit des Thyreostatikums einschränken. Allerdings ist der Jodgehalt in jodiertem Speisesalz dafür zu gering. Verwenden Sie deshalb auch ausschließlich fluoridiertes jodiertes Salz und nicht nur beim Zusalzen für das Frühstücksei.

Allerdings sollten Sie den Verzehr von Seefisch etwas einschränken, da diese Fischsorten einen hohen Jodgehalt aufweisen. Wählen Sie für ihren Speisenplan lieber Süßwasserfisch."

32. „Warum soll ich auf einmal so viel mehr trinken? Ich bin mein Leben lang mit weniger Flüssigkeit ausgekommen."

„Hektik, Reizüberflutung und Überfluss unterdrücken unser ursprüngliches Gespür für das vorbeugende Trinken. Besonders im Alter wird es noch weiter abgeschwächt. Das Durstgefühl ist auch eine Leistung der Nerven und kann im Alter leider auch abnehmen. Hingegen ist so manche andere Befindlichkeitsstörung, die schnell dem Alter zugeschrieben wird, nichts anderes als ein Zeichen von Wassermangel: Der berühmten Vergesslichkeit im Alter oder einer gewissen Antriebsschwäche können Sie mit reichlich Trinken entgegenwirken. Trinken Sie täglich 2 Liter, aber nicht mehr als 4 Tassen Kaffee oder Schwarztee."

33. „Wenn es so kalt ist wie jetzt, mag ich gar nicht so viel trinken. Offenbar brauche ich dann auch nicht so viel, oder?"

„Doch. Bei trockener und kalter Luft wird durch die Atemluft mehr Feuchtigkeit abgegeben und die Flüssigkeitsmenge, die der Körper braucht, erhöht sich."

34. „Stimmt es, dass Süßstoff Heißhunger macht?"

„Nein, Süßstoff macht keinen übermäßigen Appetit. Es wurde auch noch niemals in der Mast eingesetzt. Süßstoffe haben keinen Masteffekt oder lösen Hunger oder Appetit aus. Der dafür verantwortlich gemachte sog. cephalische Insulinreflex ist nicht vorhanden. Das Maß der Insulinausschüttung hängt überwiegend von Ihrem Zuckerspiegel im Blut ab."

35. „Stecken in Margarine Transfettsäuren?"

„Die Margarine und die Diätmargarine in Deutschland sind praktisch frei von Transfettsäuren. Nur sog. Backmargarine, die reichlich in Bäckerein und der Industrie verwendet werden, können Transfettsäuren enthalten. Daher sollten industrielle Backwaren gemieden werden. Auch bei Reformhausmargarine ist nicht mit einer Transfettsäurebelastung zu rechnen. Transfettsäuren kommen hingegen reichlich in Butter vor."

36. „Ist „light" schlecht?"

„Light-Produkte sind keine minderwertigen Lebensmitteln. Einige sind kalorienreduziert. Diese können dann auch bei der Gewichtsreduktion helfen. Aber Vorsicht: Nicht zuviel davon essen, denn kalorienfrei sind die Produkte natürlich nicht. Light-Produkte lösen keinen Hunger oder andere negative Effekte aus."

37. „Schmeckt Stevia besonders gut?"

„Stevia ist in Deutschland nach wie vor nicht zugelassen. Steviolglykoside, die aus Stevia gewonnen werden, sind als Süßstoff zugelassen. Leider hat Stevia einen recht unangenehmen Geschmack. Aber es können auch andere Süßstoffe, die besser schmecken, verwendet werden."

38. „Sind Vitamin-/Mineralstoffpräparate wirklich unsinnig?"

„Natürlich sind Vitamin- und Mineralstoffpräparate (oft als Nahrungsergänzungsmittel verkauft) nicht grundsätzlich unsinnig. Wichtig ist, dass sie keine ausgewogene Ernährungsweise ersetzen können. Werden sie nach der Dosierungsempfehlung eingenommen, kann es grundsätzlich zu keiner Überdosierung kommen."

G Küchenmanagement

G1 Umgang mit Küchenpersonal und Köchen

Diätassistenten und Ernährungswissenschaftler sind in verschiedenen Funktionen auch oft in den Küchenbetrieb eingebunden. Im Umgang mit dem Küchenpersonal und den Köchen sollten Sie sich genauso verhalten, wie in dem Kapitel Umgang mit Kollegen beschrieben. Allerdings gibt es hier auch noch einige Besonderheiten zu beachten, die Ihnen die Zusammenarbeit mit dem Küchenpersonal und den Köchen erleichtert.

 Hinweise zum Umgang mit Küchenpersonal und Köchen

▷ Vermeiden Sie **„Kompetenzgerangel"** im Umgang mit diätetisch geschulten Köchen. In den theoretischen Bereichen sind sicherlich Sie häufiger die kompetentere Person. In der Praxis wiederum sind die Köche die „Besseren". Versuchen Sie ein geschicktes Miteinander und denken Sie immer daran, dass jeder vom anderen lernen kann.

▷ Häufig gibt es im Küchenbereich Probleme, weil das Küchenpersonal Sie als „besser" ansieht - zum einen, weil Sie mehr verdienen, zum anderen aber sicher auch, weil sie nicht so viele oder überhaupt keine Putz- und Aufräumarbeiten machen wie die Küchenhilfen. Stellen Sie diesen Kollegen doch einmal Ihre Ausbildung vor und erklären Sie Ihre Aufgaben in der Küche und auf Station, oder putzen Sie einfach mal mit, denn eine Diätassistentin oder Ernährungswissenschaftlerin im Küchenbetrieb verunreinigt auch Arbeitsflächen.

▷ In der Regel sind Sie nicht der Küchenleitung unterstellt, auch wenn Sie überwiegend im Küchenbereich arbeiten. Wenn es also Probleme bei der Küchenarbeit gibt, die Sie dort nicht lösen können, scheuen Sie nicht davor zurück, den Chefarzt bzw. Ihren Vorgesetzten einzuschalten.

▷ Seien Sie gegenüber den Kollegen im Küchenbereich nicht hochnäsig. Jeder hat seine Aufgabe gelernt und jeder einzelne ist wichtig, damit das Gesamtwerk stimmt.

▷ Denken Sie immer daran, wie wichtig das Essen für einen Patienten im Krankenhaus ist. Wie gut der Arzt ihn behandelt, kann der Patient nicht beurteilen; wie gut das Essen schmeckt jedoch sehr wohl. Daher sind auch die Mitarbeiter der Küche wichtig. Ihre Arbeit entscheidet häufig über die Beurteilung des ganzen Krankenhauses. Sagen Sie Ihren Kollegen ruhig einmal, wie sehr Sie deren Arbeit schätzen.

▷ Wenn Sie überwiegend im Küchenbereich arbeiten, sollten Sie auf jeden Fall darauf achten, sich und Ihre Arbeitskraft nicht ausnutzen zu lassen. Im Notfall mit anpacken ist selbstverständlich, aber vernachlässigen Sie aus Sorge um den guten Kontakt zu Ihren Kollegen nicht Ihre eigentlichen Aufgaben.

▷ Wenn die Küchenleitung nicht ihre Ansichten vertritt und „Diätfehler" begeht, sollten Sie Ihre Bedenken schriftlich dem Chefarzt und der Verwaltungsleitung mitteilen. Wenn das Haus einen Personalrat hat, sollte auch dieser über die Missstände im Küchenbereich informiert werden.

▷ Wenn Ihnen Arbeiten zugeteilt werden, die eigentlich nicht zu Ihren Aufgaben gehören, verlangen Sie eine Stellenbeschreibung, die jedem Mitarbeiter zusteht. Erinnern Sie immer wieder daran. Die **Stellenbeschreibung** ist ein Instrument der zeitgemäßen Menschenführung und Betriebsorganisation. Sie definiert ihre Stelle nach unterschiedlichen Kriterien. Dazu gehören Unter- und Überstellung in der Organisation, Ziele der Stelle, Aufgaben der

Stelle, Kompetenzen und Befugnisse der Stelle, Verantwortung der Stelle und die Stellvertretung. Solch eine Stellenbeschreibung hilft in kritischen Situationen gut weiter.

> „Kochen ist eine Kunst und keineswegs die unbedeutendste."
> Luciano Pavarotti, 1993 italienischer Opernsänger (Tenor)

▷ Stellen Sie immer wieder den Stellenwert der Diät- und Ernährungsberatung dar. Weisen Sie auf die Wichtigkeit der richtigen Diätzusammenstellung, -zubereitung und –beratung hin.

▷ Nehmen Sie im Küchenbereich keine „niederen" Arbeiten an, die sie regelmäßig verüben, ohne sich schriftlich darüber zu beklagen. Dies wäre ein Einverständnis Ihrer Seite.

▷ Versuchen Sie bei Problemen mit der Küchenleitung andere Diätassistenten und Ernährungswissenschaftler auf ihre Seite zu ziehen. Gemeinsam sind Sie stark und erreichen ihr Ziel leichter.

▷ Schauen Sie bei Problemen auch einmal in ihren Arbeitsvertrag. Vielleicht ist bei Ihrer Einstellung dort etwas notiert worden, was Sie längst vergessen haben. Bestenfalls haben Sie dann schwarz auf weiß, was sie durchsetzen möchten.

G2   Warenannahme und Lagerhaltung

▶ Warenannahme

Wenn Ihre Arbeitsstätte über einen eigenen Lageristen verfügt, ist er für die Warenannahme zuständig. Anderenfalls fällt diese Aufgabe Ihnen oder dem Koch zu. Die Warennahme erfolgt meist morgens. Sie sollten auf jeden Fall wach und konzentriert sein. Nicht selten versucht ein Lieferant, noch das eine oder andere loszuwerden, und es Ihnen als „Sonderangebot" anzupreisen. Gehen Sie dann lieber auf Nummer sicher. Kontrollieren Sie diese Ware besonders im Hinblick auf Haltbarkeit, Frische und Verpackung. Nicht immer ist ein sog. Sonderangebot wirklich günstig.

Die Annahme der Waren lässt sich am besten zu zweit durchführen: eine Person kontrolliert, die andere räumt die Ware in die entsprechenden Lagerräume ein. Außerdem können Sie bei Unsicherheit sofort Rücksprache mit dem Kollegen halten.

Durchführung

▷ Verschaffen Sie sich zunächst einen Überblick über die Lieferung: Sind Ware und Verpackung optisch in Ordnung? Stimmt die gelieferte Menge mit der Bestellung überein (Stückzahl oder Gewicht)? Beurteilen Sie dabei immer das Nettogewicht der Ware, also abzüglich der Verpackung (Tara).

Ablauf der Warenannahme

- ▶ Inspektion
- ▶ Stichproben
- ▶ Verfallsdatum
- ▶ Temperaturkontrolle
- ▶ Unterschrift
- ▶ Lagerung

▷ Führen Sie Stichproben bei Frischeartikeln durch und prüfen Sie sie auf ihre Qualität. Wählen Sie dazu Kisten aus dem mittleren und unteren Bereich der Lieferung und nicht die alleroberste.

▷ Achten Sie auf das Verfallsdatum der Waren.

▷ Nichtetikettierte Ware darf von Ihnen nicht angenommen werden. Diese müssen Sie dem Händler wieder mitgeben.

▷ (Tief-)Kühlprodukte sowie Obst und Gemüse müssen Sie einer Temperaturkontrolle unterziehen [Tab. 65].

▷ Wenn Sie alle Waren mit Ihrem Bestellschein verglichen haben, bestätigen Sie dem Lieferanten mit Ihrer Unterschrift die Richtigkeit der Warenanlieferung. Sie erhalten darüber eine Kopie für die Küchenunterlagen.

▷ Alle Waren sollten umgehend an ihren Lagerplatz gebracht werden. Achten Sie besonders darauf, dass zwischen der Warenannahme und der Unterbringung im Lager die Kühlkette nicht unterbrochen wird [Tab. 66].

▶ Lagerhaltung

Unter Lagerung versteht man die Aufbewahrung von Gütern mit dem Ziel, sie zu einem bestimmten Zeitpunkt für den Küchenablauf bereitzustellen. Der Umfang der Lagerbestände hängt von folgenden Punkten ab:

▷ Größe der Küche

▷ Lagerwirtschaft (Einkauf nach der Markt- bzw. Preislage)

▷ Rhythmus der Warenanforderung

▷ Rhythmus der Warenauslieferung

▷ technische Voraussetzung (Größe und Anzahl von Kühlraum, Trockenlager und Tiefkühlraum).

Durchführung

▷ Sie müssen wissen, welche Lebensmittel welcher Lagerungsbedingungen bedürfen.

▷ Achten Sie in allen Lagerräumen immer auf Ordnung und Sauberkeit.

▷ Bedenken Sie auch, dass Lebensmittel **Ungeziefer** anlocken. Aus diesem Grunde sollten Sie Lebensmittel entsprechend sicher lagern und die Bestände stets am unteren Limit halten.

▷ Lebensmittel sollten nur **abgedeckt** gelagert werden, damit sie nicht verunreinigt werden können und auch keine fremden Gerüche annehmen. Besonders anfällig sind dafür z. B. Käse, Wurst, Milch, Butter oder gekochte Kartoffeln. Zwiebel, Knoblauch und Fisch beispielsweise verbreiten hingegen sehr intensive Gerüche. In diesen Fällen sollten Sie solche Lebensmittel möglichst weit auseinander lagern oder sogar in verschiedenen Lagerräumen aufbewahren.

▷ Alle Lebensmittel werden grundsätzlich in Regalen oder Paletten gelagert und nie auf dem Boden. Sie sollten jedoch dabei auch immer die Tragfähigkeit der Regalböden beachten. Die Paletten sollten heutzutage nur aus Kunststoff bestehen.

▷ Ordnen Sie die Waren nach **Sortimentgruppen**, also Obst zu Obst und Fisch zu Fisch.

▷ Verbrauchen Sie immer zuerst die Waren, die Sie auch zuerst eingelagert haben **(first in, first out).**

▷ Beim Einräumen der Waren müssen die **Etiketten** immer nach vorne zeigen, um mühelos lesbar zu sein. Sollte eine Kennzeichnung verloren gegangen sein, müssen Sie das Produkt nachträglich entsprechend dem Originaletikett beschriften. Führen Sie dann folgende Punkte auf:

　▶ Inhalt

　▶ Mindesthaltbarkeitsdatum oder Haltbarkeitsdatum

　▶ Menge.

▷ Grundsätzlich sollte die Lagerdauer so kurz wie möglich sein.

▷ Kontrollieren Sie regelmäßig die Lagerräume bezüglich Raumklima (Temperatur und Luftfeuchtigkeit) und Ungeziefer (besonders Mehl, Getreideprodukte und Hülsenfrüchte).

▷ Die Lagerräume einschließlich der Regale und Paletten werden wöchentlich gereinigt.

▷ Versuchen Sie, die Waren in den Regalen und auf den Paletten immer rationell zu ordnen.

▷ Besonders hochwertige Lebensmittel (z. B. Vanilleschoten) sollten wenn möglich in einem separaten und abschließbaren Schrank untergebracht werden. Der Grammpreis von Safran entspricht etwa dem von Gold!

▤ **65** Lagerungsformen.

	Trockenlagerung	**Kühllagerung**	**Gefrierlagerung**
Temperaturbereich	unter 18 ° C	0–5 ° C	-18 ° C
relative Luftfeuchtig-keit	40–60 %	85–90 %	85–90 %
Lagerausstattung	Thermometer, Hygro-meter Regale, Wandablager, Paletten, Schränke, (Ventilator)	Thermometer, Ventila-tor, Paletten, Regale, Hygrometer Fleischhaken	Thermometer, Ventila-tor, Hygrometer Regale, Paletten
Lagerbedingungen	frostsicher, dunkel, gut zu belüften	neutraler Geruch, Frischluftzufuhr, gute Reinigungsmöglich-keiten, Fliesen	gut verschließbare Verpackungen, dun-kel, Roste
Anwendung	Nährmittel, Getränke, Gewürze, Trocken-kräuter, Mehl, Zucker, Konserven	Obst, Gemüse, Fisch, Fleisch, Milcherzeug-nisse, Eier, Fette	Obst, Gemüse, Fisch, Fleisch, Fertigerzeug-nisse

▤ **66** Lagerungsdauer.

frische Lebensmit-tel im Kühlhaus	**Lagerdauer**	**langfristig haltbare Lebensmittel**	**Lagerdauer**
Fleisch	2 Tage	Nährmittel (z. B. Reis)	1–2 Monate
Fisch	1 Tag	Trockensuppe	0,5–1 Jahr
Milch und Sahne	3–4 Tage	Reis	2 Jahre
Frischsalat	2 Tage	Zucker (trockene Lagerung)	unbegrenzt
		Vollkonserven	1–2 Jahre
Tiefkühlkost		Wintervorrat Äpfel	3–5 Monate
Fertiggerichte	1–2 Monate	Wintervorrat Kartoffeln	6–8 Monate

 Tipps und Tricks

▷ Kontrollieren Sie in regelmäßigen Abständen die Verfallsdaten.
▷ Vereinbaren Sie nach Möglichkeit die Liefertermine mit den Händlern so, dass sie nachei-nander statt gleichzeitig eintreffen.
▷ Bei der Warenannahme vakuumierter Ware (z. B. Käse, Wurst, Gemüse, Kartoffeln) müssen Sie immer auf sog. **Luftzieher** achten, wodurch Luft in die Verpackung gelangt und die Ware wieder leichter verderblich wird. Auf diese Weise beschädigte Verpackungen und Waren dürfen nicht angenommen werden.
▷ Bombagen (Konserven) dürfen ebenfalls nicht angenommen werden.

▷ Bleiben Sie bei Reklamationen gegenüber dem Lieferanten/Händler immer höflich aber in der Sache bestimmt. Lassen Sie sich auf keine Beschwichtigungsversuche ein, sofern das nicht von höherer Stelle genehmigt wurde.

G3 Arbeitsplanung, Kochbesprechung und Dienstplan

Ziel der Arbeitsplanung ist es, dem Patienten das Essen pünktlich auszugeben, die Arbeitsabläufe zu optimieren und alle Mitarbeiter optimal einzusetzen. Da dazu viele verschiedene Handlungsabläufe ineinander greifen müssen, ist eine sorgfältige Planung der Aufgabenbereiche für jeden Mitarbeiter erforderlich. Anderenfalls würde die fehlende Koordinierung der einzelnen Arbeitsschritte unweigerlich ins Chaos führen. Es ist hilfreich, jeden Morgen ein kurzes Treffen zu verabreden, bei dem etwa an besondere Termine erinnert werden kann (z. B. Vertreterbesuch, Wartungsdienste, Beratungstermine). So kann eventuell noch kurzfristig auf Veränderungen im geplanten Ablauf reagiert werden.

▶ Hinweise zur Arbeitsplanung

▷ Die Aufgaben der Diätassistentinnen und Ernährungswissenschaftlerinnen innerhalb des Arbeitsplans werden in großen Kliniken meistens wöchentlich verteilt, Beratungsaufgaben werden sogar eher monatlich, sodass auch mehrere Beratungstermine für einen Patienten von der gleichen Beratungsperson wahrgenommen werden können.

▷ Eine andere Möglichkeit ist es, die Diätassistentinnen oder Ernährungswissenschaftlerinnen eines Hauses stationsgebunden einzusetzen. Das hat Vorteile für die Beratungstätigkeit und für die Zusammenarbeit mit ärztlichem und pflegerischem Personal. Sie werden sich automatisch bei stationsgebundener Arbeit je nach Station auf das Gebiet der betreffenden Station spezialisieren und dort zur Fachfrau. Dieser Ansatz erfordert jedoch auch eine präzisere und detailliertere Absprache mit der Küche. Bei Krankheit oder Urlaub wird es überdies schwieriger, eine wirklich gute Vertretung für die Zeit Ihrer Abwesenheit zu finden.

▷ Sollten Sie fast ausschließlich in der Beratung tätig sein, ist es ratsam, dass Sie sich auch mit den Abläufen in der Küche vertraut machen. Sie müssen einschätzen können, ob und in welchem Zeitraum spezielle Wünsche von Seiten der Patienten bzw. der Station umsetzbar sind. Sie müssen eine Vorstellung davon entwickeln, wann welche Lebensmittel verfügbar sind und wann die Mahlzeiten verteilt werden.

▷ Bei der Arbeitsplanung sind Sie als Diätassistentin oder Ernährungswissenschaftlerin gegenüber den Küchenhilfen weisungsbefugt. Sie tragen damit jedoch auch die Verantwortung für deren Einteilung und für das Ergebnis ihrer Arbeiten (siehe auch „Arbeitsplan" unter Kapitel G8, Gerichte kochen).

▷ Fertigen Sie, sofern Sie dafür verantwortlich sind, einen übersichtlichen Personalplan an, auf dem für jeden erkennbar die Urlaubszeiten und sonstige Personalausfälle aufgeführt sind.

▷ Erliegen Sie nicht der Versuchung, den in der Regel ohnehin schon knappen Zeitplan weiter straffen zu wollen. Gehen Sie nie von absolut reibungslosen Abläufen aus, sondern planen Sie immer mit Störungen und „Pufferzeiten".

▷ Lassen Sie für Büroarbeiten wie Bestellungen, Statistiken und Speiseplanerstellung ausreichend Zeit frei. Räumen Sie auch der Planerstellung selbst die nötige Zeit ein.

Kochbesprechung

Die Kochbesprechung dient der Ausarbeitung der Rezepte unter Berücksichtigung der verschiedenen Einflussfaktoren wie Diätetik, Jahreszeit, Tageszeit, Kosten usw.. Sie können sich in Absprache mit Köchen und Kollegen dabei die Zusammensetzung der Gerichte im Detail überlegen und z. B. neue Rezepte für besondere Anlässe und Feiertage diskutieren. Eine Kochbesprechung kann z. B. täglich kurz vor Dienstbeginn stattfinden und Fragen zu bestimmten Rezepten oder aktuell erforderlichen Sonderkostformen behandeln. Die großen Absprachen, die z. B. jahreszeitlichbedingte Umstellungen des Speiseplans betreffen, können etwa monatlich oder vierteljährlich abgehalten werden.

Küchendienstplan erstellen

In kleinen Häusern können die Dienstpläne täglich erstellt werden. Bei mehr als 15 Personen sollten Sie jedoch einen wöchentlichen, monatlichen oder sogar jährlichen Dienstplan aufstellen. Es gibt unterschiedliche Ansätze und Entwürfe für Dienstpläne. In einem **Dekadenplan** arbeiten Sie z. B.

> Ein Kalenderjahr hat ca. 200 Arbeitstage für den einzelnen Arbeitnehmer. Für die Versorgung von 365 Tagen ergibt sich somit ein Personalschlüssel von 1,75–2 Arbeitskräften pro Arbeitsplatz.

10 Tage und haben dann 4 Tage frei, bei einem **wechselnden Dienstplan** arbeiten Sie jedes zweite Wochenende und verfügen darüber hinaus noch über je zwei freie Tage innerhalb dieser zwei Wochen. Die Tageseinteilung erfolgt über einen **Schichtplan** (z. B. Früh-, Mittel- und Spätdienst). Je mehr Schichten Sie aber einzuteilen haben, umso komplizierter wird der Plan.

Hinweise zur Erstellung eines Küchendienstplanes

▷ Beim Erstellen der Dienstpläne sollten Sie folgende Punkte beachten:
  ▶ Gleichbehandlung der Mitarbeiter
  ▶ Berücksichtigung von Urlaub und Feiertagen
  ▶ Krankmeldungen
  ▶ Kuren
  ▶ Schwangerschaften
  ▶ technische Ausstattung der Küche
  ▶ Verwendung von frischen Produkten/Convenience-Produkten
  ▶ Anzahl der (Diät-)Kostformen
  ▶ Anzahl der Speisenverteilbänder.
▷ Für **Diätkostformen** muss ein erhöhter Arbeitsaufwand und damit ein höherer Arbeitskrafteinsatz berücksichtigt werden.
▷ Der **Einsatz von frischen Produkten** bedeutet ebenfalls mehr Arbeit, während sich durch den Einsatz von Conveniece-Produkten (z. B. Suppenpulver, Konserven, Tiefkühlwaren) eine Arbeitszeitersparnis von etwa 25 % für Voll- und 10 % für Diätkostformen ergibt.
▷ Weiterhin müssen **administrative Aufgaben** beachtet werden, z. B. Küchenleitung, Verwaltungsarbeiten (Lebensmittelbestellungen, Erstellen von Dienstplänen, Lagerhaltung), Personalversorgung sowie eventuell die Reinigung des gesamten Küchenbereiches einschließlich Topf- und Geschirrspülen.
▷ Probleme können in folgenden Situationen entstehen:
  ▶ mehrere Mitarbeiter wollen zur selben Zeit frei haben
  ▶ kurzfristige Krankmeldungen einiger Mitarbeiter

> ▶ Urlaubswünsche der Mitarbeiter werden zu spät abgegeben und können kurzfristig nicht mehr berücksichtigt werden.

 Tipps und Tricks

▷ Geben Sie zum Jahresende eine **Urlaubswunschliste** aus und legen Sie eine Frist zur Abgabe der Wünsche fest. Mitarbeiter mit schulpflichtigen Kindern sind auf die entsprechenden Ferienzeiten angewiesen und sollten für diese Zeit berücksichtigt werden.

▷ Sorgen Sie für eine frühzeitige Festlegung von Feiertagsdiensten. Das gibt allen Mitarbeitern eine größere Planungssicherheit.

▷ Die Anzahl der Urlaubstage in den Ferienzeiten sollte festgelegt werden (z. B. 2 Wochen zusammenhängend während der Sommerferien)

▷ Wenn Kompromisse erforderlich werden, müssen diese immer im persönlichen Gespräch erreicht werden.

G4 Nährwertberechnung

Für jeden Patienten wird der Gesamtnährwert eines Tages nach dem vorliegenden Speisenplan berechnet. Er soll übersichtlich, diätetisch korrekt und für jeden nachvollziehbar sein. Ein wichtiges weiteres Kriterium ist die Praktikabilität. „25,5 g Brot" sind nicht praktikabel, ebenso wenig „3 g Margarine", wenn die kleinste Packungsgröße 10 g ist. Orientieren Sie sich also an den Beispielplänen aus dem Diätkatalog.

Grundformeln der Nährwertberechnung

Maßeinheit für die Energie
1 kJ = 0,25 kcal
1 kcal = 4,18 kJ

Energiegehalt der Grundnährstoffe
1 g Kohlenhydrate hat 4,1 kcal = 17,22 kJ
1 g Eiweiß hat 4,1 kcal = 17,22 kJ
1 g Fett hat 9,3 kcal = 39,06 kJ

Energiegehalt von Alkohol
1 g Alkohol hat 7 kcal = 28 kJ

Bei multimorbiden Patienten richten Sie Ihre Berechnungen nach dem vorherrschenden Krankheitsbild aus. Im Zweifel sprechen Sie darüber mit den Medizinern. Bei akuter Pankreatitis und Diabetes mellitus ist natürlich die Pankreatitis das vorherrschende Bild, beim metabolischen Syndrom (siehe auch Kapitel F7, Beratung bei Hypertonie) setzen Sie in aller Regel zunächst beim Übergewicht und dem Diabetes mellitus an.

Ersparen Sie sich überflüssige Arbeiten, indem Sie sich z. B. bei einem Diabetiker auf Eiweiß, Fette und KH/ KHE´s (= Kohlenhydrateinheit) beschränken. Die Kalorien ergeben sich durch die KHE-Vorgabe von selbst.

▶ Gesamtenergiebedarf bei gesunder Ernährung

Im Folgenden finden Sie einige Richtwerte für die durchschnittliche Energiezufuhr bei Personen unterschiedlichen Alters in Abhängigkeit vom Grundumsatz und steigender körperlicher Aktivität (sog. PAL-Werte*). Bei Abweichungen vom Normbereich, insbesondere bei Übergewicht und bei geringer körperlicher Aktivität, sind Korrekturen der Richtwerte notwendig. Der entscheidende Kontrollparameter ist das aktuelle Körpergewicht [Tab. 67].

67 PAL-Werte in Abhängigkeit von Alter und körperlicher Aktivität.

Alter	Körperliche Aktivität in kcal/d					
	(PAL-Wert 1,4)[1,*]		(PAL-Wert 1,6)[2,*]		(PAL-Wert 1,8)[3,*]	
	m	w	m	w	m	w
Jugendliche und Erwachsene						
15 bis unter 19 Jahre	2500	2000	2900	2300	3300	2600
19 bis unter 25 Jahre	2500	1900	2900	2200	3300	2500
25 bis unter 51 Jahre	2400	1900	2800	2100	3100	2400
51 bis unter 65 Jahre	2200	1800	2500	2000	2800	2300
65 Jahre und älter	2000	1600	2300	1800	2500	2100

[1] Schwangere erhalten über die gesamte Schwangerschaft unabhängig vom PAL-Wert eine Zulage von 255 kcal/d

[2] Stillende erhalten unabhängig vom PAL-Wert folgende Zulage: bis einschließlich 4. Monat 635 kcal/d und nach dem 4. Monat bei weiterhin vollem Stillen 525 kcal/d bzw. bei weiterem partiellen Stillen 285 kcal/d

* PAL (= physical activity level, PAL): ein Maß für die körperliche Aktivität. Unter üblichen Lebensbedingungen kann der PAL-Wert zwischen 1,2 und 2,4 variieren.
PAL-Wert 1,4: ausschließlich sitzende Tätigkeit mit wenig oder keiner anstrengenden Freizeitaktivität, z. B. Büroangestellte oder Feinmechaniker.
PAL-Wert 1,6: sitzende Tätigkeit, zeitweilig auch zusätzlicher Energieaufwand für gehende und stehende Tätigkeiten, z. B. Laboranten, Kraftfahrer, Studierende, Fließbandarbeiter
PAL-Wert 1,8: überwiegend gehende und stehende Arbeit, z. B. Verkäufer, Kellner, Mechaniker, Handwerker. Für sportliche Betätigungen oder anstrengende Freizeitaktivitäten (30–60 min, 4- bis 5-mal pro Woche) können pro Tag 0,3 PAL- Einheiten hinzugerechnet werden.

(modifiziert nach Tabelle 5, Seite 32 der „Referenzwerte für die Nährstoffzufuhr"; Hrsg.: DGE, ÖGE, SGE, SVE; 1. Auflage, 3. korrigierter Nachdruck 2008, Neuer Umschau Buchverlag.

▶ ## PAL - Physical Activity Level

Der PAL (Physical Activity Level) erfasst den Einfluss körperlicher Tätigkeit auf den täglichen Energiebedarf, d. h. er erhöht den Grundumsatz um einen bestimmten Faktor. Bei sitzender Tätigkeit z. B. um 1,4–1,5. Für überwiegend gehende und stehende Tätigkeiten (z. B. Hausarbeit, Verkäufer) gilt ein PAL von 1,8 bis 1,9 [Tab. 68]. Schwere körperliche Arbeit lässt den Energiebedarf um das 2- bis 2,4-fache ansteigen. Anstrengende Freizeitaktivitäten, die wöchentlich vier- bis fünfmal über einen Zeitraum von 30–60 min durchgeführt werden, können mit 0,3 PAL-Einheiten veranschlagt werden.

▷ **Energiebedarf für Sport** Bei körperlich anstrengender sportlicher Tätigkeit wie z. B. Marathonlauf, Radrennen, Bergsteigen, Free-Climbing usw. muss mehr Energie berechnet werden als oben angegeben.

▷ **Energiebedarf bei Krankheit, Fieber, Operationen usw.:** Hier wird der Energiebedarf nachhaltig beeinflusst. Dies kann bedeuten, dass er ansteigt oder aber auch reduziert werden muss, wie z. B. bei einem Krankenhausaufenthalt, bei dem die körperliche Anstrengung und der Stress des Alltags fehlen.

▤ **68** PAL-Werte für unterschiedliche Personengruppen (Erwachsene).

Aktivität	PAL	Gruppe
sitzende oder liegende Lebensweise	1,2	Bettlägerige
sitzende Tätigkeit, wenig Bewegung	1,4–1,5	Büroangestellte
sitzende Tätigkeit, zeitweise Bewegung	1,6–1,7	Studenten, Kraftfahrer
gehende und stehende Betätigung	1,8–1,9	Hausfrauen, Verkäufer, Handwerker
hohe körperliche Beanspruchung	2,0–2,4	Bauarbeiter, Landwirte, Leistungssportler

Quelle: D-A-CH Referenzwerte für die Nährstoffzufuhr, Umschau/Braus, Frankfurt a. M. 2000.

▶ Richtwerte und Empfehlungen für bestimmte Krankheiten

Adipositas
▷ Zu empfehlen ist hier die gesunde Ernährung. Damit ist den meisten Patienten geholfen, da ihr „normaler Energiebedarf" bisher überdurchschnittlich hoch war.
▷ **Wichtig:** Bei Reduktionskost mit geringer bzw. sehr geringer Kalorienzahl muss der Eiweißanteil ansteigen, um eine katabole Stoffwechsellage (Abbau von körpereigenem Eiweiß) zu vermeiden. In der Regel sollten nicht weniger als 1200 kcal gegeben werden. Auch in der Klinik nicht.
  ▶ Gesamtenergie: 800 kcal
  ▶ Eiweiß: 20–25 % (optimal 20)
  ▶ Fett: 10–35 % (optimal 30)
  ▶ Kohlenhydrate: 40–50 % (optimal 50).
▷ Die aktuelle Leitlinie zu Adipositasbehandlung sieht neben einer fettarmen Ernährung zur Gewichtsreduktion auch kohlenhydratarme Diäten (sogenannte Low-Carb-Diäten) vor.

Diabetes mellitus
▷ Der Gesamtenergiebedarf richtet sich nach der verordneten oder benötigten KHE-Menge.
▷ Eiweiß: 15 %
▷ Fett: 35 % (überwiegend einfach ungesättigte Fettsäuren, wenig mehrfach ungesättigte Fettsäuren, möglichst wenig gesättigte Fettsäuren/Transfettsäuren)
▷ Kohlenhydrate: je nach KHE-Verordnung
▷ Cholesterin: < 300 mg/d.
▷ Auch die aktuellen Leitlinien zur Ernährungstherapie von Diabetikern sieht neben der klassischen eher kohlenhydratreichen Ernährungsweise eine kohlenhydratreduzierte Diät vor!

Hyperlipoproteinämie
▷ Gesamtenergiebedarf: entspricht der gesunden Ernährung
▷ Eiweiß: 10–15 % (pflanzliches Eiweiß > tierisches Eiweiß, da Lebensmittel mit tierischem Eiweiß auch Cholesterin und gesättigte Fette enthalten, die bei erhöhten Fettwerten verringert werden sollen)
▷ Fett: 35 %; die Empfehlung von höchstens 30 % ist ohne einschneidende Veränderungen im Essverhalten kaum durchzuführen. Es stellt sich die Frage, ob der Patient dies ohne Probleme akzeptiert und umsetzen kann. Meidung von Transfettsäuren. Zudem können so oft nicht ausreichend ungesättigte Fettsäuren zugeführt werden.

Ausgehend von der obigen Empfehlung sollen sich die Fettanteile wie folgt zusammensetzen:

< 10 % gesättigte Fettsäuren

≥ 10 % einfach ungesättigte Fettsäuren

≤ 10 % mehrfach ungesättigte Fettsäuren

P/S-Quotient = Verhältnis von ungesättigten (poly unsaturated/saturated): ca. 1

▷ Kohlenhydrate: 50 % (komplexe Kohlenhydrate erhöhen und Mono-/Disaccharide verringern)

▷ Cholesterin: < 300 mg (schwer umzusetzen)

▷ Ballaststoffe: ca. 35 g (langsam erhöhen, um den Darm daran zu gewöhnen).

Gicht/Hyperurikämie

▷ Gesamtenergiebedarf: max. 2000 kcal

▷ Eiweiß: max. 15 %

▷ Fett: 35 %

▷ Kohlenhydrate: 50 %

▷ Purine: < 300 mg = streng purinarme Ernährung nach Akutphase

▷ Trinkmenge: > 2 l.

Nierenerkrankung

	1. Stufe (= volle Kompensation)	2. Stufe (= kompensierte Retention)	3. Stufe (= dekompensierte Retention)	4. Stufe (= Urämie/terminale Niereninsuffizienz) Hämodialyse
Gesamtenergiebedarf	35–40 kcal pro kg kgW			
Eiweiß	0,8 g pro kg kgW (ca. 8–10 % Eiweiß des Gesamtenergiebedarfs)	0,5–0,6 g pro kg kgW	0,3–0,4 g pro kg kgW	1–1,2 g pro kg kgW
Fett	35 %	35–40 %	40–43 %	30–35%
Kohlenhydrate	ca. 57 %	restliche Menge		
Trinkmenge	1,5–2 l	siehe 1. Stufe oder etwas erhöht (2,2–3 l)	bilanziert (Flüssigkeit entspricht der ausgeschiedenen Flüssigkeit)	500–800 ml + Restdiurese

Chronisch entzündliche Darmerkrankungen

▷ Der Gesamtenergiebedarf liegt bei chronischem Verlauf etwas höher als bei gesunder Ernährung. In der Akutphase muss der Bedarf eventuell nach unten korrigiert werden, aber nicht weil der Bedarf sinkt, sondern weil der Patient kaum etwas essen wird bzw. kann; ansonsten Sondennahrung bei hoher Energieverordnung.

▷ Eiweiß: 20 %

▷ Fett: geringe Zufuhr in Akutphasen auf 20–25 % langsam steigern; 35 % bei chronischem Verlauf

▷ Kohlenhydrate: richten sich nach der Fettmenge

▷ Trinkflüssigkeit: > 2 l, da durch die Diarrhö viel Flüssigkeit ausgeschieden wird

▷ Eisen und weitere Mineralstoffe sowie Vitamine substituieren durch Medikamente, da es sonst schwierig wird, den Verlust in Akutphasen durch natürliche Lebensmittel auszugleichen.

Pankreaserkrankungen

	Akutphase	ab Ende 2. Woche/ Anfang 3. Woche	ab 4. Behandlungs- woche	ab 6. Behandlungs- woche
Gesamtenergie- bedarf	- in den ersten 7 Tagen völlige Nahrungskarenz und parenterale Ernährung - bis Ende der 2. Woche steigern; Reisschleim + Salz/Traubenzu- cker und milde Tee–Sorten	600 kcal	1000–1500 kcal	2000 kcal
Eiweiß		15 g pflanzliches Eiweiß	15 g tierisches Eiweiß 15 g pflanzliches Eiweiß	25 g tierisches Eiweiß 25 g pflanzliches Eiweiß
Fett		nur in Spuren aus pflanzlichen Eiweißträgern	5 – 30 g nur als Streichfett; in 5 g Stufen steigern	Steigern auf 30 – 50 g Fett zur Zu- bereitung vorerst frisch zusetzen
Kohlenhydrate		130–150 g	200 g	250–300 g
Einschränkungen			kein Ei keine Wurst kein Käse keine Trinkvoll- milch kein Hirn keine Zunge kein Kakao	

Im chronischen Verlauf der Pankreaserkrankung richten sich der Gesamtenergiebedarf und die entsprechenden Nährwertrelationen nach denen der gesunden Ernährung.

Die Nährwerte bei **Lebererkrankungen** entsprechen je nach Stufe der Erkrankung denen der Pankreaserkrankung, wobei hier noch eine Restriktion bestimmter Mineralstoffe hinzu kommt (Natrium, Kalium). Außerdem wäre es möglich, dass bestimmte Aminosäuren ab einem gewis- sen Grad der Erkrankung eingeschränkt werden müssen, um das Voranschreiten der hepati- schen Enzephalopathie zu verlangsamen. In der Regel müssen verzweigtkettige Aminosäuren ab einem bestimmten Grad der Eiweißbeschränkung substituiert werden. Die Proteinrestriktion darf nicht unter 0,5 bis 0,4 g gesenkt werden, andernfalls droht Proteinmalnutrition.

Mukoviszidose (= Zystische Fibrose)
▷ Gesamtenergiebedarf: ohne Mangelernährung entsprechend der gesunden Ernährung; sonst 10–30 % darüber
▷ Eiweiß: 15 % der zu erreichenden Gesamtenergiemenge
▷ Fett: 40 %; zunehmend wenn der Kalorienbedarf steigt (leicht verdaulich und > 5 % unge- sättigte Fettsäuren), evtl. MCT-Fette
▷ Kohlenhydrate: 45 %
▷ Wenn es trotz optimaler Pankreasenzymsubstitution zur Steatorrhö kommen sollte, sollten LCT- gegen MCT-Fette ausgetauscht werden.

Operation

Nach schweren Operationen ist der Energiebedarf erhöht, nach hohem Blutverlust besonders der Eiweiß– und Flüssigkeitsbedarf. Hier bieten sich eher Sonden bzw. Infusionen an, um ebenfalls den erlittenen Vitamin- und Mineralstoffverlust auszugleichen.

▷ Gesamtenergiebedarf: Im Postaggressionsstoffwechsel kann der Bedarf 40–55 kcal/kgKG betragen, bei Verbrennungsopfern auch noch deutlich darüber.

Konsumierende Erkrankungen (Krebs, AIDS)

Ein guter Ernährungszustand ist wichtig für den Erhalt der Lebensqualität.
Eventuell müssen Vitamine und Mineralstoffe substituiert werden, um einem Mangel vorzubeugen. Im letzten Stadium der AIDS-Erkrankung sollte die Ernährung keimarm sein, ebenso z. B. bei der Vorbereitung zur Knochenmarktransplantation bei Leukämie.

▷ Gesamtenergiebedarf: entsprechend der gesunden Ernährung
▷ Eiweiß: 0,1 g pro kg kgW; im weiteren Verlauf darüber hinaus
▷ Fett: 35 %, ungesättigte Fettsäuren bevorzugen
▷ Kohlenhydrate: 50–55 %, möglichst ballaststoffreich mit niedrigem GI

Transplantation

Nach einem Kostaufbau, der sich nach der Schwere der jeweiligen Transplantation richtet (parenterale Ernährung → Flüssigkost → breiige Kost → leichte Vollkost) entsprechen die Nährwerte denen der gesunden Ernährung. Doch sollte auf jeden Fall eine keimarme bis streng keimarme Ernährung erfolgen, um das Immunsystem nicht zu sehr bzw. gar nicht zu belasten.

G5 Speiseplangestaltung

Bei der Speiseplangestaltung müssen Sie alle drei Mahlzeiten des Tages (oder eventuell mehr) berücksichtigen: Frühstück, Mittagessen und Abendessen. Besonders das Mittag- und das Abendessen sollten dabei aufeinander abgestimmt sein.
Etwas leichter fällt die Arbeit, wenn Sie sich mit einem Kollegen an die Speiseplangestaltung machen.

▶ ## Durchführung

▷ Sie sollten sich bei der Auswahl der Speisen an den **regionalen Besonderheiten** in den Essgewohnheiten der Menschen orientieren. Vermeiden Sie es, eigene eventuell auch exotische Vorlieben auf den Plan zu bringen. Gewohnte Speisen können einem kranken Menschen auch ein Stück Geborgenheit vermitteln.

▷ Berücksichtigen Sie die **jahreszeitlichen Faktoren.** Viele Menschen essen in den kalten Monaten gerne heiß und deftig und nehmen in den wärmeren Monaten gerne leichtere Speisen zu sich.

▷ Beachten Sie auch Feiertage wie Weihnachten, Ostern, Pfingsten usw. . Trotz reduziertem Personal können besondere Menüs möglich sein (z.B. Ente zu Weihnachten oder Lamm zu Ostern).

▷ Aus ökonomischer (und ökologischer) Sicht ist es sinnvoll, wenn Sie sich bei der Speiseplangestaltung an die **saisonale Besonderheiten** halten [Tab. 71–73]. Obst- und Gemüsesorten sind in den jeweiligen Monaten in großen Mengen vorhanden und entsprechend günstig. Hierzu bekommen Sie u. a. bei den Gemüsehändlern übersichtliche Saisonkalender.

🗐 71 Saisonkalender: einheimisches Obst

	Jan.	Feb.	März	April	Mai	Juni	Juli	Aug.	Sep.	Okt.	Nov.	Dez.
Äpfel	+	+	+	-	-	-	-	-	+	+	+	+
Aprikosen						-	+	+	-			
Birnen	+	-	-					-	+	+	+	+
Erdbeeren				-	-	+	+	-	-	-		
Heidelbeeren							-	+	-			
Himbeeren						-	+	-				
Johannisbeeren						-	+	-				
Kirschen						-	+	-				
Pfirsiche								-	+	-	-	
Pflaumen								-	+	+	-	
Stachelbeeren							-	+	+	-	-	
Weintrauben								-	+	-	-	

+ Monate starken Angebots
- Monate geringen Angebots, z.T. Lagerware oder Gewächshausanbau

🗐 72 Saisonkalender: Südfrüchte

	Jan.	Feb.	März	April	Mai	Juni	Juli	Aug.	Sep.	Okt	Nov.	Dez.
Apfelsinen	+	+	-	-	-	-					-	+
Bananen	-	-	+	+	+	+	+	+	+	+	+	-
Clementinen	+	-								-	-	+
Grapefruits	-	-			-					-	-	-
Zitronen	+	+	+	+	+	-	-	-	-	-	+	+

▷ Die richtige Komponentenfolge ist vor allem beim Mittagessen wichtig:
  ▶ Fleisch
  ▶ Soße
  ▶ Gemüse
  ▶ Beilage (Kartoffeln, Nudeln, Reis u.ä.).

▷ Berücksichtigen Sie das **Alter** der Patienten. Wenn Sie in einem Altenheim in der Küche einge-setzt sind, werden Sie ein anderes Speiseangebot aufstellen als etwa in einer Kinderklinik.

▷ An Wochenenden und Feiertagen ist die Belegschaft reduziert, was die Möglichkeiten in der Küche einschränkt. Andererseits ist es schön, an Fest- und Feiertagen auch in einem Krankenhaus besondere Speisen zuzubereiten. Hier gilt es, die richtige Mischung zu finden.

▷ Versuchen Sie nach Möglichkeit die **religionsabhängigen Essgewohnheiten** zu berück-sichtigen. Relativ einfach erscheint es bei Katholiken, die mitunter freitags kein Fleisch essen und bei Moslems, wo der Verzicht auf Schweinefleisch im Vordergrund steht. Das beinhaltet z. B. auch, dass Soße nicht mit Schweineknochenjus hergestellt werden darf.

▷ Vergessen Sie nie Ihren **finanziellen Spielraum** bei der Planung.

▦ **73** Saisonkalender: Gemüse

	Jan.	Feb.	März	April	Mai	Juni	Juli	Aug.	Sep.	Okt.	Nov.	Dez.
Blumenkohl					-	+	+	+	+	+	-	-
Bohnen, grün					-	-	+	+	+	+		
Bohnen, dick					-	+	-					
Broccoli					-	+	+	+	+	+		
Chicorée	+	-	-							-	+	+
Chinakohl	+	-	-	-	-	-		-	-	+	+	+
Eissalat					-	+	+	+	+	+	-	-
Endivien						-	-	-	+	+	-	-
Erbsen						-	+	-	-			
Feldsalat	+	+	-	-				-	-	+	+	+
Fenchel							-	-	+	+	-	
Grünkohl	+	-	-						-	+	+	+
Gurken					-	+	+	+	+	-		
Kartoffeln	+	+	+	-	-	-	-	-	+	+	+	+
Kohl	+	-	-	-	-	-	-	-	-	+	+	+
Kohlrabi	-	-	-	-	+	+	-	-	-	-	-	-
Kopfsalat	-	-	-	-	+	+	+	+	+	+	-	-
Möhren	-	-	-	-	-	-	+	+	+	+	+	-
Paprika					-	-	+	+	+	-	-	
Porree	-	-	-	-	-	-	-	-	-	+	+	-
Radieschen	-	-	-	-	+	+	-	-	-	-	-	-
Rettich	-	-	-	-	+	+	-	-	-	-	-	-
Rosenkohl	+	+								+	+	+
Rote Beete	-	-	-				-	+	+	+	-	-
Schwarzwurzeln	-	-	-							+	+	-
Sellerie	-	-	-	-	-	-	-	-	+	+		
Spargel			-	+	+	-						
Spinat			-	+	+	-	-	-	-	+	-	-
Tomaten						-	-	+	+	-	-	-
Zucchini						-	+	+	+	-		

▷ Wenn Ihre Klinik aus mehreren Häusern besteht, werden die Transportwege länger, was in Ihre Planungen einfließen muss. Es kann bedeuten, dass das Essen nicht mehr warm genug ist, wenn es beim Patienten ankommt, doch halten in der Regel die Speisewagen das Essen ausreichend warm. Ein größeres Problem entsteht dadurch, dass bei größeren Entfernungen manche Speisen erhebliche Qualitätseinbußen aufweisen, wie z. B. Bratkartoffeln oder panierte Schnitzel, deren Knusprigkeit bei längerer Verweildauer unter dem Deckel verloren geht. Solche Speisen sollten eventuell aus dem Plan gestrichen werden.

▷ Auch das **Verteilsystem der Küche** gilt es bei der Speiseplangestaltung zu berücksichtigen. Im Wesentlichen werden Sie auf zweierlei Verteilsysteme treffen: Entweder wird das

Essen heiß ausgeteilt, also am gleichen Tag zubereitet und gekocht, oder es wird zubereitet und gekocht und schockgefrostet. Es kann dann auf der Station zum gewünschten Zeitpunkt erwärmt werden (Cook `n chill). Der Patient hat also dann mit Sicherheit eine warme Mahlzeit. Allerdings eignen sich auch hierfür knusprige Gerichte wie Bratkartoffeln oder ein paniertes Schnitzel ebenso wenig wie etwa Steaks oder Bratwürste und anderes Kurzgebratenes.

Bei der Speiseplangestaltung berücksichtigen:

▶ regionalen Besonderheiten
▶ jahreszeitlichen Faktoren
▶ saisonale Besonderheiten
▶ Alter der Patienten
▶ Religion der Patienten
▶ finanziellen Spielraum (Verpflegungssatz)
▶ Verteilsystem der Küche

▷ Das **Aktionsessen** bezeichnet etwas nicht Alltägliches auf dem Speiseplan. Dies kann z. B. einmal wöchentlich sein. Allerdings hängt es sehr von den finanziellen Möglichkeiten der Küche ab. Solche Aktionen an bestimmten Tagen oder etwa eine „italienische Woche" sind eventuell mehr für eine Reha-Klinik geeignet als für eine internistische Station mit Schwerpunkt auf Magen-Darm-Erkrankungen und zahlreichen Diätkostformen.

▷ Berücksichtigen Sie den **Gesundheitszustand** der Patienten bzw. deren überwiegenden Erkrankungen. Wenn Sie z. B. für Patienten auf einer HNO-Abteilung das Essen planen, müssen Sie mit größeren Schwierigkeiten beim Kauen und Schlucken rechnen. Hier wird auch gerne, etwa nach Tonsillektomien, Eis für den Patienten bestellt.

▷ **Bestellsystem** (z. B. Orgacard, Cuvos) (siehe Kapitel G9, Kostanforderungssysteme).

▷ Der Aufwand für die Gerichte hängt natürlich von der Anzahl der Mitarbeiter ab, die der Küche zur Verfügung stehen. Wenn es an einem Tag wenig Personal gibt, ist es vielleicht sinnvoller, einen Eintopf zu machen, der auch ohne Aufsicht garen kann, im Gegensatz z. B. zu einem Milchreis.

▶ Aufbau des Speiseplans

▷ In die Kopfzeile gehört die Überschrift „Speiseplan" und der Name der Klinik, dem eventuell noch das Logo der Klinik beigefügt werden kann. Wichtig ist hier auch die Angabe des Zeitraums, für den der Plan gelten soll (meistens eine Woche).

▷ Der Speiseplan sollte folgende Kriterien erfüllen:
   ▶ Übersichtlichkeit
   ▶ klare Gliederung
   ▶ leicht verständlich
   ▶ gute Lesbarkeit.

▷ Verwenden Sie nur eine Schriftart und sorgen Sie bei der Auswahl für eine gute Lesbareit. Dazu gehören etwa die so genannten Serifen-Schriften, die sich durch kleine Häkchen (Serifen) an den Buchstaben auszeichnen (z. B. Times New Roman). Auch die Buchstabengröße sollte nicht kleiner als 12 pt gewählt werden. Verwenden Sie höchstens 3 unterschiedliche Schriftgrößen, keine Worte in Großbuchstaben und auch keine Unterstreichungen, da dies alles die Lesbarkeit beeinträchtigt.

▷ Sehr gut ist es, wenn Sie in Ihrem Haus Service-AssistentInnen/Hostessen beauftragen können, noch einmal die Wünsche des Patienten zu besprechen, wenn etwa ein Patient sich unter bestimmten Gerichten keine Vorstellung machen kann (z. B. „Gemüsebratling", „Szegediner Gulasch", „Pesto") oder wenn z. B. Kindern Sonderwünsche erfüllt werden sollen.

▷ Versuchen Sie einen freundlichen und persönlich gehaltenen **Einleitungstext** zu formulieren. Hier sollten Sie nach Möglichkeit auch den Namen des Patienten eintragen. Daran schließt sich eine kleine Einweisung in die Funktion des Speiseplans an, aus der der Patient entnehmen kann, was im Rahmen des Speiseplans möglich ist und was nicht. Wählen Sie dazu kurze und klare Sätze und meiden Sie überflüssige Fremdworte.

▷ Bei der Ausarbeitung des Plans selbst haben Sie verschiedene Möglichkeiten: Tabellen, Listen, Ankreuzen. Wählen Sie die Möglichkeit, mit welcher der Patient voraussichtlich am besten klar kommt. In einigen Häusern wird der Speisenplan in Form einer Tabelle gestaltet, was für das Mittagessen günstiger ist:

	Montag	Dienstag	Mittwoch	Donnerstag
Mittag-Essen	Spaghetti Bolognese Salat	Hähnchen Kartoffeln Karotten	Omelett Püree Spinat	usw.

Der Patient behält die Übersicht über die anstehenden Mahlzeiten. Bei diesem System muss allerdings ein zweiter Zettel gereicht werden, um die Wünsche des Patienten aufzunehmen. Er kann seine Wünsche auch direkt auf dem Speisenplan angeben und ihn wieder dem Pflegepersonal zurückgeben. Nachteilig ist dabei jedoch, dass der Patient den Plan aus der Hand geben muss, sodass er ihm besser kopiert werden sollte.

Frühstück:

☐ Brötchen ..... Stück
☐ Schwarzbrot .... Scheiben
☐ Weissbrot .... Scheiben
☐ Vollkornbrot .... Scheiben
☐ Roggenmischbrot .... Scheiben

usw.

Der Patient kann seine Wahl auch durch Ankreuzen ausdrücken, was sich eher für Frühstück und Abendessen eignet:

Auch hier sollte der Plan für den Patienten kopiert werden, damit der Patient weiß, was er zu essen bekommt.

▷ Am Ende des Plans sollten Sie eine oder mehrere Telefonnummern von Ansprechpartnern vermerken, bei denen der Patient Fragen, Lob und auch Beschwerden loswerden kann. Hierhin gehören auch die Sprechzeiten der Diätassistenten oder der Ernährungswissenschaftler.

▷ Sinnvolle Zusatzinformationen können etwa die Patienten- und Besuchercafeteria oder den Kiosk betreffen.

▷ Abschließend unterbreiten Sie Ihrem (Diät-)Küchenleiter den Entwurf des neuen Plans. Eventuell hat er ja noch Einwände aus ökonomischer Sicht oder weitere Anregungen zur Ausgestaltung.

▷ Führen Sie alle Lebensmittel auf, die bei einer Mahlzeit in Betracht kommen, und gewährleisten Sie, dass sie jederzeit zur Verfügung stehen.

▶ ## Herstellung des Plans

▷ Überlegen Sie, welches Format für den Plan am geeignetsten ist. Auf einen großen Din-A-3-Plan, der in der Mitte gefaltet wird, bekommen Sie natürlich viel Text, aber er ist vielleicht für den Patienten schlecht zu handhaben und eventuell unübersichtlich. Auf einen kleinen, kompakten Plan können Sie aber eventuell nicht alle Informationen unterbringen.

▷ Wenn in Ihrer Klinik eine Druckerei existiert, kommen Sie sicherlich schneller und mit weniger Mitteln zu einem neuen Plan. Bedenken Sie auch, ob Sie den Plan farbig drucken wollen oder eventuell schwarz-weiß aber auf farbigem Papier [Abb. 42].

Aus dem Internet (www.dkgd.de) können Sie diesen Speiseplan und ein Speiseplanmuster herunterladen und zu Hause bearbeiten.

Diätspeiseplan (alle Gerichte incl. Dessert)		vom 00.00.15	bis 00.00.15	
DIABETES/ REDUKTION	LVK	SCHWEINE- FLEISCHFREI	FLEISCHFREI	PÜRIERT/ PASSIERT
So. Puten- geschnetzeltes (4) gem. Bohnen- salat(5) Kartoffeln	Puten- geschnetzeltes gem. Bohnen- salat Kartoffeln	Puten- geschnetzeltes gem. Bohnen- salat Kartoffeln	Pfannkuchen mit Vanillesauce	Puten- geschnetzeltes Bohnengem. Kartoffelbrei
Mo. Rinderbratwurst Grünkohl Kartoffeln	Rinderbratwurst Erbsen Kartoffeln	Rinderbratwurst Grünkohl Kartoffeln	Grünkohleintopf	Rinderbratwurst Erbsen Kartoffelbrei
Di. Putenroll- braten (4) Zucchini- gemüse Reis	Putenrollbraten Zucchini- gemüse Reis	Putenrollbraten Zucchini- gemüse Reis	Tortelloni in Käsesauce Tomatensalat	Putenrollbraten Zucchini- gemüse Kartoffelbrei
Mi. Rinder- geschnetzeltes Gyros-Art, Tsatsiki Weißkohl- salat (5), Reis	Rinder- geschnetzeltes Gyros-Art, Tsatsiki Tomatensalat, Reis	Rinder- geschnetzeltes Gyros-Art, Tsatsiki Weiskohlsalat, Reis	Sojabratlinge Tsatsiki Weißkohlsalat, Reis	Rinder- geschnetzeltes Blumenkohl Kartoffelbrei
Do. Hacksteak (4,7) Kohlrabi Kartoffeln	Hacksteak Kohlrabi Kartoffeln	Hacksteak Kohlrabi Kartoffeln	Kohlroulade mit Sojafüllung Kartoffeln	Hacksteak Kohlrabi Kartoffelbrei
Fr. Fischragout (4) Kopfsalat (5) Kartoffeln	Fischragout Kopfsalat Kartoffeln	Fischragout Kopfsalat Kartoffeln	Fischragout Kopfsalat Kartoffeln	Fischragout Spinat Kartoffelbrei
Sa. Gemüseeintopf mit Mortadella und Kartoffel- würfel	Gemüseeintopf mit Mortadella und Kartoffel- würfel	Gemüseeintopf mit Mortadella und Kartoffel- würfel	Gemüseeintopf	Mortadella Selleriegemüse Kartoffelbrei

⊙ **42** Beispiel für einen Speiseplan

G6 Rezepte erstellen

Um gute Rezepte für die unterschiedlichen Diäten zu erstellen, sind Grundkenntnisse im Kochen und Backen notwendig. Ein Praktikum in einer Großküche hilft hier, die vorhandenen Lücken zu schließen. Da ein solches Praktikum nicht Bestandteil der Ausbildung einer Diätassistentin ist, kann man sehr gut vor Beginn der eigentlichen Ausbildung ein Praktikum in einem Krankenhaus, Altenheim oder einer Kurklinik machen. Auch für Ernährungswissenschaftler, die in der Ernährungsberatung tätig werden wollen, ist es von besonderer Wichtigkeit, Koch- und Küchentechnik zu beherrschen. Daher sind auch hier Praktika von besonderer Wichtigkeit.

▶ Durchführung

▷ Sie sollten sich z.B. gute Grundkoch- und Grundbackbücher anschaffen, um die richtigen Mengen der Zutaten für die unterschiedlichen Rezepte zu erfahren. Für einen Vanillepudding wird zum Beispiel eine andere Menge Stärke benötigt als für eine Vanillesoße. Wer über Grundkenntnisse im Kochen und Backen verfügt, kann für jede Diätkostform ein schmackhaftes und appetitliches Essen in der richtigen Portionsgröße herstellen.

▷ Ein weiteres Buch z.B. über Kräuter und Gewürze trägt dazu bei, den Speisen einen unterschiedlichen Geschmack zu geben. Würzt man z.B. Champignons nicht einfach nur mit Salz und Pfeffer, sondern mit Basilikum und Thymian, schmecken sie ganz anders. Der Eigengeschmack der Lebensmittel wird durch Zugabe der richtigen Gewürze verstärkt und die Verwendung von Salz kann stark eingeschränkt werden.

▷ Im Buchhandel sind Kochbücher zu den unterschiedlichsten Diätkostformen erhältlich. Dadurch wird die Zubereitung der Diäten erleichtert. Beim Schmökern im Buchladen oder in Online-Antiquariaten kann fast immer ein gutes und meist nicht sehr teures Exemplar dieser Koch- und Backbücher erstanden werden.

▷ Bei der Auswahl von Obst und Gemüse für die aktuellen Rezepte, sollte immer das saisonale Angebot (siehe [Tab. 71-73, S. 295/296] in Kapitel G5, Speiseplangestaltung) genutzt werden. Die Sorten sind in der Saison nicht nur preiswerter, sondern auch schmackhafter und haben einen höheren Vitamin- und Mineralstoffgehalt.

▷ Rezepte aus Zeitschriften, Kochbüchern, von Lebensmittelverpackungen und aus dem Internet (www.diet.de, www.dasKochrezept.de, www.kochrezept.de, www.essenund-trinken.de, www.webrezept.de) können gut gesammelt werden. Sie dienen in Zukunft als Grundlage für neue abgewandelte und an die Diätkostform angepasste Rezepte. Wenn Sie sie nach Vorspeise, Suppe, Hauptgericht, Salat, Nachspeise, süße Backwaren, pikante Backwaren usw. sortieren, wird das Wiederfinden leicht. Für das Sortieren bieten sich Aktenordner, Karteikarten oder auch der PC an. In so einer Rezeptsammlung lässt sich immer ein Rezept finden, dass durch den Austausch einzelner Zutaten der entsprechenden Diättherapie angepasst werden kann.

▷ Für Kinder sind andere Rezept als für Erwachsene ansprechend. Bedenken Sie also, für wen Sie die Rezepte zusammenstellen.

Beispiel für ein angepasstes Rezept

▷ So sieht das Originalrezept aus:

Süß-saure Möhrenpfanne (4 Portionen)

400 g Schweineschnitzel
Salz
10 El Orangensaft
5 El Sojasoße
2 El Honig
Cayennepfeffer
350 g Möhren
200 g Porree
75 g Erdnüsse gesalzen
2 Eier
3 El Speisestärke
1/4 l Öl zum Ausbacken
2 El Weißweinessig

1. Das Schnitzelfleisch in Streifen schneiden und salzen. Den Orangensaft mit der Sojasoße, 1 El Honig und 1 Prise Cayennepfeffer mischen, die Fleischstreifen 2 Stunden darin marinieren.
2. Möhren und Porree putzen und in feine Streifen schneiden. Die Erdnüsse grob hacken, die Eier verquirlen. Das Fleisch aus der Marinade nehmen, mit der Speisestärke bestäuben und durch die Eimasse ziehen.
3. Öl in einer tiefen Pfanne erhitzen, Fleisch portionsweise schwimmend darin braten und auf Küchenpapier abtropfen lassen.
4. Das Öl bis auf ca. 2 El abgießen. Die Gemüsestreifen darin andünsten. Mit dem restlichen Honig, dem Essig und 1 Prise Salz würzen, die Marinade dazugeben. Zum Schluss die gehackten Erdnüsse und die Fleischstreifen unterheben. (Pro Portion ca. 500 kcal)

▷ So sieht das veränderte „Diätrezept" aus:

Süß-saure Möhrenpfanne (4 Portionen)

400 g Schweineschnitzel
Salz
10 El Orangensaft
5 El Sojasoße
2 El Honig
Cayennepfeffer
350 g Möhren
200 g Porree
~~75 g Erdnüsse gesalzen~~
~~2 Eier~~
~~3 El Speisestärke~~
~~1/4 l Öl zum Ausbacken~~
2 El Weißweinessig

1. Das Schnitzelfleisch in Streifen schneiden und salzen. Den Orangensaft mit der Sojasoße, 1 El Honig und 1 Prise Cayennepfeffer mischen, die Fleischstreifen 2 Stunden darin marinieren.
2. Möhren und Porree putzen und in feine Streifen schneiden. ~~Die Erdnüsse grob hacken, die Eier verquirlen.~~ Das Fleisch aus der Marinade nehmen, ~~mit der Speisestärke bestäuben und durch die Eimasse ziehen.~~
3. ~~Öl in einer tiefen Pfanne erhitzen,~~ Fleisch ~~portionsweise schwimmend darin braten und auf Küchenpapier abtropfen lassen.~~ in dem Öl anbraten.
4. ~~Das Öl bis auf ca. 2 El abgießen.~~ Die Gemüsestreifen dazu geben und dünsten. Mit dem restlichen Honig, dem Essig und 1 Prise Salz würzen, die Marinade dazugeben. ~~Zum Schluss die gehackten Erdnüsse und die Fleischstreifen unterheben.~~ (Pro Portion ca. 180 kcal)

▷ Und hier noch eine kurze Liste von Austauschmöglichkeiten. Sie ist natürlich nicht vollständig und kann individuell ausgebaut werden:

Margarine	← →	Butter
saure Sahne	← →	Creme fraiche
Milch	← →	Sahne
Sojamilch	← →	Milch
Fruchtzucker	← →	Zucker
Ahornsirup	← →	Honig
Zucchini	← →	Gurken
Geflügel	← →	Schweinefleisch
Vollkornbrot	← →	Weißbrot

G7 Erstellen eines Kostform-/Diätkatalogs

In Anlehnung an das Rationalisierungsschema sollen in einem Kostformkatalog nur wissenschaftlich gesicherte Kostformen zur Anwendung kommen. Hierfür werden die für jede Klinik wichtigen und relevanten Kostformen herausgesucht.

Um einen klinischen Kostformkatalog zu erstellen, müssen sowohl Ernährungsempfehlungen als auch spezielle Diäten wissenschaftlich begründet sein. Die Deutsche Gesellschaft für Ernährungsmedizin (DGEM) bringt das so genannte Rationalisierungsschema heraus, das sich an dem aktuellen wissenschaftlichen Erkenntnisstand zur Ernährung orientiert [Tab. 74]. Die aktuelle Fassung des Rationalisierungsschema kann unter http://www.daem. de/publikationen/rationalisierungsschema.php kostenlos heruntergeladen werden. Eine optimale Grundlage für einen wissenschaftlich begründeten Kostformkatalog stellt das Fachbuch **Praxis der Diätetik und Ernährungsberatung** (MVS, Stuttgart).

Die fünf Hauptpunkte der Definition sind:

1. rationelle Diätformen (auf wissenschaftlicher Grundlage)
2. rationelle Diätzahl (möglichst kleine Anzahl)
3. rationelle Produktion (mit Qualitätssicherung)
4. rationelle Verordnung
5. rationelle Effektivitätskontrolle

Hiermit sollen wissenschaftlich nicht begründbare, organbezogene Schonkostformen aus dem Klinikalltag eliminiert und die Ernährung in Krankenhäuser und Kliniken dem wissenschaftlichen Standard angepasst werden. Obwohl das Schema relativ einfach umzusetzen ist, gilt es dennoch bis heute nicht als unbedingter Standard im Klinikalltag.

74 Grundschema des Rationalisierungsschemas.

I. Vollkost und „leichte Vollkost"	**III. Protein- und elektrolytdefinierte Diäten**
	1. proteindefinierte Diät
II. Energiedefinierte Diätformen	2. natriumdefinierte Diät
1. Reduktionskost	3. kaliumdefinierte Diät
2. Diabeteskost	
3. lipidsenkende Kost	**IV. Sonderdiäten**
4. purinreduzierte Kost	1. gastroenterologische Diäten
	2. Diäten bei speziellen Systemerkrankungen
	3. seltene Diätformen
	4. diagnostische Diäten

▶ Vorbereitung

▷ Für die Erstellung eines Kostformkatalogs müssen Sie mit Ärzten und Köchen klären, welche ernährungsrelevanten Stoffwechselstörungen in Ihrem Haus vorkommen. Entsprechend der Vorgaben des Rationalisierungsschemas können sie dann die notwendigen Kostformen festlegen oder eventuell umbenennen, z.B. Magenschonkost in Basisdiät.

▷ Verwenden Sie für die Erstellung eines Kostformkataloges als Vorlage bereits vorhandene Kataloge des Hauses oder eines anderen Hauses. Falls dies nicht möglich sein sollte, müssen Sie bei „Null" beginnen. Doch hier hilft vielleicht der Diätkatalog des Hauses oder der DGEM, um einen Anfang zu finden.

▷ Legen Sie ihn grundsätzlich übersichtlich an.

Im Downloadbereich (www.dkgd.de) finden Sie einen Kostformkatalog, der Ihnen als Beispiel dienen kann.

▷ Sorgen Sie für eine leichte Handhabung, indem Sie ein detailliertes Inhaltsverzeichnis und nach Möglichkeit auch ein Register erstellen.

▷ Halten Sie alle Angaben kurz, prägnant und auf das Wesentliche beschränkt.

▷ Sorgen Sie dafür, dass alle Angaben diätetisch korrekt sind. Im Zweifel müssen Sie noch einmal recherchieren.

▷ Richten Sie einen Abschnitt für gesonderte bzw. notwendige Vermerke ein, z. B. darüber, ob eine Ernährungsberatung bei dieser Kostform sinnvoll ist.

▷ Gut sichtbar sollten Vermerke platziert werden, die etwa die telefonische Anmeldung einer Kost erfordern (z. B. glutenfreie Kost bei Zöliakie).

▷ Vergessen Sie auch nicht, die telefonische Erreichbarkeit von Küche und Diätassistenz oder Ernährungswissenschaftlicher Abteilung deutlichen sichtbar aufzuführen, einschließlich der Zeiten, zu denen die Telefone besetzt sind.

▶ Durchführung

▷ Zuerst wird in diesem Katalog die notwendige Kost genau definiert, d. h. es wird geklärt, wie sich die Kost zusammensetzen muss und was mit dieser Ernährungsform erreicht werden soll. Wichtig ist die Angabe aller relevanten Indikationen und eventuellen Kontraindikationen. Um die Kost in der Praxis umsetzen zu können, ist es notwendig, dass das Prinzip der einzelnen Kostform in allen relevanten Details beschrieben wird. Ein weiterer Inhaltspunkt ist die Angabe der Zielsetzung: Warum ist es hilfreich gerade diese Kostform zu verordnen? Was soll damit erreicht werden?

> Ein Diätkatalog bietet keine Anleitung für die Lebensmittelauswahl, denn dies ist wesentlicher Teil der Diätberatung.

▷ Hilfreich sind auch Tabellen die z. B. geeignete oder ungeeignete Lebensmittel gegenüberstellen oder Anmerkungen, die einzelne Aspekte der Erkrankung und der dadurch notwendigen Zusatzmaßnahmen erläutern (z. B. bei leichter Vollkost eine Tabelle mit häufig verträglichen und unverträglichen Lebensmitteln).

▷ Auch wenn ein Kostformkatalog für jede Einrichtung speziell erstellt werden soll, können die einzelnen Elemente, also die Kostformen, aus bereits vorhandenen wissenschaftlichen Diätkatalogen als Grundlage gewählt werden.

 ## Tipps und Tricks

▷ Die Anforderungen an ein Diätgericht gehen über die Kenntnisse der konventionellen Kochtechnik hinaus. Hier kommt es auf eine solide Ausbildung und Weiterbildung der in der Küche Zuständigen an. Es ist wichtig, dass sich Köche und Ernährungsfachkräfte an einen Tisch setzen. So sollten eingeübte Techniken oder „alt überlieferte Rezepte" kein Hindernis sein, um eine effektive Diättherapie aufzustellen. Vielmehr sollten alle Standpunkte gehört und von allen Aussagen die für den Patienten beste ausgewählt werden.

▷ Legen Sie den Kostformkatalog so an, dass Änderungen/ Aktualisierungen jederzeit problemlos möglich sind, z. B. Ringordner bei denen überarbeitete Seiten leicht ausgetauscht werden können. Zudem sollte der Katalogs im hauseigenen Netz (Intranet) hinterlegt sein. Bitte auch die Sicherungskopien nicht vergessen!

▷ Falls Umbenennungen nötig sind, sollten Sie auf jeden Fall einen kleinen Anhang mit der alten und der entsprechend neuen Bezeichnung einfügen. Begründen Sie dabei, weshalb manche organbezogenen Bezeichnungen als überholt und nicht immer hilfreich gelten. So kann etwa eine „Magenschonkost" verschiedene Aufbaustufen beinhalten, wobei Sie nicht wissen können, welche Stufe für den Patienten richtig ist. Außerdem ist es für den Patienten nicht unbedingt schmeichelhaft, wenn er lediglich auf sein erkranktes Organ reduziert wird.

▷ Nehmen Sie sich Zeit für die Erstellung oder Umgestaltung eines Kostformkatalogs. Denn auch wenn Sie in einem kleinen Hause arbeiten, wird die Arbeit nicht weniger, denn oft müssen Sie gegen alte und überholte Vorstellungen ankämpfen.

Es ist immer günstig, am besten einen ärztlichen „Verbündeten" zu haben, der mit Ihnen zusammen Überzeugungsarbeit leisten kann. Sprechen Sie mit dieser Person jede noch so kleine Änderung ab. Nur so kann Ihnen der Rücken gestärkt werden, wenn es darum geht, diätetische Anliegen umzusetzen. Anschließend können Sie dann die Änderungsvorschläge den übrigen medizinischen Mitarbeitern in Ihrem Hause vorstellen. Erklären und begründen Sie immer genau warum Sie dies und nicht das andere für wichtig und nötig halten.

G8 Gerichte kochen

Dem einen gelingt alles, die anderen lernen es nie. Es scheint mitunter als kämen die Menschen als Kochkünstler oder als ewig Abhängige zur Welt – abhängig von einem kochenden Partner oder einem funktionierenden Pizza-Service. Dabei ist Kochen weniger eine Frage des Talents, als vielmehr das Produkt sorgfältiger und gewissenhafter Arbeit, eingehaltener Rezepte und reichlicher Erfahrung. Kochen ist kein Buch mit sieben Siegeln sondern erlernbar. Es braucht jedoch manchmal etwas Geduld, Zeit und Fingerspitzengefühl.

Die Menge der existierenden Kochbücher ist nicht zu überschauen. In diesem Kapitel sollen Ihnen lediglich noch einmal einige Grundlagen und Anregungen zum Kochen geboten werden.

▶ Vorbereitung

▷ Vor dem Arbeitsbeginn waschen und desinfizieren Sie sich die Hände.
▷ Die Vorbereitung der Speisen erfolgt am Vortage oder am frühen Morgen.
▷ Schaffen Sie sich einen sauberen und freien Arbeitsplatz und legen Sie sich alle Utensilien zurecht, die Sie für Ihre Arbeit benötigen (Mis-en-place).
▷ Wichtige Arbeitsutensilien:
  ▶ Arbeitsbrett
  ▶ Messer in unterschiedlichen Größen, Schälmesser
  ▶ Schüsseln,Töpfe und Pfannen in verschiedenen Größen
  ▶ Schöpfkellen
  ▶ Schneebesen
  ▶ Schaumkellen
  ▶ Mixer
  ▶ Geschirr, Siebe, Eimer.
▷ Schauen Sie sich zur Vorbereitung morgens die **Kostformanforderung** an, damit Sie wissen und übersehen, wie viele Portionen einer Mahlzeit bzw. Beilage zuzubereiten sind.

▶ Durchführung

▷ Unterziehen Sie jedes Lebensmittel zunächst einer sorgfältigen Qualitätskontrolle. Vergewissern Sie sich durch Sehen, Riechen und Tasten der Güte der Ware. So muss ein frischer

Fisch z.B. klare Augen, dunkelrote Kiemen, festes Fleisch und einen frischen Geruch aufweisen. Darüber hinaus darf er nicht schmierig sein, und nach Druck mit dem Finger darf keine „Delle" im Fischkörper zurückbleiben.

▷ So weit wie möglich sollten Sie Lebensmittel vor der Zubereitung waschen. Für Obst und Gemüse verwenden Sie stehendes Wasser, was aber u. U. mehrmals gewechselt werden sollte. Unter fließendem Wasser spülen Sie z.B. Vitamin C und Kalium heraus. Außerdem erhöht sich der Wasserverbrauch.

▷ Bereiten Sie Fisch nach dem „3-S-System" vor: säubern, säuern und salzen.

▷ Schreiben Sie sich morgens (oder eventuell schon am Vortag) einen Arbeitsplan, in dem Sie sich die jeweiligen Portionsanzahl und –größe notieren. Dazu gehört auch die Planung des zeitlichen Ablaufs, damit Sie nicht in Zeitnot geraten oder alle Komponenten zur gleichen Zeit fertig sind und Sie mit der Zubereitung nicht mehr nachkommen.

Beispiel eines Arbeitsplans für:
100 Portionen Schweinebraten mit Soße
20 Portionen Zimtquark für Diabetiker
150 Portionen Salzkartoffeln
150 Portionen Broccoli mit Fett
50 Portionen Broccoli ohne Fett

	Portionsmenge	Zutaten	Menge	Zubereitungszeit
1.	100 x Schweinebraten	Schweinefleisch Gewürze Tomatenmark	15 kg 750 g	30 min Anbraten, 1–1,5 h Garzeit
2.	20 x Zimtquark	Magerquark Zimt Süßstoff Wasser zum Anrühren	2,0 kg	20 min einschließlich Portionierung
3.	150 x Salzkartoffeln	Salzkartoffeln Wasser Salz	30 kg	30-35 min (im Kessel)
4.	200 x Broccoli	Broccoli Wasser Salz Muskat (Öl für 150 Portionen)	40 kg ca. 30 g	10 min (im Kessel)
5.	12 l Bratenfond	Bratenfond Mehl/Stärke	12 l 480 g	10 min
6.	Fleisch schneiden			20 min

▷ Unterteilen Sie die Arbeit in zeitaufwendige und in weniger zeitaufwendige Aufgaben.

▷ Sämtliche Zutaten, deren Gewicht nicht eindeutig festzustellen ist, werden abgewogen. Eine grobe Schätzung „über den Daumen" kann besonders bei Zutaten wie den Bindemitteln unangenehme Folgen für die Speisen haben. Wenn Sie z.B. zu viel Bindemittel verwenden, wird die Soße zu dick und Sie müssen sie wieder verdünnen, wodurch zu viel Soße mit fadem Geschmack entsteht. Nehmen Sie zu wenig Bindemittel, bleibt die Soße dünn und Sie müssen dann noch einmal schätzen, wieviel zusätzliches Bindemittel erforderlich ist. Sie verlieren letztlich dabei unnötigerweise Zeit.

▷ Bei Puddingpulver oder Soßenbindern (z.B. Nestargel) sollten Sie der Gebrauchsanweisung immer den Vorrang vor Ihrer eigenen Erinnerung lassen.

▷ Sie müssen Rezepte lesen und nutzen können. Ebenso sollten Sie die wichtigsten Grundrezepte sowie Mengen und Maße beherrschen [Tab. 76].

76 Grundrezepte.

	Menge	Flüssigkeit	Bindemittel/ Einlage	Menge/l	Garzeit
Schleime	500 ml	Wasser	Haferflocken Reis	80 g 100–200 g	2–3 h 3 h
gebundene Suppen	250 ml	1. Brühen 2. Fruchtsaft 3. Milch	Grieß (1, 2, 3) Haferflocken (1, 2, 3) Hafermehl (1, 3) Instantmehl (1, 2, 3) Knäckemehl (3) Reismehl (2, 3) Sojamehl (3) Stärkemehl (2, 3) Weizenmehl (1, 2, 3)	40–60 g 30–50 g 30–50 g 30–50 g 50 g 40–50 g 30–50 g 30–50 g 40–50 g	10 min 1–2 min 10 min 1 min 5 min 10 min 5 min 5 min 10 min
klare Suppen	250 ml	1. Fischbrühe 2. Fleischbrühe 3. Geflügelbrühe 4. Gemüsebrühe 5. Knochenbrühe	Speisereis (1–5) Teigwaren (2–5)	40–50 g 40–50 g	20 min 10–20 min
helle Soße	– 125 ml	1. Fischbrühe 2. Fleischbrühe 3. Geflügelbrühe 4. Gemüsebrühe 5. Knochenbrühe	Weizenmehl (1–4)	40–50 g	10 min
dunkle Soße	– 125 ml	1. Fleischbrühe 2. Geflügelbrühe	Stärkemehl (1, 2) Weizenmehl (2)	30–40 g 30–40 g	10 min 5 min
süße Soße	– 100 ml	1. Fruchtsaft 2. Milch	Stärkemehl (1, 2) Weizenmehl (2)	30–40 g 30–40 g	5 min 10 min
Bratensoße		Fleischfond	Stärkemehl	30–40 g	10 min
Breie	250–500 ml	1. Brühe 2. Fruchtsaft 3. Milch	Grieß (1, 2, 3) Haferflocken (2, 3) Hülsenfrüchte (1) Kartoffeln (3) Sago (2) Speisereis (2, 3)	80–90 g 80–90 g 15–20 g 300–350 g/Portion 70–80 g 110–130 g	10 min 3–5 min 40–60 min 20 min 30–40 min 20 min
Pudding	100–150 ml	1. Fruchtsaft 2. Milch	Grieß (1, 2) Stärkemehl (1, 2) Speisereis (1, 2)	90–130 g 90–100 g 120–180 g	10–15 min 5 min 20 min
Gelee-speisen	100–150 ml	Fruchtsaft Buttermilch Joghurt schwarzer Tee Bohnenkaffee Rotwein Weißwein	Gelatine	30–40 g	
Eintöpfe	0,5–0,75 l		Reis/Nudeln Gemüse Fleisch	80 g 100–150 g 100 g	

▷ Sie sollten auch während der Speisenzubereitung immer mal wieder Ihren Arbeitsplatz aufräumen, damit Sie die Übersicht behalten.
Denken Sie bei der Mengenbemessung an den Kochschwund. Dieser beträgt z. B. bei Rind- und Schweinefleisch 30-40 %! Lesen Sie sich auch deshalb immer die Rezepte genau durch. Eventuell finden Sie einen Hinweis auf den Kochschwund.

▷ Berücksichtigen Sie ebenso, ob das Rezept etwa eine Füllung oder Panade vorsieht und dadurch mit anderen Gewichtszahlen arbeitet. Meint eine Angabe mit "150 g Roulade" also 100 g Rindfleisch (roh oder gegart?) und 50 g Füllung oder „150 g Rindfleisch ohne Füllung"?

▷ Nach der Zubereitung von Geflügel, Fisch und Eierspeisen ist die Reinigung und Desinfektion Ihres Arbeitsplatzes unerlässlich. Aber auch nach reinen Gemüsegerichten sollten Sie den Platz sorgfältig säubern. Gleiches gilt für die eingesetzten Arbeits- und Hilfsmittel. Arbeitsbretter werden täglich in eine Desinfektionslösung gelegt. Danach werden die Arbeitsbretter in der Spülmaschine gespült. Beachten Sie jedoch hier die Herstellerangaben für das Desinfektionsmittel.

▷ Vor dem Einsatz der Reinigungs- und Desinfektionsmittel müssen Sie sorgfältig die Gebrauchsanweisung der Hersteller lesen (siehe auch Kapitel B9, Eigenkontrollen nach HACCP).

▷ Gewöhnen Sie sich an, zum Abschmecken der Speisen einen gesonderten und unbenutzten Löffel zu verwenden (anstatt es beispielsweise mit dem Finger zu tun).

▷ Von jedem Speisebestandteil, den Sie zubereitet haben (Soßen, Gemüse, Fleisch, Salat, Beilagen, Süßspeisen, Suppen), nehmen Sie nach der Fertigstellung eine Probe, die für mindestens 14 Tage tiefgekühlt gelagert werden muss. Sie müssen die Proben eindeutig beschriften. Wenn kein System vorgegeben ist, müssen Sie die Proben einzeln mit Inhalt und Herstellungsdatum beschriften. Außerdem müssen Sie Ihren Namen (oder Kürzel) auf der Probe vermerken (auch wenn Sie lediglich die Probe genommen haben). Falls mit der Speise etwas nicht in Ordnung ist (versalzen, verbrannt oder bakteriell belastet), kann derjenige zur Rechenschaft gezogen werden. Wenn Sie lediglich die Probe entnehmen, ohne sie zubereitet zu haben, sollten Sie zu Ihrem Namenskürzel ein „i.V." (in Vertretung) hinzufügen, da sonst die Verantwortung bei Ihnen liegt, ganz gleich ob Sie die Probe nur entnommen oder auch zubereitet haben.

▷ Wenn Sie **Speisen übrig** haben, werden diese abgedeckt, genau beschriftet und entsprechend gelagert (siehe [Tab. 65 und 66, S. 286] in Kapitel G2, Warenannahme und Lagerhaltung). Übrig gebliebene Gemüse- oder Fleischbrühe sollten Sie nicht wegschütten, da Sie sie wenn möglich noch für die Herstellung von Suppen oder Soßen wieder verwenden können.

▷ Müssen Sie mehrere **Soßen** herstellen, sollten Sie überlegen, ob sich mehrere Komponenten überschneiden. Beispiel:
Sie benötigen eine Salatsoße ohne Salz, eine ohne Öl und eine mit Öl.
Wasser, Essig und Süßstoff können Sie also für alle drei Varianten zu gleich ansetzen. Dann nehmen Sie sich die erforderliche Menge für die salzarmen Soßen ab und verarbeiten sie weiter. Daraufhin können Sie die Restmenge salzen. Auf gleiche Weise verfahren Sie dann mit der Soße ohne Öl, indem Sie die nötige Menge separieren und weiter verarbeiten. Zuletzt haben Sie dann die normale Salatsoße über, zu der Sie dann noch das Öl hinzugeben.

▷ Nutzen Sie die vielfältigen Verwendungsmöglichkeiten, die Ihnen durch die zahlreichen **Gewürze und Kräuter** gegeben sind. Gerade bei bestimmten Diäten, wie etwa salzreduzierter Kost, können Sie durch den geschickten Einsatz der Gewürze ein dennoch sehr schmackhaftes Essen zubereiten. Auch bei bestimmten Aufbaukosten, wo man alle Zutaten ausschließlich kocht, werden ein paar untergemischte Kräuter den optischen Eindruck des Essens deutlich verbessern.

▷ Wenn Sie die Gelegenheit haben **vorzuarbeiten**, können Sie z. B. für die herzhaften Suppen des nächsten Tages schon einmal die erforderliche Menge Mehl in kaltem Wasser anrühren. Nach dem Anrühren sollten Sie alles noch einmal sieben. Reis können Sie auch am Vortag abwiegen. Auch Dosen können bereits geöffnet werden. Allerdings sollten Sie den Inhalt auf jeden Fall sofort umfüllen, da er sonst leicht den metallischen Geschmack der Konserve annimmt.

▷ **Neue Rezepte** sollten Sie zunächst in kleinen Mengen ausprobieren, um zu prüfen, ob sie gut gelingen und schmecken. Außerdem können Sie dann den tatsächlichen Zeitaufwand besser abschätzen, bevor Sie dieses Gericht für 300 Personen zubereiten.

▷ **Fleisch** lässt sich besser schneiden, wenn Sie es etwas abkühlen lassen. Auch sollten Sie immer mit dem Muskelfaserverlauf schneiden, da das Fleisch sonst reißen kann („ausfranst") und das gesamte Stück zerfällt.

▷ Wenn Sie aus Fleisch und/oder Knochen **Brühe gewinnen** wollen, sollten Sie es in kaltem Wasser aufsetzen, langsam erhitzen und nicht zu stark kochen lassen. Je stärker der Sud kocht, desto mehr Eiweiß setzt sich an der Oberfläche ab.

▷ Zum Klären einer Brühe schöpfen Sie das geronnene Eiweiß an der Oberfläche mit einer Schöpfkelle ab und/oder schütten die Brühe durch ein Haarsieb.

▷ Wenn Sie eine Brühe entfetten wollen, sollten Sie sie am besten für mehrere Stunden kaltstellen. Das leichtere Fett setzt sich dann an der Oberfläche des Behälters ab und Sie können es leicht mit einem Löffel oder einer Schaumkelle abheben.

Tipps und Tricks

▷ Sie können sich zusätzlich einen Topf mit Wasser bereit stellen, in dem Sie zwischenzeitlich die Geräte wie z. B. den Schneebesen kurz säubern.

▷ Wenn Sie unter Bretter und Schüsseln ein feuchtes Tuch ausbreiten, verhindern Sie damit deren Wegrutschen.

▷ **Kohlroulade**: Die Blätter werden kurz blanchiert. Dann können Sie eine Schöpfkelle mit 1-2 Blättern auskleiden und die Füllung hinzugeben. Wenn Sie jetzt die Kohlblätter umklappen und zusammendrücken, erhalten Sie gleich große Rouladen, die meist auch ohne Faden oder Nadel halten.

▷ Wenn Sie Substanzen zur **Kohlenhydratanreicherung** verwenden (z. B. Maltodextrin), sollten Sie sie nicht aus dem Beutel in eine Soße einrühren, sondern zuvor mit etwas warmem Waseer in einer Schüssel anrühren, da es anderenfalls zu einer starken Klumpenbildung kommen kann. Wenn es Ihnen doch passiert, können Sie das Problem zwar durch Sieben der Soße beheben, aber der Zeit- und Arbeitsaufwand ist unverhältnismäßig hoch.

▷ Wenn Sie **Süßspeisen aus Milch** zubereiten, gibt es verschiedenen Möglichkeiten, das Anbrennen der Milch zu verhindern. Sie können den Topf etwas einfetten, allerdings setzt sich das Fett dann an der Oberfläche ab. Eine andere Möglichkeit ist das Erhitzen der Milch im Wasserbad. Sie können das rasche Anbrennen auch verhindern, indem Sie zunächst eine kleine Menge Wasser in einem Topf zum Kochen bringen und anschließend die Milch hinzugeben. Auf diese Weise imitieren Sie ein Wasserbad. Gegen das Überkochen der Milch hilft jedoch nur, ständig dabeizubleiben.

▷ Lassen Sie während der Zubereitung keine Kochwerkzeuge in den Töpfen. Zum einen erhöhen Sie damit die Gefahr, versehentlich daran hängenzubleiben und den Topf umzuwerfen, zum anderen wird die Kochdauer besonders bei metallenen Gegenständen erhöht, da diese die Wärme aus dem Inneren herausleiten.

▷ Wenn Sie **Pfannkuchen** in einer Kippbratpfanne zubereiten, sollten Sie gleich große Schöpfkellen und Formringe verwenden, damit auch die Pfannkuchen von gleicher Größe und gleichem Gewicht sind. Besser ist es jedoch, wenn Sie von Anfang an mit kleinen Pfannen arbeiten. Der erste Pfannkuchen dient immer der Probe, um zu sehen, ob die Pfanne heiß genug und der Teig gut geraten sind. Nehmen Sie für den Pfannkuchenteig wenn möglich weniger Eier als vorgesehen, der Geschmack bleibt trotzdem gut.

▷ Bei **Klößen** sollten Sie den ersten immer zur Probe anfertigen. Damit überprüfen Sie, ob er die richtige Konsistenz besitzt und ob die Garzeit richtig bemessen wurde.

▷ **Bratgut** gibt man stets in heißes Fett. Dadurch denaturiert das Eiweiß der Oberfläche. Der Braten behält dann seine Feuchtigkeit und bleibt somit saftiger. Gemüse und Kartoffeln gibt man aus dem gleichen Grund in kochendes Wasser. Die Nährstoffe bleiben so besser erhalten. Die schonendsten Garmethoden sind jedoch das Dämpfen und Dünsten.

▷ Wenn Sie **Fleisch in eine heiße Pfanne geben**, achten Sie darauf, dass Sie sie von hinten nach vorne befüllen, damit Sie nicht über das hochspritzende, heiße Fett hinweg arbeiten müssen.

▷ Äpfel, Birnen und Auberginen werden nach dem Schälen nicht braun, wenn Sie mit etwas Zitronensaft beträufelt werden.

▷ Bedenken Sie, dass immer **etwas zum Beißen** in einer Mahlzeit sein sollte. Kartoffelpüree mit Rührei und Spinat sieht zwar gut aus und kann auch sehr schmackhaft zubereitet werden, wird aber das Bedürfnis, auf etwas zu kauen, nicht befriedigen.

▷ Bei süßen Speisen können Sie mit einer Prise **Salz** und bei pikanten Speisen mit einer Prise **Zucker** den Geschmack abrunden.

▷ Verwenden Sie beim Backen höchstens 2/3 der angegebenen **Zuckermenge**. Der Kuchen wird immer noch süß genug.

▷ Braten Sie besonders Fleisch in wenig Fett an. Braten Sie in einer beschichteten Pfanne, verwenden Sie einen Bratschlauch, Alufolie oder einen Grill. Das spart „Fettkalorien".

▷ Das Auge isst mit. Achten Sie immer auf eine passende **Farbauswahl** bei den Speisen und servieren Sie nicht Möhren mit roter Beete und dazu eine Erdbeercreme als Nachspeise. Diese Farbtöne vertragen sich nicht.

▷ Die meisten **Kiwis** werden in Verbindung mit Quark oder Joghurt bitter. Verwenden Sie in solchen Speisen also besser anderes Obst.

▷ Einen Teil des Mehls in einem Rezept können Sie durch Vollkornmehl ersetzen.

▷ Bereiten Sie **Frikadellen** ohne Eizugabe zu. Statt Weißbrot können Sie auch ruhig einmal Grau- oder feines Vollkornbrot oder geröstete Haferflocken verwenden.

▷ Frische **Ananas, Kiwi und Papaya** sind für Gelatine bzw. Götterspeise nicht geeignet. Ihre Enzyme verhindern das Festwerden der Gelatine. Werden sie gekocht oder aus der Dose genommen, ist das nicht der Fall.

▷ Für **Kinder** sind andere Rezepte als für Erwachsene ansprechend. Bedenken Sie also, für wen Sie die Rezepte zusammenstellen.

▷ Verwenden Sie in Rezepten immer fettarme Milch. Das spart im Vergleich zur Vollmilch Kalorien.

▷ **Magerquark** mit kaltem Kaffee angerührt ergibt einen leckeren Mokkaquark; mit Mineralwasser lässt er sich gut cremig rühren. Wenn Sie einen starken Pfefferminztee kochen und ihn mit angerührtem Kakaopulver verrühren, kurz aufkochen und dann den Magerquark anrühren, erhalten Sie einen leckeren „After eight"-Quark.

▷ Sie können sowohl bei pikanten als auch bei süßen Quarkspeisen mit kaltgepressten Ölen arbeiten, wobei hier schon klein Mengen ausreichen, um den Geschmack zu verbessern und die Quarkmasse sämiger zu machen [Tab. 77].

▤ **77** Beispiele zur Verbesserung von Quarkspeisen mit Ölen.

Quarkspeise	geeignetes Öl
Nussquark	Walnussöl
Schoko-/Mint Quark	Sonnenblumenöl
Liptauer Quark	Maiskeimöl
Tomatenquark	Sesamöl/Olivenöl
Kräuterquark	Kürbiskernöl
Vanillequark	Sonnenblumenöl
Erdbeerquark	Sojaöl

▷ Panieren Sie kein Fleisch, Fisch oder Gemüse. Eine **Panade** schmeckt zwar gut, benötigt aber auch viel Fett beim Braten und verliert beim Transport meist ihre Knusprigkeit.

▷ Rührteig und Mürbeteig für Diabetiker kann nur mit Fruchtzucker oder anderem Zucker- austauschstoff zubereitet werden. Ein einfacher Austausch von Zucker gegen Fruchtzu- cker ist wegen der höheren Süßkraft des Fruchtzuckers nicht möglich. In Hefeteig und Quark-Öl-Teig, der für Diabetiker zubereitet wird, können Sie den Zucker komplett durch flüssigen Süßstoff ersetzen. Auch Biskuitteig kann mit Süßstoff gebacken werden. Hefeteig kann jedoch etwas fest geraten, da das Volumen des Zuckers fehlt. Abhilfe schaffen gutes Kneten und Luft einschlagen.

▷ Suppen und Soßen mit **Schmand** oder besser noch mit saurer Sahne verfeinern. Sie sparen dadurch Fett ein. Creme fraiche hat 40 % Fett, Schmand 24 % und saure Sahne nur noch 10 % Fett. Gut eignet sich auch Kondensmilch 4 %.

▷ Um eine **rote Grütze** zubereiten gibt es ein kalorienfreies Wundermittel: Verrühren sie Obst und Saft mit „Gelin". Sie finden es im Supermarkt neben Puddingpulver und Backpulver.

▷ Bereiten Sie **Vanillepudding** mit fettarmer Milch zu und geben Sie kein Ei hinzu. Der Geschmack wird durch Zugabe einer Prise Jodsalz verbessert.

▷ Verfeinern Sie **Gemüse** nicht mit gebräunter Butter und Semmelbrösel, verwenden Sie besser frische Kräuter.

▷ Verwenden Sie für **Salatmarinade** kein Öl sondern besser Buttermilch und Joghurt.

▷ Verzichten Sie auf eine **Mehlschwitze** am Gemüse, bereiten Sie es einfach „natur" zu.

▷ Wenn Sie ein **Gulasch** zubereiten verwenden Sie weniger Fleisch und geben Sie dafür reichlich Paprika, Zwiebeln und Tomaten dazu.

▷ Wenn Sie einen **Obstsalat** zubereiten, geben Sie die Bananen erst kurz vor dem Essen dazu. Sie werden sonst leicht braun und matschig. Allerdings kann die Bräune durch Hinzufügen von etwas Zitronen- oder Limettensaft verzögert werden.

▷ Wenn Sie in einem **Backrezept** Zucker durch Fruchtzucker austauschen, achten Sie auf den richtigen Garmoment und darauf, dass Fruchtzucker eine höhere Süßkraft besitzt als Haushaltszucker. Diese Backwaren können sehr schnell verbrennen. Kleiner Tipp: Regeln Sie die Backtemperatur herunter, um die Backzeit dadurch etwas zu verlängern.

▷ Messen Sie Öl mittels Esslöffel oder Teelöffel bei kleineren Mengen Bratgut ab, um Verschwendung zu vermeiden.

G9 Kostanforderungssysteme

Für Einrichtungen der Gemeinschaftsverpflegung gibt es spezielle Kostanforderungssysteme. Dies ist notwendig, da es oftmals um hunderte oder tausende von Essensanforderungen geht. Kostanforderungssysteme sind Verpflegungsinformationssysteme zur patientenbezogenen Speisenerfassung, die auf den jeweiligen Nutzer und dessen Ansprüche zugeschnitten werden können und müssen (z. B. Orgacard und Cuvos-System oder andere Systeme). Ärztliche oder diätetische Verordnungen können individuell im System genutzt werden. Eine zeitnahe Befragung und Auswertung der Essensteilnehmer bietet dem Verpflegungsbereich den Vorteil einer wirtschaftlichen und bedarfsorientierten Produktion durch ständig aktualisierte Parameter.

Ein solches System ist in drei Teile untergliedert:
▷ Verpflegungsmanagement
▷ Menüassistent
▷ mobile Datenerfassung (z. B. Laptop (Notebook), Tablet, Palm, iPad usw.)

▶ Vorbereitung

Punkte, die mit dem Verpflegungs-management erfasst werden sollten

▶ Teilnehmerverwaltung/ Zugriff auf alle Teilnehmer
▶ Tablettkarten
▶ Produktionspläne
▶ Kommissionierlisten
▶ Wunschkostauswertungen
▶ Statistik der Beköstigungstage
▶ Stationsbedarf
▶ Stammdatenverwaltung

▷ Jedes Haus muss entscheiden, welches Kostanforderungssystem infrage kommt. Hierbei kann die Diätassistentin oder die Ernährungswissenschaftlerin eine entscheidende Rolle spielen, indem sie darauf achtet, ob durch dieses System auch alle im Haus vorkommende Diäten ausreichend und unkompliziert erfasst werden können. Ist es z. B. möglich, die Kost für die Diabetiker in verschiedenen BE-Angaben anzubieten oder ist regelmäßig ein großer Aufwand erforderlich, um diese Kostformen zu bekommen? Müssen Mediziner oder Pflegekräfte immer wieder in der Küche anrufen und die Kost bestellen oder kann dies einfacher über den Computer laufen? Vor der Entscheidung für ein bestimmtes System, sollten mehrere Angebote eingeholt und und unter folgenden Gesichtspunkten miteinander verglichen werden:
▶ Kosten-Nutzen-Faktor
▶ Aufbau des Systems
▶ Inhalte des Systems - Können also mit diesem System noch weitere Funktionen neben der Kostformbestellung bearbeitet werden?
▶ Arbeitet das neue System rentabel und zeitsparend im Vergleich zum aktuellen Zustand ?
▷ Vielleicht lohnt ebenfalls der Besuch in einem Hause, in dem ein bestimmtes System aus Ihrer engeren Wahl bereits zum Einsatz kommt. Dort können Sie sich dann mit der Effektivität vertraut machen und prüfen, ob Ihre Vorstellungen von diesem System erfüllt werden.
▷ Natürlich sollten Sie immer Rücksprache mit dem Küchenleiter halten. Denn auch für den Küchenbereich muss ein Kostanforderungssystem praktikabel sein. Es stellen sich hierbei die Fragen, ob die Küche noch zusätzliche Geräte anschaffen muss, um die Kostformen auswerten zu können, und ob diese Geräte küchentauglich sind (hitze- und feuchtigkeitsbeständig).

▷ Das System sollte einfach und unkompliziert zu aktualisieren oder zu erweitern sein. Eventuell benötigen Sie im Laufe der Praxis weitere Komponenten, die bisher nicht nötig waren, aber die das System zum jetzigen Zeitpunkt abdecken soll, um Zeit zu sparen und effizienter zu arbeiten. Daher sollte das System einfach und unkompliziert zu aktualisieren und zu erweitern sein. Es sollte morgens aktuelle Statistiken erstellen können, nach denen sich entsprechende Mengen kochen und Über- oder Unterproduktionen vermeiden lassen.

▶ Durchführung

Menüassistent und mobile Datenerfassung

Der Menüassistent und die mobile Datenerfassung dienen zur Erfassung der Essenswünsche:
▷ Patientenverwaltung für die einzelnen Stationen
▷ Speiseangebot nach Mahlzeiten sortiert
▷ Kostformen des Einzelnen
▷ Abneigungen und Unverträglichkeiten
▷ Zubereitungsformen
▷ Wunschkost
▷ Stationsbedarfbestellung für die einzelne Station
▷ Stations- und Zimmerverlegungen.

Im Menüassistent wird jeder einzelne Patient namentlich aufgeführt. Hier können die Patientenwünsche getrennt nach Frühstück, Mittagessen und Abendbrot individuell bearbeitet werden. Je nach Einstellung des Programms kann die Eingabe für mehrere Tage erfolgen.

Folgende patientenindividuelle Bearbeitungen sind möglich:
▷ Kostformen entsprechend der Patientenbedürfnisse
▷ persönliche Abneigungen
▷ persönliche Unverträglichkeiten
▷ Wunschkosterfassung: Sonderwünsche können mit der Tastatur eingegeben werden
▷ Zubereitungsformen
▷ Lebensmittel- und Getränkewünsche können an Hand der aufgelisteten Auswahlmöglichkeiten bearbeitet werden, getrennt nach Mahlzeiten und Tagen
▷ Aufnahme, Entlassung und Verlegung des einzelnen Patienten
▷ Einblick auf die Kilokalorienzahl und KHE-Verteilung entsprechend der Patientenbestellung.

Die mobile Datenerfassung hat den Vorteil, den Patienten dort zu befragen, wo er sich aufhält, z. B. im Zimmer, im Aufenthaltsraum oder im Speisesaal. Wie beim Menüassistenten ist es möglich, Kostformen, Abneigungen und Zubereitungsformen direkt zu bearbeiten. Außerdem lässt sich der Stationsbedarf erfassen.

▷ Bei der täglichen Arbeit mit dem Gerät ist darauf zu achten, dass es vor Befragungsbeginn mit dem entsprechenden PC, Laptop oder ähnlichen Systemen verbunden wird, um die Daten abzugleichen, z. B. Aktualisierung der Teilnehmer, Aktualisierung des Datums.
▷ Nach Beendigung der Befragung muss ein weiterer Datenabgleich durchgeführt werden, damit die neu aufgenommenen Wünsche der Patienten an die Küche weitergeleitet werden können. Erfolgt kein Datenabgleich werden die vom Vortag kopierten Daten weiter verwendet. Dies kann aber durch ein IT-Team im Programm so geändert werden, dass ein automatisches Kopieren verhindert wird, damit der Patient immer aktuell zu seinen Essenswünschen befragt wird.

Diese Form der Datenerfassung rentiert sich in einem großen Haus (1000 und mehr Betten) eher als in einem kleineren (300 und weniger Betten).

Speisenerfassung

▷ **Teilnehmerverwaltung**: Alle Essensteilnehmer werden hier erfasst. Aufnahmen und Entlassungen können vorgenommen werden, falls das Programm nicht an ein Patientenerfassungssystem gekoppelt ist. Ebenso werden Stationsverlegungen, Zimmerverlegungen und Beurlaubungen erfasst.

▷ **Auswertungen – Tablettkarten**: Für jede Mahlzeit werden die Tablettkarten täglich neu gedruckt. Ihr Aufbau kann vom Benutzer selbst festgelegt werden. Es erscheinen Name, Station, Zimmer, Kostform, Abneigungen und Zubereitungen. Jede Speise und jedes Getränk, das der Patient auswählt, erscheint auf der Essenskarte.

▷ **Produktionspläne**: Die verschiedenen Speisen und Getränke werden in Produktionsplänen erfasst. Auswertungen nach Menge, Kostform, Abneigung und Zubereitungsform sind möglich.

▷ **Kommissionierlisten**: Die verschiedenen Speisen und Getränke werden in Kommissionierlisten aufgeführt, sodass erkennbar ist, welche Komponenten und wie viele davon die einzelnen Stationen bestellt haben.

▷ **Etiketten und Behälterkennzeichnungen**: Es können Etiketten gedruckt werden, differenziert nach Komponente, Essensteilnehmer oder Produktionsanweisung.

▷ **Statistik**: Die Statistik kann über einen längeren Zeitraum und differenziert nach Stationen und Mahlzeiten erstellt werden.

▷ **Stationsbedarf**: Die einzelnen Artikel werden nach Produktgruppen sortiert eingegeben. Der Nutzer kann festlegen, welche Artikel von den einzelnen Stationen bestellt werden können und an welchen Tagen bestellt werden kann. Bei Bestellung werden für jede einzelne Station Lieferscheine gedruckt. Sie können verbucht und getrennt nach Stationen und Artikeln statistisch erfasst werden. Wurden Preise für die einzelnen Artikel eingegeben, errechnet das Programm den finanziellen Aufwand für die Stationsbestellungen.

Stammdaten

Durch eine professionelle Eingabe der Stammdaten können im Voraus diätetische Fehler vermieden werden. Wird eine Kostform für einen bestimmten Patienten verändert, so wird auch entsprechend das Speisenangebot verändert. Alle für die Kostform nicht geeigneten Lebensmittel werden automatisch entfernt. Folgende Punkte können festgelegt werden:

▷ Kostformen
▷ Kostformkombinationen
▷ Abneigungen
▷ Zubereitungsformen
▷ Unverträglichkeiten
▷ Stationen
▷ Mahlzeiten
▷ Komponentengruppen - Die angebotenen Speisen und Getränke werden in Gruppen sortiert, um eine bessere Übersicht zu gewährleisten.

▷ Speisenangebot - Sie können den Gewohnheiten des Hauses entsprechend eingeben, welche Speisen und Getränke angeboten werden, welche Mengen pro Lebensmittel bestellt werden dürfen, zu welchen Mahlzeiten sie zugelassen werden, welche Kostformen die einzelnen Speisen bekommen dürfen, auf welchen Produktionsplänen sie erscheinen, welche Stationen bestimmte Speisen bestellen dürfen, welche Patientenklassen bestimmte Speisen bestellen dürfen sowie die Kilokalorien und KHE der einzelnen Lebensmittel. Speisesaal und Tischnummerierungen werden in den Stammdaten eingegeben.

Beispiel

Ihr Patient hat Honig bestellt. Man diagnostiziert einen Diabetes mellitus und die Kostform wird von Vollkost auf Diabetes mellitus umgestellt. In den Stammdaten wurde festgelegt, dass Diabetiker keinen normalen Honig bekommen sollten. Automatisch fällt der Honig aus dem Speisenangebot. Der Patient wird zukünftig keinen normalen Honig mehr über die Speisenerfassung erhalten können.

▷ Unter der Rubrik **Zubereitungsformen** wird festgelegt, ob ein Patient Speisen und Getränke in einer bestimmten Art und Weise bekommen soll, z. B. Wunschkostpatienten, Essgestörte, Kinder.

▷ Unter der Rubrik **Unverträglichkeiten** werden tatsächlich bestehende Unverträglichkeiten bearbeitet. Speisen und Getränke werden entsprechend zugeordnet, sodass auch hier nichts für den Patienten bestellt werden kann, was bei ihm eine Unverträglichkeit auslöst

▷ In der Einführungszeit eines neuen Systems sollte immer ein Mitarbeiter der Firma anwesend sein, um eventuelle Ausfälle, Fehler und Fragen zur praktischen Anwendung sofort zu beheben bzw. das System an die individuellen Gegebenheiten des Krankenhauses anpassen zu können.

▷ Richten Sie für die Einführungszeit ein Notfallprogramm ein, falls es zu unerwarteten Schwierigkeiten kommt.

▷ Geben Sie auch eine Information an die Patienten heraus, damit diese auf mögliche Wartezeiten vorbereitet sind.

▷ Die Schulung des Krankenhauspersonals ist von großer Bedeutung, denn schließlich müssen nicht nur Sie und die Küche mit dem System arbeiten können, sondern z. B. auch Pflegekräfte, Mediziner, Verwaltungspersonal.

▷ Auch nach der Einarbeitungszeit sollte Service und regelmäßige Wartung kein Fremdwort für die betreffende Firma sein. Denn nur ein gut laufendes Kostanforderungssystem garantiert einen reibungslosen Ablauf im gesamten Haus.

Probleme und Sonderfälle

▷ Diese zeigen sich leider erst nach einer gewissen Zeit des Betriebs mit dem System. Ein guter Service der Firma sollte hier selbstverständlich sein. Denn auch diese Firmen sind nicht selten auf Ihre Empfehlungen angewiesen.

G10 Bestellung von Lebensmitteln

Der Küchenleiter trägt die Verantwortung für die Bestellung von Lebensmitteln. Er kann diese Aufgabe aber auch an eine leitende Diätassistentin/Ernährungswissenschaftlerin oder an die stellvertretende Küchenleiterin delegieren.

Manche Produkte werden täglich, andere wöchentlich oder monatlich bestellt [Tab. 78]. Am besten teilen Sie Ihre Bestellung unter zwei Personen auf: einer übernimmt die Vollkostbestellung, ein anderer die Diätkostbestellung. Abschließend werden beide zusammengerechnet. Dadurch ist eine bessere Übersicht gewährleistet.

Beachten Sie die Größe Ihres Hauses. Es kann auch sein, dass eine Person für die Bestellung völlig ausreicht und es ohnehin nicht genügend Personal gibt, um zwei Personen damit zu beauftragen.

▤ **78** Bestellungen.

Tägliche Bestellung	Wöchentliche/monatliche Bestellung
Brot, Brötchen, Backwaren	Frostartikel
Frischmilch und Milchprodukte	Konserven, Präserve
Gemüse, Obst, Kartoffeln	Getränke
Frischfleisch, Fisch, Wurst	Nährmittel (Reis, Paniermehl, Pudding, Nudeln usw.) Salz und Gewürze

In großen Häusern kann eine Bestellung von Nährmitteln, Salz und Gewürzen auch täglich bzw. alle 2 Tage erfolgen.

▶ Vorbereitung

▷ Folgende Variablen bilden die Grundlage Ihrer Bestellung:
  - ▶ der vorhandene Speiseplan
  - ▶ der aktuelle Lagerbestand (möglichst PC-gestützt)
  - ▶ die Jahreszeit
  - ▶ besondere Patientenwünsche
  - ▶ Etat
  - ▶ Lieferzeiten
  - ▶ Lagermöglichkeiten
  - ▶ Anbieter in der näheren Umgebung
  - ▶ Sonderangebote und Rabattmöglichkeiten
  - ▶ vorhandene Küchengeräte + Personaldecke (Welche Verarbeitungsmöglichkeiten habe ich? Bestelle ich lieber Fertigprodukte?)
  - ▶ Portionszahl.

▷ Neben den reinen Speisen gibt es noch andere Artikel, die Sie – zumindest in regelmäßigen Abständen – bestellen müssen:
  - ▶ Geschirr
  - ▶ Besteck
  - ▶ Reinigungsmittel
  - ▶ Gerätschaften
  - ▶ evtl. Bürobedarf
  - ▶ Arbeitskleidung.

▶ Durchführung

▷ Nehmen Sie sich etwas Zeit für die Bestellung.

▷ Berechnen Sie immer den Kochschwund in Ihre Planungen mit ein.

▷ Behalten Sie das Küchenbudget bei der Planung im Auge. Achten Sie auf Preise und Sonderangebote.

▷ Sprechen Sie Lieferzeiten und Lieferrhythmus ab.

▷ Geben Sie vor Wochenenden und Feiertagen entsprechende größere Vorbestellungen auf. Wenn ein Lieferant Sie etwa auch am Samstag beliefern kann, müssen Sie dafür sorgen, dass bei der Lieferung trotz des reduzierten Personals eine qualifizierte Person anwesend ist, um die Lieferung anzunehmen.

▷ Bevor Sie bestellen, müssen Sie sich sicher sein, dass Sie die Lieferung auch entsprechend lagern können. Dabei geht es nicht nur um den ausreichenden Lagerplatz sondern auch um die erforderliche Temperatur und Luftfeuchtigkeit in dem vorgesehenen Lagerraum.

▷ Sinnvoll ist es, vor dem Ausgang der Bestellung eine andere qualifizierte Person einen Blick auf das Bestellblatt werfen zu lassen. Allzu leicht schleichen sich bei der Länge der Liste und der Menge der einzelnen Produkte Flüchtigkeitsfehler ein, die gravierende Folgen haben können (z. B. 600 kg Erbsen statt 60 kg, 51 kg Möhren statt 15 kg u.ä.).

▷ Die Bestellung selbst können Sie auf verschiedene Weisen abschicken (Post, Fax, E-Mail, Telefon). Am günstigsten sind natürlich die unmittelbaren und schnellen Wege wie etwa per E-Mail an. Sprechen Sie dies vorher mit ihrem Lieferanten ab, falls die Bestellung bisher anderweitig verschickt wurde. Doch könnte es durchaus in seinem Sinne sein, damit er die Bestellung leichter in seine eigene Datenverwaltung integrieren kann.

▷ Legen Sie ein Bestellbuch bzw. -ordner an, in dem Sie alle Bestellungen abheften, oder verwalten Sie die Bestellungen am PC, damit Sie die Übersicht behalten und eine Kontroll-möglichkeit besitzen.

Tipps und Tricks

▷ Unterziehen sie den Lieferanten einer kritischen Beurteilung. Wie sind die Lieferzeiten? Ist er flexibel genug? Verfügt er über Tiefkühl- und Kühlfahrzeuge? Sind die Fahrzeuge immer sauber? Werden Sie nach dem Transport gereinigt?

▷ Überprüfen Sie auch Ihre Bäckerei und Metzgerei. Orientieren Sie sich nicht nur über die Auswahl der Brotsorten und Fleischprodukte sondern auch über den hygienischen Zustand der Bäckerei bzw. Metzgerei.

▶ Probleme und Sonderfälle

▷ **Großanbieter**: Vielleicht finden Sie einen Anbieter, der Ihnen einen Großteil Ihrer Anforde-rungen aus seinem Angebot liefern kann, indem er mehrere Subunternehmer unter einen Hut bringt. Dadurch entfallen mehrere Bestell- und Kontrollgänge. Allerdings leiden bei mangelhaften Kühlfahrzeugen letztlich viele Produkte. Außerdem werden Spezialwünsche bei einem Großlieferanten häufiger schwierig.

▷ **Spezielle Diätprodukte**: Wenn Sie spezielle Produkte wie z. B. eiweißarmes Brot oder glutenfreie Backwaren bestellen, sollten Sie bedenken, dass derartige Lebensmittel eventuell eine längere Bestelldauer haben und dementsprechend frühzeitig in Ihre Planungen aufgenommen werden müssen. In Einzelfällen liefern auch Reformhäuser solche Produkte aus.

G11 Kontrolle der Essensausgabe/Bandendkontrolle

Es gibt verschiedene Speisenverteilsysteme:

▷ das **Kübelsystem** [Abb. 43]: Es ist das älteste Verteilsystem. In einem großen Thermobehälter wird die erforderliche Speisenmenge angeliefert. Die Verteilung der einzelnen Portionen erfolgt erst auf der Station. Vielfach muss deshalb das Essen noch einmal aufgewärmt werden.

▷ das **Gloschensystem** [Abb. 44]: Auf einem Tablett befindet sich ein spezieller, tempera-turisolierender Unterteller (Unterglosche), in dem der eigentliche Teller mit den Speisen eingesetzt wird. Darüber wird ein Deckel gestülpt (Oberglosche). Die Speisen bleiben dabei garantiert für mindestens eine Stunde 60-65° C warm.

▷ das **Kompaktsystem** [Abb. 45]: In einem großen Tablett befinden sich mehrere Ausspa-rungen für das Geschirr. Darüber wird ein passender Deckel gelegt, der die Speisen warm oder kalt hält. Die Speisen bleiben dabei garantiert für mindestens eine Stunde 60–65 °C warm.

▷ **Cook'n Chill-System**: Die Speisen werden vorgekocht, abgekühlt, schockgefrostet und kalt verteilt. Das Speisenverteilband steht dabei in einem Kühlraum (!). Das Essen wird auf der Station wieder aufgewärmt. Das System ist soweit ausgebaut, dass die Speisen auf den Tabletts wie in einem großen Mikrowellenherd in dem Speisewagen verbleiben können, während sie aufgewärmt werden.

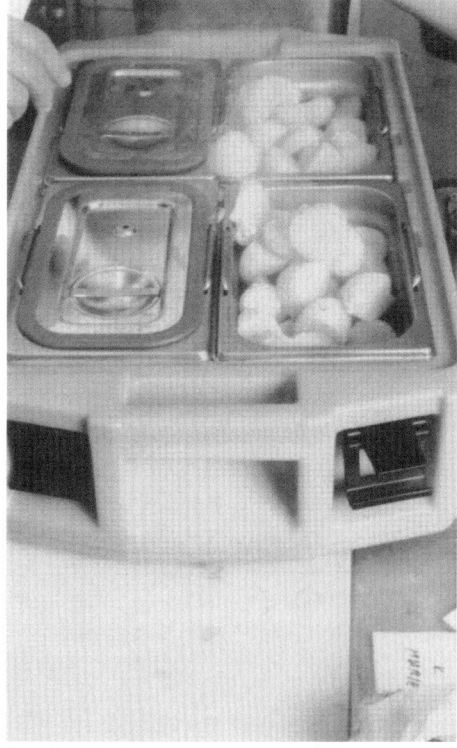

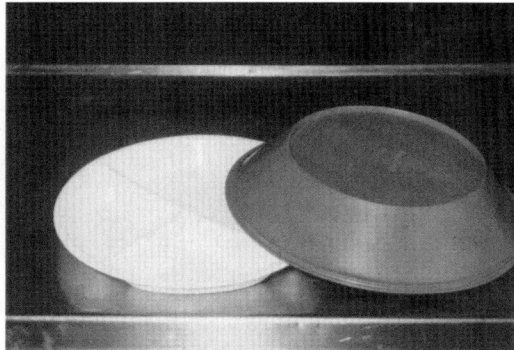

⊙ **44** Gloschensystem.

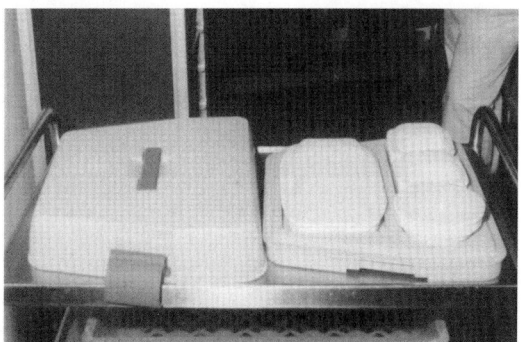

⊙ **43** Kübelsystem.

⊙ **45** Kompaktsystem.

Das Kübelsystem ist nur noch selten zu finden, während die anderen häufig anzutreffen sind.

▶ Vorbereitung

▷ Um das Band richtig „aufbauen" zu können, sollten Sie folgende Fragen beantwortet haben:
  ▶ Wieviel Zeit muss für die Verteilung veranschlagt werden?
  ▶ Wieviele Patienten befinden sich im Haus?
  ▶ Wieviele Mitarbeiter stehen Ihnen zur Verfügung?
  ▶ Wieviele Menüs stehen auf dem Speisenplan?

▷ Achten Sie darauf, dass die **Posten** an dem Band entsprechend dem Speiseanforderungssystem aufgebaut werden, jedoch ohne sich gegenseitig zu behindern. Am besten stellen sich die Posten leicht versetzt einander gegenüber auf. Wenn auf der Karte also beispielsweise von oben nach unten Brot, Butter, Wurst, Käse und Obst aufgeführt sind, sollte die Bestückung des Tabletts an dem Band auch in dieser Reihenfolge erfolgen.

▷ Je schneller das Band läuft, desto mehr Posten benötigen Sie. Die Aufgabe eines Postens muss dann eventuell auf zwei Posten verteilt werden.

▷ Am Band wird aus hygienischen Gründen nicht gegessen und auch nicht gekostet.

▷ Versuchen Sie immer, die Kübel der einzelnen Posten im Auge zu behalten und rechtzeitig Nachschub anzufordern, da sonst das Band angehalten werden muss und wertvolle Zeit verloren geht.

▷ Jede Person am Band, also auch Sie, muss sich den Aufbau des Postens selbst organisieren. Nur Sie selbst wissen, welche Handgriffe Sie am schnellsten und effektivsten ausführen können.

▷ Bevor Sie die Bandendkontrolle beginnen, müssen Sie Ihren eigenen Posten gut organisiert und vorbereitet haben. Hierzu kann z. B. gehören:
  ▶ Zwischenmahlzeiten
  ▶ Sonderbeilagen für Wunschkostpatienten
  ▶ eventuell Deckel (z. B. beim Gloschensystem)
  ▶ eventuell Besteck und Servietten
  ▶ sauberes Tuch (zur Reinigung von Teller und Tablett).

Wenn Ihnen Bestandteile für Ihre Arbeit fehlen, während das Band bereits läuft, können Sie in Zeitnot geraten, da Sie sich diese Dinge dann selbst beschaffen müssen.

▶ Durchführung

▷ Schauen Sie sich vor dem Beginn des Bandes die einzelnen Posten noch einmal an, ob alles richtig aufgebaut ist und um sich selbst noch einmal einen Überblick über die zu verteilenden Speisen zu verschaffen.

▷ Klären Sie, ob das Küchenpersonal noch Fragen z. B. zur Portionsgröße oder zur Verteilungsorganisation hat, bevor das Band läuft.

▷ Sie können zuerst das Band etwas langsamer laufen lassen, bis die Posten sich in Ihre Arbeit eingefunden haben. Wenn Sie bemerken, dass es allseits zügig vorangeht, können Sie die Bandgeschwindigkeit erhöhen.

▷ Achten Sie darauf, dass jeder am Band Handschuhe trägt und die richtigen Arbeitsgeräte verwendet (Schaumkellen, Schöpfkellen, Portionierer).

▷ Wenn erforderlich, sollten Sie sich nicht scheuen, mehr Ruhe einzufordern, damit Sie Ihre Kontrollarbeit konzentriert verrichten können. Die Posten, die lediglich einen Bestandteil des Essens auf den Teller geben, unterliegen schnell der Versuchung, sich während der etwas eintönigen Arbeit zu unterhalten. Sie müssen jedoch für den gesamten Ablauf die Verantwortung tragen.

▷ Geben Sie Anweisungen an die einzelnen Posten wegen des herrschenden Lärmpegels immer in kurzer, klarer und deutlicher Form aus. Trotzdem gehören „Bitte" und „Danke" hier regelmäßig dazu.

▷ Kaputtes oder schmutziges Porzellan darf nicht ausgegeben werden. Es wird entsorgt oder erneut gereinigt.

Zusätzliche Hinweise für die Essensausgabe in Kantine oder Speisesaal

▷ Achten Sie auf ordentliche und saubere (!) **Arbeitskleidung** [Abb. 46]. Wenn Sie aus der Küche kommen, sollten Sie sich umziehen, bevor Sie das Kantinenpublikum bedienen. Dazu gehören eine angemessene Kopfbedeckung (Kochmütze, Schiffchen) sowie Handschuhe (Stoffhandschuhe und/oder Einmalhandschuhe).

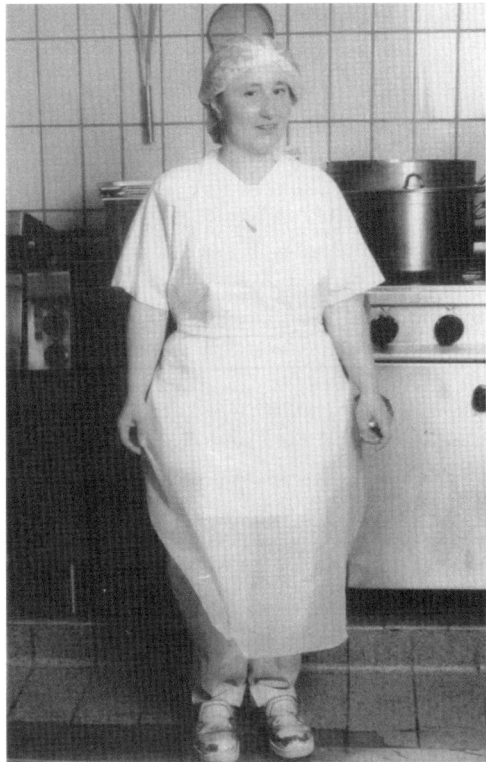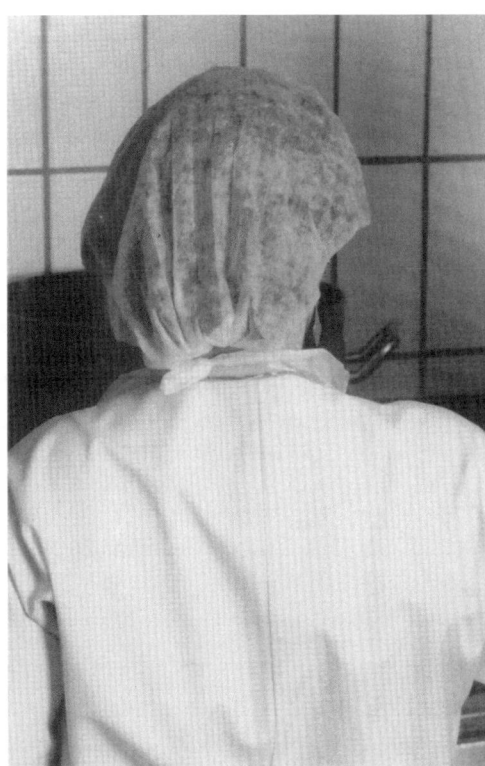

⊙ **46** Angemessene Arbeitskleidung bei der Küchenarbeit.

▷ Halten Sie den Ausgabeplatz immer sehr sauber. Verunreinigungen, die während der Ausgabe aufgetreten sind, sollten Sie sofort mit einem sauberen und feuchten Tuch beseitigen.

▷ Achten Sie bei der Essensausgabe auch darauf, dass die Tellerränder bei Bedarf gesäubert werden müssen.

▷ Werfen Sie immer mal wieder einen Blick auf die Besteck- und Geschirrständer und sorgen Sie, wenn nötig, rechtzeitig für Nachschub.

▷ Denken Sie daran, wenn nötig, den Geschirrrückgabewagen regelmäßig auszuräumen.

 ## Tipps und Tricks

▷ Wenn Sie neu in einem Haus sind, sollten Sie vielleicht zunächst einige Posten selbst durchlaufen, bevor Sie mit der Bandendkontrolle beginnen, um so die Möglichkeiten und Schwierigkeiten der einzelnen Positionen besser einschätzen zu können.

▷ Als Neuling sollten Sie sich den Bandaufbau zunächst von einer erfahreneren Kollegin erklären lassen. Auch darüber hinaus sollten Sie Hinweise dazu annehmen, wie Sie am besten mit Problemen während der Bandkontrolle umgehen können (z. B. schwierige Küchenhilfen, hoher Lärmpegel).

▷ Achten Sie darauf, ob die Zahl der Menus pro Station mit der Bettenzahl ungefähr überein- stimmt. Wenn eine Station z. B. 30 Betten hat, sollte sich auch annähernd so viele Tabletts auf dem Band befinden, es sei denn es handelt sich z. B. um einen Feiertag, an dem die Belegung oft geringer ist. Die Gesamtzahl sollte also immer plausibel sein. Anderenfalls müssen Sie das Band stoppen und die richtige Gesamtzahl bestimmen.

G12 Umgang mit Küchengeräten

Wenn Sie mit Küchengeräten umgehen, müssen Sie mit allen Modellen und Ausführungen gewissenhaft und präzise arbeiten können [Tab. 79]. Denken Sie immer daran, dass es Ihre eigenen Geräte sein könnten. Falls Sie nicht wissen, wie ein Gerät funktioniert, bitten Sie das Personal um Hilfe. Eine solche Unkenntnis ist keine Schande, aber eine unsachgemäße Handhabung des Gerätes kann einige Unannehmlichkeiten nach sich ziehen, die wirklichen Ärger auslösen, weil das Personal während der Reparaturzeit andere Lösungen suchen muss. Dies bedeutet dann in der Regel mehr Zeit und mehr Arbeit.

Beachten Sie außerdem immer den erforderlichen Arbeitsschutz. Wenn es durch Nachlässigkeit zu einem Unfall kommt, weil bestimmte Schutzmaßnahmen z. B. aus angeblichem Zeitmangel nicht eingehalten wurden, ist damit niemandem gedient.

Auch wenn wir hier einige Hinweise zum Gebrauch geben können, ist es doch am besten, wenn Sie sich zusätzlich von erfahrenen Kräften in den Gebrauch der Geräte einweisen lassen.

79 Küchemaschinen.

Zerkleinerungs- und Mischmaschinen	Mischmaschinen	Universalmaschine	weitere Geräte
Aufschnittmaschine	Schlagmaschine		Wasch- und Schälmaschinen
Brotschneidemaschine	Teigknetmaschine		Mikrowellengeräte
Fleischwolf	Mixgeräte		Konvektomaten
Kutter			Vakumiermaschine
Kaffeemühle			Portioniermaschinen (z. B. für Quark, Marmelade)
Passiermaschinen: Pürrierstab, Rüssel			Fritteuse/Fettstraße
Pommes-Schneider			Steamer

▶ Aufschnittmaschine/Brotschneidemaschine

Man unterscheidet halb- und vollautomatische Aufschnittmaschinen/Brotschneidemaschine für Wurst, Käse, kalten Braten und Brot. In der Regel sind diese Geräte bereits zusammengebaut.

▷ Stellen Sie zunächst gewünschte Schnittstärke ein.
▷ Ziehen Sie dann den Schlitten bis zum Anschlag zurück.
▷ Klappen Sie die Druckplatte auf und legen Sie das Schnittgut ein.
▷ Schließen Sie die Klappe. Das Schnittgut ist jetzt fixiert.
▷ Schalten Sie die Maschine ein und schneiden Sie.
▷ Nach dem Schneiden wird die Maschine ausgeschaltet, der Stecker gezogen und die Maschine gereinigt. Die Reinigung ist erforderlich und sollte immer ernst genommen werden. Gehen Sie hier nach der Gebrauchsanweisung des Herstellers vor und verwenden Sie auch nur die dort empfohlenen Reinigungsmittel. Achtung: Die Messer sind sehr scharf!

▶ **Fleischwolf**

Ein Fleischwolf eignet sich zur Zerkleinerung von Fleisch, Fisch, Innereien, Gemüse und Brot. Jeder Fleischwolf muss vor der Benutzung zusammengebaut werden und wird zur Reinigung in seine Einzelteile zerlegt.

▷ Die Einzelteile von innen nach außen:
   ▶ Schnecke
   ▶ Vorschneider
   ▶ erstes Messer
   ▶ große Lochscheibe (z. B. 13 mm)
   ▶ zweites Messer
   ▶ Lochscheibe mit kleineren Löchern (z.B 10 mm).

▷ Je nach gewünschtem Zerkleinerungsgrad setzen Sie den Wechsel von Messer und immer feinerer Lochscheibe fort.

▷ Nach der letzten Lochscheibe wird der Einlegering aufgesetzt.

▷ Zum Abschluss schrauben Sie die Überwurfmutter auf. Ziehen Sie diese nicht zu fest an, da sich ansonsten eventuell nichts mehr bewegen lässt.

▷ Die Messer müssen derart eingesetzt werden, dass sie bei Linksdrehung schneiden.

▷ Stecken Sie nie die Finger oder andere Werkzeuge in die laufende Schnecke, sondern verwenden Sie dazu ausschließlich das dafür vorgesehene Hilfsmittel.

▷ Nach dem Wolfen wird die Maschine ausgeschaltet, der Stecker gezogen und die Maschine zur Reinigung vollständig zerlegt. Auch hier ist die Reinigung notwendig und sollte nach den Vorgaben des Herstellers erfolgen.

▶ **Kutter**

Mit dem Kutter können Sie schneiden, zerkleinern und mischen. Deshalb eignet er sich besonders für Hackmassen, Haschee und Pastetenmassen. Sie können zu dem Fleisch auch bereits die Gewürze geben. Die umlaufenden Messer zerkleinern das Fleisch und vermischen dabei gleichzeitg die Schnittmasse mit den Gewürzen.

▷ Die Messer müssen immer nach vorne schlagen.

▷ Die Schüssel dreht sich im Uhrzeigersinn. Sie sollte nicht mehr als zu 3/4 gefüllt werden.

▷ Bei laufendem Gerät muss immer der Deckel verschlossen sein. Normalerweise läuft das Gerät nicht im geöffneten Zustand.

▷ Die fertige Masse sollten Sie sehr vorsichtig aus der Schüssel entnehmen, da die Messer noch tief in der Masse stecken und die Enden nicht immer zu sehen sind.

▷ Nach Gebrauch wird die Maschine ausgeschaltet, der Stecker gezogen und die Maschine zur Reinigung so weit wie möglich zerlegt.

▶ **Schlagmaschine**

▷ Legen Sie sich den passenden Rühr- oder Schlagbesen zurecht und schrauben Sie ihn ein [Tab. 80].

▷ Stellen Sie die Kesselhöhe so ein, dass der Besen den Kesselboden gerade nicht berührt und schrauben Sie ihn dann fest.

▷ Stellen Sie die entsprechende Schlagstärke bzw. Besendrehzahl ein.

▷ **Achtung:** Zu langes Rühren und Schlagen schadet der Konsistenz.

▤ **80** Auswahl des richtigen Besens.

rühren	schlagen
Quark	Schlagsahne
Rührteig	Eischnee
Mayonnaise	Biskuitteig
	Schaumspeisen

▷ **Schlagsahne und Eischnee** müssen vor der Verarbeitung gut gekühlt sein, da sich sonst nicht das gewünschte Ergebnis einstellt. Eine ganz kleine Prise Zucker oder Salz beschleunigt das Steifwerden.

▷ Nach Gebrauch ziehen Sie den Stecker. Entfernen Sie Besen und Kessel und reinigen Sie beides gründlich.

H Medizinisch-praktische Tätigkeiten

H1 Blutdruckmessung

Die Blutdruckmessung ist heute eine notwendige und übliche Maßnahme in der Diätberatung. Diätassistenten und Ernährungswissenschaftler sollten sie natürlich beherrschen. Viele Kliniken bieten Hypertonieschulungen an. Sie sollten wissen, wie der Blutdruck gemessen wird, gerade wenn Sie Patienten mit Hypertonus, chronischen Nierenerkrankungen oder Diabetes mellitus beraten oder schulen. Denn sicherlich kommen Sie immer einmal wieder in die Situation, einem Patienten den Blutdruck messen zu wollen.

Der Blutdruck ist der Druck, der in den Blutgefäßen herrscht. Er ist abhängig von der Leistung des Herzens und der Elastizität der Blutgefäße. Zieht sich das Herz zusammen, wird das Blut in die Gefäße gedrückt (Systole), worauf der Druck steigt. Erschlafft das Herz, fällt der Druck (Diastole). Der Blutdruck schwankt von Minute zu Minute und im gesamten Tagesablauf mitunter recht deutlich. Morgens nach dem Aufstehen beispielsweise ist er niedriger, während er bei körperlicher Belastung (auch beim Essen) ansteigt.

Dauerhaft zu hoher Blutdruck wird als „Hypertonie" bezeichnet. Er erhöht das Risiko für Schlaganfall und Herzinfarkt. Das Gegenteil stellt die Hypotonie dar, auf Dauer erniedrigter Blutdruck. Zur Blutdruckmessung stehen semiautomatische oder elektrische Blutdruckmessgeräte zur Verfügung. Alle Möglichkeiten beruhen aber auf dem gleichen Messprinzip. Die übliche Messmethode mit einer Druckmanschette und einem Stethoskop geht auf den italienischen Kinderarzt Riva-Rocci zurück, weshalb für die Blutdruckmessung auch oft das Kürzel „RR" verwendet wird. Die Maßeinheit für den Blutdruck ist „mmHg" (Millimeter Quecksilbersäule; Quecksilber = Hydrargyrum; Hg).

Bedenken Sie immer, dass der Blutdruck nur eine Momentaufnahme der Blutdrucksituation ist. Gerade dann, wenn die Messung noch nicht zur Routine geworden ist, können Sie davon ausgehen, dass der Druck aufgrund der Erwartungshaltung oder der sicher vorhandenen Nervosität des Patienten erhöht ist.

▶ Vorbereitung

▷ Materialien:
  ▶ Blutdruckapparat mit Manometer und Manschette (12–14 cm breit)
  ▶ Stethoskop.
▷ Schaffen Sie Ruhe.
▷ Erklären Sie dem Patienten, was Sie tun werden.
▷ Entblößen Sie den Oberarm. Messen Sie nie über Hemd, Pullover oder Bademantel.
▷ Die Luft in der Manschette muss völlig herausgedrückt sein.

▶ Durchführung

▷ Der Patient sollte liegen oder sitzen. Wenn Sie im Stehen messen müssen, sollte der Patient mit dem Arm die gegenseitige Schulter greifen, damit die Oberarmmuskulatur bei der Messung möglichst entspannt ist.

▷ Die Manschette wird eng um den Oberarm etwa 5 cm oberhalb des Ellenbogens (A. brachialis) angelegt.

▷ Schließen Sie die Ventilschraube am Blasebalg.

▷ Stecken Sie die Ohr-Oliven des Stethoskops in die Ohren, und setzen Sie es in der Ellenbeuge an [Abb. 47].

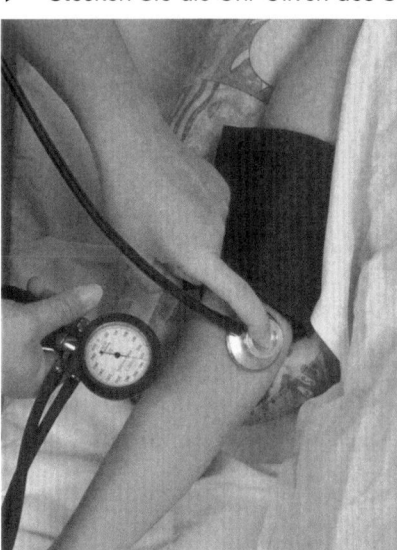

▷ Pumpen sie die Manschette etwa 50 mmHg über den vermuteten systolischen Wert auf (200–250 mmHg).

▷ Lockern Sie langsam durch Öffnen der Ventilschraube den Manschettendruck (3–5 mmHg/s).

▷ Beim ersten hörbaren Ton wird zum ersten Mal abgelesen (= systolischer Wert). Sie können ihn auch palpatorisch an der A. radialis („Puls") fühlen.

▷ Beim letzten hörbaren Ton wird zum zweiten Mal abgelesen (= diastolischer Wert). Das Druckgeräusch kann unter Umständen bis 0 mmHg hörbar sein.

▷ Notieren Sie den Wert [Tab. 81].

▷ Unterschiede zwischen rechtem und linken Arm können normal und relativ ausgeprägt sein, sie können aber auch krankhaft sein. Notieren Sie an welchem Arm gemessen wurde. Wenn Sie erstmals bei einem Patienten messen, müssen Sie grundsätzlich beide Seiten messen und den höheren Wert notieren.

⊙ **47**

▤ **81** Blutdruck-Normalwerte.

Bewertung des Blutdrucks	Systolischer Druck	Diastolischer Druck
optimal	< 120 mmHg	< 80 mmHg
normal	< 130 mmHg	< 85 mmHg
hochnormal	< 140 mmHg	< 90 mmHg
Hochdruck (Hypertonie)	> 140 mmHg	> 90 mmHg
bei Diabetes mellitus	< 130 mmHg	< 85 mmHg
bei chronischer Niereninsuffizienz	< 125 mmHg	< 75 mmHg

Als entscheidend für die Bewertung des Blutdrucks gilt heute die Kombination mit anderen Erkrankungen, aus denen sich veränderte Normalwerte ergeben.

 Tipps und Tricks

▷ Allein der Umstand, dass der Blutdruck gemessen werden soll, führt bei manchen Patienten zum Blutdruckanstieg.

▷ Achten Sie darauf, die richtige Reihenfolge bei der Messung einzuhalten. Das hohe Aufpumpen der Manschette ist (besonders wenn es länger währt) für den Patienten unangenehm oder sogar schmerzhaft.

▷ Wenn Sie sich nicht sicher sind, ob Sie die Manschette ausreichend hoch über den systolischen Wert aufgepumpt haben, dürfen Sie nicht nachpumpen, sondern müssen den Druck ablassen, drei Minuten warten und erneut und höher aufpumpen.

▷ Vor einer erneuten Messung muss der Manschettendruck ganz auf 0 gebracht werden. Helfen Sie eventuell durch Auspressen der Manschette nach. Außerdem sollten Sie einen etwa 3-minütigen Abstand zwischen den Messungen einhalten.

▷ Falsch niedrige systolische und falsch hohe diastolische Werte erhalten Sie, wenn die Manschette zu locker gewickelt, nicht ausreichend entleert oder der Druck zu rasch abgelassen wurde. Wiederholen Sie die Messung, wenn Sie einen solchen Fehler bemerken.

▷ Gerade als Anfänger sollten Sie auch zu Hause das Blutdruckmessen bei Freunden und Verwandten gut üben. Probieren Sie es auch einmal an sich selbst aus, um zu spüren, wie eng und straff sich eine Manschette, die über 200 mmHg aufgepumpt wurde, anfühlt.

▷ Wenn Sie bei einem Messergebnis unsicher sind und/oder die Werte nicht genau hören konnten, sollten Sie nicht zögern, eine erneute Messung durchzuführen.

Probleme und Sonderfälle

▷ **Dialyse-Patienten:** Sie dürfen keine Messung am Shunt-Arm durchführen.

▷ **Anhängende Infusionen:** Sie dürfen keine Messung am Infusionsarm durchführen.

▷ **Adipositas:** Verwenden Sie breitere Manschetten (18 cm), da es beim Einsatz normaler Manschetten zu einem falsch hohen Wert kommen kann. Vermerken Sie, mit welcher Manschettengröße Sie gemessen haben.

▷ **Magersucht:** Bei sehr dünnen Patienten verwenden Sie eventuell Kindermanschetten, da zu große Manschetten hier zu falsch niedrigen Werten führen.

▷ **Blutdruckmessung bei Kindern:** Verwenden Sie schmale Manschetten, da bei Einsatz normaler Manschetten ein falsch niedriger Wert entsteht.

▷ **Brustoperierte Patientinnen:** An der Seite der Operation soll nicht gemessen werden.

▷ **Kein Blutdruckgeräusch zu hören:** Wahrscheinlich wurde das Stethoskop nicht richtig in der Ellenbeuge aufgesetzt. Eventuell liegt es aber auch an der Apparatur (Stethoskop oder Messgerät) oder an Ihrem Hörvermögen.

▷ **Blutdruck über 200/100 (am Oberarm) oder starke Abweichungen vom Normalwert:** Benachrichtigen Sie den Arzt.

▷ **Eigene Geräte der Patienten:** Viele Patienten verfügen inzwischen über eigene, elektronische Geräte zur Blutdruckmessung. Sie sollten die Messung jedoch mit Ihrem vertrauten Gerät oder mit Druckmanschette und Stethoskop durchführen.

▷ **Gelähmter Arm:** Führen Sie die Blutdruckmessung an der gesunden Seite durch.

▷ **Marcumar-Patienten:** Bei Patienten, die mit Marcumar (Medikament zur Hemmung der Blutgerinnung) behandelt werden (hemmt die Blutgerinnung sehr stark), kann bereits das hohe Aufpumpen der Manschette durch den entstehenden Druck auf das Gewebe zu kleinen Hautblutungen führen. Versuchen Sie hier zunächst, die Manschette nur knapp über die palpatorisch letzte Systole aufzupumpen.

H2 Insulin injizieren

Subkutane Injektionen, zu denen die Insulininjektion zählt, sind dem Berufsbild der Diätassistentin und der Ernährungswissenschaftlerin – aber auch der Diabetesberaterin – zunächst einmal verboten, da es sich um invasive Methoden handelt. Trotzdem müssen Sie wissen, was darunter zu verstehen ist und wie sie durchgeführt werden, da auch in der Diätberatung und natürlich in der Diabetiker-Beratung und –Schulung danach gefragt wird oder innerhalb des Gesprächs das Thema Spritzen, Pen´s, Injektionsorte usw. auftauchen kann oder

Sie von ärztlicher Seite den Auftrag erhalten, den Patienten darin zu unterweisen. Gerade für ältere Patienten sind Sie die Ansprechpartnerin, wenn diese nicht den Mut aufbringen, den Arzt anzusprechen, kein Diabetesberater/-assistent im Hause ist oder Sie das Pflegepersonal nicht damit behelligen möchten.

> Subkutane Injektionen können nur auf nichtärztliche Mitarbeiter übertragen werden, wenn die entsprechende Qualifikation vorliegt und geprüft wurde.

Die subkutane Injektion dient der langsamen Resorption bestimmter Wirkstoffe, wodurch man einen konstanten Wirkstoffspiegel über einen längeren Zeitraum erzielen kann. Neben dem Insulin stellt Heparin die häufigste Substanz für diese Applikationsart dar. Zur Insulininjektion wird heutzutage von den Patienten aber auch vom Pflegepersonal der Pen verwendet.

▶ Vorbereitung

▷ Kontrollieren Sie ob der richtige Pen bereitliegt.
▷ Überprüfen Sie die in der Ampulle enthaltene Insulinmenge und wechseln Sie sie bei Bedarf aus bzw. lassen Sie sie wechseln.
▷ Wechseln Sie die Injektionsnadel.
▷ Stellen Sie den Pen entsprechend der zu injizierenden Einheiten ein.

▶ Durchführung

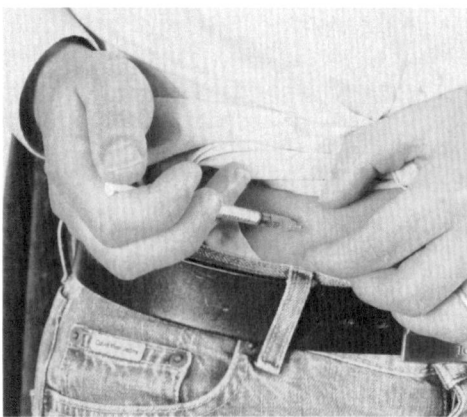

⊙ **48** Eigenhändige Subkutaninjektion in den Bauch.

▷ Der Injektionsort ist das subkutane Fettgewebe der Bauchdecke, des seitlichen Oberschenkel-Drittels oder in Ausnahmefällen das subkutane Fettgewebe des Oberarms. Er wird bei jeder Injektion gewechselt.
▷ Schlanke Patienten sollen mit Daumen und Zeigefinger eine Hautfalte aus Haut und Fettgewebe abheben und dann in einem Winkel von 90° einstechen [Abb. 48].
▷ Die Injektion erfolgt langsam und wird oft von dem Pen vorgegeben.
▷ Lassen Sie die Hautfalte los.
▷ Die Nadel wird danach langsam herausgezogen.
▷ Dann wird der Pen wieder verschlossen.

Probleme und Sonderfälle

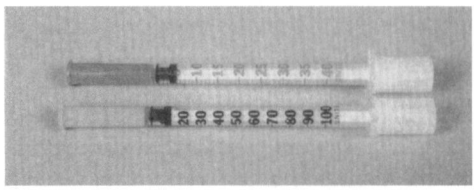

⊙ **49** Insulinspritzen mit unterschiedlicher Skalierung.

▷ Entzündungen: Die Injektion soll nicht in der Nähe einer entzündeten Hautregion erfolgen.
▷ Injektion mit Insulinspritzen ohne Pen: Dabei gibt es große Unterschiede in der Füllmenge, auf die genau geachtet werden muss, da es sonst zu eventuell fatalen Verwechslungen bei der Insulindosierung kommen kann [Abb. 49].

H3 Blutzuckerselbstkontrolle (Kapilläre Blutzuckerbestimmung)

Für den betroffenen Diabetiker stellt die Selbstkontrolle besonders des Blutzuckers eine Säule der modernen Diabetestherapie im Rahmen des Selbstmanagements dar. Neben der richtigen Insulinanpassung kann in unklaren Situationen wie Sport, Auto fahren, veränderte Mahlzeiten, Unterzuckerungen usw. vom Betroffenen selbst besser reagiert werden (Selbstmanagement in der Diabetestherapie). Die Selbstkontrolle führt somit zu einer größeren Sicherheit, zu mehr Freiheit und zu größerem Selbstvertrauen.

> Kapilläre Blutentnahmen können nur auf nichtärztliche Mitarbeiter übertragen werden, wenn die entsprechende Qualifikation vorliegt und geprüft wurde.

Um exakte Blutwerte zu erhalten, ist es bei der Blutentnahme und Gerätebedienung wichtig, möglichst alle Fehlerquellen auszuschalten [Tab. 82]. Deswegen ist eine individuelle und ausführliche Erklärung durch Sie erforderlich. Diätassistenten und Ernährungswissenschaftler sollten die üblichen Geräte beherrschen.

82 Messfehler.

benutzerabhängige Messfehler	• falsche Lagerung der Teststreifen • Teststreifen feucht geworden • Überlagerung der Teststreifen • Kodierung/Kalibrierung vergessen • Hände nicht gewaschen (Traubenzucker o.ä. auf der Hautoberfläche) • zu wenig Blut aufgetragen (nicht bei Geräten mit Blutvolumenkontrolle, wie z. B. Freestyle) • Schweißbeimischung • Desinfektionsmittelbeimischung • bestimmte Medikamente können die Werte verfälschen z. B. Vitamin C, Salizylsäure u. a. (nicht bei Freestyle und Messgeräten von STADA)
teststreifen-/geräte abhängige Messfehler	• zu hohe Luftfeuchtigkeit für die Teststreifen (Urlaub, Teststreifendose nicht verschlossen) • unzulässiger Temperaturmessbereich (z. B. Ski- und Strandurlaub) • Hämatokritwert zu hoch (neonatale Abteilungen, Geburtshilfe) • je nach Gerätetyp sind die Herstellerangaben unterschiedlich: Bedienungsanleitung lesen

▶ Vorbereitung

▷ Der Patient sollte wissen, warum er die Selbstkontrolle durchführt (Blutzuckereinstellung mit Insulin, Liberalisierung der Diättherapie, Wirkung von Essen oder körperlicher Belastung auf den Blutzucker usw.). Der Diabetes-Patient muss überdies motiviert sein, die Selbstkontrolle eigenständig durchzuführen und sorgfältig zu dokumentieren.

▷ Der Hausarzt muss bereit sein, die notwendigen Teststreifen zu verordnen.

▷ Sie selbst müssen sich mit den aktuellen Blutzuckermessgeräten und deren Bedienung auskennen, um den Patienten kompetent in der Handhabung unterweisen zu können.

▷ Führen Sie eine kurze Anamnese durch, um festzustellen, ob der Betroffene die körperliche und geistige Fähigkeit zur Blutzuckerkontrolle besitzt und hinreichend motiviert ist, diese auch verantwortungsvoll und selbstständig durchzuführen.

▶ *„Was hat der Arzt, denn schon mit Ihnen besprochen?"*

▶ *„Wissen Sie, warum Sie Ihren Blutzucker nun regelmäßig sollen messen?"*

▶ *„Haben Sie Probleme mit dem Sehen? Benötigen Sie eine Brille?"*

▶ *„Haben Sie Gefühlsstörungen auf der Haut wie z. B. Kribbeln oder Taubheitsgefühl?"*

▶ *„Gibt es motorische Störungen (Zittern der Hände, Lähmung einer Körperseite)?"*

▷ Bedenken Sie stets, dass jede Blutentnahme eine Körperverletzung des Patienten darstellt, die ohne seine Einwilligung nicht erlaubt ist.

▷ Bauen Sie einen vertrauensvollen Kontakt zum Patienten auf.

▷ Suchen Sie gemeinsam mit dem Patienten ein auf seine individuellen Bedürfnisse ange-passtes Blutzuckermessgerät aus. Möglich ist z. B. die visuelle Kontrolle des Blutzuckers mit Blutzuckerteststreifen (HGT 20–800) über eine Farbskala. Diese ist aber z. B. nicht geeignet für Betroffene, die schwer sehgestört sind oder bei schlechten Lichtverhältnissen testen müssen.

▷ Wählen Sie eine **Stechhilfe** mit entsprechender Stechnadel/Lanzette aus, die Sie in die Stechhilfe einführen. Stellen Sie die Stechtiefe je nach Hautdicke ein und spannen Sie die Stechhilfe. Verwenden Sie keine einfachen Metall-Lanzetten, da dadurch zu große Haut-verletzungen entstehen.

▷ Bereiten Sie das **Testgerät** vor (Batterieladezustand, Vorcodierung des Gerätes auf die entsprechende Teststreifenbox, Teststreifen erklären und bereitlegen).

▷ Zur Punktion sollten die Hände gewaschen, trocken und warm sein.

▷ Im stationären Bereich (Klinik, Diabetesambulanz, Pflegeheim usw.) muss die Einstichstelle desinfiziert werden. Beachten Sie unbedingt die vom Hersteller angegebene Einwirkzeit für das Desinfektionsmittel. Die Punktionsstelle muss vor der Blutzuckerkontrolle trocken sein!

> **Kriterien zur Auswahl von Blutzuckermessgeräten**
>
> ▶ einfache Bedienung
> ▶ Sicherheit und Genauigkeit (eine max. Abweichung von 15 % ist zulässig)
> ▶ benötigte Blutmenge
> ▶ Teststreifenverarbeitung (Größe, Sip-in-Technik; s. u.)
> ▶ gut lesbare Anzeige (Display)
> ▶ Messbandbreite (20–500 mg/dl)
> ▶ Speicherplatzmenge/Datenübertragung auf PC
> ▶ Batterien (überall erhältlich)
> ▶ Schnelligkeit des Messvorgangs
> ▶ unauffällig/auffällig, Farbe, Größe

▷ Nach Möglichkeit wählt der Patient den Finger, in den gesto-chen werden soll, selbst aus (vorzugsweise Ringfinger, Zeige-finger, Mittelfinger). Für jede neue Messung wird die Einstichstelle gewechselt. (Die Selbstkontrolle am Ohrläppchen ist nur unter Ausnut-zung der Kapillartechnik und viel Übung vor dem Spiegel möglich.)

▶ Durchführung

▷ Schalten Sie das Gerät ein. Je nach Gerät geschieht dies durch eine Drucktaste oder direkt durch den Teststreifen.

▷ Legen Sie den Teststreifen ein und prüfen Sie, ob das Blutzuckermessgerät messbereit ist (Anzeige im Display).

▷ Setzen Sie die Stechhilfe an die seitlichen Ränder der ausgewählten Fingerbeere an. Dort befinden sich weniger Nervenzellen, die weniger Schmerz erzeugen. Betätigen Sie den Auslöseknopf.

▷ Wischen Sie den ersten Blutstropfen ab, da dieser noch viel Gewebeflüssigkeit enthält.

▷ Sorgen Sie dann für einen Bluttropfen, der für das System ausreichend ist, durch vorsich-tiges und langsames Ausstreichen von der Handinnenfläche zum ausgestreckten Punkti-onsfinger. Die Fingerbeere sollte auf keinen Fall „gemolken" werden (kein starkes Pressen,

Drücken oder Quetschen der Fingerbeere, da sonst die austretende Gewebeflüssigkeit den Messwert verfälscht).

▷ Legen Sie das Messgerät mit dem Teststreifen an die Punktionsstelle an, bis die Blutprobe den Teststreifen leicht berührt. Bitte warten Sie, bis eine ausreichend große Blutprobe angesogen wurde. Das Gerät verkündet dies durch einen Piepton oder über ein optisches Signal im Display. Bei älteren Geräten muss eventuell ein optimaler Blutstropfen punktgenau auf den Teststreifen aufgetragen werden.

▷ Die Messung ist je nach Gerätetyp nach 5–30 s abgeschlossen (akustisches oder optisches Signal - je nach Gerät).

▷ Dokumentieren Sie den aktuellen Blutzuckerwert im Blutzuckertagebuch und reagieren Sie entsprechend (z. B. Insulinanpassung, Kohlenhydratzufuhr usw.).

▷ Entfernen Sie den Teststreifen. Vergessen Sie nicht, nach der Säuberung (nur bei photometrischen Geräten) das Gerät auszuschalten.

 ## Probleme und Sonderfälle

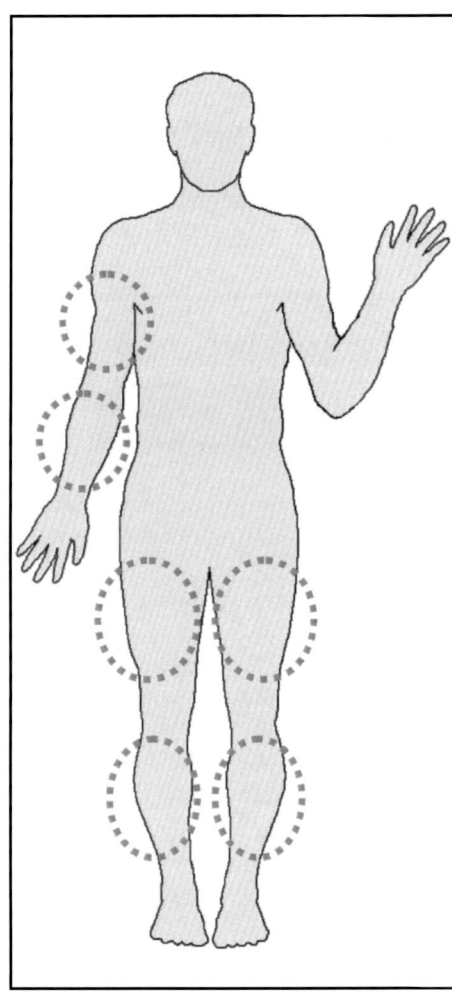

⊙ **50** Alternative Punktionsstellen.

▷ **Zu wenig Blut:** Zur Lösung dieses nicht seltenen Problems stehen Ihnen verschiedene Ansätze zur Verfügung.

▶ Halten Sie den Arm nach unten und streichen Sie langsam von der Handinnenfläche aus Blut in die Fingerbeere.

▶ Verändern Sie die Einstichtiefe.

▶ Wählen Sie ein Geräte aus, das mit einer sehr geringen Blutmenge auskommt (z. B. FressStyle 0,3 µl).

▶ Bei manchen Geräten darf innerhalb kurzer Zeit Blut nachgetragen werden (siehe hierzu die Bedienungsanleitung des Gerätes).

▷ **Schmerzen bei der Punktion:** Wenn der Patient anhaltend über den Punktionsschmerz klagt, sollten Sie in Absprache mit dem Hausarzt die Nadeln häufiger wechseln lassen. Verringern Sie auch die Einstichtiefe (je nach Stechhilfe einstellbar).

▷ **Blutzuckermessung an alternativen Körperstellen:** Diese Blutzuckermessung ist nur mit AST-(Alternate Site Testing)-Geräten mit entsprechend geringen Blutmengen möglich (z. B. FreeStyle mit 0,3 µl oder One Touch Ultra mit 1,0 µl). Verwenden Sie auch nur die Stechhilfe, die im Set mitgeliefert wurde. Aus physiologischen Gründen kann die Durchblutung an der Fingerbeere bzw. an den Handflächen im Vergleich zu den oben genannten Teststellen unterschiedlich sein [Abb. 50]. Hieraus können Unterschiede in der Blutzuckermessung resultieren, insbesondere nach Mahlzeiten, Insulingabe oder körperlicher Betätigung. Um diese physiologischen Unterschiede zu minimieren, ist es wichtig, vor der Blutentnahme am Ober- oder Unterarm, am Oberschenkel und an der Wade die Punktionsstelle zu reiben bis ein Wärmegefühl entsteht. Es ist weiterhin empfehlenswert, Messungen an alternativen Stellen nur zu Zeiten durchzuführen, an denen der Blutzucker relativ stabil ist. Bei rasch zu erwartenden Änderungen des Blutzuckers empfiehlt es sich, weiterhin den Blutstropfen aus der Fingerbeere zu verwenden.

▷ **Geräte-Check-up nach 30 Messungen im stationären und ambulanten Bereich:** Nach den Richtlinien der Bundesärztekammer zur Qualitätskontrolle von Glukose-Messgeräten, die auf Kapillarblut kalibriert sind und keinen Pipettierschritt aufweisen, unterliegen diese einer internen Qualitätskontolle. Dies bedeutet, dass eine Kontrolle (Testlösung) nach 30 Patientenproben durchgeführt werden muss.

Die Dokumentation muss in Listen erfasst werden und sollte Folgendes beinhalten:

▸ Einsatzort/Gerätetyp und -nummer
▸ Datum der Kontrollmessung und Name des Untersuchers
▸ Bezeichnung und Chargen-/Lot-Nummer der Kontrolllösung und Teststreifen
▸ Zielwert und erlaubte Bereiche mit Maßeinheit.

Jedes Kontrollergebnis ist zu bewerten, ob es die maximal zulässige Messabweichung einhält (Glucose max. +/-15 %). Die Dokumentation muss 5 Jahre aufbewahrt werden. Eine Überprüfung erfolgt durch das Eichamt, welches bei Zuwiderhandlungen Bußgelder verhängen kann.

H4 Bestimmung des Körperfettgehaltes

▶ Hautfaltendickenbestimmung (Kalipometrie)

Der Körperfettgehalt eines Menschen ist individuell unterschiedlich und als Gradmesser für den „Verfettungsgrad" sinnvoller heranzuziehen als der Body-Mass-Index. Auch in der Verlaufskontrolle sollte der Körperfettgehalt bestimmt werden. Die verschiedenen Techniken sollten von Diätassistenten und Ernährungswissenschaftlern beherrscht werden. Die Kalipometrie ist ein einfaches Verfahren zur Ermittlung des Körperfettgehaltes, das jedoch viel Erfahrung erfordert. Es handelt sich um eine Standardmethode zur Erfassung des Ernährungsstatus: Sie ist rasch zu erheben, kostengünstig und nichtinvasiv. Nachteilig ist die z.T. erhebliche Abhängigkeit des Messergebnisses vom Untersucher.

In Untersuchungen hat sich jedoch gezeigt, dass die Kalipermessung anderen Messmethoden an Genauigkeit überlegen sein kann.

Etwa 50 %–70 % des Körperfettgewebes werden im subkutanen Fettgewebe gespeichert. Mithilfe einer Fettmesszange (Kaliper) wird an unterschiedlichen Messpunkten die Hautfaltendicke bestimmt. Folgende Stellen werden dafür herangezogen:

▷ auf Tragushöhe, Jochbeinfortsatz
▷ zwischen Kehlkopf und Zungenbein
▷ an der Fosssa axilaris (M. pectoralis)
▷ an der 10 Rippe, Axilarlinie
▷ Viertel zwischen Nabel und Spina illiaca anterior superior
▷ über Spina illiaca anterior superior (supraspinal)
▷ abdominale Hautfalte
▷ Angulus inferior der Scapula (subscapularis)
▷ Mitte des Triceps brachii, am Übergang zwischen Capitulum med. und long.

▷ Dicht über der Patella (Sehnenbereich)
▷ in der Kniekehle, über dem M. gastrocnemius
▷ Mitte des M. biceps brachii.

Hierzu wird die Haut und das subkutane Fett zwischen Daumen und Zeigefinger gepresst und von der darunterliegenden Muskulatur abgehoben. Die Dicke der so erzeugten Hautfalte wird mit dem Kaliper gemessen.

▶ Durchführung

▷ Alle Messungen werden an der rechten Körperhälfte so genau wie möglich durchgeführt (Skala in 0,1 oder 0,5 cm Schritten – abhängig vom verwendeten Kaliper).
▷ An einer bestimmten Körperstelle wird mit dem linken Daumen und Zeigefinger eine Hautfalte abgehoben.

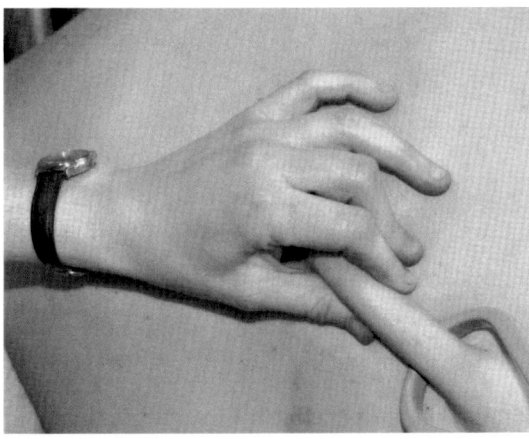

▷ Die Finger sind zu Beginn etwa 8 cm voneinander entfernt, dann bewegen sie sich zueinander, um zur Falte zu gelangen.
▷ Die Falte muss während der Messung, d. h. nach dem Anlegen der Kaliper, erhalten bleiben.
▷ Die Öffnung der Kaliper wird so angebracht, dass die Hautfaltendicke senkrecht zur Längsachse der Falte erfasst wird – dann mit den Fingern langsam auslassen [Abb. 51].
▷ Das Messergebnis wird nach ca. 2 s abgelesen. Ein späteres Ablesen führt zu einem zu niedrigen Wert für die Hautfaltendicke. Um eine vorübergehende Abnahme der interstitiellen Flüssigkeit an

⊙ **51** Messung der Hautfaltendicke mit einem Kaliper. (Foto Karla Fritze, Potsdam)

der Messstelle zu vermeiden, sollten an jeder Stelle vor einer zweiten und dritten Messung mindestens 30 s vergangen sein.
▷ Der Mittelwert aller drei Messungen pro Stelle wird dann zur Berechung herangezogen.
▷ Bei fettleibigeren Personen ist eine gute Kalipermessung oft nur zu Zweit möglich, da die Hautfalten manchmal mit zwei Händen gefasst werden müssen.

▶ Bioelektrische Impedanzanalyse (BIA)

Die Messung der Körperkompartimente ist mit verschiedenen Methoden möglich. Die BIA hat sich inzwischen wissenschaftlich bestens etabliert und ist vielen Methoden überlegen. Die verschiedenen Gewebearten unterschieden sich in ihrer Leitfähigkeit für Wechselstrom, was sich die bioelektrische Impedanzanalyse (BIA) zu Nutze macht. Es werden vier Elektroden am Körper angebracht, über die ein nicht wahrnehmbarer Wechselstrom von 500-800 µA bei 50 kHz fließt, der sowohl extra- als auch intrazelluläre Flüssigkeitsräume durchdringt. Es wird der Spannungsabfall zwischen den Elektroden gemessen. Hierdurch sind Rückschlüsse auf den stromleitenden Gesamtwassergehalt und damit auf die fettfreie Körperzellmasse möglich. Der Patient liegt während der Messung. Zwei stromgebende Elektroden werden auf der Mittellinie der dorsalen Hand- und Fußflächen angebracht. Bei anderen Messsystemen steht der Patient barfuß auf jeweils einer Elektrode, die auf der Wiegeplattform einer Waage angebracht ist.

Obwohl hierbei nur die unteren Extremitäten in das Messverfahren mit einbezogen werden, sind Rückschlüsse auf die Gesamtkörperzusammensetzung möglich. Fettwaagen oder Handmessgeräte bestimmen in der Regel nur die Fettmasse.

Die Reproduzierbarkeit der Ergebnisse bioelektrischer Impedanzanalysen ist an die Einhaltung verschiedener Randbedingungen gebunden. Da die Messungen stark vom Gesamtkörperwasser und von dessen Verteilung im intra- und extrazellulärem Raum abhängen, führen Störungen des Körperwasserhaushalts (z. B. durch Alkohol, Sport, Medikamente u. a.) zu Fehlern in der Bestimmung des Körperfettanteils. Auch der Füllungszustand der Blase und die Körpertemperatur haben Einfluss auf die Messungen.

H5   Grundpflege von Patienten

Die Grundpflege von Patienten gehört nicht zu den vorrangigen Aufgaben einer Diätassistentin oder Ernährungswissenschaftlerin. Trotzdem kann es hilfreich sein, sich auch als Diätassistentin oder Ernährungswissenschaftlerin hier ein wenig auszukennen, wenn es z. B. darum geht dem Patienten im Krankenbett einmal rasch und unkompliziert zur Hand zu gehen oder einer Pflegekraft in Not auszuhelfen.

Die Grundpflege, das Waschen eines Patienten am Waschbecken oder im Bett, ist eine Tätigkeit, die im Rahmen der Patientenversorgung von großer Bedeutung ist. Es geht nicht um die Körperreinigung allein, sondern auch um die damit verbundene Beobachtung der Haut, entsprechende Hautpflege und die Anregung der Hautdurchblutung. Die Grundpflege stellt auch eine Aktivierung der Patienten dar, sofern er in die Tätigkeit einbezogen wird.

Die Grundpflege ist eine sehr persönliche und intime Tätigkeit. So ist das oberste Gebot, das Schamgefühl und die Wünsche des Patienten zu respektieren und durch einfühlendes und taktvolles Verhalten eine angenehme Atmosphäre zu schaffen.

▶   Körperpflege im Bett

Vorbereitung

▷   Stellen Sie sich bei jeder Waschung auf eine sinnvolle Kombination von Prophylaxen und anderen Maßnahmen wie z. B. Wechsel der Bettwäsche ein. Machen Sie sich gerade als unerfahrene Kraft die einzelnen Abläufe klar und fertigen Sie bei Unsicherheiten darüber einen kleinen Plan an, damit Sie den Patienten möglichst selten drehen müssen.

▷   Schließen Sie die Fenster und meiden Sie Zugluft. Sorgen Sie für eine Raumtemperatur, die dem Patienten angenehm ist.

▷   Respektieren Sie das Schamgefühl jedes einzelnen Patienten: Im Krankenhaus oder Pflegeheim sollten Sie grundsätzlich einen Sichtschutz aufstellen, wenn sich weitere Patienten bzw. Bewohner im Zimmer befinden.

▷   Desinfizieren Sie Ihre Hände.

▷   Möglicherweise müssen Sie Handschuhe und/oder Schutzkleidung tragen, z. B. bei Patienten mit hochinfektiösen Erkrankungen oder Immunschwäche (z. B. MRSA, HIV). Achten Sie dabei auf größte Sorgfalt im Umgang mit den Patienten. Wenn Sie einen Mundschutz tragen müssen, sieht der Patient nur das halbe Gesicht und es bedarf des Aufbaus eines Vertrauensverhältnisses.

▷   Legen Sie sich folgende Materialien griffbereit zurecht:

- ▶ Waschschüssel; das Wasser wird nach den Wünschen des Patienten temperiert.
- ▶ zwei Waschlappen
- ▶ mindestens zwei Handtücher, sofern der Patient es nicht anders wünscht
- ▶ Seife oder Waschlotion
- ▶ Zahnbürste, Zahnpasta, Schale zum Ausspucken
- ▶ Nachthemd oder Schlafanzug bzw. Kleidung
- ▶ Materialien für Prophylaxen (z. B. Panthenol zur Dekubitusprophylaxe)
- ▶ Kamm oder Bürste, ggf. Rasierer
- ▶ Körperpflegemittel, Cremes oder Körperlotionen (je nach Wunsch des Patienten)
- ▶ Duft-Cremes, Rasierwasser, Deo, Eau de Toilettes usw. sollten bereit gestellt werden, wenn nichts dagegen spricht
- ▶ ggf. saubere Bettwäsche (besonders bei stark schwitzenden oder inkontinenten Personen) und ggf. Inkontinenzvorlage
- ▶ eventuell Wäscheabwurf und Mülleimer (nicht als Ablagefläche benutzen!).
- ▷ Bringen Sie das Bett zunächst in eine angenehme Arbeitshöhe (Hüfthöhe).

Durchführung

- ▷ Sagen Sie dem Patienten immer vorher, was Sie tun werden.
- ▷ Berücksichtigen Sie individuelle Wünsche des Patienten.
- ▷ Der Patient muss während des gesamten Wasch- und Pflegeprozesses auf körperliche Veränderungen wie Anzeichen für einen Kreislaufabfall, sichtbare Veränderungen z. B. der Haut oder Schmerzen beobachtet werden **(Krankenbeobachtung)**.
- ▷ Geben Sie dem Patienten besonders morgens vor der Körperpflege die Möglichkeit zur Blasenentleerung. Waschen Sie sich anschließend die Hände (ggf. auch Händedesinfektion!).
- ▷ Bieten Sie vor dem Waschvorgang die Mundpflege an. Dazu setzen Sie den Patienten aufrecht hin und reichen ihm Zahnbürste mit Zahncreme sowie einen Zahnbecher und eine Schale zum Ausspucken. Ist der Patient nicht in der Lage sich die Zähne selbst zu putzen, so verfahren Sie nach den Regeln einer gesunden **Zahnpflege**.
  Trägt der Patient eine **Zahnprothese**, spülen sie diese gründlich ab. Setzen Sie sie ihm auch wieder ein, wenn er dazu selbstständig nicht mehr in der Lage ist.
- ▷ Bringen Sie den Patienten nun in eine geeignete Position zum Waschen. Dazu werden Lagerungshilfsmittel und Kissen entfernt. Die Bettdecke kann zunächst noch als Abdeckung der Beine dienen.
- ▷ Decken Sie nur die zu waschende Körperregion auf.
- ▷ Die Waschrichtung ist von oben nach unten (Kopf → Fuß).
- ▷ Waschen Sie stark verschmutzte Bereiche zuerst und wechseln Sie dann Wasser, Waschlappen und Handtuch.
- ▷ Waschen Sie **Gesicht**, Hals, Ohren und Nacken (nur auf besonderen Wunsch mit Seife) und trocknen Sie alles gründlich ab.
- ▷ Die **Augen** werden vom äußeren zum inneren Augenwinkel hin gereinigt, da so der physiologische Weg der Schmutzentfernung ist. Schmutzreste werden mit der Tränenflüssigkeit über den Tränenkanal abtransportiert, während sie sich im äußeren Augenwinkel ansammeln.
- ▷ Waschen Sie jetzt **Arme, Brustbereich** und Nabel und trocknen Sie wieder alles ab. Beginnen Sie mit dem Arm, der am weitesten von Ihrem Körper entfernt liegt (körperfern). Sollte der Patient den Arm nicht selbstständig hochhalten können, legen Sie zum Schutz des Betts ein Handtuch unter den Arm. Vergessen Sie nicht die Hände und besonders die Finger.

▷ Bei trockener Haut cremen Sie Arme, Oberkörper und eventuell auch das Gesicht mit einer Hautlotion ein. Achten Sie darauf, dass „viel" nicht „viel hilft"! Die Haut soll nicht durch die Lotion aufweichen und geschädigt werden (Dekubitusgefahr!).

▷ Bedecken Sie den Oberkörper beispielsweise mit einem trockenen Handtuch.

▷ Nach der Oberkörperreinigung wechseln Sie den Waschlappen und das Handtuch. Gehen Sie davon aus, dass die Utensilien am Abend oder am nächsten Tag nochmals verwendet werden. (Werden anschließend alle Utensilien in die Wäsche gegeben, genügen ein Waschlappen und ein Handtuch.)

▷ Jetzt waschen Sie **Beine** und Füße und trocknen Sie sie gut ab. Beginnen Sie mit dem körperfernen Bein und Fuß. Achten Sie darauf, dass auch die Zehenzwischenräume sowohl gut gereinigt, als auch gut abgetrocknet werden, da hier oft Fußpilz entsteht. **Fersen** müssen auf Veränderungen hin beobachtet werden, da sie zu den dekubitusgefährdeten Körperbereichen gehören.

▷ Reinigen Sie jetzt den vorderen **Genitalbereich**:

▶ Der Intimbereich wird bei der **Frau** von vorne nach hinten gewaschen, da sonst Fäkalkeime in Scheide oder Harnröhre gelangen und eine Entzündung hervorrufen können.

▶ Beim **Mann** müssen Sie darauf achten, dass die Vorhaut beim Waschen des Gliedes zurückgezogen wird. Nach dem Abtrocknen muss die Vorhaut wieder über die Eichel gestreift werden, da sich sonst ein Penisödem bilden kann. Unter der Vorhaut sammelt sich oft Sekret an, welches zu Entzündungen führen kann, wenn es nicht täglich entfernt wird. Sollte eine Vorhautverengung (Phimose) vorliegen, dürfen Sie keine Gewalt anwenden. Informieren Sie statt dessen den Hausarzt oder Stationsarzt. Wechseln Sie jetzt das Wasser.

▷ Bedecken Sie den Patienten von vorne und drehen Sie ihn auf die Seite.

▷ Eventuell sollten Sie jetzt auch den ersten Schritt des Bettwäschewechsels bei bettlägerigen Patienten durchführen.

▷ Waschen Sie mit dem zweiten Waschlappen den **Rücken**, Gesäß und Analfalte. Legen Sie zum Schutz ein Handtuch unter. Trocknen Sie alles mit dem zweiten Handtuch ab.

▷ Eventuell können Sie jetzt die in der Pflegeplanung festgelegte Pneumonie- und Dekubitusprophylaxe durchführen.

▷ Drehen Sie den Patienten wieder auf den Rücken.

▷ Bei insgesamt trockener Haut cremen Sie jetzt den übrigen Körper dünn ein.

▷ Ziehen Sie dem Patienten ein frisches Nachthemd oder einen frischen Schlafanzug an.

▷ Kämmen Sie den Patienten.

▷ Lagern Sie den Patienten, wie es in der Pflegeplanung vorgesehen ist. Erkundigen Sie sich dann nach seinem Wohlbefinden und decken Sie ihn zu.

▷ Entsorgen Sie die verwendeten Materialien und die Schmutzwäsche.

▷ Dokumentieren Sie Ihre Arbeit mit Handzeichen und Uhrzeit im Pflegebericht.

Wechsel der Inkontinenzvorlage

▷ Bei der Intimtoilette sollten Sie gleichzeitig die Inkontinenzvorlage wechseln.

▷ Öffnen Sie die Klebestreifen und führen Sie die Intimtoilette durch.

▷ Schieben Sie den körperfernen Teil der Inkontinenzvorlage etwas unter das Gesäß.

▷ Jetzt drehen Sie den Patienten zur entgegengesetzten Seite. Dort wird er entweder von einer zweiten Person gehalten oder er hat ein Bettgitter, an dem er sich festhalten kann.

▷ Waschen Sie das Gesäß, trocknen Sie es ab und reiben Sie es ein.

▷ Nun kann die Inkontinenzvorlage unter dem Gesäß herausgezogen, zusammengerollt und im Mülleimer entsorgt werden.

▷ Legen Sie eine neue Inkontinenzvorlage unter und achten Sie darauf, dass die Seite mit dem Klebestreifen im Rücken liegt.

▷ Anschließend schlagen Sie die körperferne Klebeseite der Inkontinenzvorlage ein und schieben sie in entsprechender Höhe unter das Gesäß.

▷ Drehen Sie den Patienten auf den Rücken und ziehen Sie die körperferne Seite heraus. Verschließen Sie die Inkontinenzvorlage mit dem Klebestreifen, und achten Sie auf deren guten Sitz. Keinesfalls dürfen sie in den Leisten einschneiden.

▷ Wenn ein Patient dazu neigt, sich die Inkontinenzvorlage zu öffnen, sollten Sie sie so anziehen, dass die Klebestreifen im Rücken liegen, sodass der Patient sie nicht mehr öffnen kann. Eine andere Möglichkeit ist es, eine Unterhose über die Inkontinenzvorlage zu ziehen.

► Körperpflege am Waschbecken

Vorbereitung

▷ Stellen Sie die Waschschüssel, einen Lappen, Seife und Handtuch ans Bett und die restlichen Materialien (siehe oben) ans Waschbecken.

▷ Stellen Sie einen Stuhl oder Nachtstuhl, den Sie mit einem Handtuch bedecken, an das Waschbecken.

Durchführung

▷ Ziehen Sie ggf. die Antithrombosestrümpfe aus.

▷ Waschen Sie Beine und Füße wie oben beschrieben.

▷ Ziehen Sie die **Antithrombosestrümpfe** wieder an. Dies funktioniert besser, wenn Sie Beine und Füße etwas lufttrocknen lassen und nicht eincremen, da diese Strümpfe sehr eng sind. Hilfreich ist es auch, wenn Sie die Strümpfe zuvor auf links wenden und sie dann über das Bein ziehen.

▷ Mobilisieren Sie den Patienten (d. h. setzten Sie ihn zunächst an die Bettkante und lassen Sie ihn mit den Beinen schaukeln, bevor Sie mit ihm aufstehen) und setzen Sie die Waschung am Waschbecken fort.

▷ Sagen Sie dem Patienten, was Sie tun werden, und führen Sie ihn ins Badezimmer.

▷ Setzen Sie den Patienten zum Wasserlassen auf die Toilette.

▷ Setzen Sie den Patienten danach entweder auf den geschlossenen Toilettendeckel oder auf einen bereitgestellten Stuhl.

▷ Beginnen Sie jetzt mit der **Prothesenpflege**. Lassen Sie zuvor Wasser in das Becken einlaufen, damit die Prothese beim Hinfallen nicht zerbrechen kann, sondern in das Wasser fällt.

▷ Männer werden zuerst rasiert (nach Wunsch des Patienten entweder nass oder trocken).

▷ Lassen Sie Wasser mit der vom Patienten gewünschten Temperatur in das Waschbecken laufen.

▷ Ziehen Sie das Nachthemd oder das Schlafanzugoberteil aus. Beim Nachthemd sollten Sie dem Patienten z. B. ein großes, trockenes Handtuch über die Beine legen.

▷ Ein Fußbad kann während der Oberkörperpflege erfolgen.

▷ Waschen Sie das Gesicht (nur wenn gewünscht mit Seife).

▷ Waschen Sie die obere Körperhälfte bis zum Bauchnabel und trocknen Sie sie gründlich ab. Tragen Sie ggf. eine Körperlotion und auf Wunsch Deo auf.

▷ Ziehen Sie Kleidung oder die Nachtwäsche wieder an.

▷ Ziehen Sie dem Patienten jetzt ggf. die Schlafanzughose aus.

▷ Ist es noch nicht im Bett erfolgt, waschen Sie jetzt Beine und Füße des Patienten und cremen sie nach gründlichem Abtrocknen mit einer Körperlotion ein.

▷ Kleiden Sie den Patienten an

 ## Tipps und Tricks

▷ Wenn nötig, sollten Sie die Wendungen des Patienten während des Waschens dazu nutzen, gleichzeitig die Bettwäsche zu wechseln, um unnötiges Drehen und Wenden des Patienten zu vermeiden.

▷ Gehen Sie beim Drehen des Patienten kein Risiko ein. Zu leicht kann der Patient das Gleichgewicht verlieren und aus dem Bett fallen. Wenn die Situation unsicher ist, müssen Sie sich Unterstützung holen.

▷ Während der Grundpflege haben Sie Zeit, um sich mit dem Patienten zu unterhalten. Nutzen Sie diese Zeit - bei kaum einer anderen Tätigkeit sind Sie so lange und so persönlich mit dem Patienten beschäftigt.

▷ Bei der Ganzwaschung müssen Sie immer auf die Hautfalten achten z. B. unter den Brüsten, in der Leistengegend und im Intimbereich. Hier kann es durch Wärmestau und Schwitzen schnell zur Entstehung eines Hautpilzes bzw. zu Wundsein kommen. In diesem Fall müssen Sie sofort den Hausarzt unterrichten. Achten Sie daher bei der Pflege immer darauf, dass die Hautfalten gut getrocknet sind. Eventuell können Sie eine Kompresse oder Stofftaschentücher in die Hautfalte legen, um die entstehende Feuchtigkeit dort sofort aufzusaugen.

▶ Vollbad

Ein Vollbad wirkt beruhigend, entspannend und schlaffördernd. Vorsicht ist jedoch bei Herzerkrankungen, Varikosis und niedrigem Blutdruck angebracht. Es sollte in diesen Fällen mit dem Arzt oder Pflegepersonal Rücksprache gehalten werden.

▷ Die Badedauer sollte bei etwa 10 min liegen, die Wassertemperatur 38° C nicht übersteigen. Über 38° C haben Vollbäder eine anregende und schlafstörende Wirkung.

▷ Es sollte ein Mindestabstand von einer Stunde vor bzw. nach den Mahlzeiten eingehalten werden.

▷ Nach dem Bad sollte der Patient langsam aufstehen, da es dabei zu einem plötzlichen Blutdruckabfall kommen kann. Sorgen Sie also zuvor für eine Sitzgelegenheit auf dem Badewannenrand, damit der Patient Halt hat (z. B. ein Handtuch).

▷ Um den Kreislauf zu stabilisieren spült der Patient vorsichtig seine Beine und Arme nacheinander kühl ab oder Sie übernehmen dies für ihn.

▷ Treten **Herzjagen und Unruhe** während des Bades auf, sollten Sie den Wasserspiegel in der Wanne absenken und einen Arzt oder das Pflegepersonal informieren. Bei der häuslichen Versorgung fertigen Sie eine kalte Herzkompresse an, sofern keine Angina pectoris bei dem Patienten besteht. (Dazu tauchen Sie ein Leintuch (20 x 20 cm, dreimal gefaltet) in kaltes Wasser und wringen es leicht aus. Legen Sie es auf die Herzgegend, und befestigen Sie es mit einem Baumwoll- und einem Wolltuch. Es bleibt so 10-15 min liegen. Die Anwendung kann mehrmals wiederholt werden und ist auch bei funktionellen Herzbeschwerden und allgemeiner Unruhe anwendbar.)

▶ Berührung und Scham

Pflege hat immer auch etwas mit Berührung zu tun, denn bei nahezu allen Tätigkeiten im Rahmen der Pflege müssen Sie den Patienten anfassen, so auch schon einmal als Diätassistentin. Sicherlich fällt es Ihnen nicht bei jedem Patienten gleich leicht, aber das sollten Sie ihn keinesfalls spüren lassen. Eine Berührung des Patienten kann jedoch auch eine persönliche Beziehung unterstreichen und z. B. Trost oder Zuspruch ausdrücken. Nicht jedem Patienten ist dies immer angenehm. Viele kranke Menschen schämen sich für ihr Gebrechen, sei es der Speichelfluss des Parkinson-Kranken, die Lähmung oder Aphasie des Apoplektikers oder einfach das Übergewicht. Das Schamgefühl eines Patienten reduziert sich nicht auf die Wahrung seiner Intimsphäre bei der Reinigung seiner Genitalien oder auf den Stuhlgang, wenngleich es hier am stärksten ausgeprägt ist. Versuchen Sie immer, aufmerksam und sensibel für die kleinen Zeichen und Hinweise eines Patienten darüber zu sein, was ihm unangenehm oder peinlich ist und wessen er sich schämt. Denn zum Wesen der Scham gehört es, dass der Patient darüber nicht spricht. Hilfreich ist es immer, wenn Sie sich möglichst natürlich und neutral verhalten. Beim Waschen des Patienten sollten Sie den Patienten nicht völlig entkleiden, sondern jeweils den Oberkörper bzw. den Unterleib bedeckt lassen. Ein lockeres Gespräch während Ihrer Tätigkeit kann den Patienten sehr gut von seiner Scham ablenken.

Es kann auch zu verbalen **Anzüglichkeiten** kommen. Hier sollten Sie nach Möglichkeit von Fall zu Fall entscheiden. Ein 85-jähriger, der den Wunsch äußert, dass Sie nicht immer hoch geschlossene T-Shirts tragen, ist vielleicht anders zu bewerten, als ein jüngerer Mann, der gezielte Äußerungen über Ihre Figur macht. Trotzdem sollte es grundsätzlich nicht zu Anzüglichkeiten kommen.

H6 Speisen verabreichen

Beim Verabreichen von Speisen müssen sowohl die physiologischen als auch die psychosozialen Bedürfnisse des Patienten unbedingt beachtet werden. Von Anfang an wird dabei die Nahrungsaufnahme dokumentiert. Nur so lassen sich frühzeitig Mangelernährung oder Übergewicht mit den daraus entstehenden Einschränkungen wie Infekten, Schwäche oder erhöhter Gefahr des Wundliegens entgegenwirken. Auch beim Anreichen der Mahlzeiten bedarf es sehr großen Einfühlungsvermögens, da der Patient bei einer gespannten Atmosphäre bald die Nahrung verweigern wird. Das regelmäßige Wiegen des Patienten und die Berechnung des BMI (Body Mass Index) geben zusätzlich Aufschluss über die Ernährungssituation.

▶ Vorbereitung

▷ Bevor mit der Versorgung eines Patienten begonnen wird, müssen Sie seine Krankenakte ausgiebig studieren (siehe auch Kapitel B2, Umgang mit Kurven). Wenn wichtige Informationen fehlen, sollten Sie sie beim Patienten bzw. bei Angehörigen, dem Pflegepersonal oder den Ärzten erfragen:
  ▶ Vorlieben und Abneigungen von Speisen
  ▶ Ablehnung aus Glaubens- oder ethischen Gründen
  ▶ individuelle Essenszeiten
  ▶ Zahnstatus
  ▶ Kaufähigkeit.

▶ Schluckfähigkeit bzw. Vorliegen von Schluckstörungen (siehe auch Kapitel F16, Beratung bei Schluckstörungen).

▷ Verschiedene Erkrankungen (z.B. Diabetes mellitus, Nierenerkrankungen) bedingen spezielle Kostformen oder Medikamenteneinnahmen.

▶ Durchführung

▷ Helfen Sie dem Patienten nach Möglichkeit zum Essen aus dem Bett. Setzen Sie ihn am Tisch oder im Bett aufrecht hin.

▷ Sitzt der Patient am Tisch, bringen Sie Hüfte und Knie jeweils in einen 90°-Winkel. Die Füße stehen flach auf dem Boden. Der Kopf ist leicht nach unten gebeugt.

▷ Liegt der Patient im Bett, ist die Hüfte 75° gebeugt. Die Knie werden in einem 15°-Winkel unterlagert. Der Kopf ist leicht nach unten gebeugt.

▷ Auch bei den Mahlzeiten soll der Patient gefördert werden, das bedeutet, dass er alle Tätigkeiten, die er ausführen kann, auch selbst ausführen sollte. Schmieren Sie Brot oder Brötchen und schneiden Sie es bei Bedarf auch in kleine Stücke. Möchte der Patient selbst essen, hat aber Probleme abzubeißen, genügt es, die Brotrinde einzuschneiden oder zu entfernen. Mit verschiedenen Wurstsorten (mit Pelle) sollten Sie ebenso verfahren.

▷ Bereiten Sie dem Patienten bei Frühstück und Abendessen ein Getränk nach seinen Wünschen zu.

▷ Schneiden Sie feste Nahrung des Mittagessens mundgerecht klein. Die Größe der Stücke ist individuell verschieden.

▷ Die Speisen sollen immer appetitlich angerichtet sein, denn auch das Auge isst mit.

▷ Die Speisen sollten ausreichend gesalzen und gewürzt sein, um den Appetit nicht zu schmälern. Zur Not können Sie auch nachträglich noch frische Kräuter dem Essen zufügen.

▷ Kontrollieren Sie die Temperatur der Speisen und lassen Sie sie im Zweifelsfalle etwas abkühlen.

▷ Dem Patienten muss unbedingt genügend Zeit gegeben werden, seine Speisenstücke ausreichend zu kauen! So wird nicht nur ein Verschlucken vermieden, sondern es trägt auch zu einer ruhigen Atmosphäre bei, die vor allem in Krankenhäusern oder Seniorenheimen wegen Personalknappheit oft nicht gegeben ist. Dadurch wird auch vermieden, dass er zum „Puddingvegetarier" wird.

▷ Weiche Speisen sollten mit einem kleinen Esslöffel oder einem Kaffeelöffel gereicht werden, damit sich der Patient nicht verschluckt.

▷ Art und Menge der verzehrten Speisen sollten dokumentiert werden, um durch Abwechslung und ggf. auch Nahrungsergänzungspräparate eine optimale Nähr-/Wirkstoffzufuhr zu gewährleisten. Ein angepasstes, nährstoffreiches Nahrungsangebot ist die Voraussetzung für eine bedarfsgerechte Ernährung.

Tipps und Tricks

▷ Toilettenstühle und Nachttöpfe sollen zu den Essenszeiten nicht im Zimmer stehen. Untersuchungen und Therapien sollten im ausreichenden zeitlichen Abstand stattfinden (kein Einlauf kurz vor den Mahlzeiten!). Bei unangenehmen Gerüchen sollte das Zimmer gründlich gelüftet werden.

▷ Befinden sich mehrere Patienten im Zimmer, fragen Sie sie, ob sie zusammen (an einem Tisch) speisen wollen, da die Mahlzeiten im Alter als soziales Ereignis und Möglichkeit der sozialen Interaktion von großer Bedeutung sind.

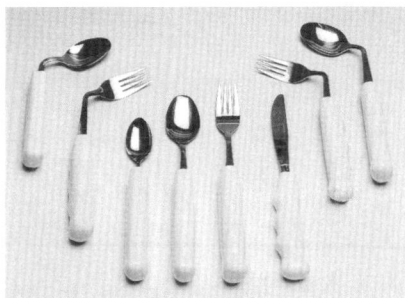

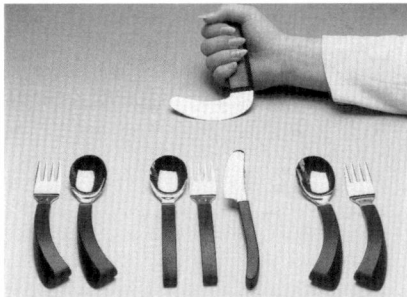

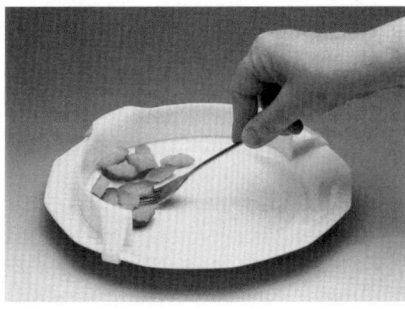

⊙ **52** Hilfsmittel für selbstständiges Essen.

Diese Abbildungen wurden uns freundlicherweise von Thomashilfen, Bremervörde zur Verfügung gestellt; http://www.thomashilfen.de

▷ Individuelle Ernährungsbetreuung bedeutet, je nach Bedarf das Einsetzen der Zahnprothese zum Essen, Hilfe beim Kleinschneiden oder Öffnen der Portionspackungen (oder Marmeladengläser), das Anreichen von Besteck oder Trinkbecher, das Aufmuntern oder Auffordern zum Essen oder jeden Bissen zum Mund führen.

▷ Der Einsatz von geeigneten Hilfsmitteln (Schnabeltasse, Teller mit hohem Rand, Schneidebrettchen mit Nägeln zur Fixierung einer Brotscheibe, Besteck mit verdickten Griffen) ermöglicht manchen Patienten, alleine zu essen und erhält die Selbstständigkeit [Abb. 52].

▷ Bereiten Sie ggf. Zwischenmahlzeiten für den Patienten vor (Obst schälen und klein schneiden, Brot schmieren und in kleine Stücke portionieren, Getränke einschenken).

▷ Vollkorngetreide kann feingemahlen in Aufläufen und Breien verarbeitet, statt als grobes Vollkornprodukt verabreicht zu werden.

▷ Bei sehr kachektischen (abgemagerten) Personen sollte der Mangelernährung mit energiereichen Trinknahrungen oder anderen speziellen diätetischen Lebensmitteln begegnet werden. Im Notfall muss rechtzeitig die Ernährung über eine PEG-Sonde eingeleitet werden.

▷ Nach jeder Mahlzeit muss eine gründliche Mundpflege durchgeführt werden, damit keine Essensreste verbleiben, die Parodontose und Entzündungen entstehen lassen.

▷ Der Patient sollte noch eine halbe Stunde nach dem Essen in aufrechter Position verbleiben, damit ein etwaiger Reflux vermieden wird.

H7 Sondenernährung

Diätassistenten und Ernährungswissenschaftler sollten grundsätzlich in die Verordnung und Therapieplanung der enteralen Ernährung einbezogen sein. Auch in die Verordnung der parenteralen Ernährung sollten sie einbezogen sein. Sondenernährung ist indiziert, wenn die normale orale Ernährung nicht möglich und eine künstliche Ernährung über einen Zeitraum von mehr als 10 Tagen erforderlich ist, wenn ein Patient nicht ausreichend essen will (z. B. psychogene Nahrungsverweigerung), kann (Schluckstörung, Koma, Stenosen) oder darf (postoperativ). Die enterale Ernährung gehört wie die parenterale Ernährung zu den Möglichkeiten der künstlichen Ernährung. Mögliche Formen sind naso-gastrale Sonden, naso-duodenale Sonden, perkutane endoskopische Gastrostomie (PEG) oder Feinnadelkatheter-Jejunostomie (FKJ).

Hauptindikationsgebiete der enteralen Ernährung

- ▶ Untergewicht/Mangelernährung/Kachexie
- ▶ konsumierende Erkrankungen: Tumoren, AIDS
- ▶ beeinträchtigte Nahrungspassage: Tumoren, Kau- und Schluckstörungen (Dysphagie), Stenosen
- ▶ Maldigestion/Malabsorption: Morbus Crohn, Strahlenenteritis, Mucoviscidose, Zöliakie/Sprue, Colitis ulcerosa
- ▶ Bewusstseinsstörungen: Schädel-Hirn-Trauma, apallisches Syndrom, Apoplex
- ▶ Appetitlosigkeit: Medikamentenkonsum, Virusinfektionen

Voraussetzungen sind eine stabile Stoffwechsellage des Patienten sowie eine weitgehend normale Funktion des Gastrointestinaltrakts. Außerdem dürfen keine akuten Organinsuffizienzen vorliegen. Um die Integrität der Darmmukosa zu erhalten, wird von vielen Autoren grundsätzlich gefordert, dass die Energie- und Nährstoffzufuhr zumindest teilweise enteral erfolgen sollte (Tröpfchenernährung). Andernfalls ist die Gefahr der bakteriellen Translokation hoch. Absolute Kontraindikationen sind jedoch:

▷ Ileus
▷ Dünndarmatonie
▷ unstillbares Erbrechen
▷ therapierefraktäre Diarrhoe
▷ akute gastrointestinale Blutungen
▷ akute Pankreatitis
▷ Schock.

▶ Vorbereitung

▷ Bevor mit der Sondenernährung begonnen werden kann, ist es unbedingt erforderlich, die **Sondenlage** und gegebenenfalls auch die Magenentleerung zu überprüfen. Die sicherste Methode zur Überprüfung der korrekten Sondenposition ist die Röntgenkontrolle. Aber auch durch Lufteinblasen und anschließende stethoskopische Auskultation ist die Lage des Sondenendes bestimmbar. Eine weitere Möglichkeit bietet die Aspirationskontrolle. Hier wird mithilfe einer Spritze Verdauungssekret über die Sonde angesaugt und mit einem Indikatorpapier der pH-Wert ermittelt. Liegt der Wert im sauren Bereich befindet sich die Sondenspitze im Magen, handelt es sich um einen alkalischen pH-Wert liegt das Sondenende im Dünndarm oder in der Lunge.

▷ Besonders bei gastraler Sondenlage muss die **Magenentleerung** überprüft werden. Hierzu gibt man ca. 200 ml Tee über die Sonde. Bei einer gestörten Magenentleerung können nach 2 Stunden mehr als 100 ml wieder angesaugt werden. Bei einer ungestörten Magenentleerung kann nun mit der Ernährung bzw. der Aufbauphase begonnen werden.

▶ Durchführung

▷ Bei der Auswahl der geeigneten Sondennahrung sind das Alter, die Verdauungs- und Resorptionsleistung, die Erkrankung, die Stoffwechsellage sowie der Eiweiß- und Energiebedarf des Patienten ausschlaggebend.

▷ Der Energiebedarf des Patienten – und damit die richtige Dosierung - hängt von seinem aktuellen Ernährungsstatus, seiner Mobilität und seinem Krankheitsbild ab [Tab. 83]

▤ **83** Erkrankungsabhängiger Energiebedarf.

immobil	25–30 Kcal/kg KG
mobil	30–35 Kcal/kg KG
Tumor, Verbrennungen, Knochenbrüche, Poly-traumen und schwere Infektionen	40–50 Kcal/kg KG

▷ **Chronisch Kranke** und häufig auch **geriatrische Patienten** benötigen ebenfalls eine erhöhte Energiezufuhr. Diese ist in der Praxis jedoch nicht gleich zu Beginn der Ernährungstherapie durchführbar. Hier ist eine langsame Steigerung der Energiezufuhr in Abhängigkeit von der Verträglichkeit anzustreben. Für die Bestimmung des Energiebedarfs bei untergewichtigen Patienten bedeutet dies, dass die Berechnung zu Beginn vom Ist-Gewicht ausgehen sollte und die Nährstoffzufuhr bezogen auf das Soll-Gewicht nur langsam erhöht wird.

▷ Zur Beurteilung des Körpergewichts wird der Body-Mass-Index (BMI) ermittelt (siehe Kapitel E1, Beratung bei Adipositas). Die Berechnung des **Sondennahrungsbedarfs** erfolgt nun in Abhängigkeit von der Energiedichte des ausgewählten Substrates.

$$\text{Sondennahrungsbedarf (ml)} = \frac{\text{Energiebedarf (kcal)}}{\text{Energiedichte der bilanzierten Diät (kcal/ml)}}$$

Die meisten enteralen Substrate haben eine Energiedichte von 1 kcal/ml. In diesem Fall ist die Berechnung des Sondennahrungsbedarfs besonders einfach, da der errechnete Energiebedarf der Menge des Substrates in ml entspricht [Tab. 84].

▤ **84** Beispiele für die Kaloriendichte verschiedener Sondennahrungen.

hypokalorisch 0,75 kcal/ml	z. B. Novasource Start, Nutrison L.EN Multifibre
Standardsubstrat 1 kcal/ml	z. B. Isosource Standard, Fortimel, Biosorb Sonde
hochkalorische Substrate 1,3 kcal/ml	z. B. Isosource Protein
hochkalorische Substrate 1,5 kcal/ml	z. B. Resource Energy Drink, Isosource Energy Faser, Biosorb Energie
hochkalorische Substrate 1,6 kcal/ml	z. B. Isosource Energy
hochkalorische Trinknahrung 2,0 kcal/ml	z. B. Resource 2,0

▷ Obwohl es sich bei der enteralen Ernährung um eine „Flüssigernährung" handelt und die Sondennahrung in der Regel zu 65–80 % aus Wasser bestehen, reicht die Flüssigkeitszufuhr im Allgemeinen zur Deckung des Bedarfs nicht aus, d. h. eine Substitution mit stillem Wasser und/oder säurearmen Tees ist unbedingt erforderlich. In die Flüssigkeitsbilanz wird nur die freie Flüssigkeit einbezogen.

▷ Genau wie bei der Energieberechnung ist auch bei der Flüssigkeitsbilanzierung die Art der Erkrankung zu berücksich-

normaler Flüssigkeitsbedarf = 30–40 ml/kg Körpergewicht

tigen. Ein erhöhter **Flüssigkeitsbedarf** besteht vor allem bei Verbrennungen und Fieber. Ebenso müssen Flüssigkeitsverluste bedingt durch Diarrhö, Erbrechen, starke Blutungen und erhöhter Schweißbildung erfasst und substituiert werden.

Bei verordneter Flüssigkeitsrestriktion (Herz-Kreislauf-Insuffizienz, chronische Niereninsuffizienz) empfiehlt sich die Zufuhr hochkalorischer Substrate, um zur Gewährleistung der Energiezufuhr die Flüssigkeitszufuhr nicht zu überschreiten. Der Wassergehalt von bilanzierten Diäten liegt oft zwischen 80 und 90 % und ist immer auf dem Etikett vermerkt.

▷ Es gibt zwei Möglichkeiten der Nahrungsapplikation, die kontinuierliche Ernährung und die Bolusapplikation. Sollte es während der Aufbauphase bei **kontinuierlicher Ernährung** zu Unverträglichkeitsreaktionen (Durchfälle und Blähungen) kommen, wird die Zufuhrrate auf die zuletzt vertragene Rate gesenkt und erst am nächsten Tag wieder

> Flüssigkeitssubstitution = Flüssigkeitsbedarf – Wassergehalt der Sondennahrung

vorsichtig erhöht. Die kontinuierliche Ernährung ist bei gastraler, duodenaler und jejunaler Sondenlage durchführbar [Tab. 85].

▤ **85** Aufbauphase bei kontinuierlicher Ernährung.

Tag	1	2	3	4	5
Zufuhrrate in ml/h	25	50	75	100	125
Zufuhrmenge in ml	500	1000	1500	2000	2000
Dauer in h	20	20	20	20	16
Pause in h	4	4	4	4	8

▷ Die **Bolusapplikation** sollte ausschließlich bei gastraler Sondenlage erfolgen. Die Zufuhrmenge in der Aufbauphase entspricht weitgehend der bei kontinuierlicher Ernährung [Tab. 86]. Bei der Bolusapplikation wird der Patient jedoch portionsweise mit zwischenzeitlichen Nahrungspausen ernährt. Die Applikationsgeschwindigkeit von 10–15 ml/min sollte auf keinen Fall überschritten und Nahrungspausen von 1–1,5 Stunden eingehalten werden. Sollten jedoch nach Erhöhung der Zufuhrrate Komplikationen auftreten, ist auch hier die Applikationsgeschwindigkeit beizubehalten, die keine Nebenwirkungen verursacht hat. Ein weiterer Steigerungsversuch findet erst am nächsten Tag statt.

▤ **86** Aufbauphase bei Bolusapplikation.

Tag	1	2	3	4
Zufuhrrate in ml	5 x 100	10 x 100	7 x 200	8 x 250
Zufuhrmenge in ml	500	1000	1400	2000
Applikationsgeschwindigkeit	10–15 ml/min			
Pause	mindestens 1–1,5 h			

▷ Zur Vermeidung einer Unterversorgung wird in der Aufbauphase eine partielle parenterale Ernährung durchgeführt (pPE).

▷ Der Erfolg der Ernährungstherapie wird an der Beibehaltung oder Zunahme des Gewichts beurteilt und ist weiterhin durch die Bestimmung zahlreicher Laborparameter (Albumin, Präalbumin, Transferrin) nachweisbar.

Tipps und Tricks

▷ Um eine **Sondenverstopfung** zu vermeiden, muss die Sonde nach jeder Flasche sowie zu Beginn und am Ende jeder Nahrungsgabe gespült werden, bei kontinuierlicher Ernährung nach spätestens 3–4 Stunden. Außerdem ist das Spülen vor und nach jeder Medikamentengabe erforderlich. Ausreichend zum Spülen sind 30 ml Wasser oder Tee. Säurehaltige Flüssigkeiten wie Fruchtsäfte oder Früchtetee sind zum Spülen ungeeignet, sie bewirken ein Ausflocken des Proteins der Sondennahrung, welches wiederum das Verstopfen der Sonde begünstigt. Sollte es dennoch zu einer Verstopfung gekommen sein, muss das **Freispülen** der Sonde mit abgekochtem und abgekühltem Wasser versucht werden. Auf keinen Fall darf hierbei zuviel Druck ausgeübt werden, um eine Perforation der Sonde zu vermeiden. Aus dem gleichen Grund ist das „Freistochern" mit dem Führungsmandrin gefährlich und absolut ungeeignet. Hausmittel wie Cola und Pepsinwein können auch in einigen Fällen erfolgreich sein. Sie lösen hauptsächlich eiweißbedingte Verstopfungen auf.

▷ Bei **aspirationsgefährdeten Patienten** sind besondere Vorsichts- und Überwachungsmaßnahmen erforderlich. Sie sollten mindestens 30 min nach der letzten Nahrungszufuhr höher gelagert werden. In regelmäßigen Abständen erfolgt eine Kontrolle der Magenentleerung. Palpation und Auskultation werden bei diesen Patienten (Verwirrte, Bewusstlose, beatmete Patienten) mehrmals täglich durchgeführt. Die eleganteste symptomatische Therapie der Aspiration ist das Anlegen einer Jejunalsonde oder die Feinnadelkatheter-Jejunostomie (FKJ).

▷ Sondennahrung sollte immer bei Zimmertemperatur und nie direkt aus dem Kühlschrank appliziert werden.

H8 Verbandswechsel bei perkutaner endoskopischer Gastrostomie (PEG)

Zeitpunkte des Verbandwechsels

▶ erstmalig am Morgen nach der Neuanlage
▶ in den ersten 10 Tagen täglich
▶ danach mindestens 2x pro Woche oder nach ärztlicher Anordnung
▶ täglich bei Rötungen/Entzündungen
▶ bei Sekretion mehrmals täglich (Abstrich nehmen)
▶ beim Duschen oder Baden (Verband vorher entfernen)

Die Durchführung des Verbandswechsels in der Phase der Wundheilung wird mit dem Ziel durchgeführt, eine komplikationsfreie Heilung und Ausgranulation des Stomakanals zu gewährleisten. Bei der Entwicklung lokaler Wundinfektionen spielen Pflegefehler eine zentrale Rolle! Die optimale Versorgung und Pflege hat gerade in den ersten 10 Tagen nach Sondenanlage einen hohen Stellenwert. Auch die Mobilisation der inneren Halteplatte sowie der richtige Sitz der äußeren Halteplatte minimieren Komplikationen. Eine konsequente Umsetzung von Pflegerichtlinien durch Pflegepersonal, Angehörige und Patienten erfordert Wissen und Schulung. Die Hersteller der Sonden und auch der Sondennahrung bieten vielfach Schulungsmöglichkeiten an.

▶ Vorbereitung

▷ Materialien bereitstellen:
- ▶ Händedesinfektionsmittel
- ▶ 2 Paar Einmalhandschuhe
- ▶ Haut- und Wunddesinfektionsspray (z. B. Octenisept, Polyalkohol)
- ▶ sterile Kompresse (Y-Kompresse, Metalline-Kompresse)
- ▶ Stretchpflaster (z. B. Fixomull)
- ▶ Pflasterstreifen oder Klettpflaster (Secutape)
- ▶ Schere
- ▶ Abwurfschale.

▷ Erläutern Sie dem Patienten, was Sie tun werden.

> **Erläuterungen für den Patienten:**
>
> „Sie haben gestern eine Ernährungssonde gelegt bekommen und nun möchte ich den ersten Verbandswechsel durchführen und auf Ihren Bauch schauen. Es kann für Sie ein bisschen unangenehm sein, da der Wundschmerz noch ca. 2–3 Tage anhalten kann, bis sich der Stichkanal, in dem die Sonde liegt, ausgebildet hat! Das ist ganz normal. Falls Sie starke Schmerzen bekommen, bitte benachrichtigen Sie uns!"

▶ Durchführung

▷ Desinfizieren Sie Ihre Hände.

▷ Ziehen Sie sich Einmalhandschuhe an.

▷ Entfernen Sie den alten Verband.

▷ Markieren Sie die Lage der äußeren Halteplatte auf der Sonde (alkoholfester Edding) oder merken Sie sich die Skalierung.

▷ Öffnen Sie den Verschluss der äußeren Halteplatte und nehmen Sie die Sonde aus dem Führungskanal heraus.

▷ Lockern Sie die Halteplatte und ziehen Sie sie etwas zurück.

▷ Werfen Sie die Einmalhandschuhe weg und ziehen Sie sich neue an.

▷ Besprühen Sie zunächst den Wundbereich und dann den unteren Bereich der Halteplatte mit Desinfektionsmittel. Beachten Sie unbedingt die Einwirkzeit!

▷ Greifen Sie die sterilen Kompresse von oben und reinigen Sie nach chirurgischer Wischtechnik von **innen nach außen**.

▷ Sprühen Sie das Gebiet erneut mit Desinfektionsmittel ein denken Sie an die Einwirkzeit.

▷ Ab dem 2. Verbandswechsel wird die Sonde **mobilisiert**, um Verwachsungen zu verhindern („Burried-Bumper-Syndrom"). Schieben Sie dazu die Sonde vorsichtig ca. 1–2 cm in den Magen vor. Drehen Sie die Sonde dabei regelmäßig um 160–180° um ihre Längsachse und prüfen Sie somit die Freigängigkeit der inneren Halteplatte. Bringen Sie anschließend die Sonde wieder in die ursprüngliche Position zurück. Ziehen Sie dabei die innere Halteplatte nur leicht an die Magenwand an.

> **Wichtig!**
>
> Die Halteplatte muss einem Spielraum von gut 5 mm haben. Sollte die Erstfixierung bei Anlage fester sein, muss gelockert werden um Hautläsionen und Drucknekrosen zu vermeiden.

▷ Zur **Erneuerung des Verbands** legen Sie zunächst eine sterile Y-Kompresse auf, die zirkulär abschließt.

▷ Ziehen Sie die Halteplatte bis zur Markierung zurück, ohne das Spannung entsteht, und legen Sie die Sonde in den Führungskanal zurück.

▷ Schließen Sie den Verschluss auf der Halteplatte.

▷ Legen Sie eine Kompresse auf und ziehen Sie die Handschuhe aus.

▷ Fixieren Sie sie mit Stretchpflaster und vermerken Sie das Datum auf dem Pflaster.

▷ Entsorgen Sie alle Materialien und desinfizieren Sie Ihre Hände.

▷ Den Verbandswechsel und Ihre Beobachtungen dazu müssen Sie dokumentieren.

Tipps und Tricks

▷ Wenn sich die Halteplatte schlecht zurückziehen lässt, können Sie den Bereich der oberen Halteplatte mit Desinfektionsmittel einsprühen! Dadurch löst sich die Platte besser.

▷ Mit der Schere eingeschnittene Kompressen sind nicht geeignet, es sei denn, dass Sie mit einer sterilen Schere arbeiten. Allerdings können auch dann immer noch Stoffpartikel in den Sondenkanal gelangen.

▷ Bei starker Sekretion haben sich Schaumstoffpflaster als Unterlagen bewährt, da sie Feuchtigkeit besonders gut aufnehmen. Die Haut bleibt trocken und es entsteht keine feuchte Kammer.

▷ Häufig werden sehr große Pflaster zur äußeren Fixierung verwendet. Es reicht jedoch, wenn die 5 x 5 cm große Kompresse mit ca. 7 x 7 cm Pflaster fixiert wird.

▷ Bei stark behaarten Patienten dient eine großzügig um das Stoma herumgeführte regelmäßige Rasur der schmerzlosen Entfernung des Pflasters und sollte selbstverständlich sein.

▷ Zeigen sich **Pflasterunverträglichkeiten** muss das Pflaster entfernt und eventuell ein hautfreundliches Pflaster zur Fixierung verwendet werden. Die Haut behandelt man mit Pflegemittel.

▷ Die Reinigung des Konnektors gehört genauso zur täglichen Pflege wie das Spülen der Sonde.

Probleme und Sonderfälle

▷ Infektionen am Stomakanal: Gelegentlich kann es zu einer kleinen (Ø 5 mm) lokalen Rötung um den Stomakanal kommen, häufig 3–5 Tage nach der Anlage. Oft bessert sich jedoch die Situation in den nächsten Tagen spontan. Die weitere Beobachtung ist jedoch zwingend erforderlich:

▶ Wird die lokale Rötung größer?

▶ Erwärmung der Haut?

▶ Wundsekretion?

▶ Bekommt der Patient Fieber?

▶ Treten starke Schmerzen auf?

▶ Spannungshaltung?

Fällt Ihnen einer dieser Punkte auf, müssen Sie einen Arzt benachrichtigen!

▷ Starke Wundsekretion: Bei starker Wundsekretion wird der Verband mindestens zweimal täglich gewechselt. Verwenden Sie Schaumstoffpflaster. Nehmen Sie von der Wunde einen Abstrich zur mikrobiologischen Untersuchung. Fördern Sie die Wundreinigung enzymatisch (Salbenverband) oder mechanisch (mit kräftigem Strahl ausduschen oder spülen).

▷ **Dislokation der PEG:** Bei Verdacht auf Sondendislokation sofort die Nahrungszufuhr einstellen und einen Arzt benachrichtigen.

H9 Hygienische Händedesinfektion

Hände sind die wichtigsten Keimüberträger beim Umgang mit dem Patienten. Die hygienische Händedesinfektion ist somit die wichtigste Maßnahme zum Schutz des Patienten und auch zu Ihrem eigenen Schutz. Sie führen Sie fachgerecht vor und nach jedem Patientenkontakt durch.

Die hygienische Händedesinfektion führen Sie durch

▶ nach Kontakt mit Patienten, von denen Infektionen ausgehen können
▶ vor und nach Kontakt mit Eintrittsstellen von Kathetern, Drainagen u.ä.
▶ vor und nach einem Verbandwechsel
▶ nach Kontakt mit Blut, Sekreten oder Exkreten
▶ nach Kontakt mit kontaminierten Flächen oder Gegenständen (z. B. Beatmungszubehör, Steckbecken, Arbeitsflächen).

▶ Hinweise zur hygienischen Händedesinfektion

▷ Eine sichtbare Verschmutzung der Hände ist vor der Desinfektion zunächst mit Desinfektionsmittel-getränktem Zellstoff o. ä. zu entfernen!
▷ Nehmen Sie zur alkoholischen Händedesinfektion 2–3 Hübe (ca. 3 ml) aus einem Wandspender in die trockene Hohlhand und verteilen Sie die Flüssigkeit auf

> Eine Händedesinfektion ohne die nötige Einwirkzeit von mindestens 30 s ist sinnlos.

beiden Händen einschließlich der Fingerzwischenräume und Unterarme. Befolgen Sie die Einwirkzeit von mindestens 30 s!
▷ Desinfizieren Sie die Hände, insbesondere an den Nagelseiten und am Handgelenk, gründlich.
▷ Die Mindesteinwirkzeit von 30 s reicht für die Inaktivierung einiger resistenter Erreger wie z. B. Mykobakterien nicht aus und muss hier für insgesamt 60 s durchgeführt werden.
▷ **Schmuck** an den Händen beeinträchtigt die Wirkung der Händedesinfektion und kann überdies zu Hautschäden führen. Armbanduhren und Armreife können bei der Pflege und Behandlung von Patienten zu Verletzungen führen und werden abgelegt.

Weitere nützliche hygienische Maßnahmen:

▶ kurzgeschnittene Fingernägel
▶ tägliche Nagelpflege
▶ keine Uhren
▶ keine Ringe
▶ keine überlangen Ärmel
▶ Papierhandtücher aus Spender

▷ Geben Sie das Desinfektionsmittel nicht in nasse Hände.
▷ Planen Sie die Arbeiten, sodass Sie unnötige Händewaschungen vermeiden.
▷ **Hautschädigung durch häufiges Waschen:** Gutes Abtrocknen und regelmäßige Hautpflege mit geeigneten Salben. Verwenden Sie aufeinander abgestimmte Produkte, damit die Haut optimal gepflegt wird.
▷ **Literaturempfehlung:** „Meine Hände sind sauber. Warum soll ich desinfizieren?" Euridiki, mhp-Verlag GmbH Wiesbaden, ISBN 3-88681-028-3.

I Anhang

I1 Literaturempfehlungen, Links, Adressen

▶ Bücher

▷ **Praxis der Diätetik und Ernährungsberatung** (Hippokrates Verlag)
Das Fachbuch von Sven-David Müller und Eva Lückerath ist interdisziplinär und richtet sich sowohl an Ernährungsfachkräfte als auch an Mediziner, Apotheker, Krankenschwestern und diätetisch geschultes Personal. Das für den Praxisalltag geeignete Buch beinhaltet Ernährungslehre, Diätetik sowie Diät- und Ernährungsberatung. Es erschien 2014 in aktualisierter 5. Auflage, umfasst rund 600 Seiten und entspricht dem DACH-Referenzwerten sowie den aktuellen Empfehlungen der DGEM.

▷ Das **Kalorien-Nährwert-Lexikon** (Schlütersche Verlagsgesellschaft mbH)
Das Kalorien-Nährwert-Lexikon hat den Bundeslebensmittelschlüssel (BLS) als Datengrundlage. Die Nahrungsinhaltsstoffe sind nach den Ampelfarben rot, gelb und grün gekennzeichnet. Die Kennzeichnung erfolge anhand der Nährstoffdichte – die Datengrundlage dafür sind die D.A.CH.-Referenzwerte. Daneben enthält das Kalorien-Nährstoff-Lexikon ausführliche Informationen über eine gesunde Ernährungs- und Lebensweise sowie die wichtigsten Diätkostformen.

▷ **Taschenatlas der Ernährung** (Thieme-Verlag)
Dieses Buch bietet kompaktes Wissen für alle Ernährungsfachkräfte. Durch das übersichtlich aufgearbeitete Grund- und Fachwissen eignet sich das Buch zur schnellen Informationssuche in der alltäglichen Praxis. Jede zweite Seite ist graphisch ansprechend und farbig gestaltet und spiegelt den Inhalt der vorherigen Textseite.

Weitere empfehlenswerte Titel:

1. Ernährungsratgeber Arthritis und Arthrose, Schlütersche Verlagsgesellschaft mbH
2. Ernährungsratgeber Bluthochdruck, Schlütersche Verlagsgesellschaft mbH
3. Ernährungsratgeber Cholesterin, Schlütersche Verlagsgesellschaft mbH
4. Ernährungsratgeber Diabetes, Schlütersche Verlagsgesellschaft mbH
5. Ernährungsratgeber Typ-2-Diabetes, Schlütersche Verlagsgesellschaft mbH
6. Ernährungsratgeber Backen bei Diabetes, Schlütersche Verlagsgesellschaft mbH
7. Ernährungsratgeber Fruktoseintoleranz, Schlütersche Verlagsgesellschaft mbH
8. Ernährungsratgeber Gicht, Schlütersche Verlagsgesellschaft mbH
9. Ernährungsratgeber Herz und Gefäße, Schlütersche Verlagsgesellschaft mbH
10. Ernährungsratgeber Laktoseintoleranz, Schlütersche Verlagsgesellschaft mbH
11. Ernährungsratgeber Magen und Darm, Schlütersche Verlagsgesellschaft mbH
12. Ernährungsratgeber Morbus Crohn und Colitis ulcerosa, Schlütersche Verlagsgesellschaft mbH
13. Ernährungsratgeber Osteoporose, Schlütersche Verlagsgesellschaft mbH
14. Ernährungsratgeber Reizdarm, Schlütersche Verlagsgesellschaft mbH
15. Ernährungsratgeber Schwangerschaft, Schlütersche Verlagsgesellschaft mbH
16. Ernährungsratgeber Untergewicht, Schlütersche Verlagsgesellschaft mbH

17. Das Abnehmkochbuch, Horn Verlag, Bruchsal
18. Die 50 besten Fettkiller, Trias Verlag
19. Gesundheitsrisiko Heilfasten, Schlütersche Verlagsgesellschaft mbH
20. Kalorien-Ampel, Trias Verlag
21. Die 50 besten Kalorienkiller, Trias Verlag
22. Ernährungsratgeber Leber und Galle, Schlütersche Verlagsgesellschaft mbH
23. Köstlich essen und für Leber und Galle, Trias Verlag
24. Diabetes-Ampel, Trias Verlag
25. Die 50 besten Blutzuckerkiller, Trias Verlag
26. Zimt gegen Zucker, Mainz Verlag, Aachen
27. Gicht-Ampel, Trias Verlag
28. Das Kaum Cholesterin Kochbuch, Mainz Verlag, Aachen
29. Die Cholesterin- und Fett-Ampel, Trias Verlag
30. Die 50 besten Cholesterinkiller, Trias Verlag
31. Ernährungsratgeber Schilddrüse, Schlütersche Verlagsgesellschaft mbH
32. Ernährungsratgeber Rheuma, Schlütersche Verlagsgesellschaft mbH
33. Rheuma-Ampel, Trias Verlag
34. Das Kein Gluten Kochbuch, Mainz Verlag, Aachen
35. Die 100 besten Krebskiller, Kneipp Verlag, Wien
36. Mythos Süßstoff, Kneipp Verlag, Wien
37. Moderne Ernährungsmärchen, Schlütersche Verlagsgesellschaft mbH
38. Die dicksten Diätlügen, Schlütersche Verlagsgesellschaft mbH
39. Entspannung – so genießen Sie jeden Tag, Schlütersche Verlagsgesellschaft mbH
40. Glück – so genießen Sie jeden Tag, Schlütersche Verlagsgesellschaft mbH
41. Richter G. Lehrbuch der Diätküche. Stuttgart: Matthaes 2001
42. Suter PM. Checkliste Ernährung. 2. Aufl. Stuttgart: Thieme 2005

▶ Zeitschriften

▷ **Ernährung und Medizin**
Die Zeitschrift Ernährung und Medizin richtet sich an Fachkräfte und publiziert Artikel über Diätetik, Ernährungsmedizin, Ernährungsberatung sowie Vitamin-, Mineralstoff- und Spurenelementforschung. Die Zeitschrift erscheint vierteljährlich. Kostenlose Probehefte können angefordert werden. Sie wird von der Gesellschaft für Ernährungsmedizin und Diätetik empfohlen, für Mitglieder ist sie kostenlos. Die Adresse für eine Abonnementbestellung findet sich auf der Homepage www.thieme.de/ernaehrung/index.html.

▷ **Ernährungsumschau**
Die Ernährungsumschau ist eine Fachzeitschrift mit Originalbeiträgen aus Wissenschaft, Praxis und Beratung. Sie ist das Organ der deutschen Gesellschaft für Ernährung e.V. und erscheint monatlich. Die Online-Version finden Sie unter www.ernaehrungsumschau.de.

▶ Links

▷ **www.aak.de**
Die Homepage der Elternselbsthilfeorganisation „Arbeitsgemeinschaft **Allergiekrankes Kind** e.V." bietet Informationen rund um den Alltag mit einem allergiekranken Kind. Es gibt eine Auflistung von Selbsthilfegruppen und einige wenige Rezeptvorschläge.

▷ **www.adipositas-gesellschaft.de**
Die Homepage der deutschen **Adipositas**-Gesellschaft bietet die Möglichkeit, sich die Leitlinien herunter zu laden. Außerdem werden in der Rubrik „News und Termine" relevante Informationen bekannt gegeben.

▷ **www.adiz.de**
Die Seite des **Allergie**-Dokumentations- und Informationszentrums informiert über Fortbildungen und Schulungen. Zudem gibt es eine Link-Liste. Auf der Seite erhalten Sie ausführliche Informationen rund um Pollenflug und Milben, auf die Ernährung wird jedoch nicht eingegangen.

▷ **www.adp-dormagen.de**
Auf der Homepage des Arbeitskreises der **Pankreatektomierten** e.V. überwiegen die Informationen über den Verein. Daneben stehen jedoch auch verschiedene Dokumente zum Download, Veranstaltungsberichte und eine Link-Liste zur Verfügung.

▷ **www.a-g-a.de**
Die Homepage der Arbeitsgemeinschaft **Adipositas im Kindes- und Jugendalter** der deutschen Adipositas-Gesellschaft bietet Leitlinien zum Download an. Daneben ist auch eine Übersicht der BMI-Perzentile verfügbar.

▷ **www.agv.de**
Die Homepage des **Verbraucherzentralen** Bundesverbandes liefert eine Übersicht über Schriften, die zum Thema Ernährung erhältlich sind. Leider können diese derzeit noch nicht heruntergeladen werden, sondern liegen kostenpflichtig in der nächstgelegenen Verbraucherzentrale bereit.

▷ **www.aid.de**
Internetseite rund um die **Ernährung**, Lebensmittel und eine gesunde Ernährungsweise. Der Auswertungs- und Informationsdienst bietet verschiedenen Informationsmaterialien zum Download an. Zudem können über einen Online-Versand die kostenpflichtigen Materialien bestellt werden.

▷ **www.bdem.de**
Internetseite des Berufsverbandes der **Ernährungsmediziner** in Deutschland (BDEM) e.V.

▷ **www.bfa-ernaehrung.de**
Auf der Homepage der **Bundesforschungsanstalt für Ernährung** sind Informationen zu aktuellen Themen der Ernährung zu finden. Außerdem wird die Arbeit der Bundesforschungsanstalt vorgestellt.

▷ **www.bfa-fleisch.de**
Die Bundesanstalt für **Fleischforschung** gibt auf dieser Seite einen Überblick über die Aufgabenstellung der Bundesanstalt und informiert über Neuigkeiten. Es können außerdem verschiedene Informationen wie Jahresberichte oder Pressemitteilungen abgerufen werden.

▷ **www.bll-online.de**
Es besteht die Möglichkeit, sich auf der Homepage des Bundes für **Lebensmittelrecht und Lebensmittelkunde** in eine Mailingliste einzutragen. Der Newsletter informiert über neue Themen auf der Homepage. Zu den verschiedenen Schwerpunktthemen gibt es Hintergrundinformationen.

▷ **www.bmel.de**
Die Homepage des **Bundesministeriums für Ernährung und Landwirtschaft** gibt Verbraucherinformationen zu verschiedenen Themenschwerpunkten. Außerdem sind Daten zur Welternährung recherchierbar.

▷ **www.bzga.de**

Die Bundeszentrale für **gesundheitliche Aufklärung** bietet auf ihrer Homepage eine Suchfunktion. So lassen sich Informationen zu gewünschten Themen schnell und einfach recherchieren.

▷ **www.cf-bv.de**

Die Seite des „**Cystische Fibrose** – Selbsthilfe Bundesverbandes e.V." bietet hauptsächlich Informationen über den Verein. Es gibt aber auch eine ausführliche Literliste, die sowohl kostenlose als auch kostenpflichtige Materialien beinhaltet.

▷ **www.daab.de**

Der Deutsche **Allergie- und Asthmabund** e.V. informiert auf seiner Homepage über Allergien, Asthma und Neurodermitis. Es gibt aktuelle Meldungen aus der Gesundheitspolitik und eine Übersicht über die Landesverbände.

▷ **www.deutsche-adipositas-gesellschaft.de**

Internetseite der Deutschen **Adipositas** Gesellschaft (DAG) e.V.

▷ **www.deutsche-diabetes-gesellschaft.de**

Die Deutsche **Diabetes** Gesellschaft informiert auf ihrer Homepage über Fortbildungsmöglichkeit. Es gibt aktuelle Informationen rund um das Thema Diabetes und Links zu anderen Webseiten die sich mit dem Thema Diabetes mellitus befassen.

▷ **www.dge.de**

Die Homepage der **Deutschen Gesellschaft für Ernährung** vermittelt Fachinformationen zu verschiedenen Themen und informiert über die angebotenen Fortbildungen. Zudem gibt es eine Übersicht über kostenpflichtige Publikationen sowie einen aktuellen Terminkalender mit Veranstaltungen rund um die Ernährung.

▷ **www.diabetikerbund.de**

Die Seite der größten Selbsthilfeorganisation für **Diabetiker** in Deutschland bietet die Möglichkeit, verschiedene Broschüren im pdf-Format herunterzuladen. Außerdem informiert die Rubrik „Aktuelles" über Neuigkeiten im Bereich Diabetes mellitus.

▷ **www.diaetverband.de**

Bundesverband der Hersteller von Lebensmitteln für besondere Ernährungszwecke (kurz: Diätverband) e.V. Hier finden Sie ein umfangreiches Verzeichnis von Firmen, die Lebensmittel, Nahrungsergänzungsmittel, Sportgetränke uvm. herstellen.

▷ **www.dife.de**

Auf der Homepage des Deutschen Instituts für **Ernährungsforschung** kann die Broschüre „Krebsprävention durch Ernährung" im pdf-Format kostenlos heruntergeladen werden. Zudem gibt es eine Liste mit Publikationen des Instituts der vergangenen Jahre.

▷ **www.dkgd.de**

„Mehr Gesundheitsförderung für mehr Gesundheit und Wohlbefinden". Das „Deutsche Kompetenzzentrum **Gesundheitsförderung** und Diätetik e.V. (DKGD)" ist ein interdisziplinärer Fachverband, der sich im deutschsprachigen Raum für ganzheitliche Gesundheitsförderung und die Förderung der gesunden Lebensführung (Diätetik) einsetzt. Die Organisation beschäftigt sich insbesondere mit der Vernetzung der verschiedenen Kompetenzträger im Gesundheitswesen: von den Ärzten über die Sporttrainer bis zu den anerkannten Ernährungsspezialisten (und das sind nach Ansicht des Deutschen Kompetenzzentrum Gesundheitsförderung und Diätetik ausschließlich Diätassistenten und Ernährungswissenschaftler) sowie psychologischen und pädagogischen Berufen: Durch die Bildung eines Kuratoriums und eines wissenschaftlichen Beirates bauen wir unsere Vernetzung aus und finden bei den Meinungsbildnern Unterstützung. Die Presse- und Öffentlichkeitsarbeit ist ein wichtiges Feld unserer Tätigkeit, um Aufmerksamkeit für das wichtige Thema ganzheitlicher Gesundheitsförderung zu erregen. Mit der Kampagne "Prominente pro Prävention" leisten wir einen Beitrag in der Gesundheitsförderung, da Prominente als Vorbilder die Menschen emotional berühren. Mitglieder können sich aktiv in die Vereinsarbeit einbringen. Es besteht die Möglichkeit, Veröffentlichungen mit uns zusammen zu kommunizieren und sich direkt und unmittelbar in die Arbeit in der Gesundheitsförderung einzubringen. Außerdem vernetzen wir unsere Mitglieder und bieten die Möglichkeit, wichtige Ansprechpartner zu erreichen. Unsere Mitglieder erhalten wichtige Informationen und können sich bei Aktionen beteiligen. Der Expertenpool des DKGD ist für die Mitglieder zugänglich und ermöglicht die Beantwortung von Fragen und die Diskussion mit entscheidenden Meinungsbildnern. Ein regelmäßiger Kontakt zwischen den Vereinsgremien und den Mitgliedern fördert den konstruktiven Dialog. Die Mitgliedschaft lohnt sich insbesondere für Angehörige der Gesundheitsberufe. Der Jahresbeitrag liegt für aktive Mitglieder bei 35 €, für Einzelpersonen bei 100 € und für Donatoren bei 600 €.

▷ **www.dzg-online.de**
Die Seite der Deutschen **Zöliakie** Gesellschaft e.V. informiert ausführlich über Zöliakie, Sprue und Dermatitis herpetiformis Duhring. Eine weitere Rubrik vermittelt Informationen zu einem glutenfreien Leben. Es gibt u. a. Rezeptvorschläge sowie ein Herstellerverzeichnis mit Firmen, die glutenfreie Produkte vertreiben.

▷ **www.efad.org**
Die Homepage der **European Federation of the Associations of Dietitians** berichtet über ihre Aktivitäten in Europa. Außerdem gibt es einen Terminkalender mit internationalen Veranstaltungen rund um die Ernährung. Die Seite ist mit Ernährungs-Organisationen anderer Länder wie Amerika oder Australien verlinkt.

▷ **www.efsa.europa.eu/de/**
Internetadresse der Europäischen Behörde für **Lebensmittelsicherheit**.

▷ **www.ernaehrung.de**
Über die Seite des **Deutschen Ernährungsberatungs- und Informationsnetzes** (DEBInet) kann kostenlose Literatur bezogen werden. Auf der Homepage sind ausführliche Informationen über die Ernährungslehre, Ernährung in bestimmten Lebenssituationen und die Therapie ernährungsabhängiger Erkrankungen recherchierbar.

▷ **www.ernaehrung-und-bewegung.de**
Internetseite der Plattform **Ernährung und Bewegung** (PEP) e.V. – Informationen über gesunde Gewichtsreduktion.

▷ **www.ernaehrungs-umschau.de**
Internetseite der **Ernährungsumschau** – bekannteste Ernährungsfachzeitschrift in Deutschland.

▷ **www.fke-do.de**
Die Homepage des **Forschungsinstitutes für Kinderernährung** Dortmund informiert über die DONALD-Studie und deren neueste Ergebnisse. Es können Broschüren und Bücher zum Thema Kinderernährung bestellt werden. Außerdem gibt es eine Zusammenstellung von Ernährungsempfehlungen.

▷ **www.herzstiftung.de**
Die **Deutsche Herzstiftung** e.V. bietet auf ihrer Website aktuelle Informationen rund um das Herz. Zudem gibt es eine Auflistung mit vorhandenen Broschüren sowie Bücherempfehlungen.

▷ **www.infosystem-ernaehrung.de**
Die Homepage des **Ernährungsinformationssystems** der Universität Hohenheim bietet Informationen rund um Ernährung und Gesundheit wie interaktive Berechnungen, Software, Ernährungsinformationen und Links zu anderen Ernährungsangeboten.

▷ **www.isonline.de**

Das **Institut für Sporternährung** liefert auf seiner Homepage ausführliche Informationen zur richtigen Ernährung bei Sport. Es werden Ess- und Trinktipps für Sport und Freizeit gegeben. Außerdem kann weiterführende Literatur bestellt werden.

▷ **www.jodmangel.de**

Die Homepage des Arbeitskreises **Jodmangel** informiert über die Bedeutung des Spurenelements Jod für den Menschen. Neben der ausführlichen Beschreibung der Thematik auf der Homepage ist es auch möglich, verschiedene Broschüren online zu bestellen.

▷ **www.krebsinformation.de**

Der **Krebsinformationsdienst** des deutschen Krebsforschungszentrums Heidelberg gibt auf seiner Homepage ausführliche Informationen zum Thema Krebs. Neben häufig gestellten Fragen und ihren Antworten findet sich auch eine Aufstellung der verschiedenen Krebsarten sowie eine Liste mit Broschüren, die überwiegend kostenlos erhältlich sind.

▷ **www.margarine-institut.de**

Die Seite des **Margarine-Instituts für Ernährung** bietet umfangreiche Informationen. Neben Grundlagen werden auch aktuelle Informationen vermittelt. Zudem gibt es die Möglichkeit, online Fragen zu stellen.

▷ **www.mineralwasser.com**

Die Homepage der Informationszentrale deutsches **Mineralwasser** liefert aktuelle Informationen sowie Daten und Fakten rund um Mineral- und Heilwasser. Es gibt die Möglichkeit, über die Homepage einen kostenlosen Newsletter zu abonnieren, der alle zwei Monate erscheint.

▷ **www.netdoktor.de**

Das größte **Medizinlexikon** im Internet.

▷ **www.nutriinfo.de**

Die Informations- und Dokumentationszentrale gibt auf dieser Website ausführliche Informationen rund um das Thema **Ernährung**. Neben Schwerpunktthemen finden sich aktuelle Meldungen. Auf der Seite ist eine Liste mit verschiedenen Datenbanken zur Recherche sowie eine umfangreiche Adressenliste abrufbar.

▷ **www.quetheb.de**

Internetseite für qualifizierte **Ernährungsberatung**.

▷ **www.rheuma-liga.de**

Der Deutsche **Rheuma** Liga Bundesverband e.V. informiert auf seiner Homepage über das Krankheitsbild Rheuma und die Therapiemöglichkeiten. Ein Newsletter kann über die Homepage abonniert werden.

▷ **www.slimcoach.de**

13 wöchiges **Gewichtsreduktionsprogramm** des Deutschen Kompetenzzentrum Gesundheitsförderung und Diätetik e.V. nach den Richtlinien der Deutschen Adipositas Gesellschaft.

▷ **www.suessstoff-verband.de**

Der Süßstoff-Verband e.V. informiert auf dieser Seite darüber, welche **Süßstoffe** es gibt und wie sie einsetzbar sind. In de Rubrik „Aktuelles" werden Termine, Pressestimmen und relevante Nachrichten bekannt gemacht.

▷ **www.svendavidmueller.de**

Diät- und Ernährungsberatung – viele Links zu wichtigen Organisationen im Ernährungsbereich.

▷ **www.vdd.de**

Der **Verband der Diätassistenten** informiert auf seiner Homepage über aktuelle Neuigkeiten und Termine. Es gibt eine Übersicht mit Fachliteratur und ein Adressenverzeichnis von Diätassistenten in Deutschland und den Niederlanden.

▷ **www.vdoe.de**
Der **Verband der Oecotrophologen** zeigt ganz ähnlich wie der VDD auf seiner Homepage aktuelle Neuigkeiten und relevante Termine auf und informiert über vielfältige Themen rund um den Beruf.

▷ **www.verbraucherzentrale.de**
Internetseite der Verbraucherzentrale Bundesverband e.V.

▷ **www.who.int**
Internetseite der Weltgesundheitsorganisation.

In **Österreich** sind folgende Internetseiten besonders relevant:
http://www.oege.at/ Österreichische Gesellschaft für Ernährung
http://www.ernaehrung.or.at/ Österreichischer Verband der Diätologen
http://www.veoe.org/ Österreichischer Verband der Ernährungswissenschaftler

In der **Schweiz** sind folgende Internetseiten besonders relevant:
http://www.sge-ssn.ch/de/ Schweizerische Gesellschaft für Ernährung
Schweizerische Verband diplomierter Ernährungsberater/innen HF/FH SVDE
http://www.svde-asdd.ch/de/index.cfm?treeID=9

▶ Links zu weiteren Verbänden und Organisationen :

▷ **http://www.daem.de**
Deutsche Akademie für Ernährungsmedizin (DAEM) e.V.

▷ **http://www.dgem.de**
Deutsche Gesellschaft für Ernährungsmedizin e.V.

▷ **http://www.ugb.de**
Verein für unabhängige Gesundheitsberatung e.V.

▶ Wichtige Adressen im Ernährungsbereich

▷ **Deutsche Gesellschaft für Ernährung (DGE) e.V.**
Status: Eingetragener Verein mit staatlicher Förderung
Godesberger Allee 18
53175 Bonn
Telefon: 0228 / 3776-600
Telefax: 0228 / 3776-800
E-Mail: webmaster@dge.de
Internet: http://www.dge.de

▷ **aid infodienst**
Verbraucherschutz, Ernährung, Landwirtschaft e.V.
Status: Eingetragener Verein mit staatlicher Förderung
Friedrich-Ebert-Straße 3
53177 Bonn
Telefon: 0228-8499-0
Telefax: 0228-84992163
Internet: http://www.aid.de/
E-Mail: aid@aid.de

▷ **Bundesamt für Verbraucherschutz und Lebensmittelsicherheit (BVL)**
Status: Bundesamt
Telefon: 0228-61980
Telefax: 0228-6198120
Rochusstraße 65
53123 Bonn
Internet: http://www.bvl.bund.de
E-Mail: poststelle@bvl.bund.de

▷ **Bundesforschungsanstalt für Ernährung und Lebensmittel**
Status: Bundeseinrichtung
Haid-und Neu-Straße 9
76131 Karlsruhe
Telefon: 0721-6625200
Telefax: 0721-6625111
Internet: http://www.bfel.de
E-Mail: info@bfeld.de

▷ **Bundesinstitut für Risikobewertung**
Status: Bundeseinrichtung
Thielalle 88 bis 92
14195 Berlin
Telefon: 01888-4124300
Telefax: 01888-4124970
Internet: http://www.bfr.bund.de
E-Mail: info@bfr.bund.de

▷ **Bundesministerium für Ernährung, Landwirtschaft und Verbraucherschutz (BMELV)**
Status: Bundesministerium
Rochusstraße 1
53123 Bonn
Telefon: 0228-5290
Telefax: 0228-5294262
Wilhelmstraße 54
10117 Berlin
Telefon: 030-20060
Telefax: 030-20064262
Internet: http://www.bmelv.de
E-Mail: info@bmelv.bund.de

▷ **Deutsches Institut für Ernährungsforschung Potsdam-Rehbrücke (DIFE)**
Status: Stiftung öffentlichen Rechts
Arthur-Scheunert-Allee 114 bis 116
14558 Nuthetal
Telefon: 033-200880
Telefax: 033-20088444
Internet: http://www.dife.de
E-Mail: info@dife.de

▷ **Deutsches Kompetenzzentrum Gesundheitsförderung und Diätetik (DKGD) e.V.**
Status: Eingetragener Verein - unabhängig
Dipl.-Päd. Almut Müller, B.A.
Ostheimer Str. 27d
61130 Nidderau
Telefon: 06187 / 9948600
Internet: http://www.dkgd.de
E-Mail: info@dkgd.de

▷ **Bundeszentrale für gesundheitliche Aufklärung (BzgA)**
Status: Bundeseinrichtung
Ostmerheimer Straße 220
51109 Köln
Telefon: 0221-89920
Telefax: 0221-8992300
Internet: http://www.bzga.de
E-Mail: info@bzga.de

▷ **Forschungsinstitut für Kinderernährung e.V.**
Status: Eingetragener Verein mit staatlicher Förderung
Hainstück 11
44225 Dortmund
Telefon: 0231-7922100
Telefax: 0231-711581
Internet: http://www.interface-medien.de
E-Mail: fke@fke-do.de

▶ Berufsverbände:

▷ **Diätassistenten: VDD - Verband der Diätassistenten - Deutscher Bundesverband e.V.**
Bismarckstr. 96
40210 Düsseldorf
Telefon. 0211 / 162175
Telefax: 0211 / 35739
Internet: http://www.vdd.de
E-Mail: vdd-duesseldorf@t-online.de

▷ **Oecotrophologen: Verband der Oecotrophologen e.V. (VDOE)**
neuer Name seit dem 01.01.2006, vormals: "Verband der Diplom-Oecotrophologen e.V. (VDOE)"
Reuterstraße 161
53113 Bonn
Telefon.: 0228 / 28922-0
Telefax: 0228 / 28922-77
Internet: www.vdoe.de
E-Mail: vdoe@vdoe.de

▷ **Ernährungsmediziner: Bundesverband Deutscher Ernährungsmediziner (BDEM) e.V.**
Reichgrafenstraße 11
79102 Freiburg
Telefon: 0761 / 7040214, Telefax: 0761 / 72024
Internet: http://www.bdem.de
E-Mail: info@bdem.de

I2   Medikamente

Auch für die Diät- und Ernährungsberatung sind Medikamente von großer Wichtigkeit. Grundsätzlich ist es immer die Aufgabe des Arztes Medikamente zu verordnen. Ärzte und Apother klären auch über Medikamente auf. Aber auch Diätassistenten und Ernährungswissenschaftler müssen über die Neben- und Wechselwirkungen, die Einnahme und natürlich die Folgen (beispielsweise erhöhter Vitaminbedarf ...) bestens informiert sein. Die Rote Liste ist das ideale Nachschlagewerk auch für Diätassistenten und Ernährungswissenschaftler. Weitere Informationen kostenlos unter http://www.rote-liste.de/. Wir haben Ihnen eine Auswahl wichtiger Medikamente aus Ihrer klinischen Tätigkeit zusammengestellt. Wenn das gesuchte Präparat nicht dabei ist, suchen Sie unter dem Wirkstoffnamen. Viele der hier aufgeführten Wirkstoffe werden auch von anderen Firmen unter meist sehr ähnlichem Namen angeboten. Handelsnamen sind fett gedruckt, Wirkstoffnamen (Generic names) in Normalschrift. Weiterhin sind die wichtigsten Wirkungen bzw. Indikation und die diätetisch relevanten (Neben-)Wirkungen aufgeführt. Werfen Sie auch selbst mal einen Blick auf die Packungsbeilagen oder in die Rote Liste. Im Zweifel müssen Sie Rücksprache mit Medizinern oder Apothekern halten.

Wirkstoff/Handelsname	Wirkstoff/Handelsname	Wirkung/Indikation	Mögliche, diätetisch relevante (Neben-)Wirkungen
A			
Acerbon	Lisinopril	Bluthochdruck, Herzinsuffizienz, (ACE-Hemmer)	
Acetylcystein (ACC)	**Fluimucil, ACC, Acemuc**	Schleimlöser	
Acetylsalicylsäure	**Aspirin, ASS**	Schmerzen, Entzündungen (NSAR), Reinfarktprophylaxe („Blutverdünnung")	Magenschmerzen, Inappetenz, Ulkus ventriculi / duodeni
Aciclovir	**Zovirax**	Virostatikum (Herpesviren)	
Adalat	Nifedipin	Bluthochdruck (Kalziumantagonist)	
Adumbran	Oxazepam	Schlafmittel, Angst- und Erregungszustände	Abhängigkeit
Agiolax	Plantago-Samen	Laxans	Darmträgheit, Gewöhnung
Agopton	Lansoprazol	Ulzera, Ösophagitis (Magensäureblocker)	
Aldactone	Spironolacton	Diuretikum	Mundtrockenheit
Alexan	Cytarabin	Zytostatikum	gastrointestinale Störungen
Allopurinol	**Zyloric**	Gichtmittel	
Aluminium- + Magnesium-Hydroxid	**Maaloxan**	Antazidum	
Amantadin	**PK-Merz**	Parkinsonmittel	
Amaryl	Glimepirid	Antidiabetikum	Unterzuckerung, Gewichtszunahme
Ambroxol	**Mucosolvan**	Schleimlöser	
Amilorid	**Arulin, Moducrin**	Diuretikum	Mundtrockenheit
Amitriptylin	**Saroten, Equilibrin**	Depressionen	Mundtrockenheit, Obstipation, Gewichtszunahme
Amoxicillin	**Amoxypen, Infectomox**	Antibiotikum	Übelkeit, Diarrhö, Hautausschlag
Amoxicillin + Clavulansäure	**Augmentan, Amoclav**	Antibiotikum	Übelkeit, Diarrhö
Amoxypen	Amoxicillin	Antibiotikum	Übelkeit, Diarrhö
Ampicillin	**Binotal**	Antibiotikum	Übelkeit, Diarrhö
Ampicillin + Sulbactam	**Unacid**	Antibiotikum	Übelkeit, Diarrhö

Wirkstoff/Handelsname	Wirkstoff/Handelsname	Wirkung/Indikation	Mögliche, diätetisch relevante (Neben-)Wirkungen
Amuno	Indometacin	Entzündungen	
Anafranil	Clomipramin	Depressionen	Mundtrockenheit, Obstipation, Gewichtszunahme
Antabus	Disulfiram	Alkoholentwöhnungsmittel	
Antiadipositum-X-112 N	Phenylpropanolamin	Sympathomimetikum	Blutdrucksteigerung, Schlaflosigkeit, Nervosität, Herzrasen
Antra	Omeprazol	Ulzera, Ösophagitis (Magensäureblocker)	
Aponal	Doxepin	Depressionen, Entzugserscheinungen	Mundtrockenheit, Obstipation, Gewichtszunahme
Aquaphor	Xipamid	Ödeme, Hypertonie, (Diuretikum)	Mundtrockenheit
Arelix	Piretanid	Herzinsuffizienz, Ödeme, Hypertonie (Diuretikum)	Mundtrockenheit
Aricept	Donepezil	(Alzheimer) Demenz	gastrointest. Beschwerden
Arthotec	Diclofenac + Misoprostol	Schmerzen, rheumatische Beschwerden (NSAR)	gastrointestinale Störungen, Ulzera
Aspirin	Acetylsalicylsäure	Schmerz- und entzündungshemmend, Reinfarktprophylaxe (NSAR)	Magenschmerzen, Inappetenz, Ulkus ventriculi / duodeni
ASS	Acetylsalicylsäure	Schmerz- und entzündungshemmend, Reinfarktprophylaxe (NSAR)	Magenschmerzen, Inappetenz, Ulkus ventriculi / duodeni
Atacand	Candesartan	Bluthochdruck (Angiotensin II Blocker)	
Atenolol	**Tenormin**	Bluthochdruck, Herzrhythmusstörungen, (Betablocker)	
Atosil	Promethazin	Neuroleptikum	
Atropinsulfat	Atropin	Bradykardie	
Augmentan	Amoxicillin + Clavulansäure	Antibiotikum	
Avalox	Moxifloxazin	Antibiotikum	
Azathioprin	**Imurek**	Immunsuppressivum	
Azulfidine	Salazosulfopyridin	Chemotherapeutikum	
B			
Bayotensin	Nitrendipin	Bluthochdruck	

Beclometason	**Sanasthmax**	Asthma, chronische Bronchitis
Beloc (Zok)	Metoprolol	Bluthochdruck, Herzrhythmusstörungen
Benuron	**Paracetamol**	Schmerzen, Fieber
Benserazid + L-Dopa	**Madopar**	Parkinsonmittel
β-Acetyldigoxin	**Novodigal**	Herzschwäche
β-Methyldigoxin	**Lanitop**	Herzschwäche
Betamethason	**Betnesol**	Cortison	Dysphagie durch Myopathie
Betamethason	Betamethason	Cortison	Dysphagie durch Myopathie
Betnesol	Betamethason	Cortison	Dysphagie durch Myopathie
Bezafibrat	**Cedur**	Fettsenkung
Bifiteral	Lactulose	Abführmittel	Diarrhö
Biperiden	**Akineton**	Parkinsonmittel
Bisacodyl	**Dulcolax**	Abführmittel	Darmträgheit, Diarrhö
Bisoprolol	**Concor**	Bluthochdruck, KHK
Bleomycin	**Bleomycinum Mack**	Zytostatikum (Lymphome, Hodentumoren)	Lungenfibrose, Übelkeit, Erbrechen, Gastritis, Anorexie
Bromazepam	**Lexotanil**	Beruhigung	Obstipation, Abhängigkeit
Bromocriptin	**Pravidel**	Parkinson	Übelkeit, Erbrechen, Diarrhö, Obstipation, Inappetenz
Brufen (200, 400, 600, 800 mg Tabletten)	Ibuprofen	Schmerzen, Entzündungen	Übelkeit, Erbrechen, Gastritis, Ulcera
BS (=Butylscopolamin)	**Buscopan**	abdominelle Krämpfe
Buprenorphin	**Temgesic**	starkes Schmerzmittel	Obstipation
Buscopan	N-Butyl-Scopolamin	Krämpfe
C		
Calciparin	Heparin	Gerinnungshemmung	Thrombopenie
Candio-Hermal	Nystatin	Pilzerkrankung
Captopril	**Tensobon, Lopirin**	Bluthochdruck, (ACE-Hemmer)	ACE-Hemmer-Husten
Carbamazepin	**Tegretal**	Epilepsie
Carbidopa + Levodopa	**Nacom**	Parkinsonmittel

Wirkstoff/Handelsname	Wirkstoff/Handelsname	Wirkung/Indikation	Mögliche, diätetisch relevante (Neben-)Wirkungen
Carbimazol (5, 10 mg Tabletten)	**Neo-Thyreostat**	Schilddrüsenüberfunktion	
Carboplatin	Carboplatin	Zytostatikum	Übelkeit, Erbrechen, Diarrhö, Inappetenz. Anorexie
Catapresan	Clonidin	Bluthochdruck	
Cedur	Bezafibrat	Fettsenkung	
Cefaclor	**Panoral**	Antibiotikum	
Cefalexin	**Oracef**	Antibiotikum	
Cefixim	**Ceforal**	Antibiotikum	
Cefotaxim	**Claforan**	Antibiotikum	
Cefotiam	**Spizef**	i.v.-Antibiotikum	
Cefuroxim	**Elobact, Zinacef**	Antibiotikum	
Cephoral	Cefixim	Antibiotikum	
Chlorambucil	**Leukeran**	Zytostatikum	
Chlorpromazin	**Megaphen**	Neuroleptikum	
Chlorprotixen	**Truxal**	Neuroleptikum	
Ciclosporin	**Sandimmun**	Immunsuppression	
Cimetidin	**Tagamet**	Magenentzündungen (H2-Blocker)	gastrointestinale Störungen
Cipramil	Citalopram	Antidepressivum	gastrointestinale Störungen, Anwendungsbeschränkung bei Diabetes
Ciprobay	Ciprofloxacin	Antibiotikum	
Ciprofloxacin	**Ciprobay**	Antibiotikum	
Cisplatin	**Cisplatin**	Zytostatikum	gastrointestinale Störungen
Claforan	Cefotaxim	Antibiotikum	
Claversal	Mesalazin	Antiphlogistikum bei Colitis	
Clindamycin	**Sobelin**	Antibiotikum	
Clofibrat	**Regelan**	Fettsenkung	
Clomipramin	**Anafranil**	Depressionen	Gewichtszunahme, Obstipation
Clonidin	**Catapresan**	Bluthochdruck	
Clont	Metronidazol	Antibiotikum	

Medikament	Indikation/Typ	Nebenwirkungen
Clozapin	Neuroleptikum	schwere Blutbildveränderungen
Codein	Hustendämpfung, Schmerzen	Übelkeit, Erbrechen (v.a. initial)
Colestyramin	Fettsenkung	gastrointestinale Störungen
Colchizin	Gichtmittel	Dysphagie durch Myopathie
Colchicum-Dispert	Gichtmittel	Dysphagie durch Myopathie
Concor	Bluthochdruck, KHK (Betablocker)	
Corvaton	KHK	
Cotrim forte	Antibiotikum	
Cotrimoxazol (=Trimethoprim + Sulfamethoxazol)	Antibiotikum	
Cranoc	Fettsenkung	gastrointestinale Störungen, Muskelerkrankung
Cromoglicinsäure	Lebensmittelallergie	Übelkeit, Hautausschlag
Phenprocoumon, Marcumar	Gerinnungshemmung	Vitamin K haltige Lebensmittel antagonisieren Cumarine
Cyclophosphamid	Zytostatikum	gastrointestinale Störungen
Cynt	Bluthochdruck	
Cytarabin	Zytostatikum	
D		
Dalmadorm	Schlafstörungen	Abhängigkeit
Decortin	Cortison	Magenschmerzen, Gastritis, Ulkus, Dysphagie durch Myopathie
Denan	Fettsenkung	gastrointestinale Störungen, Muskelerkrankung
Fortecortin	Cortison	Magenschmerzen, Gastritis, Ulkus, Dysphagie durch Myopathie
Valium	Beruhigung	Obstipation, Abhängigkeit
Allvoran, Voltaren	Entzündungen, Schmerzen (NSAR)	Magenschmerzen, Gastritis, Ulkus
Digitoxin	Herzschwäche	Übelkeit
Lanicor	Herzschwäche	Übelkeit

Erste Spalte (Wirkstoffe): Clozapin, Codein, Colestyramin, Colchizin, **Colchicum-Dispert**, Concor, Corvaton, **Cotrim forte**, Cotrimoxazol (=Trimethoprim + Sulfamethoxazol), **Cranoc**, Cromoglicinsäure, **Phenprocoumon, Marcumar**, Cyclophosphamid, **Cynt**, Cytarabin, **D**, **Dalmadorm**, **Decortin**, **Denan**, **Fortecortin**, **Valium**, **Allvoran, Voltaren**, Digitoxin, **Lanicor**

Wirkstoff/Handelsname	Wirkstoff/Handelsname	Wirkung/Indikation	Mögliche, diätetisch relevante (Neben-)Wirkungen
Digitoxin	**Digimerck**	Herzschwäche	Übelkeit
Dihydralazin	**Nepresol**	Bluthochdruck	
Dilatrend	Carvedilol	Bluthochdruck, Herzinsuffizienz (Beta-blocker)	
Diltiazem	**Dilzem**	Bluthochdruck	
Diovan	Valsartan	Bluthochdruck (Angiotensin II Blocker)	
Dipiperon	Pipamperon	Neuroleptikum, Unruhezustände	gastrointestinale Störungen
Dobutamin	**Dobutrex**	Herzschwäche, Intensivmedizin	
Dobutrex	Dobutamin	Herzschwäche, Intensivmedizin	
Dociton	Propranolol	Herzrhythmusstörungen	
Dogmatil	Sulpirid	Neuroleptikum, Antidepressivum	gastrointestinale Störungen, Gewichtszunahme
Dolantin	Pethidin	starke Schmerzen	Obstipation, Übelkeit
Domperidon	**Motilium**	Prokinetikum (Magenentleerung)	
Dopamin	**Dopamin**	Parkinson	
Doxepin	**Aponal**	Depression	Obstipation, Übelkeit
Doxorubicin	**Adriblastin**	Zytostatikum	Inappetenz, Ulzera
Doxycyclin	**Supracyclin, Vibramycin**	Antibiotikum	
Dulcolax	Bisacodyl	Abführmittel	Darmträgheit, Diarrhö
Duspatal	Mebeverin	Reizdarm (Anticholinergicum)	
Dytide H	Triamteren + Hydrochlo-rothiazid	Hypertonie, Herzinsuffizienz, Diuretikum	Mundtrockenheit
E			
Ebrantil	Urapidil	Bluthochdruck	
Eisen	**Ferro-Sanol, Lösferron**	Anämie	Obstipation, Übelkeit, Völlegefühl
Elobact	Cefuroxim	Antibiotikum	
Xanef	Enalapril	Bluthochdruck, Herzinsuffizienz, (ACE-Hemmer)	
Endoxan	Cyclophosphamid	Zytostatikum	
Equilibrin	Amitryptilin	Depression	Obstipation

Ergotamin	Cafergot, Ergo-Cranit	Migräne	Übelkeit, Erbrechen, Intoxikation
Escor	Nilvadipin	Bluthochdruck	
Estriol	Ovestin	Östrogen	Gewichtszunahme
Etilefrin	Effortil	Hypotonie	
Erythromycin	Erythromycin	Antibiotikum (Kinder)	
Euglucon (1,75, 3,5 mg Tabletten)	Glibenclamid	nichtinsulinpflichtiger Diabetes	Unterzuckerung
Eunerpan	Melperon	Neuroleptikum, Unruhezustände	gastrointestinale Störungen
Euthyrox	L-Thyroxin	Schilddrüsenhormon	Diarrhö
F			
Famotidin	Pepdul	Magenentzündungen (H2-Blocker)	
Favistan	Thiamazol	Schilddrüsenerkrankungen	
Felden	Piroxicam	Entzündungen	Magenschmerzen, Inappetenz, Ulkus ventriculi / duodeni
Fenofibrat	Lipidil	Lipidsenker	
Fevarin	Fluvoxamin	Antidepressivum, Zwangserkrankungen	gastrointestinale Störungen, Leberfunktionsstörungen
Flammazine	Sulfadiazin	Verbrennungssalbe	
Flucloxacillin	Staphylex	Antibiotikum	
Fluconazol	Diflucan	Antimykotikum	
Fluctin	Fluoxetin	Antidepressivum	gastrointestinale Störungen
Flunitrazepam	Rohypnol	Schlafstörungen	Abhängigkeit
Fluocortolon	Ultralan, Urbason	Cortison	Dysphagie durch Myopathie
Fluoxetin	Fluctin	Antidepressivum	gastrointestinale Störungen
Fluvastatin	Cranoc, Locol	Lipidsenker	
Fortecortin	Dexamethason	Cortison	Dysphagie durch Myopathie
Fortral	Pentazocin	starke Schmerzen	Obstipation, Übelkeit
Fosamax	Alendronsäure	Osteoporose	Ösophagitis, Magen- Darmulzera
Furosemid	Lasix	Nierenversagen, Ödeme infolge Erkrankungen d. Niere (Diuretikum)	Mundtrockenheit

Wirkstoff/Handelsname	Wirkstoff/Handelsname	Wirkung/Indikation	Mögliche, diätetisch relevante (Neben-)Wirkungen
G			
Gentamicin	**Refobacin**	Antibiotikum	
Ginkgo-Extrakt	**Tebonin, Rökan, Gingium**	Durchblutungsstörungen, Demenz, Tinnitus	
Glibenclamid	**Euglucon, Glimidstada, Glucoreduct**	Diabetes	Unterzuckerung, Gewichtszunahme
Glimepirid	Amaryl	Antidiabetikum	Unterzuckerung, Gewichtszunahme
Glucagon	**GlucaGen**	Diabetes Notfallmedikament bei Unterzuckerung	
Glucobay	Acarbose	Diabetes	Übelkeit, Blähungen
Glucophage	Metformin	Diabetes	Übelkeit, Blähungen (zu Beginn) Laktazidose
Glyceroltrinitrat	**Nitrolingual**	KHK: Nitrospray	Kopfschmerzen
H			
Haldol	Haloperidol	Neuroleptikum	
Haloperidol	**Haldol**	Neuroleptikum	
HCT	Hydrochlorothiazid	Diuretikum, Bluthochdruck, Herzinsuffizienz	Mundtrockenheit
Heparin	**Calciparin**	Antikoagulans	Thrombopenie
Hydrochlorothiazid	**Esidrix, HCT**	Diuretikum	Mundtrockenheit
Hydrotalcit	**Talcid**	Magenentzündungen	
Hypnorex	Lithium	Depression	
I			
Ibuprofen	**Aktren, Brufen, Dolormin, Optalidon**	Schmerzen, Entzündungen (NSAR)	Magenschmerzen, Übelkeit, Ulzera
Imigran	Sumatriptan	Migränemittel	Übelkeit, Erbrechen
Imipenem + Cilastin	**Zienam**	(Reserve) Antibiotikum	
Indometacin	**Amuno, Inflam**	Schmerzen, Entzündungen (NSAR)	Magenschmerzen, Übelkeit, Ulzera
Imap	Fluspirilen	Neuroleptikum zur Depot-Injektion	extrapyramidale Störungen
Imodium	Loperamid	Durchfall	Verlängerung der Erkrankung, toxisches Megakolon

Imurek	Azathioprin	Immunsuppressivum	
Ipecacuhana-Sirup	Orpec-Sirup-Ipecac	Brechmittel	
Imeson	Nitrazepam	Schlafstörungen	Abhängigkeit
Insidon	Opipramol	Angst, Depression	gastrointestinale Störungen
Intal	Cromoglicinsäure	Allergie	
Iscover	Clopidogrel	Blutverdünnung	
ISDN	Isosorbiddinitrat	Angina pectoris, KHK	
ISMO	Isosorbidmononitrat	Vasodilatator	
Isoket	Isosorbiddinitrat	Vasodilatator	
Isoptin	Verapamil	Angina pectoris, KHK, Bluthochdruck, Herzrhythmusstörungen	
Isosorbidmonotitrat	Corangin, ISMO	Angina pectoris, KHK	Kopfschmerzen
Isosorbiddinitrat	ISDN, Isoket	Angina pectoris, KHK	Kopfschmerzen
J			
Johanniskraut-Extrakt	Felis, Helarium, Hyperforat, Jarsin, Kytta, Neuroplant, Remotiv	(leichte) Depression	
K			
Kalinor	Kalium	bei Kaliummangel	häufig Übelkeit, Erbrechen, Diarrhö, gastrointestinale Blutungen
Karex	Erythromycin	Antibiotikum	
Karvea	Irbesartan	Bluthochdruck (Angiotensin II Blocker)	
Keimax	Ceftibuten	Antibiotikum	
Ketoconazol	Nizoral	Antimykotikum	
Ketoprofen	Gabrilen	Schmerzen, rheumatische Beschwerden (NSAR)	Übelkeit, Erbrechen, Diarrhö, Ulkus
Klacid	Clarithromycin	Antibiotikum	
Kompensan	Aluminiumhydroxid	Magenbeschwerden, (Antacidum)	
Kreon	Pankreatin	Pankreasenzym	erhöhte Harnsäureausscheidung
L			

Wirkstoff/Handelsname	Wirkstoff/Handelsname	Wirkung/Indikation	Mögliche, diätetisch relevante (Neben-)Wirkungen
Lactulose	Bifiteral	Abführmittel	Diarrhö
Lanicor	Digoxin	Herzschwäche	Übelkeit
Lanitop	b-Methyldigoxin	Herzschwäche	
Laroxyl	Amitryptilin	Depression	Obstipation
Lasix (40, 500 mg Tabletten)	Furosemid	Nierenversagen, Ödeme, (Diuretikum)	Mundtrockenheit
Laxoberal	Bisacodyl	Abführmittel	Darmträgheit, Diarrhö
Leponex	Clozapin	Neuroleptikum	schwere Blutbildveränderungen
Leukeran	Chlorambucil	Zytostatikum	
Levomethadon	L-Polamidon	starke Schmerzen, Substitution	
Lexotanil	Bromazepam	Beruhigung	Obstipation, Abhängigkeit
Lipidil	Fenofibrat	Lipidsenker	
Lisinopril	Acerbon	Bluthochdruck, Herzinsuffizienz, (ACE-Hemmer)	
Lithium	Hypnorex, Quilonum	Depression	Blutbildveränderungen
Loperamid	Imodium, Lopedium	Durchfall	Verlängerung der Erkrankung, toxisches Megakolon
Lopirin Cor	Captopril	Hypertonie, Herzinsuffizienz	
Loratadin	Lisino	Allergie	
Lorazepam	Tavor	Beruhigung	Obstipation, Abhängigkeit
Lorzaar	Losartan	Bluthochdruck (Angiotensin II Blocker)	
L-Thyroxin	Euthyrox, Levothyroxin	Schilddrüsenhormon	Diarrhö bei Überdosierung
Ludiomil	Maprotilin	Depression	gastrointestinale Störungen
M			
Maaloxan	Aluminium- + Magnesium-Hydroxid	Magenentzündungen	Obstipation, breiige Stühle
Magaldrat	Riopan	Magenentzündungen	weiche Stühle
Maprotilin	Ludiomil	Depression	gastrointestinale Störungen
Marcumar	Phenprocoumon	sehr starke Gerinnungshemmung	
Maxalt	Rizatriptan	Migränemittel	Übelkeit, Erbrechen

Wirkstoff	Handelsname	Indikation/Gruppe	Nebenwirkungen
Melperon	Eunerpan	Neuroleptikum, Unruhezustände	gastrointestinale Störungen
Mezlocillin	Baypen	Antibiotikum	
MCP	Gastrosil, Metoclopramid	Prokinetikum, fördert die Magenentleerung	Blick- und Schlundkrämpfe
Mercaptopurin	Puri-Nethol	Zytostatikum	
Meresa	Sulpirid	Depression	
Mesalazin	Salofalk	Magen-Darm Antiphlogistikum	
Metamizol	Novalgin, Novaminsulfon	Schmerzen, Fieber, Entzündung, Krämpfe	
Methotrexat	MTX	Zytostatikum, Antirheumatikum	Verschlechterung eines Diabetes
Metformin	Diabesin, Diabetase, Glucophage, Siofor	Antidiabetikum	kontraindiziert bei Reduktionsdiät unter 1000 kcal, Übelkeit, Erbrechen, Diarrhö
Methylprednisolon	Urbason	Cortison	Dysphagie durch Myopathie
Methylthiouracil	Thyreostat	Schilddrüsenüberfunktion	
Metoclopramid	Paspertin	Übelkeit, Darmträgheit	Blick- und Schlundkrämpfe
Metoprolol	Beloc	KHK, Bluthochdruck, (Betablocker)	
Metronidazol	Clont	Antibiotikum	
Mevinacor	Lovastatin	Fettsenkung	gastrointestinale Störungen, Muskelerkrankung
Midazolam	Dormicum	Beruhigungsmittel, Narkotikum	
Minipress	Prazosin	Bluthochdruck	
Moduretik	Hydrochlorothiazid + Amilorid	Diuretikum	Mundtrockenheit
Molsidomin	Corvaton	KHK	
Morphin	MST	sehr starke Schmerzen	Obstipation, Übelkeit, Erbrechen
Movergan	Selegilin	Parkinsonmittel	
MST	Morphin	starke und stärkste Schmerzen	

N

Wirkstoff	Handelsname	Indikation/Gruppe	Nebenwirkungen
N-Butyl-Scopolamin	Buscopan	Krämpfe	
Naloxon	Narcanti	Opioid Antidot	

Wirkstoff/Handelsname	Wirkstoff/Handelsname	Wirkung/Indikation	Mögliche, diätetisch relevante (Neben-)Wirkungen gastrointestinale Störungen, Ulcera
Naproxen	Dysmenalgit, Proxen	Schmerzen, Menstruationsbeschwerden (NSAR)	
Natriumpicosulfat	Laxoberal	Abführmittel	Darmträgheit, Diarrhö
Neo-Thyreostat	Carbimazol	Schilddrüsenüberfunktion	
Neotri	Xipamid + Triamteren	Diuretikum	Mundtrockenheit
Nepresol	Dihydralazin	Bluthochdruck	
Nexium	Esomeprazol	Ulzera, Ösophagitis (Magensäureblocker)	
Nifedipin	Adalat	Bluthochdruck	
Nitrazepam	Imeson	Beruhigungs- / Schlafmittel	
Nitrendipin	Bayotensin	Bluthochdruck	
Nitrolingual	Glyceroltrinitrat	Angina pectoris, KHK	
Norvasc	Amlodipin	Bluthochdruck (Kalziumantagonist)	
Noctamid	Lormetazepam	Schlafstörungen	Abhängigkeit
Novalgin	Metamizol	Schmerzen, Entzündung, Krämpfe	
Novminsulfon	Novalgin, Baralgin	Schmerzen, Entzündung, Krämpfe	
Novodigal (0,1, 0,2 mg Tabletten)	β-Acetyldigoxin	Herzschwäche	Übelkeit
Nystatin	Candio-Hermal, Moronal	Pilzerkrankungen	
O			
Ofloxacin	Tarivid	Antibiotikum	
Omeprazol	Antra, Omep	Ulzera, Ösophagitis (Magensäureblocker)	
Oracef	Cefalexin	Antibiotikum	
Orlistat	Xenical	Lipase-Antagonist	Blähungen, Fettstühle, abdominelle Krämpfe
Ovestin	Estriol	Östrogen	Gewichtszunahme
Oxazepam	Adumbran	Beruhigung	Obstipation
P			
Panoral	Cefaclor	Antibiotikum	
Pankreatan	Kreon, Pankreatin	Pankreasenzym	

Medikament	Anwendung	Nebenwirkungen
Pantozol	Pantoprazol	Ulzera, Ösophagitis (Magensäureblocker)	
Paraxin	Chloramphenicol	Antibiotikum	
Paracetamol	Benuron	Schmerz, Fieber	Leberschaden bei Überdosierung
Paspertin	Metoclopramid	Übelkeit, Darmträgheit	
Penicillin	Megacillin	Antibiotikum	
Pentazocin	Fortral	starke Schmerzen	
Pepdul	Famotidin	Magenentzündungen	
Perenterol	Saccharomyces boulardii	akute und chronischen Diarrhö, Akne	
Pethidin	Dolantin	starkes Analgetikum	
Phenprocoumon	Cumarine	starke Gerinnungshemmung	
Pindolol	Visken	Angina pectoris, KHK	
Pipril	Piperacillin	Antibiotikum	
Pipamperon	Dipiperon	starke Schmerzen	
Piperacillin	Pipril, Tazobac	i.v.-Antibiotikum	
Pirenzepin	Gastrozepin, Ulcoprotect	Magenentzündungen	
Piretanid	Arelix	Diuretikum	Mundtrockenheit
Piritramid	Dipidolor	starkes Analgetikum (Opiat)	Obstipatio, Übelkeit
Piroxicam	Felden	Entzündung	Magenschmerzen, Inappetenz, Ulkus ventriculi / duodeni
PK-Merz	Amantadin	Parkinsonmittel	
Plavix	Clopidogrel	Blutverdünnung	
Polysiloxan	SAB-simplex	Blähungen	
Pravastatin	Pravasin, Mevalotin	Lipidsenker	
Prazosin	Minipress	Bluthochdruck	
Prednison	Decortin	Cortison	Gastritis, Ulcera, Übelkeit, Dysphagie durch Myopathie
Promethazin	Atosil	Beruhigung	
Propranolol	Dociton	Herzrhythmusstörungen, (Betablocker)	
Provas	Valsartan	Bluthochdruck (Angiotensin II Blocker)	
Puri-Nethol	Mercaptopurin	Zytostatikum	

Wirkstoff/Handelsname	Wirkstoff/Handelsname	Wirkung/Indikation	Mögliche, diätetisch relevante (Neben-)Wirkungen
Q			
Quantalan	Colestyramin	Fettsenkung	
Quilonum	Lithium	Depression	breiige Stühle, Obstipation, Blähungen, Völlegefühl
R			
Ranitidin	**Sostril, Zantic**	Magenentzündungen (H2-Blocker)	
Roxithromycin	**Rulid**	Antibiotikum	
Recatol Algin	Alginsäure, Carmellose	Appetitzügler	Völlegefühl, Brechreiz, Obstipation
Recatol mono	Propanol	Appetitzügler (Sympathomimetikum)	zahlreiche Neben- und Wechselwirkungen
Reductil	Sibutramin	Appetitzügler	Alpträume, psychische Nebenwirkungen bis zur Psychose
Refobacin	Gentamicin	Antibiotikum	
Regelan	Clofibrat	Fettsenkung	
Remergil	Mirtazapin	Antidepressivum	Appetitzunahme
Reminyl	Galantamin	(Alzheimer) Demenz	gastrointestinale Störungen, Gewichtsabnahme
Reproterol	Bronchospasmin	Bronchodilatator	
Rifa	Rifampicin	Antibiotikum	
Rifampicin	**Rifa**	Antibiotikum	
Rifun	Pantoprazol	Ulzera, Ösophagitis (Magensäureblocker)	
Riopan	Magaldrat	Magenbeschwerden (Antacidum)	
Risperdal	Risperidon	Neuroleptikum, Psychose, Demenz	Unruhe, gastrointest. Störungen
Risperidon	**Risperdal**	Neuroleptikum, Psychose, Demenz	Unruhe, gastrointest. Störungen
Ritalin	Methylphenilat	ADS, Narkolepsie	Mundtrockenheit, Appetitminderung, Diarrhö / Obstipation
Rohypnol	Flunitrazepam	Schlafstörungen	
Rökan	Ginkgo-Extrakt	Durchblutungsstörungen, Demenz, Tinnitus	Abhängigkeit
Roxithromycin	**Rulid**	Antibiotikum	
Rulid	Roxithromycin	Antibiotikum	

S

Sab simplex	Dimeticon	Meteorismus	
Salazosulfapyridin	Azulfidine	Magen-Darm Antiphlogistikum	bei chronischen Darmentzündungen
Salbutamol	Sultanol	Bronchodilatator	
Salofalk	Mesalazin	Magen-Darm Antiphlogistikum	
Sandimmun	Ciclosporin	Immunsuppressivum	
Saroten	Amitryptilin	Depression	Obstipation
Sibutramin	Reductil	Appetitzügler	
Simvastatin	Denan, Zocor	Lipidsenker	gastrointestinale Störungen, Muskelerkrankung
Sinquan	Doxepin	Depression	Obstipation, Übelkeit
Sobelin	Clindamycin	Antibiotikum	
Sortis	Atorvastatin	Lipidsenker	
Sostril	Ranitidin	Magenentzündungen	
Spironolacton	Aldactone, Osyrol	Diuretikum	Mundtrockenheit
Staphylex	Flucloxacillin	Antibiotikum	
Streptomycin	Streptothenat	Antibiotikum	
Sucralfat	Ulcogant	Magenentzündungen	
Sulfadiazin	Flammazine	Antibiotikum	
Sulpirid	Dogmatil, Meresa, Neogama	Antidepressivum	
Supracyclin	Doxycyclin	Antibiotikum	

T

Tagamet	Cimetidin	Magenentzündungen	
Talcid	Hydrotalcit	Magenentzündungen (Antacidum)	
Tamoxifen	Kessar	Zytostatikum (Antiöstrogen)	gastrointestinale Störungen, Leberfunktionsstörungen
Tarivid	Ofloxacin	Antibiotikum	
Tavor	Lorazepam	Beruhigung	Obstipation, Abhängigkeit
Tebonin	Ginkgo-Extrakt	Durchblutungsstörungen, Demenz, Tinnitus	

Wirkstoff/Handelsname	Wirkstoff/Handelsname	Wirkung/Indikation	Mögliche, diätetisch relevante (Neben-)Wirkungen
Temgesic	Buprenorphin	starke Schmerzen	
Tenormin	Atenolol	KHK, Bluthochdruck (Betablocker)	
Tensobon	Captopril	Bluthochdruck (ACE-Hemmer)	
Tenuate	Amfepramon	Appetitzügler (Sympathomimetikum)	zahlreiche Neben- und Wechselwirkungen
Thiamazol	Favistan	Schilddrüsenerkrankungen	
Thyreostat	Methylthiouracil	Schilddrüsenerkrankungen	
Tilidin	Valoron	starke Schmerzen	zeitlich begrenzte Anwendung
TMS	Trimethoprim + Sulfamethoxazol= Cotrimoxazol	Antibiotikum	
Tramal	Tramadol	starke Schmerzen	
Tramadol	Tramal	starke Schmerzen	
Tranxilium	Dikaliumchlorazepat	Angst, Erregung	
Triamcinolon	Volon A	Cortison	Dysphagie durch Myopathie
Triamteren + Hydrochlorothiazid	Dytide H	Diuretikum	Mundtrockenheit
Trimethoprim + Sulfamethoxazol= Cotrimoxazol	Cotrim forte	Antibiotikum	
Truxal	Chlorprothixen	Neuroleptikum, Unruhezustände	gastrointestinale Störungen
U			
Ulcogant	Sucralfat	Magenentzündungen (Antacidum)	
Ulcoprotect	Pirenzepin	Magenentzündungen	
Ultralan	Fluocortolon	Cortison	Dysphagie durch Myopathie
Urapidil	Ebrantil	Bluthochdruck	
Urbason	Methylprednisolon	Cortison	gastrointestinale Beschwerden, Ulzera, Dysphagie durch Myopathie
Ursochol	Ursodesoxycholsäure	Gallensteinauflösung	
Ursodesoxycholsäure	Ursochol	Gallensteinauflösung	

V		
Valium	Diazepam	Beruhigung
Valoron	Tilidinphosphat	starke Schmerzen
Verapamil	**Isoptin, Veramex**	Angina pectoris, KHK, Bluthochdruck
Vincristin	**Farmistin**	Zytostatikum
Vioxx	Rofecoxib	Schmerz-/Rheumamedikament
Visken	Pindolol	Angina pectoris, KHK
Volon A	Triamcinolon	Cortison
Voltaren	Diclofenac	Schmerzen, rheumatische Beschwerden (NSAR)
Vomex-A	Dimenhydrat	Übelkeit
X		
Xanef	Enalapril	Bluthochdruck, Herzinsuffizienz, (ACE-Hemmer)
Xenical	Orlistat	Lipase-Antagonist	Blähungen, Fettstühle, abdominelle Krämpfe
Ximovan	Zopiclon	Schlafstörungen	Gedächtnisstörungen
Xipamid + Triamteren	**Neotri**	Diuretikum	Mundtrockenheit
Z		
Zantic	Ranitidin	Magenentzündungen (H2-Blocker)
Zidovudin	Retrovir	AIDS-Medikament
Zithromax	Azithromycin	Antibiotikum	gastrointestinale Störungen, Leberfunktionsstörungen
Zocor	Simvastatin	Fettsenkung	gastrointestinale Störungen, Muskelerkrankung
Zoloft	Sertralin	Antidepressivum	gastrointestinale Störungen
Zyloric	Allopurinol	Gichtmittel

I3 Fremdsprachenlexikon

> DEUTSCH	> ENGLISCH	> FRANZÖSISCH	> ITALIENISCH
ALLGEMEIN			
Adresse	address	l´adresse	indirizzo
Alter	age	Age	età
Angst	fear	Peur	ansietà
arbeiten	work	travailler	lavorare
Auf Wiedersehen	goodbye	au revoir, adieu	arrivederci, ciao
Bitte	please	s'il vous plaît	per favore
Bitteschön, gern geschehen	you're welcome	de rien, je vous en prie	prego
Danke	thank you	merci	grazie
Darf ich ...	may i	Est-ce que j´ai la permission ...?	posso ...
Du	you (singular, familiar)	tu	tu
Entschuldigen Sie	excuse me	pardon, excusez-moi	mi scusi, scusa
Es dauert etwa fünf- zehn Minuten.	it will take appro- ximately fifteen minutes.	ca durera environ quinze minutes.	occorono circa quindici minute.
Es geht.	so so	comme ci comme ça	cosí cosí
Gut	good	bien, bon	buono (m), buona (f), bene
Gute Nacht	good night	bonne nuit	buona notte
Guten Abend	good evening	bonsoir	buona sera
Guten Morgen	good morning	bonjour	buon giorno
Guten Tag	good afternoon	Bonjour	buon pomeriggio
Haben Sie ...?	have you got ...?	avez vous ...?	ha ...?
Hallo, Guten Tag	hello	bonjour	salve, ciao
hinsetzen	sit down	mettre/ s´asseoir	méttere
holen	get	aller chercher	andare a prendere
Ich	i	je	io
Ich verstehe nicht	i do not understand	je ne comprends pas	non capisco
ihr	you (plural)	vous	voi
Ja	yes	oui	sì
kommen	come	Venir	venire

POLNISCH	RUSSISCH	SPANISCH	TÜRKISCH	/-AUSSPRACHE
adres	adress	las señas, la dirección	adres	adreß
wiek	wosrast	edad	yas	jasch
strach	ispug	el miedo	korku	korku
pracować	rabotat'	trabajar	çalısmak	tschalischmak
do widzenia; do zobaczenia	dosvidaniya	adiós	güle güle, allahısmaladık	güle güle, alla is maladick
proszę	pazhaluysta	por favor	lütfen	lütfen
prosze bardzo	pazhaluista	de nada	bir şey değil	bir schey deyhil
dziękuje	spasibo	gracias	teşekkürler; teşekkür ederim	teschekürler teschekürler
czy ja mogę?	Rasreschite mne	Puedo ...	müsaade eder misin(iz)	müsaade eder misin(iz)
ty	ty	tú	sen	sen
przepraszam	izvinite	discúlpeme	özur dilerim, pardon	
to trwa okolo dziesiecu minut.	eto dlitsa pjadnad- zat minut.	dura quince mi- nutos.	on beş dakika sürer.	on besch dakika zürer
tak sobie; jako tako	taksebe	más o menos, así así	şöyle böyle	schöyle böyle
dobrze	horosho	bien	iyi	iyi
dobranoc	spokoynoy notchi	buenas noches	iyi geceler	iyi gedjeler
dobry wieczór	dobry vetscher	buenas noches	iyi akşamlar	iyi akschamlar
dzień dobry / mówi się rano	dobroe utro	buenos días	günaydın	günaydin
dzienń dobry / mówi się od południa	dobry den	buenas dias	iyi günler, iyi öğlenler	iyi günler, iyi öyhlenler
czy ma pani/pan ...	wi imejete	tiene usted ...?	sizde ... var mı?	zisde ... warmi?
dzień dobry	zdravstvuyte, dobry den	hola	merhaba; selam	merhaba; selam
posadzić	sadites	sentarse	oturmak	oturmack
odebrać	prinosit'	ir a buscar	almak	almack
ja	ya	yo	ben	ben
nie rozumiem	ya neponimayu	no entiendo	anlamıyorum	anlamiyorum
wy	vy	ustedes (vosotros)	siz	siz
tak	da	sí	evet	evet
przyjść	prichodit'	venir	gelmek	gelmeck

> DEUTSCH	> ENGLISCH	> FRANZÖSISCH	> ITALIENISCH
Möchten Sie ...	Do you want to ...	Voulez vous ...?	Vuole ...?
Name	name	le nom	nome
Nein	no	non	no
schlafen	sleep	dormir	dormire
schlecht	bad	mal, mauvais	cattivo (m), cattiva (f), male, non bene
Sehr erfreut. Freut mich (, Sie kennen zu lernen.)	nice to meet you.	enchanté (de faire votre connaissance).	felice di conoscerla. felice di conoscerti. piacere.
Seit wann?	since when?	depuis quand?	da quando?
Sie	you (singular, formal)	vous	lei
sie	they	ils (m) elles (f)	essi (m), esse (f)
Termin	date	Date	appuntamento
Tschüss	so long	à bientôt	addio
Vielen Dank	thank you very much	merci beaucoup	grazie mille
vor dem Essen/ nach dem Essen	before the meal/after the meal	avant de manger/ après de manger	prima del pasto/ dopo il pasto
Warten Sie bitte noch.	please wait.	attendez s.v.p.	aspetti, p.f.
weggehen	go away	s´en aller, partir	andare via
Wie geht's?	how are you?	comment allez-vous? ça va?	come sta? come stai?
Wie heißen Sie?	what is your name?	comment vous appelez-vous? quel est votre nom?	come si chiama? come ti chiami?
Wir	we	nous	noi
Wo ist ...?	where is ...?	où est ...?	dove si trova?
zweimal täglich, dreimal täglich	twice a day, three times a day	deux fois par jour/ trois fois par jour	due volte al giorno, tre volte al giorno

BERATUNG

Abendessen	dinner	le diner	cena
abnehmen (Gewicht)	to lose weight	maigrir	calare di peso
Adipositas	obesity	adiposité	adiposità
Alkohol	alcohol	alcool	alcol
Allergien	allergy	allergie	allergia/intrattabilità
backen	to bake	cuire	cuocere
Ballaststoffe	roughage	substances de lest	fibre alimentari

> POLNISCH	> RUSSISCH	> SPANISCH	> TÜRKISCH	/-AUSSPRACHE
chciałby pan/pani	Vi zelajete	Quisiera usted ...	arzu etmek	arsu etmeck
nazwisko	imja	el nombre	isim	ißim
nie	net	no	hayır	hayir
spać	spat'	dormir	uyumak	ujumack
źle	plocho	mal	kötü	kötü
miło mi pana, pania poznać	ochen priyatno.	encantado de conocerle.	tanıştımıza memnun oldum.	tanischtımıza memnun oldum.
od kiedy	kogda?	desde cuándo?	ne zamandır	ne samandir
pan (m), pani (f)	vy	usted	siz	siz
oni	oni	ellos (m), ellas (f)	onlar	onlar
termin	termin	hora, cita, la	randevu	ranndewu
na razie	poka	hasta luego, adiós	görüşürüz	görüschürüs
serdecznie dziękuje	bolschoe spasibo	muchas gracias	çok teşekkür ederim	tschok teschekür ederim
przed jedzeniem/ po jedzeniem	do jedi/posle jedi	antes/despues de la comida	yemekden önce/ sonra	jemekkden öndje/zonra
prosze jeszcze poczekac.	podoschdite poschalusta	espere por favor.	lütfen biraz bekleğin.	lütfen biras bekkleyhin
odejść	uchodit'	irse	gitmek	gitmeck
jak się masz? jak się pan ma?	kak dela?	¿cómo estás? ¿qué pasa?	nasilsin(iz)?	nasilsin(iz)?
jak masz na imię? jak się, pan(i) nazywa?	kak vas zovut?	¿cómo se llama usted? ¿cuál es su nombre?	isminiz nedir?	isminiz nedir?
my	my	nosotros	biz	biz
gdzie jest ...?	gde ...?	¿dónde está ...?	... nerede?	... nerede?
dwa/trzy razy dziennie	dwa rasa w den, tri rasa w den	dos veces al dia, tres veces al dia	günde iki/üc kere	günnde ikki/ ütsch kerre

obiad, kolacja	uzhin	la cena	akşam yemeği	akscham yemeyhi
schudnąć	sbrosit wes (pohudet)	adelgazar	zayiflamak	sajiflamack
otylosc		la obesidad	şişmanlık	schischmanlık
alkohol	alkagol	alcohol	alkol	alkol
alergie	allergija	alergia/intolerancia	allerji	allerdji
piec	pets	cocer	pişirmek	pischirmeck
błonnik, celuloza	kletsatka	materia fibrosa	safra maddesi	safra matdesi

> DEUTSCH	> ENGLISCH	> FRANZÖSISCH	> ITALIENISCH
Bauchschmerzen	stomach-ache	mal de ventre	dolori al ventre
Beratung	consulation	consultation	consulto
Beschwerden	complaint	mal	incòmodi
bevorzugen	to prefer	préférer	preferire
Bier	beer	la bière	birra
Blähungen	flatulence, wind	vent, flatuusité	flatulenza
Blutdruckmessung	blood pressure measurement	mesurage de la tension artérielle	misurazione della pressione
Blutentnahme	taking of blood samples	prélèvement de sang	preliero di sangue
Blutung	bleeding	saignement	emorragia
Blutzucker	blood sugar	la quantité de sucre dans le sang	glicemia
Brot	bread	le pain	pane
Cholesterin	cholesterol	cholestérol	colesterina
Diabetes	diabetes	diabète	diabete
Diagnose	diagnosis	diagnostic	la diagnosi
Diät	diet	diète, régime	regime
Diätassistent	dietician	assistant de diète/régime	dietista
Diätplan		plan de diète/régime	
Durchfall	diarrhoea	diarrhée	diarrea
Durst	thirst	soif	sete
Ei	egg	œuf	uovo
Eiweiß (Protein)	protein	albumine	proteina
Ernährung	nutrition	nourriture, (alimentation)	nutrizione
essen	to eat	manger	mangiare
Essen, Speisen	meal	manger, repas	pranzo, cibo
Fett	fat	graisse	grasso
Fisch	fish	le poisson	pesce
Fleisch	meat	la viande	carne
Frucht,Obst	fruit	le fruit	frutta
Frühstück	breakfast	le petit déjeuner	prima colazione
Geflügel	poultry	la volaille	pollame
Gemüse	vegetable	le légume	legumi, verdura, ortaggio
Getränk	beverage	la boisson	bevanda
Getreide	cereal	céréales, blé	cereali

> POLNISCH	> RUSSISCH	> SPANISCH	> TÜRKISCH	/-AUSSPRACHE
bole brzucha	boli w jiwote	Dolor de estomago	mide ağrısı	mide ahirißi
Porada	konsultazia	consulta	danişma	danischma
dolegliwosci	jalobi	molestias	sikayet	schikajett
faforyzować	predpotsitat	preferir	terci etmek	terdzi etmeck
piwo	pivo	la cerveza	bira	bira
wzdęcia	wsdutije	flatulencia	gaz	gas
mierzenie cisni-enia	ismerenie daw-lenia	tomar la tension	tansiyon ölcmek	tannßijon öltschmek
pobranie krwi do badania	sabor krowi	extraccion de sangre	kan almak	kann allmak
krwawienie	krowotetschenie	hemorragia	kanama	kanama
badanie poziomu cukru we krwi	sabor krovi na sachar	azúcar en sangre	kan şekeri	kann schekeri
chleb	hleb	el pan	ekmek	ekmek
cholesterol	cholesterin	colesterol	kolesterin	kolezterin
cukrzyca	diabet	diabetes	diyabet	dijabett
rozpoznanie, diagnoza	diagnos	el diagnóstico	teşhis	teschhiß
Dieta	dieta	dieta	diyet	diyet
Dietyk	konsultant dietolog	dietético (w: -a)	diyet asistani	diyet aziztani
Plan dietycznego zywienia	dietitseskij plan (regim)	plan dietético	diyet planı	diyet plani
Biegunka	ponos	diarrea	ishal	izhal
Pragnienie	zazda	sed	susamak	zuzamak
Jajko	jajzo	huevo	yumurta	yumurta
białko	belok	proteina	protein	protein
zywienie	pitanije	nutricion	beslenme	bezlenme
jeść	kuschat	comer	yemek	jemeck
jedzenie	jeda	comida	yemek	jemeck
tłuszcz	jir	grasa	yağ	yaah
ryby	ryba	el pescado	balık	balik
mieşo	myaso	la carne	et	et
owoc	frukty	la fruta	meyve	meyve
s'niadanie	zavtrak	el desayuno	kahvaltı	kahvalti
drób	ptitza	las aves	tavuk, ördek, kaz	tawuck, ördeck, kaß
warzywa	ovoschi	la verdura	sebze	sebße
napój	napitok	la bebida	içeçek	
sbozc	serno	cereales	hububat	hububat

> DEUTSCH	> ENGLISCH	> FRANZÖSISCH	> ITALIENISCH
Gewürz	spice	épice	spezie
Harnsäure	uric acid	acide urique	acido urico
Hunger	hunger	faim	fame
Hypertonie	hypertension	hypertension	ipertensione
Insulin	insulin	insuline	insulina
Kaffee	coffee	le café	caffé
Kalium	potassium	potassium	potassio
Kalorien	calorie	calorie	calorie
Kartoffel	potato	la pomme de terre, patate	patata
Käse	cheese	fromage	formaggi
kochen	to cook	cuire, cuisiner	cuocere
Kohlenhydrate	carbohydrate	hydrocarbonate	idrati di carbonio
Magen-Darm-Trakt	gastrointestinal tract	appareil digestif	tapparato digerente
Mahlzeit	meal	repas	pasto
Margarine	margarine	margarine	margarina
meiden	to avoid	eviter	evitare
Milch	milk	lait	latte
Mineralstoffe	minerals	éléments mineraux	minerali
Mittag	midday	le midi	mezzogiorno
Mittagessen	lunch	le déjeuner	pranzo
Nachtisch, Dessert	dessert	le dessert	dessert, dolce
Natrium	sodium	sodium	sodio
Nudeln	pasta	nouilles	pasta
Obst	fruits	les fruits	frutti
Pfeffer	pepper	le poivre	pepe
Phosphat	phosphate	phosphate	fosfato
Pilze	mushrooms	champignons	funghi
Reis	rice	riz	riso
Rindfleisch	beef	le boeuf	manzo
Saft	juice	le jus	succo
Salat	salad	la salade	insalata
Salz	salt	le sel	sale

> POLNISCH	> RUSSISCH	> SPANISCH	> TÜRKISCH	/-AUSSPRACHE
przyprawa	prjannosti	condimento	baharat	baharat
Kwas moczowy	moschewaja kislota	ácido úrico	idrar asit	idrar azit
głód	golod	hambre	açlik	adzlick
nadcisnienie	visokoe dawlenie	tensión alta	tansiyon yüksekligi	tannßijon yükkseklihi
insulina	insulin	la insulina	insulin	inzulin
kawa	kofe	el café	kahve	kahwe
potas	kalij	el potasio	potasyum	potaßyum
kalorie	kalorii	las calorias	kalori	kalori
ziemniak	kartofel	la patata, la papa	patates	patateß
ser	sir	queso	peynir	peynir
gotować	warit	cocinar	pişirmek	pischirmek
węglowodany	uglewodi	hidrato de carbono	karbonhidratlar	karbonhidratlar
Przewód pokarmowy	jeludotsno-kischetsnij trakt	tubo digestivo	mide-bağirsak çalışmak	mide-bahirsak tschalischmak
posiłek	jeda	comida	yemek vakti	jemeck wakti
margaryna	margarin	margarina	margarin	margarin
unikać	isbegat	abstenerse de	kaçinmak	kadzinmack
mleko	moloko	leche	süt	süt
minerały	mineralnije weschestva	mineral	mineral, maden	
południe	w obedennoje bremja (polden)	mediodia	öğlen	öyhlen
obiad	obed	el almuerzo (la comida)	öğlen yemeği	öyhlen jemehi
deser	dessert	el postre	tatlı	tatli
sód	natrij	sodio	sodyum	sodyum
makaron	lapscha (maka-ronnije isdelija)	pastas	makarna	makarna
owoc	frukty	la fruta	meyve	meyve
pieprz	perets	la pimienta	biber	biber
fosforan	fosfat	fosfato	fosfor	foßfor
grzyby	gribi	hongos	mantar	mantar
ryź	ris	arroz	pirinç	pririntsch
wol/owina	govyadina	la ternera, la carne de vaca, el res	dana eti	dana eti
sok	sok	el jugo, el zumo	meyve suyu	meyve suyu
surówka, sal/atka	salat	la ensalada	salata	salata
sól	sol	la sal	tuz	tuß

> DEUTSCH	> ENGLISCH	> FRANZÖSISCH	> ITALIENISCH
schlucken	swallow	avaler, déglutir	inghiottire
Schweinefleisch	pork	le porc	maiale
Speiseeis, Eis	ice cream	une glace	gelato
Speisen	dish	plats, aliments (Lebensmittel)	cibi
Spritze	injection	la piqûre	l´iniezione
Stoffwechsel	metabolism	métabolisme	metabolismo
Suppe	soup	soupe	minestre
Süßigkeiten	sweets	sucreries, friandises	dolciari
Süßstoff	calorie-free sweetener/ low calorie swettener	edulcorant, saccharine	edulcorante
Tablette	tablet, pill	le comprimé	compressa
Tee	Tea	le thé	té
trinken	to drink	boire	bere
Tropfen	Drops	goutte	goccia
Übergewicht	overweight	excédent de poids	soprappeso
Untergewicht	underweight	manque de poids	mancanza di peso
Unverträglichkeit	incompatibility	insociabilité	intrattabilità
Urinprobe	sample of urine	essai d`urine	analisi dell´urina
Verstopfung	constipation	constipation	costipazione
Vitamine	Vitamin	vitamines	vitamine
Wasser	Water	de l'eau	acqua
Wein	Wine	le vin	vino
Wurst	Sausage	saucisse	salsiccia
Zucker	Sugar	sucre	zucchero
zunehmen (Gewicht)	to gain	grossir	ingrassare
Zwiebel	Onion	oignon	cipolla
Essen Sie in Zukunft mehr von ...	Eat more ... In future.	Mangez désormais plus de ...	Mangia più di ... in avvenire.
Essen Sie in Zukunft weniger von ...	Eat less ... In future	Mangez désormais moin de ...	Mangia meno di ...in avvenire.
Lassen Sie sich kein Essen mitbringen.	Don´t let you bring some food.	Ne laissez pas vous apporter des plats.	Non mandi a prendere un pranzo.
Meiden Sie in Zukunft ...	Avoid ... In future.	Évitez désormais ...	Eviti in avvenire ...

> POLNISCH	> RUSSISCH	> SPANISCH	> TÜRKISCH	/-AUSSPRACHE
połykać	glotat	tragar	yutmak	jutmack
wieprzowina	svinina	el puerco, carne de cerdo	domuz eti	domuß eti
lody	morozhenoe	el helado	dondurma	dondurma
strawić	kuscha	comida	yiyeçek	jijedzek
zastrzyk	ukol	la jeringa	iğne	iyhine
Przemiana mateni	obmen weschestw	metabolismo	metabolizma	metabolißma
zupa	sup	sopa	çorba	tschorba
słodycze	sladosti	golosinas	şekerlik	schekerlik
sacharyna	saharin	endulcorante	diyet şekeri	diyet şekeri
tabletka	tabletka	pastilla	tablet, hap	tablett, happ
herbata	chai	el té	çay	tschaj
picie	pit	beber	içmek	idzmeck
krople	kapli	gotas	damla	dammla
nadwaga	islischnij wes (perewes)	sobrepeso	kilo fazlasi	kilo faslazi
niedowaga	hedowes	Por debajo del peso recomendado	zayiflik, kilo eksikliği	sajiflick, kilo ekziklihi
niezgodny	neperenosimost	intolerancia	kaldiramamak	kaldiramamack
badanie moczu	sabor motschi	muestra de orina	idrar örneği	idrar örneyhi
zatwardzenie	sapor	estreñimiento	tıkanıklık	tikaniklik
witaminy	witamini	vitamina	vitamin	witamin
woda	voda	el agua	su	su
wino	vino	el vino	şarap	scharapp
kiełbasa	kolbasa	salchicha	sosis	sossis
cukier	sachar	azúcar	şeker	schecker
Przbrać na wadze	pribawlat w wese	engordar	kilo almak	kilo almack
cebula	luk	cebolla	soğan	sohan
Proszę w przszłości jeść więcej ...	kuschajte w budu-schem bolschi ...	Coma más en el futuro de ...	Geleçek günler-de ... daha fazla yiyin.	Geledzeck gün-lerde ... daha fasla jijin.
Proszę w przszłości jeść mniej	kuschajte w budu-schem menschi ...	Coma menos en el futuro de ...	Geleçek günler-de ... daha az yiyin.	Geledzeck günler-de ... daha as jijin.
Proszę trzymać się zaleconej diety.	neposwolajte prinosit wam jedu	No dejen traerse comida.	Kendinize başkasi tarafindan yemek getittirmeyin.	Kendinise basch-kazi tarafindan jemeck getittir-meyin.
Prosze unikać w przszłości	isbegajte w budu-schem ...	Mida en el futu-ro ...	Ilerki günlerde ... kaçinin.	Ilerki günlerde ... kadzinin.

> DEUTSCH	> ENGLISCH	> FRANZÖSISCH	> ITALIENISCH
Sie müssen abnehmen.	You have to lose weight.	Vous devez maigrir/ perdre du poids.	Lei dove calare di peso.
Sie müssen sich mehr bewegen.	You have to get more exercise.	Vous devez vous mouvoir plus.	Deve muoversi più.
Sie müssen viel trinken.	You must drink a lot.	Vous devez boire beaucoup	Deve bere molto.
Sie müssen zunehmen.	You have to gain weight.	Vous devez prendre du poids.	Deve ingrassare.
Sind Sie schwanger?	Are you pregnant?	Êtes-vous enceinte/ grosse?	Sei gravido?
Trinken Sie viel von ...	Drink a lot of ...	Buvez beaucoup de…	Bere molto di ...
Trinken Sie wenig von ...	Drink less of ...	Buvez peu de…	Bere poco di ...
Was haben Sie gestern gegessen?	What did you eat yesterday?	Qu´est-ce que vous avez manger hier ?	Che ha mangiato ieri?
Was mögen Sie nicht?	What do you not like?	Qu´est-ce que vous n´aimez pas ?	Che non vuole lei?
Was schmeckt Ihnen?	What do you like?	Qu´est-ce que vous trouvez bon ? Qu´est-ce que vous aimez?	Che piace lei?
Wiegen Sie sich in Zukunft regelmäßig.	Control your weight regularly.	Pesez-vous désormais regulièrement.	Pesi regolare in avvenire.
Worunter leiden Sie?	What do you suffer from?	De que´est-ce que vous douffrez?	Sotto che soffre lei?

KÖRPER

Arm	arm	bras	braccio
Atmung	breathing	respiration	respirazione
Augen	eyes	oeil (pl. les yeux)	occhio
Bauch	belly	ventre	ventre
Bein	leg	jambe	gamba
Blut	blood	sang	sangue
Darm	intestines	intestin	intestino
Finger	finger	doigt	dito
Fingernagel	fingernail	ongle	unghia
Gewicht/Größe	weight/size	poids/taille	peso/statura
Haare	hair	cheveux	capelli
Herz	heart	cœur	cuore

> POLNISCH	> RUSSISCH	> SPANISCH	> TÜRKISCH /-AUSSPRACHE	
Pan/Pani musi schudnąć	wi dolschni pochudet´	Usted tiene que adelgazar	Kilo vermeniz gerekiyor.	Kilo wermenis gerekijor.
Pan/Pani musi mieć więcej ruchu	wi dolschni bolsche dwigatsa	Usted tiene que moverse más	Daha fazla hareket etmeniz gerekiyor.	Daha fasla harecket etmenis gerekijor.
Pan/Pani musi więcej pić	wi dolschni bolsche pit	Usted debe beber mucho.	çok içmeniz gerekiyor.	tschok itschmeniß gerekijor
Musi Pan/Pani na wadze przybrać	wi dolschni poprawitsa (nabrat wes)	Usted tiene que aumentar de peso	Kilo almaniz gerekiyor.	Kilo almanis gerekijor.
Jest Pani w ciąży	wi beremennii?	Está usted embarazada?	Hamilemisiniz?	Hamilemiziniß?
Czy Pan/Pani dużo pije ...	pejte mnogo ...	Beba mucho ...	Çok ... içiniz.	Dzock ... idzinis.
Czy Pan/Pani mało ...	pejte mensche ...	Beba poco ...	Az ... içiniz.	As ... idzinis.
Co Pan/Pani jadła wczorai	schto wi ftschera kuschali?	Qué comió ayer?	Dün neler yediniz?	Dün neler jedinis?
Co Pan/Pani nie lubi?	schto wi ne ljubete?	Qué comida no le gusta?	Ne beğenmiyorsunuz?	Ne beyenmiyorsunuß
Co Pan/Pani smakuje	schto wi ljubite kuschat?	Qué comida prefiere usted?	Hangi yemeklerden beğeniyorsunuz?	Hangi jemecklerden beyeniyorsunuß?
W pryszłości proszę sie regularnie wazyc	w buduschem wsweschiwajtes regularno	Usted tiene que pesarse con frecuencia en el futuro.	Gelecekte düzenli tartiliniz.	Geledzekte düsenli tartilinis.
Co Panu/Pani dolega	schem wi stradajete? (schto was bespokojit?)	De que está sufriendo?	Hangi şikayetiniz var?	Hangi schikajetinis war?

ramię	ruka	el brazo	kol	koll
oddech	dichanije	respiración	solunum	ßolunum
oczy	glasa	los ojos	göz	gös
brzuch	zhiwot	el vientro/ la barriga (ugs.)	karin	karin
noga	noga	la pierna	bacak	badzak
krew	krov	sangre	kan	kann
jelito	kischeznik	intestino	bağirsak	bahirzak
palec	palets	el dedo	parmak	parmack
paznokieć	nogot´	uña	tirnak	tirnack
waga/wzrost	wes/rost	peso/talla	agirlik/boy	ahirlik/boj
włosy	wolosy	el cabello, el pelo	saç	sadsch
serce	serze	corazón	kalp	kalp

> DEUTSCH	> ENGLISCH	> FRANZÖSISCH	> ITALIENISCH
Kopf	head	tête	testa
Körper	body	corps	corpo
Kreislauf	circulation	circulation	circolazione
Magen	stomach	estomac	stomaco
Mund	mouth	bouche	bocca
Nase	nose	nez	naso
Niere	kidney	rein	rene
Ohr	ear	oreille	orecchio
Rücken	back	dos	dorso
Stuhlgang	stool	selle	evacuazione di corpo
Verdauung	digestion	digestion	digestione
Wasser lassen	to urinate	uriner	orinare
Wunde	wound	blessure	ferita
Zähne	teeth	dents	denti
Zehen	toes	orteils	le dita (del piede)
Zunge	tongue	langue	lingua
PERSONEN			
Arzt	doctor	médecin	mèdico
Bruder	brother	frère	fratello
Frau	wife	une femme, une épouse	moglie
Freund, Freundin	friend	un ami (m), une amie (f)	amico (m), amica (f)
Junge	boy	garcon	ragazzo
Kind	child	enfant	bambino
Kollege	colleague	collègue	collega
Mädchen	girl	fille	ragazza
Mann	husband	le mari	marito
Mutter	mother	la mère, maman	madre
Schwester	sister	soeur	sorella
Sohn	son	le fils	figlio
Tochter	daughter	la fille	figlia
Vater	father	le père, papa	padre
RICHTUNGEN UND GRÖßEN			
alles	all	tout (m) toute (f)	tutto, tutta, tutti, tutte
hinauf	up	en haut	in alto, su
hinunter	down	en bas	in basso, giú

> POLNISCH	> RUSSISCH	> SPANISCH	> TÜRKISCH	/-AUSSPRACHE
głowa	golowa	la cabeza	kafa	kafa
korpus	telo	el cuerpo	vücut	wücüt
krwiodbieg	krovoobraschenije	circulación	kan dolaşımı	kann dolaschimi
zołądek	zeludok	estómago	mide	mide
usta	rot	la boca	ağiz	ahiz
nos	nos	la nariz	burun	burun
nerka	potschki	riñon	böbrek	böbreck
ucho	ucho	la oreja	kulak	kulack
krzyż	spina	la espalda	sirt	sirt
oddać stolec	ispraznenije (stul)	evacuación, la	büyük aptes	büjük apteß
trawienie	pischewarenije	digestión	sindirim	sindirim
sikać	piset	orinar	çiş, kücük aptes	dzisch, küdzück aptes
rana	rana	la herida	yara	jara
zęby	subi	los dientes	diş	disch
palce od nog	palce od nog	los dedos	ayak parmaği	ajak parmahi
język	jasik	lengua	dil	dill
lekarz	wratsch	el médico	doktor, hekim	doktor, hekim
brat	brat	el hermano	erkek kardeş	erkeck kardesch
żona / kobieta	zhena	la esposa	kadin, eş, hanım	kadin, esch, hanim
przyjaciel/ (m), przyjaciółka (f)	drug	el amigo (m), la amiga (f)	arkadaş	arkadasch
chłopiec	malschik	chico	erkek	erkek
dziecko	rebönok	niño	çocuk	tschodzuk
kolega	sosluziwez	el colega	meslektaş	mezlektasch
dziewczynka	dewoschka	chica	kiz	kiß
mąż	muzh	el esposo, el marido	adam, eş, koca	adam, esch, kodja
matka	mat'	la madre	anne	anne
siostra	sestra	la hermana	kiz kardeş	kis kardesch
syn	syn	el hijo	erkek çocuk	erkek tschodjuck
córka	dotsch	la hija	kız çocuk	kiß tschodjuck
ojciec	otets	el padre	baba	baba
wszystko	vse	todo	bütün, hepsi	bütün, hepßi
do góry	naverch	arriba	yukarı	yukari
na dół	vniz	abajo	asaği	asayhi

> DEUTSCH	> ENGLISCH	> FRANZÖSISCH	> ITALIENISCH
kurz	short	court (m) courte (f)	corto, breve
lang	long	long (m) longue (f)	lungo
links	left	à gauche	sinistra
rechts	right	à droite	destra
sehr viel	a lot	beaucoup	molto, un sacco, moltissimo
wenig, ein bisschen	a little	un peu	un poco, un pó, pochino
ZAHLEN			
Null	zero	zéro, nul	zero
Eins (ein, eine)	one	un(e)	uno
Zwei	two	deux	due
Drei	three	trois	tre
Vier	four	quatre	quattro
Fünf	five	cinq	cinque
Sechs	six	six	sei
Sieben	seven	sept	sette
Acht	eight	huit	otto
Neun	nine	neuf	nove
Zehn	ten	dix	dieci
Elf	eleven	onze	undici
Zwölf	twelve	douze	dodici
Dreizehn	thirteen	treize	tredici
Vierzehn	fourteen	quatorze	quattordici
Fünfzehn	fifteen	quinze	quindici
Sechzehn	sixteen	seize	sedici
Siebzehn	seventeen	dix-sept	diciassette
Achtzehn	eighteen	dix-huit	diciotto
Neunzehn	nineteen	dix-neuf	diciannove
Zwanzig	twenty	vingt	venti
Einundzwanzig	twenty one	vingt-et-un(e)	ventuno
Dreißig	thirty	trente	trenta
Vierzig	forty	quarante	quaranta
Fünfzig	fifty	cinquante	cinquanta
Sechzig	sixty	soixante	sessanta
Siebzig	seventy	soixante-dix	settanta
Achtzig	eighty	quatre-vingts	ottanta
Neunzig	ninety	quatre-vingt-dix	novanta
Hundert	one hundred	cent	cento
Tausend	one thousand	mille	mille

> POLNISCH	> RUSSISCH	> SPANISCH	> TÜRKISCH	/-AUSSPRACHE
krótko	korotky	corto (m), corta (f)	kısa	kißßa
długo	dlinny	largo (m), larga (f)	uzun	uzun
lewo	nalevo	la izquierda	sol	ßol
prawo	napravo	la derecha	sağ	sah
bardzo dużo	mnogo	mucho	çok	djock
troche	nemnogo, malo	un poco	biraz	biraß
zero	nol	cero	sifir	sifir
jeden	odin	uno	bir	bir
dwa	dva	dos	iki	iki
trzy	tri	tres	üç	ütsch
cztery	chetyre	cuatro	dört	dört
pięć	pyat	cinco	beş	besch
sześć	shest	seis	altı	alti
siedem	sem	siete	yedi	yedi
osiem	vosem	ocho	sekiz	sekiß
dziewięć	devyat	nueve	dokuz	dokuß
dziesięć	desyat	diez	on	on
jedenaście	odinnadsat	once	on bir	
dwanaście	dvenadsat	doce	on iki	
trzynaście	trinadsat	trece	on üç	
czternaście	chetyrnadsat	catorce	on dört	
piętnaście	pyatnadsat	quince	on beş	
szesnaście	shestnadsat	dieciséis	on altž	
siedemnaście	semnadsat	diecisiete	on yedi	
osiemnaście	vosemnadsat	dieciocho	on sekiz	
dziewiętnaście	devyatnadsat	diecinueve	on dokuz	
dwadzieścia	dvadsat	veinte	yirmi	jirmi
dwadzieścia jeden	dvadsatodin	veintiuno, veinte y	yirmi bir	
trzydzieści	tridsat	treinta	otuz	otuß
czterdzieści	sorok	cuarenta	kırk	kirk
pięćdziesiąt	pyatdesyat	cincuenta	elli	elli
sześćdziesiąt	shestdesyat	sesenta	altmış	altmisch
siedemdziesiąt	semdesyat	setenta	yetmiş	jetmisch
osiemdziesiąt	vosemdesyat	ochenta	seksen	sekßen
dziewięćdziesiąt	devyanosto	noventa	doksan	dokßan
sto	sto	cien	yüz	yüz
tysiąc	tysyacha	mil	bin	bin

> DEUTSCH	> ENGLISCH	> FRANZÖSISCH	> ITALIENISCH
(Eine) Million	one million	un million	un milione
ZEITEN			
Tag	day	jour	giorno
Woche	week	semaine	settimana
Monat	month	mois	mese
Jahr	year	an, année	anno
Montag	Monday	lundi	lunedí
Dienstag	Tuesday	mardi	martedí
Mittwoch	Wednesday	mercredi	mercoledí
Donnerstag	Thursday	jeudi	giovedí
Freitag	Friday	vendredi	venerdí
Samstag	Saturday	samedi	sabato
Sonntag	Sunday	dimanche	domenica
Januar	January	janvier	gennaio
Februar	February	février	febbraio
März	March	mars	marzo
April	April	avril	aprile
Mai	May	mai	maggio
Juni	June	juin	giugno
Juli	July	juillet	luglio
August	August	août	agosto
September	September	septembre	settembre
Oktober	October	octobre	ottobre
November	November	novembre	novembre
Dezember	December	décembre	dicembre
Frühling	spring	printemps	primavera
Sommer	summer	été	estate
Herbst	fall, autumn	automne	autunno
Winter	winter	hiver	inverno
heute	today	aujourd'hui	oggi
gestern	yesterday	hier	ieri
morgen	tomorrow	demain	domani
Geburtstag	birthday	anniversaire	compleanno
Vormittag/Nachmittag	morning/afternoon	matin/après-midi	mattina/pomeriggio
täglich	daily	quotidien	ogni giorno
Geburtsdatum	date of birth	l´anniversaire, date de naissance	compleanno

Fremdsprachenlexikon

> POLNISCH	> RUSSISCH	> SPANISCH	> TÜRKISCH	/-AUSSPRACHE
milion	million	un millón	bir milyon	bir miljon
dzień	den	el día	gün	gün
tydzienń	nedelya	la semana	hafta	hafta
miesiąc	mesyats	el mes	ay	ay
rok	god	el año	yil	yil
poniedziałek	ponedelnik	Lunes	pazartesi	pazartesi
wtorek	vtornik	martes	salı	sali
środa	sreda	miércoles	çarşamba	dscharschamba
czwartek	chetverg	jueves	perşembe	perschembe
piątek	pyatnitsa	viernes	cuma	djuma
sobota	subbota	sábado	cumartesi	djumarteßi
niedziela	woskresenie	domingo	pazar	pazar
styczeń	janvar	enero	ocak	odjak
luty	fevral	febrero	şubat	schubat
marzec	mart	marzo	mart	mart
kwiecień	aprel	abril	nisan	nissan
maj	mai	mayo	mayıs	mayis
czerwiec	Iyun'	junio	haziran	haziran
lipiec	Iyul'	julio	temmuz	temmuß
sierpień	august	agosto	ağustos	ahustos
wrzesień	sentyabr'	septiembre	eylül	eylül
październik	oktyabr'	octubre	ekim	ekim
listopad	noyabr'	noviembre	kasım	kaßim
grudzień	dekabr'	diciembre	aralik	aralik
wiosna	wesna	la primavera	ilkbahar	ilkbahar
lato	leto	el verano	yaz	yas
jesień	osen'	el otoño	sonbahar	sonbahar
zima	zimá	el invierno	kış	kisch
dzisiaj	sewodnya	hoy	bugün	bugün
wczoraj	vchera	ayer	dün	dün
jutro	zavtra	mañana	yarın	yarin
urodziny	den rozhdeniya	los cumpleaños	doğum günü	dohum günü
przedpołudnie/ popołudnie	do obeda/posle obeda	manana/tarde	öğleden önce/ögleden sonra	öhleden öndje/ öhleden zonra
dzięnnie	jezednewno	diario	günlük	günlück
data urondzenia	data roschdenija	fecha de nacimiento	doğum tarihi	dohum tarihi

14   Gesetzestexte

Das Gesetz über den Beruf der Diätassistentin regelt die Ausbildung und berufliche Betätigung. Der Beruf ist ein Medizinalfachberuf der fachlich dem ärztlichen Bereich unterstellt ist.

▷   Erläuterung zum § 1: **Erlaubnis**
     „Wer die Berufsbezeichnung „Diätassistentin" oder „Diätassistent" führen will, bedarf der Erlaubnis."

Es handelt sich um eine Berufsbezeichnungsgesetz und schützt die Ausübung einer Tätigkeit unter einer bestimmten Berufsbezeichnung. Mit dieser Erlaubnis darf die Berufsbezeichnung unabhängig von der Tätigkeit geführt werden. Andererseits dürfen Personen ohne diese Bezeichnung im Tätigkeitsbereich der Diätassistentin arbeiten, jedoch ohne Führung der Berufsbezeichnung.
Der Schutz der Berufsbezeichnung ist eine Versicherung für den Patienten, dass die Inhaberin ordnungsgemäß ausgebildet und von einem staatlichen Prüfungsausschuss geprüft wurde.
Die Erlaubnis gilt für das gesamte Bundesgebiet. Die Anerkennung im Ausland richtet sich nach den Vorschriften des Ziellandes, sofern dies nicht EU-weit geregelt ist.

▷   Erläuterung zum § 16: **Sonderregelung** für Inhaber von Diplomen oder Prüfungszeugnissen aus einem anderen Mitgliedstaat der EU oder einem anderen Vertragsstaat des Abkommens über den europäischen Wirtschaftsraum

Staatsangehörige anderer EU-Mitgliedstaaten, die die Berufserlaubnis nach § 1 beantragen, können den Nachweis ihrer Zuverlässigkeit zur Berufsausübung durch eine entsprechende Bescheinigung aus ihrem Herkunftsland erbringen. Die deutschen Behörden können bei der entsprechenden Behörde des Herkunftslandes Auskünfte einholen, wenn der Antragsteller bereits in seinem Beruf tätig gewesen ist. Bei Hinweisen auf Unzuverlässigkeit in der Berufsausübung, kann die Behörde des Herkunftslandes um Mitteilungen und Schlussfolgerungen gebeten werden. Die Bescheinigungen sind vertraulich zu behandeln und dürfen nicht älter als 3 Monate sein. Es handelt sich um Nachweise zur physischen und psychischen Eignung zum Beruf.
Eine im Herkunftsland erworbene rechtmäßige Ausbildungsbezeichnung und auch deren Abkürzung kann, eventuell unter Auflagen der deutschen Behörden, weitergeführt werden.

http://www.gesetze-im-internet.de/bundesrecht/di_tassg_1994/gesamt.pdf

I5 Normalwerte

Grundsätzlich ist zu berücksichtigen, dass die Normalwerte im Blut von Labor zu Labor, also auch von Klinik zu Klinik, erheblich schwanken können. Es empfiehlt sich, vor Beginn der Tätigkeit in einem Krankenhaus nach einer Normalwertetabelle zu fragen. Im Zweifel sind die Laborwerte des Hauses maßgeblich. Lassen Sie sich eine entsprechende Tabelle Ihres Hauslabors aushändigen.

Laborparameter	Normalwert	Einheit	Funktion
Aceton	3–20	mg/l	>Stoffwechselzwischenprodukt bei Fasten, Hunger, entgleisten Diabetes mellitus
Albumin	55–65	%	>mengenmäßig häufigstes Bluteiweiß (80 %) >häufig erniedrigt bei chronischer Leber- und Niereninsuffizienz >Gradmesser des Ernährungsstatus (< 55 % = Mangelernährung)
Antithrombin III	85–115 0,14–0,39	% g/l	>körpereigener Gerinnungshemmer >erhöht: bei Therapie mit Marcumar, Gallenstau (Cholestase), >erniedrigt: bei Leberzirrhose, Blutvergiftung (Sepsis), schweren Verletzungen oder Operationen, Beginn einer Heparin-Therapie, Pille
Alpha-Amylase	20–110	U/l	>Enzym zur Stärkespaltung in Mund-und Bauchspeicheldrüse >erhöht: bei akuter Bauchspeicheldrüsenentzündung (Pankreatitis)
ALT (GPT)	w:< 19 m:< 23	U/l U/l	>Glutamat-Pyruvat-Transaminase, Enzym im Aminosäurenstoffwechsel, >erhöht: bei Hepatitis, Leberzirrhose
Ammoniak	m: 11–48 w: 15–55	mmol/l mmol/l	>erhöht bei hepatischer Enzephalopathie
Arterielle Blutgase			
HCO_3	21–27	mmol/l	>Bicarbonat – eine sog. Pufferbase; wichtig für die Aufrechterhaltung des Säure-Basen-Gleichgewichts im Blut
pCO_2	4,6–5,9 alt: 35–45	kPa mmHg	>Kohlendioxidpartialdruck im Blut (gibt an, wie viel CO_2 im Blut gelöst ist)
pO_2	10,4–13,0 alt: 75–100	kPa mmHg	>Sauerstoffpartialdruck im Blut (gibt an, wie viel O_2 im Blut gelöst ist)
pH	7,36–7,44 im Urin: 4,8 – 7,4		>(lat. potentia hydrogenii = Stärke oder Konzentration des Wasserstoffs); Maß für die in Lösungen enthaltene Konzentration an Wasserstoffionen (H+) und damit für den sauren oder basischen Charakter
Basenexzess, Basenüberschuss	–2 bis +2	mmol/l	>rein rechnerischer Wert, der anzeigt, ob zu wenig oder zu viele Pufferbasen im Blut vorhanden sind
AST (GOT)	w:< 15 m:< 17	U/l U/l	>Glutamat-Oxalacetat-Transaminase, Enzym im Aminosäuren- und Kohlenhydratstoffwechsel >**erhöht:** bei Herzinfarkt, Hepatitis, Leberzirrhose

Laborparameter	Normalwert	Einheit	Funktion
Bilirubin (gesamt)	– 18,8	mmol/l	>teils Abbauprodukt des Hämoglobins, das mit der Galle in den Darm gelangt (direktes Bilirubin), teils im Blut an Albumin gebunden (indirektes Bilirubin) >erhöht: bei hämolytischer Anämie, Abbau eines Hämatoms (blauer Fleck), Hepatitis, Leberzirrhose, Fettleber, Schwangerschaft, bestimmten Medikamenten, >ab ca.34 mmol/l ist Gesamtbilirubin als Ikterus sichtbar
Blutdruck (siehe Kapitel H1, Blutdruckmessung)			
BMI	18,5–24,9	kg/(m)^2	>(für Details siehe Kapitel F1, Beratung bei Übergewicht/Adipositas)
BSG	m:2–13 w:4–20	mm/h mm/h	>grobe Aussage über das mögliche Vorliegen einer Entzündung im Körper über die Bestimmung der Absinkgeschwindigkeit der Erythrozyten (Sedimentation) >**erhöht:** bei Entzündungen, Infektionen, Tumoren, Schwangerschaft >**stark erhöht:** bei Plasmozytom, Niereninsuffizienz, Metastasen, rheumatischen Erkrankungen >**erniedrigt:** bei Polyzythämie, Herzinsuffizienz
Coeruloplasmin	1,8–2,5	µmol/l	>Kupferspeicher- und Kupfertransportprotein >**erhöht:** bei schweren Infektionen, Schwangerschaft >**erniedrigt:** bei Wilson-Krankheit (Kupferspeicherkrankheit)
Chloride	97–108 im Urin: 30–130	mmol/l mmol/l	>wichtig für den Stoffwechsel jeder Zelle, verändert sich meist zusammen mit Natrium >**erhöht:** bei Durchfall, Fieber oder Schwitzen ohne ausreichende Wasserzufuhr, Diabetes insipidus, bestimmten Medikamenten >**erniedrigt:** bei Erbrechen, Durchfall, Herz-, Leber-, Nieren- und Nebennierenrindeninsuffizienz
(Gesamt-) Cholesterin	3,1–5,5 alt:120–220	mmol/l mg/100ml	>wichtiges Blutfett >**erhöht:** bei Fettstoffwechselstörungen, falscher Ernährung, Diabetes mellitus, Schilddrüsenunterfunktion (Hypothyreose) >**erniedrigt:** bei Leberschäden, Cortison-Therapie, Schilddrüsenüberfunktion (Hyperthyreose)
Chrom	< 3,0	µg/l	>sog. Glukosetoleranzfaktor, weil es die Insulinwirkung fördert, bei Mangel Chrom-Substitution
C-reaktives Protein (CRP)	< 8,2	mg/dl	>sog. Akute-Phase-Protein >bei den meisten systemischen Entzündungen erhöht >Normalwert spricht sehr gegen bakteriellen Infekt
Eisen	m:6,3–30,1 w:4,1–29,6	mmol/l mmol/l	>bindet als Bestandteil der Erythrozyten Sauerstoff >**erhöht:** bei Hepatitis, Leberzirrhose, Infektion, Bluttransfusionen >**erniedrigt:** bei chronischem Blutverlust, Karzinom, Darmerkrankungen mit verminderter Aufnahme; in Pubertät und Schwangerschaft wegen erhöhten Verbrauchs

Laborparameter	Normalwert	Einheit	Funktion
Eiweiß im Urin	normal: < 20 Mikroalbuminurie: 20 bis 200 Mikroalbuminurie: > 200	mg/l	>zeigt beispielsweise eine bestehende Nie-renschädigung beim Diabetiker an und muss behandelt werden
Erythrozyten	4,2–5,9 im Urin: < 5	Mio./mm³/ mcl	>rote Blutkörperchen, transportieren den Sauer-stoff zu den Zellen >erhöht: bei Dehydratation (Austrocknung), chro-nischer Ateminsuffizienz >erniedrigt: bei akuter Blutung (nach 6 Stunden), Anämie
mittl. Eryt. Volumen (MCV)	83–97	fl	mittleres zelluläres Volumen durchschnittliche Größe (Volumen) eines Erythrozyten
mittl. Eryt. Hb (MCH)	25–29	pg	durchschnittlicher zellulärer Hämoglobingehalt
mittl. Eryt. Hb-Konz.(MCHC)	320–360	g/l	Hämoglobinkonzentration im Verhältnis zur Größe des einzelnen Erythrozyten; Ist dieser Wert hoch, enthält der Erythrozyt viel Hämoglobin und umgedreht
Folsäure	3–15	ng/ml	>Vitamin >**erniedrigt:** bei Therapie mit Folsäureantagonis-ten (Tumortherapie), Schwangerschaft (erhöhter Bedarf), Resorptionsstörungen
Fructosamin	– 285 normal – 340 gut – 430 befriedigend darüber: unbefriedigend	mmol/l	>glykiertes Albumin, das sich zur retrospektiven Langzeitkontrolle bei Diabetes mellitus eignet, aber nicht so weit zurückreicht wie HBA1c >falsch hohe Werte entstehen leicht bei Hyper-bilirubinämie und Hämolyse und Hyperlipopro-teinämie
y-GT	w: 4–18 m: 6–28	U/l U/l	>Gammaglutamyltransferase, wichtige Funktion im Aminosäurestoffwechsel, >**erhöht:** bei Gallenstau, Alkoholismus, Hepatitis, Leberzirrhose
Gesamteiweiß	60–84 im Urin: 0–10 im Liquor: 12–50	g/l mg/dl mg/dl	>die Aufteilung der Bluteiweißfraktionen in der Elektrophorese kann wichtige differentialdiag-nostische Hinweise liefern
Albumine	36–50	g/l	>Protein aus der großen Gruppe der Plasmapro-teine, ca. 60 % des Gesamteiweiß; die Differen-zierung hat differentialdiagnostische Bedeutung
alpha-1-Globulin	1–4	g/l	
alpha-2-Globulin	5–9	g/l	
Betaglobulin	6–11	g/l	
Gammaglobulin	8–15	g/l	
Glucose	3,9–6,1 alt: 70–110 im Urin: (in 24 Std.) <0,03 im Liquor: 49–74	mmol/l mg/100ml g/l mg/dl	>wichtigster Energielieferant des Körpers >**erhöht:** bei Diabetes mellitus, Cushing-Syn-drom, Akromegalie, Phäochromozytom, Herzin-farkt, Medikamente (Diuretika, Cortison, Antibaby-Pille) >**erniedrigt:** bei Hungerstoffwechsel, Absorp-tionsstörungen, Alkohol, großen Tumoren, Überdosierung von Antidiabetika

Laborparameter	Normalwert	Einheit	Funktion
			>ab ca. 180 mg/dl Blutglukose kommt es zur Glukosurie
Harnsäure	w: 149–339 m: 208–416 im Urin: 10–45	µmol/l µmol/l mg/dl	>Endprodukt des Purinstoffwechsels (Purine = Bausteine der Nukleinsäuren), >**erhöht:** bei Hyperurikämie/Gicht, Leukämie (erhöhter Zellabbau), chronische Niereninsuffizienz, Diabetes mellitus, Alkohol, Fasten
Harnstoff	2–8 alt: 10–50	mmol/l mg/100ml	>Endprodukt des Eiweißstoffwechsels, das mit dem Harn ausgeschieden wird >**erhöht:** bei chronischer Niereninsuffizienz, akutem Nierenversagen, akutem Muskelzerfall (nach Trauma und Verbrennung), erhöhtem Eiweißabbau
H₂-Atemtest	bei Milchzuckerunverträglichkeit (Laktoseintoleranz) kommt es nach ca. 60–120 Minuten zu einem Anstieg des Wasserstoffs in der Ausatemluft		
HBA1c	– 6 normal – 6,5 gut – 7 befriedigend darüber: unbefriedigend	%	>glykiertes Hämoglobin, das sich zur retrospektiven Langzeitkontrolle bei Diabetes eignet (letzte 4–8 Wochen) >falsch hohe Werte entstehen leicht bei Niereninsuffizienz und Hyperlipoproteinämie
HDL	m: >1,45 w: >1,68	mmol/l mmol/l	>high density lipoptrotein; „gutes" Cholesterin, >bei erniedrigten Werten erhöhtes Risiko für Herzkreislauferkrankungen
Homocystein	< 10	µmol/l	>Vitaminmangel B₆, B₁₂, Folsäure >Hyperhomozysteinämie (angeborener Enzymdefekt) >Arterioskleroserisiko erhöht
Immunglobuline			>Antikörper mit unterschiedlichen Aufgaben, die Analyse hat differentialdiagnostische Bedeutung
IgA	0,9–4,5	g/l	
IgE	< 100	U/l	
IgG	8,0–18	g/l	
IgM	0,45–2,5	g/l	
Insulin	10–20	U/ml	>Pankreashormon, transportiert den Traubenzucker aus dem Blut in die Zellen
Kalium	2,1–2,6 im Urin: 0,4–2,86	mmol/l mmol/l	>entscheidend bei der neuromuskulären Erregungsübertragung sowie beim Zahn- und Knochenaufbau >**erhöht:** bei primärem Hyperparathyreoidismus (Parathyroidea = Nebenschilddrüse oder Epithelkörperchen), Immobilisation, Tumor, Sarkoidose >**erniedrigt:** bei Hypoparathyreoidismus, nephrotischem Syndrom, Leberzirrhose, Einnahme von Diuretika
Kreatinin	w: 42–103 m: 49–120	µmol/l µmol/l	>harnpflichtiges Endprodukt des Muskelstoffwechsels >**erhöht:** bei Niereninsuffizienz, Muskelzerfall (Trauma, Verbrennung)
Kreatinin-Clearence	97–160	ml/min	>Test zur Erfassung der Nierenleistung

Laborparameter	Normalwert	Einheit	Funktion
Kupfer	11–20	mmol/l	>Bestandteil vieler Enzyme >erhöht: bei Infektionen, Herzinfarkt, biliärer Leberzirrhose, akuter Leukämie >erniedrigt: bei Resorptionsstörung, Mangelernährung, Wilson-Krankheit
Laktose-belastungstest	Blutzuckeranstieg normal: > 20 mg/dl		
Laktat	0,55–2,2	mmol/l	>reichert sich bei Sauerstoffunterversorgung des Gewebes an (nach körperlicher Anstrengung, im Schock)
LDL	<3,9	mmol/l	>low density lipoptrotein; „schlechtes" Cholesterin >bei erhöhten Werten vermehrtes Risiko für Herzkreislauferkrankungen
Leukozyten	4300	/mcl	>weiße Blutkörperchen; die Differenzierung der verschiedenen Unterklassen hat differentialdiagnostische Bedeutung
Neutrophile (segmentkernig)	1000	/mcl	
Neutrophile (stabkernig)	100	/mcl	
Eosinophile	100	/mcl	
Basophile	0	/mcl	
Lymphozyten	1500	/mcl	
Monozyten	200	/mcl	
Lipase	20–160	U/l	>spaltet als Pankreasenzym Triglyzeride >erhöht: bei Pankreatitis, Niereninsuffizienz
Magnesium	0,66–1,07 im Urin: 0,2–1,8	mmol/l mmol/l	>beteiligt an muskulärer Erregungsübertragung >erhöht: bei Niereninsuffizienz, >erniedrigt: bei Alkohol, Durchfall, Erbrechen, Diabetes mellitus
Natrium	135–145 im Urin: 60–160	mmol/l mmol/l	>wichtig für den Stoffwechsel jeder Zelle, verändert sich meist zusammen mit Chlorid >erhöht: bei Durchfall, Fieber oder Schwitzen ohne ausreichende Wasserzufuhr, Diabetes insipidus, bestimmte Medikamente >erniedrigt: bei Erbrechen, Durchfall, Herzinsuffizienz, Leberinsuffizienz, Niereninsuffizienz, Nebennierenrindeninsuffizienz
OGT	Blutzuckeranstieg normal: – 112 mg/dl Glukosetoleranzstörung: ab 112 mg/dl manifester Diabetes mellitus: >180 mg/dl		
OGT bei Verdacht auf Gestationsdiabetes	Kapillarblut; morgens 75 g Glucose in 300 ml Wasser: nüchtern: < 90 mg/dl (venöses Vollblut 90 mg/dl) nach 1 Stunde: < 180 mg/dl nach 2 Stunden: < 155 mg/dl		
Phenylalanin	60–100 Therapieziel: 100–200	µmol/l	>Proteinbaustein >bei Phenylketonurie entspricht die Diättherapie einer streng vegetarischen Kost

Laborparameter	Normalwert	Einheit	Funktion
Phosphat	1,0–1,5 im Urin: 3–16	mmol/l mmol/l	> wichtig im Säure-Basen-Haushalt und als ATP-Baustein sowie im Aufbau von Knochen und Zellmembranen > erhöht: bei Niereninsuffizienz, Akromegalie, Knochentumor und Knochenmetastasen > erniedrigt: bei Rachitis, Absorptionsstörungen, Nierenerkrankungen
Prothrombinzeit (Quick)	70–120	%	> Gerinnungszeit, Test zur Überprüfung des Gerinnungssystems und zur Überwachung einer Antikoagulantientherapie
Stuhlfett-ausscheidung	< 7	g/d	> Steatorrhoe bei Pankreatitis, Mukoviszidose
Thrombozyten	150.000–400.000	/mm³	> Blutplättchen, leiten die Blutgerinnung ein > erhöht: bei myeloproliferativen Erkrankungen (Erkrankungen mit Knochenmarkwucherung), Infektionen, Blutungen > erniedrigt: bei Leukämie, Alkohol, Einnahme bestimmter Medikamente, Verbrauchskoagulopathie
Triglyzeride	0,8–1,94 alt: 70–170	mmol/l mg/dl	> eines der wichtigsten Blutfette > erhöht: bei Fettstoffwechselstörungen, falscher Ernährung, Leber- und Nierenerkrankungen, Hypothyreose
Waste-to-Hip-Ratio	m: < 0,95 w: < 0,8		> Tailleumfang/Hüftumfang; Gradmesser für kardiovaskuläres Risiko
Zink	11–17	µmol/l	> essenzielles Spurenelement > Tagesbedarf 8–12 mg > erniedrigt bei Diabetes mellitus, Leberzirrhose, gastrointestinalen Erkrankungen, Schwangerschaft > bei Zink-Mangel Zink-Substitution (15–30 mg Zinkhistidin/d)

S   Sachregister